中国壮医药文库

"十四五"时期国家民文出版项目库项目

民族文字出版专项资金资助项目

GINGNYINZ YWBINGH YWCUENGH

壮医经筋学

Vangz Fanghginz   Vangz Vwnzboh   Vangz Gingveij   Biensij

黄芳琴　黄雯波　黄敬伟　编著

Vangz　Gyanghmyauz　Hoiz

王江苗　译

Gvangjsih Gohyoz Gisuz Cuzbanjse

广西科学技术出版社

Nanzningz

·南宁·

图书在版编目（CIP）数据

壮医经筋学：壮文 / 黄芳琴，黄雯波，黄敬伟编著；
王江苗译 . -- 南宁：广西科学技术出版社，2024. 6. --ISBN
978-7-5551-2117-6

Ⅰ. R291.8

中国国家版本馆 CIP 数据核字第 20241GB809 号

ZHUANGYI JINGJINXUE

壮医经筋学

黄芳琴　黄雯波　黄敬伟　编著

王江苗　译

策　　划：黎志海	责任校对：方振发
责任编辑：梁珂珂	壮文审读：韦运益
封面设计：韦娇林	壮文编辑：陆奕晓
责任印制：陆　弟	壮文校对：赵德飞

出 版 人：梁　志

出版发行：广西科学技术出版社　　　　　网　　　址：http://www.gxkjs.com

社　　　址：广西南宁市东葛路 66 号　　　邮政编码：530023

经　　　销：全国各地新华书店

印　　　刷：广西广大印务有限责任公司

开　　　本：787mm×1092mm　1/16

字　　　数：307 千字　　　　　　　　　印　　　张：24.25

版　　　次：2024 年 6 月第 1 版　　　　印　　　次：2024 年 6 月第 1 次印刷

书　　　号：ISBN 978-7-5551-2117-6

定　　　价：98.00 元

Vahbaihnaj

Gingnyinz ywbingh dwg aen yozgoh moq haivat gij cingzfaenh lienzsuz megloh, gij lijlun gingnyinz giethab gisuz ywbingh leixnyinz conzdungj ndawbiengz caeuq linzcangz saedguh lai bi cix cauxbaenz, youq ndaw Cunghyih baujgu miz diegvih caeuq cozyung daegbied. Haivat gingnyinz ywbingh, haigvangq le cimcit aen lingjyiz moq, doedok le megloh yozsoz lingh aen daegdiemj, gya'gvangq aen duivuj guek raeuz gij fuengfap ywbingh mbouj yungh yw daeuj ywbingh, hawj gij fuengfap cimcit ywbingh caeuq gij fuengfap megloh ywbingh guhbaenz gij gwzgiz moqsak vazyezdiyungz, doiq doidoengh saedcaet yenzgiu yozgoh giekdaej Cunghyih caeuq megloh, daezsang gij gozci diegvih Cunghyih caeuq cimcit, coicaenh yihyoz conzdungj guek raeuz byaij coh seiqgyaiq, miz gij yiyi yienhsaed caeuq gyaelaeg.

Gingnyinz ywbingh oklaeng sawgeq Cunghyih—《Vangzdi Neigingh·Gingnyinz》. Daj 20 sigij 80 nienzdaih codaeuz hainduj, Vangz Gingveij gyausou dawz gij lijlun gingnyinz gujdenj Cunghyih caeuq gij fuengfap gingnyinz ywbingh ndawbiengz conzdungj Bouxcuengh dox giethab daeuj haivat, yenzgiu, gyavaiq linzcangz yenzgiu gingnyinz ywbingh fazcanj baenaj. Ginggvaq daihliengh yawjbingh ywbingh, yw ndei 120 lai cungj binghyiengh, ginggvaq 10 lai bi fanfoek yenzgiu, daihdaej guh sat haivat gingnyinz ywbingh, caemhcaiq youq bi 1996 biensij okbanj《Aenfap Gingnyinz Ywbingh》bonj saw neix. Bonj saw neix dienzbouj le gizhoengq cucoz gingnyinz ywbingh guek raeuz, haicauh le gij seizdaih moq gingnyinz yaenglwnh ywbingh, dwg faenh yihyoz vwnzva yizcanj dijbauj ndeu. Laemxsim roengzrengz geij cib bi, yungh caenh cingsaenz dauqdaej guh'ok cingzcik. Aenfap gingnyinz ywbingh Ywcuengh ndaejdaengz mizgven bumwnz haenhndei gig sang—gingnyinz ywbingh youq yenzgiu lienzsuz cingzfaenh

1

megloh fuengmienh miz gienhawj doedok. 2018 nienz 12 nyied ndaejdaengz Gvangjsih Bouxcuengh Swcigih Vwnzva Caeuq Lijyouz Dingh bingzbaenz daibyaujsing hanghmoeg feihvuzciz vwnzva yizcanj swcigih gaep, wnggai netsaed guh ndei hong baujhoh、 guenjleix caeuq cienzswnj, vih hungzyangz conzdungj vwnzva maenhndei Cunghvaz Minzcuz、doidoengh vwnzva sevei cujyi daih hwngfat daih mwnhoengh guh'ok gienhawj moq. Gingnyinz ywbingh dwg gij yihyoz gisuz vunzloih caemhmiz, wnggai hawj vunzloih caezyungh. Daegbied dwg de biengjok 40 lai cungj binghyiengh nanz yw miz gij yienzaen nyinzsing cauxbaenz, yungh fuengfap cunghab siucauq yw 120 lai cungj binghyiengh miz yaugoj yienhda, doiq bingh indot、 ninz mbouj ndaek、 gyaeujngunh gyaeujdot、 mbaq innaet、 bingh cunghab naetnaiq menhsingq (CFS)、 bingh cunghab ndokhoz ndokaek binghhdungx daengj miz gij yaugoj daegbied.

Gij cungdenj gingnyinz ywbingh lwnhgangj ndangvunz gohyoz dwg ndangvunz hozdung, caeuq gij sienqlig cozyung Cunghyih cibngeih gingnyinz dozsiengq doxlumj. Mwh gij rengzbengrag gyoengq sienqlig "mauhgvaq gighanh" cozyung youq gizwngqlig, couh cauxbaenz gizwngqlig mizok nyinzgiet binghleixsingq, caiq youz diemj daengz sienq、 youz sienq daengz mienh, caiq youz mienh ndeu coh lai mienh banhlah bae, doeklaeng cauxbaenz gingnyinz binghbienq diemj、 sienq、 mienh caeuq baenzroix lai mienh binghbienq. Cungj baenzroix binghbienq ndangdaej yinhsu, miz gij gvilwd bonjfaenh caeuq daegsingq doenggvaq yienghceij daegdiemj caz ndaej ok. Gingnyinz ywbingh baengh gaemdawz cungj gvilwd neix, giethab linzcangz gingniemh gingnyinz cienhangh fwngz saujmyauz cazcauq fungfouq cwkrom haenx, mizok ywbingh yauqwngq cunghab.

Gingnyinz ywbingh gaeuqgeq youh ngamqhwng, lijlwnh moqsak, fuengfap daegbied, fuengbienh guh, ancienz saedyungh, mbouj miz doeg fucozyung, youq hawciengz ywbingh gogih miz rengzdoxbeij haemq ak, doiq damqra ndangvunz gohyoz miz gyaciz ndumjyouq haemq sang, raeuz caensim caenhrengz caeuq doenghboux caemh hangz doxgiet gapguh, doengzcaez vih haifat yihyoz conzdungj guekcoj gij yizcanj dijbauj neix bae roengzrengz.

Bouxbiensij caenhrengz yungh gingnyinz ywbingh bang doengh bouxbingh ndaw guek rog guek haemzhoj haenx gaijgez bingh'in, caemhcaiq dawz gingnyinz ywbingh doigvangq bujgiz、cienzboq fazyangz daengz ndaw guek rog guek. Maqmuengh gyoengq yozyenz maenghndei ndaej gaemdawz gij fuengfap gingnyinz seiq lienz gej nyinz, caemhcaiq bangcoh bouxbingh gaijgez bingh'in, hawj gyoengqde ndangsim cangqheiq、gyaranz vuenyungz.

Vihliux fuengbienh yozsuz gyaulouz, daegbied dawz gij cujyau neiyungz de bien baenz ceksaw. Gij fuengfap ywbingh bonj saw neix daezhawj haenx, fuengbienh guh, habyungh youq boux canghyw cimcit、canghyw duihnaz soengndang、canghyw fukcangq、canghyw lijliuzgoh、hagseng yihyoz yenyau、canghyw godij、bouxguhhong ndaw gvanj cangyiengh ciengxndang、bouxcoz ndawbiengz gaghag caeuq boux baenz bingh menhsingq haenx yungh. Aenvih gij suijbingz bouxbiensij miz hanhdoh, mienx mbouj ndaej miz giz loeng, caensim maqmuengh bouxdoeg daezok yigen dijbauj.

3

Moegloeg

Cieng Daih'it　Gij Lijlun Giekdaej Gingnyinz

Ciet Daih'it　Gyonjlwnh

It. Gij Gainen Nyinz

《Swzhaij》doiq "nyinz" cekgangj: It dwg ceij gij yindai nem youq gwnz ndok, dwg doiq ndangnoh doengheuh; ngeih dwg doiq megcingx sugheuh, lumjbaenz nyinzheu loh'ok; sam dwg ceij gij cujciz ndaw doenghgo baenz gij yienghceij gingmeg, lumjbaenz mbawnyinz; seiq dwg ceij gij cujciz ndaej lienzhaeh gvanhcez、ndangnoh、cien guenj yindung haenx, gyoeb ceij nyinzhung、nyinziq、muegnyinz daengj, baudaengz yindai、nohgienq、 muegnyinz daengj ciuhneix yihyoz gaijboujyoz soj gangj haenx.

《Sozvwnz Gej Cih》ndawde geiqsij: "Nyinz, rengz noh, daiq rengz, daiq noh, daiq cuk. Daiq cuk, dang de baenz doenghyiengh hoh lai, ndigah rox gij yienghceij de." Gocuk unqnyangq, dwg gij caizliu vunz ciuhgonq Bouxcuengh gwndaenj ciengzseiz yungh, mboujdan aeu daeuj guh dawh、mbinj, suek faengx, cug doxgaiq, lij aeu daeuj guh vujgi (lumjbaenz gungnaq daengj)、 hongdawz daengj, mizmbangj lij aeu daeuj daemjbaengz, caemhcaiq heuh cungj baengz neix guh baengzcuk. "Cuk, doxgaiq nyinz lai haenx" gangjmingz cuk dwg doenghgo hamz miz cenhveiz lai haenx, noh cix dwg ceij ndangdaej (ndangnoh), cuk、noh、rengz gap hwnjdaeuj couhdwg gij cenhveiz cujciz hawj ndangvunz mizok rengzlig. Youq ndaw ndangvunz, nyinz ndaej swnh gij eiqsik

1

bouxvunz ietsuk bienqhingz cix mizok ligliengh, yienrag ndangdaej mizok gij hozdung doxwngq, mbouj miz ngeizvaeg, nyinz couhdwg ndokndang yihyoz ciuhneix soj gangj haenx.

Ngeih. Gij Gainen Gingnyinz

Gingnyinz, couhdwg doiq nyinznoh hidungj ndangvunz genjcwng, caeuq gij mingzcwng gingmeg dox doiqwngq, eiqsei doxgaenh, baudaengz cibngeih gingnyinz、cibngeih ginghbez caeuq cibngeih bizbu. Gingnyinz aeu cibngeih gingnyinz guh haedsim, dwg gij gezgou youjgih lienzhab baudaengz naengnoh、ndangnoh、nohgienq、muegnyinz、yindai daengj daengx ndangvunz, caeuq gingmeg guhbaenz youjgih lienzhab "nyinz caeuq meg gyoebbaenz hidungj", dwg aen gi'gvanh hungloet ndangdaej swnghvuz vuedsingq, miz gij goengnaengz cozyung "lienzciep ndokndang" "henhoh daengx ndang" "lienzdoeng gingmeg", henhoh ndangdaej baenz cingjdaej doengjit, bauj daep onj bwt, baujcwng ndangdaej ndaej cingqciengz "vaiqvit" hozdung daengj.

Yozgoh gingnyinz couhdwg lijlun gingnyinz, baudaengz lwnhgangj gingnyinz cujciz gezgou dijhi hingzdaiyoz caeuq lwnhgangj ndangdaej goengnaengz、goekgaen yienzaen baenzbingh、gingnyinz binghbienq、linzcangz binghyiengh、genjcaz duenhbingh、fazcwz ywbingh caeuq fuengfap ywbingh daengj.

Gingnyinz dijhi, couhdwg aen hidungj gingnyinz gezgou ndaw yozgoh gingnyinz lwnhgangj haenx, aeu cibngeih gingnyinz guh haedsim, cibngeih bizbu dwg ndawde aen bouhfaenh gyoebbaenz youqgaenj ndeu. Gangj daengz cibngeih ginghbez, ciuq leix wnggai dangbaenz gij cingzfaenh cibngeih gingmeg dijhi, hoeng daj "nyinz caeuq meg gyoebbaenz hidungj"《Vangzdi Neigingh》lwnhgangj caeuq ginghbez daj genga biedok, doxgyoeb youq nohnyinz gizlaeg gwnz hoz gyaeuj naj haenx, yozgoh gingnyinz dawz cibngeih ginghbez vehgvi baenz aen fancouz gingnyinz daeuj wngqyungh.

Ciet Daihngeih　Gingnyinz Dwg Gij Cingzfaenh Gyoebbaenz Hidungj Megloh

It. Gij Gainen Megloh

　　Cunghyihyoz nyinhnaeuz, youq ndaw yinhsu ndangdaej rombwh, heiq caeuq lwed gunghawj youqgaenj dangqmaz. Lwedheiq guenq haeuj ndaw daepbwt dungxsaej bae, eilaih "megloh" yinhsoengq. Lumjbaenz 《Lwnh Suvwn · Diuz Gingh》gangj: "Vunzraeuz ndaej senglix, baengh lwed caeuq heiq." 《Gingloih》Gienj Daihsam Cangh Gingjyoz cekgej: "Lwedheiq、megloh, dwg gij goekgaen baihndaw; aenndang, dwg gij nga baihrog." 《Lingzsuh · Ndangdaej Giengz Nyieg》: "Lwedheiq, megloh doeng cix gyaeunanz, megloh mbouj doeng cix dai bae". 《Lingzsuh · Gingmeg》: "Gingmeg, ndaej gietdingh dai lix, yw bak cungj bingh, diuz haw saed, mbouj doeng mbouj ndaej." Daj neix ndaej rox, lwedheiq caeuq megloh dwg gij daihdaej diuzgen ndangdaej senglix caeuq ndangdaej hozdung bietdingh aeu bwhmiz. Megloh dwg gij roenloh ndangvunz yinhhengz lwedheiq、lienzhaeh daepbwt、gaeudoeng ndaw rog、ronzdoeng gwnzlaj, baudaengz gingmeg caeuq megsaeq.

　　Gingmeg caeuq megsaeq, youq gezgou fuengmienh miz faenbied. Gingmeg, miz gij hamzngeih ciuq lohsoh doeng bae caeuq gij gangjfap cujyau sienqloh, hwnjroengz doeng daengz daengx ndang; megsaeq, dwg baenz muengx, youz ginghsen faen ok fouzsoq faennga gapbaenz, byaij vang youq ndaw ndang gizfeuz, youq daengx ndang gak giz. 《Lingzsuh · Gingmeg》 gangj: "Gingmeg cibngeih, bomz youq ndaw noh, youq gizlaeg yawj mbouj raen, gak diuz meg loh'ok ciengzseiz yawjraen haenx, cungj dwg megsaeq." 《Lingzsuh · Megdoh》: "Gingmeg youq ndaw, faennga vang youq haenx dwg megsaeq, megsaeq biedok dwg sunhmeg." Daj neix ndaej rox, hidungj megloh dwg youz gingmeg、megsaeq、megfouz caeuq sunhmeg gyoebbaenz.

Megloh caeuq ndangdaej bouxvunz mbouj dwg gag dandog youq, cix dwg megloh daehsoengq lwedheiq boujciengx daepbwt dungxsaej caeuq ndangdaej. Vihneix,《Lingzsuh · Daihngeiz》daezok lwnhgangj "nyinz caeuq meg gyoebbaenz hidungj". Sawson'gyauq Cunghyih dawz cibngeih gingnyinz caeuq cibngeih bizbu hopheux daengx ndang lied baenz gij cingzfaenh lienzsuz megloh. Ndigah hidungj megloh caezcingj, baudaengz gij cawjdaej (dijhi megloh) caeuq gij cingzfaenh lienzsuz "nyinz caeuq meg gyoebbaenz hidungj" —aen dijhi gingnyinz.

Ngeih. Gij Cujciz Gezgou Megloh

Cujciz gezgou megloh youz megloh caeuq gij cingzfaenh lienzsuz de gyoebbaenz.

Gij cawjdaej gezgou megloh youz cibngeih gingmeg、geizging betmeg、megsaeq caeuq cibngeih ginghbez daj cibngeih gingmeg biedok haenx gyoebbaenz. Gij cingzfaenh lienzsuz megloh youz daepbwt、cibngeih gingnyinz caeuq cibngeih bizbu megloh lienzsuz haenx gyoebbaenz.

(1) Cibngeih gingmeg: Gingmeg fwngzdaiyinh、gingmeg fwngzsauyinh、gingmeg fwngzgezyinh、gingmeg fwngzdaiyangz、gingmeg fwngzsauyangz、gingmeg fwngzyangzmingz、gingmeg cuzdaiyinh、gingmeg cuzsauyangz、gingmeg cuzgezyinh、gingmeg cuzdaiyangz、gingmeg cuzsauyangz、gingmeg cuzmingzyangz.

(2) Geizging betmeg: Megnyaemh、megduk、megyinhveiz、megyangzveiz、megyinhgyau、megyangzgyau、megcung、megsai.

(3) Dijhi megsaeq: Youz cibhaj megsaeq、megsaeqfouz caeuq megswnhloz gyoebbaenz.

(4) Cibngeih ginghbez: Dwg gij megnga cibngeih gingmeg gak ciuq gij gvanhaeh beiouj ndaw rog yaemyiengz daj genga biedok, haeujlaeg daengz daepbwt, fukok doxhwnj, caiq dauq daengz gezgou gingmeg haeujok、lizhab ndaw gingmeg cingq.

(5) Cibngeih gingnyinz: Dwg gij cingzfaenh lienzsuz megloh cibngeih gingmeg faenbouh youq saimueg nyinznoh caeuq genga.

(6) Cibngeih bizbu: Dwg gij cujciz gingmeg cibngeih gingmeg faenbouh youq caengznaeng ndangdaej.

Sam. Gij Cungdenj Neiyungz Hidungj Megloh

Gij cungdenj neiyungz megloh cawjdaej dwg cibngeih gingmeg, de dwg gij suhniuj megloh. Gij cungdenj neiyungz cingzfaenh lienzsuz megloh dwg cibngeih gingnyinz, de dwg gij cujciz dazyinx gyoebgyonj gij nyinznoh daengx ndang vunzraeuz.

Seiq. Gingnyinz Caeuq Gingmeg Cujyau Miz Maz Doxdoengz Cengca

Gij doxdoengz cengca gingnyinz caeuq gingmeg, cujyau dwg gangjmingz cibngeih gingmeg caeuq cibngeih gingnyinz miz maz doxdoengz cengca.

Gij doxdoengz: Gij mingzcoh anmingz, youq giz yaemyiengz ndaw ndang de faenbouh、fuengyiengq hengz bae caeuq roenloh daihdaej doxdoengz.

Gij cujyau mbouj doengz: An coh cibngeih gingnyinz mbouj daiq mingzcoh daepbwt. Gij baeyiengq de daj byai din byai fwngz hainduj, ndigah cibngeih gingnyinz 1/2 ginghsen caeuq gij fuengyiengq cibngeih gingmeg hengz bae doxfanj; cibngeih gingnyinz giepnoix gij gvilwd laehaeuj cienzsoengq; cibngeih gingnyinz "gyang mbouj ndaej hoengq", mbouj yinhsoengq lwedheiq, lumjbaenz aen'gveng mbouj miz gyaeuj, gij lwedheiq deng aeuyungh haenx baenghgauq gingmeg bae ciengx, ndigah cibngeih gingnyinz mbouj cigciep gvihaeuj daepbwt.

Ciet Daihsam   Gij Gezgou Hidungj Gingnyinz

Gingnyinz dwg aen hidungj naengnoh nyinzgienq cibngeih gingmeg, baugvat cibngeih gingnyinz、cibngeih ginghbez、cibngeih bizbu sam bouhfaenh. Cibngeih gingnyinz caeuq cibngeih gingmeg byaij youq gwnz ndang, gij fuengyiengq caeuq bouhvih ginggvaq haenx dem gingmeg daihdaej doxdoengz; hoeng gingnyinz baeyiengq cungj dwg daj byai din byai fwngz hainduj, gwnz hwnj daengz hoz, daengx youq gwnzgyaeuj, caeuq gij fuengyiengq gingmeg byaij mbouj daiq doxdoengz. Cibngeih ginghbez bauhamz youq ndaw fanveiz cibngeih gingnyinz, youz ngameg cibngeih gingmeg biedok haenx gyoebbaenz dijhi, hengz youq caengzlaeg aenndang, daj genga haeuj daengz daepbwt, caiq hengz daengz gwnz hoz gwnz gyaeuj, baenz diuz sai riengh yaemging caeuq yiengzging ndaw rog beiouj gvanhaeh byonghroen lienzhaeh, miz gij cozyung haeuj ok lizhab. Cibngeih bizbu dwg aen gezgou hidungj cibngeih gingnyinz youq gwnz ndangnoh, ciuq gij roenloh gingnyinz gvihaeuj dieg bae vehfaen, hamz miz gij cujciz gezgou naengnoh caeuq couleix, youq gwnz ndang giz ceiq feuz. Gij goengnaengz cibngeih ginghbez cujyau dwg baihrog "hab'wngq swyenz", baihndaw "diuzhab daepbwt dungxsaej".

It. Cibngeih Gingnyinz

1. Gij Gainen Cibngeih Gingnyinz

Cibngeih gingnyinz dwg gvihaeuj gij hidungj nyinznoh cibngeih gingmeg, dwg aen dijhi hengz bae gij heiq cibngeih gingmeg gietcomz sanq youq ndaw nyinznoh, dox lienzhaeh. Gij cujyau cozyung de dwg hanhhaed goetndok, gaemguenj gvanhcez hozdung, baenzneix bae baujciz gij goengnaengz yindung ndangvunz cingqciengz. Gingnyinz ywbinh daj gingh cungj miz nyinz, nyinz cungj miz bingh, gak cungj bingh gag miz fuengfap yw daeuj nyinhrox gingnyinz, daengz cibngeih gingnyinz gapbaenz、hengz bae dingz byaij daengx caeuq gij bouhvih ginggvaq、goekbingh yienzaen baenzbingh、linzcangz binghyiengh、fazcwz yawjbingh daengj, faenbied guh le lwnhgangj.

2. Gij Gapbaenz Cibngeih Gingnyinz

Cibngeih gingnyinz youz din fwngz sam yaem sam yiengz gyoebbaenz. Gyoengqde dwg gingnyinz fwngzdaiyinh、gingnyinz fwngzsauyinh、gingnyinz fwngzgezyinh、gingnyinz fwngzsauyangz、gingnyinz fwngzyangzmingz caeuq gingnyinz cuzdaiyinh、gingnyinz fwngzsauyinh、gingnyinz cuzgezyinh、gingnyinz cuzdaiyangz、gingnyinz cuzsauyangz、gingnyinz cuzyangzmingz.

3. Gij Daegdiemj Faenbouh Cibngeih Gingnyinz Hengz Bae

Gij faenbouh fuengsik cibngeih gingnyinz caeuq cibngeih gingmeg youq gwnz ndang mbouj doxdoengz, cungj ciuq yaemyiengz bae faenbouh, yaemging faenbouh youq gwnz ndang mbiengjyaem, yiengzging faenbouh youq gwnz ndang mienhyiengz, gwnz din fwngz mbiengjndaw couhdwg din fwngz sam yaemging, mbiengjrog din fwngz dwg din fwngz sam yiengzging. Gak cuj gingnyinz baizlied gonqlaeng, sauyinh caeuq sauyangz youq cungqgyang, daiyinh caeuq gezyinh、daiyangz caeuq yangzmingz faenbied youq song mbiengj sauyinh、sauyangz.

Gij gezgou gingnyinz faenbouh miz gij daegdiemj lajneix: Cibngeih gingnyinz cungj dwg daj byai fwngz byai din hainduj, riengz gengoenh、 gencueg、 dabaeu、 gyaeujhoq、 goekga hengz hwnjbae, yaemging dingzlai daengx youq najaek dungx, yiengzging hengz hwnjbae daengz gwnzhoz, youq mienhgyaeuj daengx. Gwnz roen gak diuz gingnyinz cungj miz duenhhoh baedauq ngutngeuj, lij miz gij nyinzgiet gietcomz youq gwnz hohndok. Gij hingzsik gingnyinz yangzsing faenbouh youq gwnz ndang dwg lai mienh. Gingnyinz faenbouh youq ndangdaej, miz gij daegdiemj caengzfeuz caeuq caengzlaeg song cungj. Caengzlaeg faenbouh, ndokgeb daegbied youqgaenj, lumjbaenz gingnyinz cuzdaiyinh giet youq ndoksej, sanq youq ndaw aek le, youq caengzlaeg nem youq ndoksaen; gingnyinz cuzsauyinh giet youq gizyaem le, youh riengz gij nyinznoh henz ndokgeb ndoksaen, hengz daengz gwnz laeng hoz, giet youq laenggyaeuj; gingnyinz cuzyangzmingz daj gizyaem daengz gezbwnz, miz gij gezgou gvihaeuj ndoksaen. Gingnyinz caeuq vujgvanh dox lienzhaeh, lumjbaenz cuzdaiyangz caeuq linx dem ndaeng miz lienzhaeh, cuzyangzmingz caeuq rwz dem ndaeng miz lienzhaeh, gingnyinz cuzdaiyangz guhbaenz "muzsangvangj", cuzyangzmingz guhbaenz "muzyavangj".

Gij gezgou daegdiemj gingnyinz faenbouh, doiq cijdauj gingnyinz ywbingh youq linzcangz sawjyungh caeuq cimcit ywbingh fuengmienh miz yiyi daegbied. Lumjbaenz dawz gij gezgou daegbied gingnyinz daj genga byai din byai fwngz hainduj, giet youq seiq gven, caeuq cimcit cingj、 hingz、 yiz、 gingh、 hob dox giethab bae gaujcaz, cix mbouj nanz lijgaij gij hamzngeih cibngeih gingnyinz dwg gij heiq cibngeih gingmeg gietcomz sanq youq ndaw nyinznoh, ndaej daj ndawde doenggvaq yenzgiu gij gezgou daegbied gingnyinz, daeuj aeundaej daezsingj daezsang gij yaugoj linzcangz cimcit ywbingh.

4. Cibngeih Gingnyinz Haidaeuz Satbyai Caeuq Aenbiuj Nyinzgiet

Gij bouhvih haidaeuz satbyai、 byonghroen nyinzgiet、 satbyai cibngeih gingnyinz lumj aen biuj 1 yienh'ok haenx.

Biuj1　Cibngeih gingnyinz haidaeuz satbyai caeuq nyinzgiet

mingzcoh gingnyinz	bouhvih haidaeuz satbyai	byonghroen nyinzgiet	bouhvih satbyai
fwngzdaiyinh	fwngzmeh、yizci	gencueg gyang、ndokmbaq	gezbwnz、ndawaek
fwngzsauyinh	fwngzgeiq、douguz	gencueg mbiengjndaw	bakaek
fwngzgezyinh	fwngzgyang	gencueg mbiengjndaw、lajeiq	gwz
fwngzdaiyangz	fwngzgeiq、gengoenh	goekgen mbiengjndaw gwnz、lajeiq	gyaeuj, lajhangz、vanzguz
fwngzsauyangz	fwngzcaemj、gengoenh	gencueg	linx、gyaeuj、gvaengzda
fwngzyangzmingz	fwngzyinx、gengoenh	gencueg mbiengjrog、ndokmbaq	henz ndaeng
cuzdaiyinh	lwgdinmeh、dabaeu mbiengjndaw	gyaeujhoq gahengh mbiengjndaw、ndokgagoek	saejndw
cuzsauyinh	lwgdingeiq、giujdin	gahengh mbiengjndaw	yinhgi、ndoklaenggyaeuj
cuzgezyinh	lwgdinmeh、dabaeu mbiengjndaw	gahengh mbiengjndaw	yinhgi
cuzdaiyangz	lwgdingeiq、dabaeu mbiengjrog	gyaeujhoq、goz、gumq, mbaq	linx ndaeng、ndoklaenggyaeuj、vanzguz
cuzsauyangz	seiq lwgdin、dabaeu mbiengjrog	gyaeujhoq、fuzdu、gezbwnz	henzndaeng、gvaengzda
cuzyangzmingz	Lwgdin'gyang、baihlaengdin	gyaeujhoq	gezbwnz、rwz、ndaeng

5. Gij Linzcangz Binghyiengh Cibngeih Gingnyinz

(1) Gainen. Gij linzcangz binghyiengh cibngeih gingnyinz dwg ceij cungj linzcangz biujyienh gingnyinz binghbienq youq gingnyinz roxnyinh daengz heiqyak baihrog roxnaeuz gij dijhi yinhsu gingnyinz bonjndang cozyung daengj mizok.《Lingzsuh · Gingnyinz》lwnhgangj le gij binghyiengh cibngeih gingnyinz, miz fatnit caeuq fatndat song fuengmienh, lij miz gij binghyiengh aen bouhvih riengz nyinz bae mizok haenx, lumjbaenz bengrag、mazin、cienjnyinz daengj, dwg linzcangz giekdaej yozgoh gingnyinz ywbingh.

(2) Gij binghyiengh cibngeih gingnyinz fatnit fatndat. 《Lingzsuh·Gingnyinz》 naeuz: "Gij bingh gingnyinz, nit cix nyinz suk, ndat cix nyinz soeng, yaem roz mbouj yungh; yiengz gip cix fanjeuj, yaem gip cix iet mbouj ndaej."

(3) Gij mingzcoh bingh cibngeih gingnyinz. Gij bingh gingnyinz, dingzlai dwg mazin, caeuq geiqciet、dienheiq maedcaed gvanhaeh.Gij binghyiengh cuzdaiyangz, heuhguh bingh cungcinh; gij bingh cuzsauyangz, heuhguh bingh mungcinh; gij bingh cuzyangzmingz, heuhguh bingh geiqcin; gij bingh cuzdaiyinh, heuhguh bingh cungciuh; gij bingh dinsauyinh, heuhguh bingh mungciuh; gij bingh cuzgezyinh, heuhguh bingh geiqcou; gij bingh fwngzdaiyangz, heuhguh bingh cunghah; gij bingh fwngzsauyangz, heuhguh bingh geiqhah; gij bingh fwngzyangzmingz, heuhguh bingh munghah; gij bingh fwngzdaiyinh, heuhguh bingh cungdungh; gij bingh fwngzsauyinh, heuhguh bingh geiqdoeng; gij bingh fwngzgezyinh, heuhguh bingh mungdungh.

(4) Gij gvanhaeh bingh cibngeih gingnyinz caeuq bingh cibngeih gingmeg. Gingnyinz dwg gij cingzfaenh lienzsuz megloh, cibngeih gingnyinz dwg aen dijhi youz gij heiq cibngeih gingmeg comzgiet sanq youq ndaw nyinznoh, hoeng nyinz caeuq meg youq cujciz gezgou dem goengnaengz fuengmienh mbouj doengz, gyoengqde cungj miz gij daegdiemj bonjfaenh. Bingzciengz daeuj gangj, gij bingh gingnyinz nangqdaengz fanveiz haemq gvangq, ndawde hix baudaengz gij bingh gingnyinz, hoeng gij bingh gingnyinz, cujyau dwg caeuq gij binghbienq nyinz dem noh guhcawj.

Ngeih. Cibngeih Ginghbez

1. Gainen

Cibngeih ginghbez dwg ceij aen cujciz gezgou, cibngeih gingmeg dinfwngz byaij youq gyangroen biedok diuz ngameg, haeuj daengz caengzlaeg ndaw ndang, gvihaeuj dungxsaej, yienzhaeuh dauqcungz biujyienh ok rog ndang bae, dauqcungz doxhab youq diuz gingmeg neix roxnaeuz doxhab youq ndaw yaemyiengz ndawrog beiouj.

2. Cibngeih Ginghbez

Yungh gij fuengsik doedyienh "haeujok" "lizhab" bae gya'gvangq lienzhaeh hozdung, gangjmingz cibngeih gingmeg mbouj dwg aen cujciz godog、dinghyouq mbouj doengh, cix dwg miz aen fancouz hozdung haemq hung ndeu, baujciz gingmeg ndawrog beiouj miz lienzhaeh, daeuj hab'wngq ndangdaej aenndang lai goengnaengz aeuyungh, miz gij cozyung diuzcez vanzging ndaw rog ndangdaej bingzyaenx.

Sam. Cibngeih Bizbu

1. Gainen

Gij naengnoh aenndang bouxvunz ciuq gij bouhvih cibngeih gingmeg hengz bae ginggvaq doxwngq haenx daeuj faen dieg, couhdwg cibngeih bizbu. 《Suvwn · Lwnhgangj Naengnoh》 naeuz: "Siengj rox naengnoh, aeu gingmeg guh geiqhauh, gak cungj gingmeg cungj dwg yienghneix." Gij gezgou cibngeih bizbu bauhamz giz naeng caeuq couleix.

2. Gij Binghleix Sengleix Cibngeih Bizbu

Bizbu youq laj caengznaeng ndangvunz, gezgou caezcingj, caeuq couleix habbaenz bizcou, dwg gij bouhvih "veigi" aenndang cujyau hengz bae; lumjbaenz "diuzgvaengh" aenndang, couhdwg "baihrog swnh'wngq swhyienz" "baihndaw caeuq noh mbouj doxliz", caemhcaiq caeuq daepbwt dungxsaej doxriengh maedcaed. 《Lingzsuh · Daepbwt》 gangj, "bwt doiqwngq naeng" "sam ciuh rongznyouh, couleix doxwngq" "gij veigi, ndaej dawzdaeuj raeuj ndangnoh, ciengx naengnoh, swnh couleix, haihaep cingqciengz" "veigi huz ndangnoh cix ndei, ndigah vunzraeuz ndaej gyaeu, bak bi mbouj sainyieg."

Naengnoh, youq mbwn vunz doxhab "roek hab" ndawde, miz gij cozyung swnh'wngq "swhyienz", danghnaeuz saet bae, couhdwg giz youqgaenj sawj gij heiqyak baihrog ciemqhaeuj aenndang, hawj heiqyak baihrog "baihndaw haep gouj congh" "noh foeg youq rog", okyienh gij binghleix bienqvaq "veigi" mbouj ciuq roen bae hengzbyaij caeuq veigi gejsanq "gagsieng", doeklaeng yinxhwnj heiqyak menhmenh ciemqhaeuj gizlaeg cauxbaenz binghbienq. Lumjbaenz 《Lingzsuh · Goeknduj Bak Bingh》 naeuz: "Heiqyak, daj naengnoh daeuj, naengnoh soeng couleix couh hai, couleix hai binghyak couh daj conghbwn haeujbae, caemhcaiq haeuj daengz gizlaeg…… ndigah naengnoh in…… cwkyouq sanq mbouj bae, cix cienz youq ndaw megsaeq, youq ndaw gingmeg seiz, ndangnoh in…… cwkyouq mbouj bae, cienz haeuj ndaw meg bae, youq ndaw meg seiz, roek meg mbouj doeng daengz genga, genga in, ndokndang naet…… cwkyouq mbouj bae, cienz youq dungxsaej, youq dungxsaej seiz, dungx raeng…… cwkyouq mbouj bae, cix youq rog dungxsaej, cwkyouq ndaw meg…… conz hwnjdaeuj, heiqyak youq ndawndang banhlah, ndang couh miz bingh." Ndigah, 《Lingzsuh · Veigi》 daezok, gij fazcwz fuengz bingh yw bingh "gej giet" youq geizcaeux, dwg gij cosih "mbouj yaeuh vunz lajmbwn".

Ciet Daihseiq　Gij Cozyung Gezgou Gingnyinz Youq Ndaw Ndang

Gingnyinz youq ndaw hangzvah conzdungj yihyoz Cungguek, youh heuhguh hidungj nyinznoh, baudaengz caengznaeng、 gihsing cujciz、 gezdi cujciz lumj muengx、 muegyienz daepbwt、 gvanhceznangz、 yindai、 muegndok、 cihden、 bouhfaenh sinzgingh satbyai gezgou、 linzbah cujciz caeuq doengh aen cujcizunq baenzroix yiengh fukcab aenndang. Naemj daengz ndangvunz dwg yiengh gezgou lizdij luenzbenj ndeu, Cunghyihyoz dawz diuz sienq byaij soh gwnz laj ndang vunz heuhguh ging, dawz diuz megnga hengz vang heuhguh loz. Ndigah, gingnyinz caeuq gingmeg, cungj daiq miz cih "ging", saedsaeh dwg gij neihanz nyinz caeuq meg.

Gingnyinz bauhamz cibngeih bizbu、cibngeih ginghbez caeuq cibngeih gingnyinz. Cibngeih bizbu ciuq yaemyiengz gvanhaeh, faen baenz 6 aen fuengvih, faenbouh youq caengzrog daengx ndang. Cibngeih ginghbez ronzdoeng baihndaw baihrog, lienzdoeng daepdaw dungxsaej, ciuq gij gvanhaeh din fwngz yaemyiengzging, gietbaenz "roek hab", cibngeih ginghbez gyadaih le gij bouhvih cibngeih gingnyinz, dawz gak cungj fanjying ndangdaej goengnaengz aeuyungh haenx lienzhaeh hwnjdaeuj. Cibngeih gingnyinz dwg hengz raeh youq gwnz ndang diuz gansen cujyau, miz gij cozyung gaemguenj daengx aen hidungj nyinznoh, doengzseiz gaenjmaed gaenriengz gingmeg byaij youq daengx ndang, aeu "seiqveiz" laebdaej yienghsiengq, henhoh daengx ndang, guenj ndaw rog、gwnz laj lienzdoeng; lienzciep gak diuz ndok, baujcwng ndangdaej hozdung swnhleih, muenxcuk ndangdaej gwndaenj、guhhong gihbwnj aeuyungh.

Gij cozyung gingnyinz gezgou youq ndaw ndang gvinab baenz geij diemj lajneix.

(1) Maenhdingh gyaqndok, gapbaenz gij cingjdaej hingzyiengh bouxvunz.

(2) Baujhoh caeuq maenhdingh ndangdaej caengzrog, guenj hai haep, baihrog swnh'wngq swhyienz, baihndaw gvi dungxsaej daepbwt, diuzcez vanzging ndaw rog ndangdaej doxdaengh.

(3) Lienzciep genga, baujcwng aenndang guh hozdung vaiqvit.

(4) Aeu ginghbez baihndaw lienzciep daepbwt, maenh goek vaq seng, doeng lwedheiq、yingzyiz caeuq cinghcinh cix ndaej fatmaj.

(5) Baujciz gingmeg doengswnh, daehyinh lwedheiq.

(6) Lienzdoeng ndokngviz, diuzcez cingsaenz ceiqheiq hozdung.

(7) Daezhawj gidij bouhvih genjcaz binghcingz caeuq ywbingh, dwg gij diuzgen diuzcez ndangdaej、daezsang ywbingh yaugoj noix mbouj ndaej haenx.

(8) Gingnyinz youq ndaw ndang miz lienzhaeh gvangqlangh, de youq ndangdaej、binghleix ndawde cungj ndaej fatseng "fanjgvei". Yenzgiu gingnyinz

fanjgvei cozyung, dwg gij goqdaez gingnyinz ywbingh bencwnggvanh ndawde aen ndeu.

Ciet Daihhaj　Gij Gvanhaeh Gingnyinz Caeuq Gingmeg

Gij gvanhaeh gingnyinz caeuq gingmeg, saedsaeh dwg gij gvanhaeh nyinz caeuq meg, hoeng cungj deng gya mingzhauh "ging", "ging" eiqsei dwg roenloh. Vunz ciuhgeq dawz gij ganqsienq "nyinz caeuq meg" byaij youq ndaw ndang, an mingz guh "ging", ndigah gingnyinz、gingmeg couhdwg nyinzhi caeuq meghi ndaw hidungj megloh.

"Nyinz caeuq meg gyoebbaenz hidungj", guhbaenz aenndang gak aen hidungj ndawde aen dijhi ndeu, buenxriengz guhbaenz ndangvunz cix guhbaenz, doeklaeng riengz "ngoenzlaeng" yienjbienq caezcienz.《Lingzsuh · Gingmeg》 naeuz: "Vunz hainduj seng, sien dwg cing, cing baenz ukngviz cix baenz, ndok dwg cawjganq, meg dwg yingz, nyinz dwg gang, noh dwg ciengz, naengnoh maenh bwn couh maj. Haeux roengz dungx, loh meg ndaej doeng, lwedheiq cij byaij."《Lingzsuh · Daihngeiz》naeuz: "Gij cing ndangnoh dwg hanhhaed, gaenjmaenh gij cing nyinz ndok heiqlwed, cix caeuq meg gyoebbaenz hidungj."

Gij sawging baihgwnz gangj haenx, mboujdan gangjmingz le gij gocwngz nyinz caeuq meg youq ndaw ndang faenvaq fazcanj caezcienz, lij gangjmingz le nyinznoh aeu ndok dangguh aen goetgangq, suekgab ndok caeuq heiqlwed, ndaej fazveih gij cozyung "gang caeuq ciengz", gij cozyung boiqhab yienghceij naengnoh, baihrog henhoh maenhmwd, yienghneix daeuj baujcwng aenndang "haeux roengz ndaw dungx, lwedheiq couh doeng" aeuyungh.

"Nyinz caeuq meg doxlienz", youq cujciz gezgou、ndangdaej goengnaengz caeuq binghleix bienqvaq ndawde cungj daejyienh cukgaeuq.《Lingzsuh · Gingnyinz》lwnhgangj gij bouhvih caeuq ginggvaq cibngeih gingnyinz byaij youq ndaw ndang, caeuq cibngeih gingmeg daihdaej doxdoengz, caemhcaiq yungh gij mingzcoh cibngeih gingmeg hawj gingnyinz guh anmingz doxwngq, ndigah cibngeih gingnyinz fwngz din sam yaem sam yiengz caeuq cibngeih gingmeg heuh mingz doxwngq. Youq cienzcwng fuengmienh, aenvih gingnyinz mbouj cigciep guenj daepbwt cix mbouj aeu daepbwt daeuj anmingz. Gingmeg "roengzmbonq" youq ndaw gingnyinz, aeu gij heiqlwed daehyinh de bae ciengx dungxsaej daepbwt caeuq gingnyinz、genga; gingnyinz dawz gij daegsingq "lienz meg riengh giet" daeuj lienzdoeng dungxsaej caeuq gingmeg, dox ingbaengh、dox eilaih; youq ndaw gingmeg caeuq gingnyinz doxbuenx doxriengz byaij, "seiq gven" gingnyinz gvihaeuj haenx (song diuz gencueg caeuq song gyaeujhoq giz gyae) bienqbaenz cibngeih yienz bouhvih lwedheiq gingmeg haeuj ok lae gvaq haenx, gij hezvei cingj、hingz、yiz、yienz、gingh、hoz gingmeg, cungj faenbouh youq ndaw aen gvaengxlaengx "seiq gven", cungfaen daejyienh ok gij gvanhaeh gingmeg caeuq gingnyinz maedcaed doxbaengh.

Cibngeih bizbu gyoebbaenz gij neiyungz aen dijhi gingnyinz ndawde aen ndeu, hix dwg aeu mingzcoh cibngeih gingmeg guh anmingz habdangq. Bizbu、couleix ndawde faenbouh gij faennga gingmeg, couhdwg megsaeq、fouzmeg, sunhmeg, gapbaenz "megnaeng aen cingjdaej ndeu", caemhyouq "veigi"; gij megsaeq ndaw naengnoh "saed couh itdingh aeu raen" "haw couh itdingh aeu roengz", vih linzcangz cazyawj "meg bienq" daezhawj diuzgen mizleih; gij "veigi" naengnoh hengz haenx,《Lingzsuh · Canglwnh》naeuz: "Veigi youq ndaw ndang, caeuq gingmeg caez hengz youq ndaw ndangnoh…… gij heiq dungxsaej lawhvuenh, gij heiq seiqgeiq ciuq bouhloh hengz bae, gwn haeux le ndaej siuvaq baenz gijndei daeuj ciengx ndang." Daj neix ndaej raen, naengnoh hix daejyienh gingnyinz caeuq gingmeg maedcaed lienzhaeh.

Gingnyinz caeuq gingmeg youq binghbienq biujyienh ndawde gvanlienz maedcaed. Aeu gij binghyiengh cibngeih gingnyinz caeuq cibngeih gingmeg daeuj gangj, bingh gingnyinz hamz youq ndaw gingmeg, youh miz gij daegdiemj bonjfaenh. Lumjbaenz gij nyinz cuzdaiyangz, "gij bingh de, fwngzgeiq fwngzyinx guenj nyinzcienj, yinx gyaeujhoq cienj nyinz, gyaeujhoq mbouj ndaej ut, lienz gij nyinz baihlaeng gyaeujhoq, baihnaj yinx gagoek, baihlaeng yinx ndoknyidhangx……". Gij meg rongznyouh cuzdaiyangz "diuz gingmeg neix gingdoengh cauxbaenz bingh…… lumjnaeuz hoz deng bengrag, ndoksaen in, hwet lumj yaek raek, gagoek ut mbouj ndaej, baihlaeng gyaeujhoq lumj giethoh, gahengh lumj dek, dwg dabaeu unq, dwg gij bingh diuz meg hung neix mizok…… hoz、 baihlaeng、 hwet、 ndoknyidhangx、 baihlaeng gyaeujhoq、 gahengh、 din cungj in, fwngzgeiq yungh mbouj ndaej". Daj baihgwnz gangj haenx doiqciuq ndaej rox, bingh gingnyinz caeuq bingh gingmeg gvanhaeh maedcaed. Nyinznoh、 muegnyinz、 sainyinz gingnyinz hengz bae ginggvaq haenx deng sienghaih, dingzlai caeuq dungcoz mizgven. Sonjsieng daengj gij bingh linzcangz heuhguh sieng nyinz, gij binghcungj sieng nyinz gig gvangq. Caenh'itbouh yenzgiu gij lijlun cibngeih gingnyinz, gaemdawz gij daegdiemj caeuq banhfap ywbingh cibngeih gingnyinz, doiq daezsang caetliengh linzcangz ywbingh miz yiyi gyaelaeg.

Gyonj daeuj gangj, gingnyinz caeuq gingmeg gapbaenz le aen hidungj megloh caezcingj, song yiengh maedcaed lienzhaeh, mbouj ndaej guh gietyienz faengat. Gingnyinz vih gingmeg gunghawj aen gihdi "roengzmbonq", duk gingmeg、 baujhoh gingmeg, doxriengz caez byaij, caemh roen doxheux, gizlawz cungj daengz, vih guhbaenz lwedheiq、 cingcinh yinhhengz gunghawj cix fazveih gij cozyung ndangdaej goengnaengz, dwg gij goekgaen laizloh aenndang senglix caeuq hozdung naengzlig.

Gij mingzyienj cengca gingnyinz caeuq gingmeg: ① Cibngeih gingnyinz mbouj cigciep gvisug daepbwt, ndigah mingzcoh mbouj daiq aencoh daepbwt. ② Cibngeih gingnyinz cungj dwg daj byai din byai fwngz hainduj, ndigah fwngz sam yaem gingnyinz caeuq din sam yaem gingnyinz cungj fanj ut hengz bae. ③ Gingnyinz giepnoix ciuq riengz meg lae bae cienzsoengq cungj gingmeg gvanhaeh neix, mbouj lumj gingmeg yienghhaenx swnhsawq lae haeuj cienzsoengq, satlaeng caiq dauqcungz guh hwnj, mboujduenh baenqcienq. ④ Gingnyinz "gyang mbouj ndaej hoengq", mbouj cigciep daehyinh lwedheiq, gij lwedheiq de aeu yungh haenx eilaih gingmeg bae ciengx. ⑤ Gingnyinz ndaej youz aen "sim'uk" cigciep cijveih, miz gij naengzlig gag cawjdoengh bae guh yindung, hoeng gingmeg giepnoix gij cozyung ndaej gag seizbienh yindung, hoeng gingnyinz yindung doiq gingmeg mizok yingjyangj.

Gij gvanhaeh caeuq faenbied gingmeg dem gingnyinz,《Loihging·Cibngeih Gingnyinz Giet Cihbez》naeuz: "Gingmeg youq caengzrog byaij, ndigah haeuj ndaw daepbwt, doxciep doxcienz. Gingnyinz lienzciep ndok, ndigah henhoh daengx ndang, gak miz dinghvih.Yiennaeuz gij bouhvih gingnyinz hengz gvaq, dingzlai caeuq gingmeg doxdoengz, gizdieg de soj giet haenx cix dwg genga hihguz ceiq haenq, nyinz comzyouq giz hohciet. Nyinz sug moeg, cujyau dwg youq din fwngz, ndigah cibngeih gingnyinz cungj dwg daj byai din byai fwngz hainduj, doeklaeng hoengh youq ndok, giet youq gwnz gengonh gencueg, youq gwnz gyaeujhoq, caeuq ndangnoh doxlienz, hengz hwnj gwnz hoz, youq gwnzgyaeuj daengx, neix daihgaiq dwg gingnyinz ndangvunz."

Liujgaij gingnyinz caeuq gingmeg youq gezgou、ndangdaej dem binghleix fuengmienh miz maz gvanhaeh, mingzbeg doekdingh gij daegdiemj doxdoengz caeuq mbouj doengz song yiengh ndawde, doiq daezsang caetliengh linzcangz ywbingh、haicauh fuengfap cimcit ywbingh lingjyiz moq caeuq fazcanj mbouj yungh yw daeuj ywbingh daengj, cungj miz gij yiyi saedsaeh caeuq gyaeraez.

Ciet Daihroek   Gij Gvanhaeh Gingnyinz Caeuq Aenfap Ywbingh Ndawbiengz Bouxcuengh

Gij bouhvih gingnyinz ywbingh daddaengz gij naeng、noh、nyinz、mueg caeuq genga aenndang, doenghgij bouhvih neix dwg ndangdaej gezgou

17

aen cujciz ceiq hungloet ndeu. Naengnoh youq caengzrog aenndang, diendeih bienqvaq mbouj doengz bingzciengz, sien dwg naengnoh roxnyinh daengz, aenndang hozdung fatseng doxngad、bungqdongj hix dwg daj naengnoh hainduj. Genga dwg gij gezgou aenndang ndaej noddoengh hozdung noix mbouj ndaej haenx; nyinznoh caeuq genga doengzbouh yindung, baujcwng le aenndang doiq gwndaenj, guhhong hozdung aeuyungh. Hoeng aen ndang senglix, seizseiz cungj dwg yindung. Hozdung haenqrem danghnaeuz mauhgvaq gij naengzlig gingnyinz dingj ndaej, couh miz cungj binghyiengh sonjhaih caiqlij raekgonq dem. Ndigah, youq mwh bae guh gij vueddoengh ywbingh, liz mbouj ndaej cwkrom gij cihsiz gisuz fuengfap ywbingh.

Conzdungj yihyoz guek raeuz mizgven gingnyinz geiqsij, daj 2000 lai bi gaxgonq hainduj, bonj sawging Cunghyih《Lingzsuh · Gingnyinz》hainduj. Ndawde lwnhgangj le gij bouhvih caeuq roenloh cibngeih gingnyinz youq ndaw ndang ciuq hengz, lwnhgangj le gij daegcwng binghyiengh binghleix bienqvaq, daezok gij yenzcwz yawjbingh "caz in yawj bingh" caeuq gij fuengfap ywbingh "aeu cim cit". Linghvaih《Lingzsuh · Ginghbez》《Suvwn · Lwnh Bizbu》daengj hix lwnhgangj le gij gezgou neiyungz gingnyinz ywbingh, bienqbaenz boux cojgeq gingnyinz ywbingh guek raeuz.

Youq Cunghyih ginghdenj《Lingzsuh》《Suvwn》gvaqlaeng, youq Bwzvei seizgeiz liz seizneix daihgaiq 1400 lai bi, okyienh le "aenfap gingnyinz ywbingh". Hoeng cijmiz boux rox gienz hag rox, baengh bak cienz sim son seiqdaih doxcienz. "Aenfap gingnyinz ywbingh" youz gij gisuz ciengxndang ndawde "aenfap dazyinx" caeuq "aenfap haizcoux" guek raeuz yienjbienq baenz, doenggvaq dauq hingzyiengh yindung lienh ndoknyinz, sawj ndok nyinz cangqheiq, baenzneix cix daddaengz aen muzdiz cawz bingh gyaeunanz.

Cingciuz seizdaih, guek raeuz miz《Doz Gangj Yigingnyinz》《Gimdoz Yigingnyinz》daengj conhcu riuzcienz, sawj gingnyinz yw bingh fazcanj haemq vaiq, haeuj daengz duenh saenqhwng. Gaenh bak bi daeuj, gij gisuz gingnyinz ywbingh lai cungj hingzyiengh riuzcienz youq Doengbaek nem Sanhdungh、

Hozbwz、Hoznanz、Cezgyangh daengj ndawbiengz guek raeuz, cungj aeu gij ywbingh yaugoj daegbied haenx soengq hawj ndaw guek rog guek. Ndawde 《Yigingnyinz》Lij Beiyenz sij haenx ndaej okbanj fathengz; Goz Cangzhaij maenhrox "aenfap nyaenj nyinz ywbingh", de sij bonj saw 《Aenfap Nyaenj Nyinz Bekmoeb》, gaenq youq aen banhagsib Baekging Si veiswngh bumwnz gawjbanh haenx doigvangq sawjyungh; Huz Hinghliz rox yungh aen banhfap conzdungj fwngz yw bingh daeuj ywbingh, linzcangz gingniemh fungfouq, biensij le 《Aenfap Fwngz Ywbingh Saedyungh Cungguek》.

Bouxcuengh dwg aen minzcuz Cungguek saujsu minzcuz vunz haemq lai ndeu. Gaengawq gij lizsij swhliu gaujguj aeundaej haenx gangjmingz, lizsij Bouxcuengh gyaenanz. Aen dijhi Ywcuengh daj bonj minzcuz daeuj, doeklaeng ginggvaq caeuq gizyawz minzcuz guh yihyoz gyaulouz aeu ndei daeuj bouj yaez haenx, Ywcuengh youq mwh baujciz gij funggek daegbied bonj minzcuz, doengzseiz youh miz gij daegdiemj Cungguek conzdungj yihyoz liuzbai, dwg aen gapbaenz bouhfaenh Cungguek conzdungj yihyoz.

Vehbangxdat Byaraiz Gvangjsih Ningzmingz Yen veh miz gij dozdazyinx gigungh Ywcuengh, biujmingz senq youq Cunhciuh Cangoz seizgeiz, Ywcuengh gaenq dawz aenfap gingnyinz ywbingh nabhaeuj diuz roenloh yihyoz bae. Gij cimmeng youq ndaw conghgamj Byaraiz fatyienh haenx, cimdoengz youq Vujmingz oknamh, cimndok、cimbya'gyap、cimngaenz……youq Gveilinz、Gveigangj、Hwngzyen daengj dieg oknamh. Gangjmingz gak aen lizsij seizgeiz, gij lizsij Ywcuengh yungh cim camx yw naengnoh "daeuj yw bingh" gyaenanz、dauqcawq riuzcienz.

Ndawbiengz Bouxcuengh hwnghengz youq naengnoh, nohnyinz caeuq genga lai cungj gingnyinz ywbingh, lumjbaenz aenfap nyaenj ndangnoh ywbingh、aenfap gvet naengnoh ywbingh、aenfap rod yw、aenfap cug yw、aenfap bekmoed、aenfap diemj hezvei、aenfap nuhou、aenfap gozliuz daengj, miz gij funggek daegbied lijlun giethab saedsaeh caeuq gij gveihcwngz ywbingh.

Gingnyinz ywbingh dwg aen dijhi ywbingh youq gwnz giekdaej gvangqlangh soucomz gij gingnyinz ywbingh ndawbiengz Bouxcuengh, camciuq saw ciuhgeq Cunghyih, giethab mizgven cihsiz yihyoz ciuhneix, ginggvaq linzcangz daihliengh binghlaeh saedguh niemhcingq cix guhbaenz, cungfaen daejyienh ok gij suijbingz ywbingh daj ndawbiengz fazcanj daeuj, daejyienh gij seiqdaeuz yihyoz fazcanj, hab gij iugouz fazcanj.

Ciet Daihcaet　Gij Gvanhaeh Gingnyinz Caeuq Ndoksug

Gangj daengz ndoksug, youq ndaw gainen Cunghyih caeuq Ywcuengh, cungj dwg ceij gij goetndok daengx ndang gapbaenz gij ndoknga aenndang. Ywcuengh doiq gak bouhfaenh ndokndang bouxvunz cwngheuh, miz gij mingzswz daegbied de, lumjbaenz ndokgyaeuj ndoksej、ndokgen、ndokga、ndokleq、ndokgizlungz daengj. Cunghyih gujdenj, doiq gij goetndok daengx ndang vunz guh le geiqsij raudag geiqloeg, lumj《Lingzsuh · Ndokdoh》dawz gij gyaqndok ndangvunz daj gyaeuj daengz din faen duenh bae dagrau, cauxbaenz aenfap cimcit ndokdoh aeu hezvei, ciuq yungh daengz seizneix. Lumjbaenz aen gyaeuj hopngomx dwg song cik roek conq, song vanzguz (yujduz) gek gouj conq, aenhoz dohraez conq ndeu, ndokaek sangcezgi daengz genduz dwg gouj conq, aekgvangq seiq cik haj conq, hwetgvangq seiq cik song conq, mbaq daengz gencueg cik lingz caet conq, gencueg daengz gengoenh cik ndeu lingz song conq haj, gengoenh daengz byai fwngz seiq conq; gagoek caeuq gagoek doxliz roek conq haj faen, ndokgagoek daengz dabaeu cik lingz bet conq, din raez song conq……

Ndangvunz miz 206 gaiq ndok, cawz le buenqgvanhcez dwg ndokgyaed doxlienz caixvaih, daengx ndang 187 aen gvanhcez (bingzciengz gvanhcez heuhguh vazmoz gvanhcez) cungj youz cujciz nyinzsingq lienzgiet.

《Suvwn · Daepbwt Sengbaenz》naeuz: "Gak diuz nyinz cungj dwg gvanhcez", gangjmingz gij gvanhcez lienzgiet youq ndaw ndok, cujyau baengh cujciz nyinzsingq, hix gangjmingz nyinz caeuq ndok gvanhaeh gig maedcaed. 《Lingzsuh · Cam Hoh Caenyak》naeuz: "Ndokgizlungz, aen gvanhcez daih'it vunzraeuz, genga, guenj bouxvunz hozdung." Gangjmingz ndokgizlungz dwg aen bouhvih deihyaenz gvanhcez vunzraeuz, youh gangjmingz gvanhcez genga dwg gij cujyau gezgou ndangdaej gaijbienq bacyiengq, doiq hozsing ndangvunz miz gietdingh cozyung.

　　Gyonj daeuj gangj, ndangvunz dwg aeu ndoksug daeuj dingj, aeu nyinznoh guh lienzgiet, doengzcaez gapbaenz hingzyiengh ndangdaej, miz gij goengnaengz "baihndaw soengq bwt, baihrog lienz gvanhcez genga", henhoh daengx ndang cingjdaej doengjit caeuq hozdung.

Ciet Daihbet　Gij Gvanhaeh Gingnyinz Caeuq Daepbwt

　　Gingnyinz caeuq daepbwt dungxsaej gvanhaeh maedcaed, daejyienh baenz gij gvanhaeh doxbaengh doxing, caemhcaiq youq gwnz giekdaej gvanhaeh baenghyouq doengjit haenx, vih henhoh ndangdaej gij sengleix goengnaengz hozdung cingqciengz fazveih cozyung. Gij gvanhaeh gingnyinz caeuq dungxsaej ndaej doengjit, dwg aen vanzcez youqgaenj gapbaenz daengx ndang rengz ndaej bingzyaenx.

　　Nyinzsei ndangvunz, lienz gak diuz ndok, lienzgiet genga, hawj de baenz goetndok, cauxbaenz gyaqdingj, dinghmaenh aenndang, baihndaw sawj daepbwt anningz. Daepbwt dungxsaej, miz giz dieg youq. Dungxndaw ndaej an'onj, ndaej hawj lwedheiq cingsaenz, sawj haeuxraemx bienqbaenz cinhcingh, sawj gij heiqyiengz ndaw ndang ndaej "hen baihrog maenhmwd"、heiqyaem "ndaej rom cing ciengx ndang", lwedheiq cungj doengswnh, baihndaw baihrog hezdiuz. 《Lingzsuh · Daepbwt》naeuz: "Bouxvunz lwedheiq doengswnh, ndigah ndaej ciengx mingh." Gangjmingz lwedheiq cingsaenz doiq sengmingh miz gietdingh cozyung, lwedheiq cingsaenz dwg aenvih dungxndaw ndei, dungxndaw ndei baengh nyinzsei lienzgiet ndoksug aenndang.

Daepbwt dungxsaej dangguh gij gi'gvanh laizloh ndangdaej "yorom lwedheiq", de youq ndaw gocwngz ciengx mingh, doiq nyinzsei daj gyaeuj daengz rieng miz gij ciznwngz caeuq gvanhaeh "cawj caeuq wngq". Lumjbaenz, sim guenj meglwed, mizok lwedheiq、ciengx yaemyiengz、nyinh ndokndang、leih gvanhcez; bwt guenj heiq, hab bwn naeng, aeu gij veigi de guenj haenx daeuj ciengx ndokndang、ciengx naengnoh、hawj couleix gaenjmaed; daep guenj nyinz, nyinz ndaej daengz lweddaep ciengx genga couh miz rengz, nyinz mbouj ndaej ciengx ndang couh hwnjgeuj indot; mamx guenj ndangnoh, heiq mamx doengswnh noh couh ndei, heiqmamx saetbae, vunzraeuz couh byomnyieg. 《Lingzsuh · Hajbienq》naeuz: "Vunz bingzciengz cungj miz bingh, hix dwg aenvih gij ndokndang、naengnoh、couleix mbouj geng, heiqyak ciemqhaeuj, ndigah vunzraeuz couh baenzbingh." Daj neix ndaej rox, gij goengnaengz dungxsaej daepbwt cigciep caeuq nyinzsei lienzhaeh maedcaed.

Ciet Daihgouj Gij Gvanhaeh Gingnyinz Caeuq Lwedheiq Cinghcinh

Lwedheiq cinghcinh dwg gij vuzciz cwngzfwn youqgaenj aenndang, doiq aenndang majhung、ndoknyinz maenghcoek, dingj bingh naengzlig nyieg ak daengj miz gietdingh cozyung. Ndigah nyinzsei caeuq lwedheiq cinghcinh gvanhaeh gig maedcaed.

"Yenzgi" sengcingz yo youq ndaw mak. "Mak guenj raemx, gij cinghcinh ndaw daepbwt dungxsaej yo youq gizneix". Mak dawz gij "yenzgi" sengcingz hab gij cinghcinh dungxsaej bae gaemguenj ndangdaej sengmaj.《Suvwn·Lwnh Sangguj Diencaen》naeuz: "Mehmbwk caet bi, heiq mak hoengh, vuenh heuj byoemgyaeuj maj raez; ngeihcaet denhgveiz daengz, megnyaemh doeng, megdaicung hoengh, dawzsaeg daeuj, ndigah ndaej seng lwg; samcaet, heiq mak bingz, ndigah heujcaen maj caemhcaiq dingz maj; seiqcaet, nyinz ndok geng, byoemgyaeuj dingz hwnj, ndangdaej maenghcoek; hajcaet, megyangzmingz nyieg, naj roz, byoemgyaeuj hainduj loenq; roekcaet, megsamyiengz nyieg, naj nyaeuq, byoemgyaeuj hainduj hau…… bouxsai bet bi, heiqmak saed, byoemgyaeuj hwnj vuenh heuj, ngeihbet, heiqmak hoengh, denhgveiz daengz, heiqcing roenx ok, yaemyiengz huz, ndigah ndaej senglwg; sambet, heiqmak bingzyaenz, ndok nyinz rengzrwd, ndigah heujcaen maj caemhcaiq dingz maj; seiqbet, nyinzndok hoengh, ndangnoh coek……" Daj neix ndaej rox, gingnyinz caeuq gij "caenyienz" mak caeuq gij cing daepbwt dungxsaej gvanhaeh gig maedcaed.

"Veigi" dwg cungj "heiq rog vei" bwt guenj haenx, youz ngoenzlaeng "gwn roengz dungx, heiqcing youz" daeuj boujcung, gij singqcaet de vaiq youh gaenj, miz gij goengnaengz bouj naengnoh、couleix gaenjmaed、nyinh bwn、raeuj noh daengj, de youq gwnz naengnoh "byaij mbouj dingz", sawj naengnoh、couleix "diuzgvaengh rog vei" aenndang maenh, caeuq gingnyinz gvanhaeh maedcaed.

Gingnyinz caeuq yingzlwed. Yingz, couhdwg gij doenghyiengh bienqbaenz lwed, byaij youq ndaw meg, doiq gingnyinz miz gij cozyung ciengxganq. 《Lingzsuh · Hezgwz》naeuz: "Yingzheiq, youq iemqok cinhyiz, haeuj daengz ndaw meg, bienqbaenz lwed, ndaej yingzyangj genga, haeuj ndaw dungxsaej daepbwt bae." Danghnaeuz nyinz mbouj miz yingzlwed ciengx, cix bienq unq rungq.

Gingnyinz caeuq cinhyiz. Cinhyiz aenndang dwg daj raemxhaeux daeuj, ginggvaq mamx dungx gyagoeng, bwt soengq bae, cienjgvaq baenz hanh、myaiz、raemxda, mueg daengj.《Lingzsuh · Faen Vujlungz

Cinhyiz》: "Raemxhaeux haeuj ndaw bak, soengq daengz ndaw dungxsaej, gij raemx de faen baenz haj yiengh. Mbwn nit buh mbang, couh saenz nit, mbwn hwngq buh na cix ok hanh, siengsim cix daej, ndaw dungx ndat couh miz myaiz. Heiqyak haeuj ndang, heiq haepsaek mbouj doeng, mbouj doeng couh raemx gawh……" "Cinhyiz gag byaij diuz loh de, ndigah samciuh ok heiq, daeuj raeuj ndangnoh, cung naengnoh, dwg cinh, lae bae mbouj doeng cix dwg yiz". Daj neix ndaej raen, gij daegdiemj cinhyiz dwg soengq haeuj mizok lienzdaemh mboujduenh; raemx soengq faenbouh doh ndang; cinhyiz haepsaek mbouj doeng, cix foegraemx, roen ok ndangnoh, nangqdaengz nyinznoh, mbouj ndaej ciengx gingnyinz, baenz gak cungj bingh. "Ndigah diuzleix gingnyinz, hawj heiqyiengz doengswnh, yungh daeuj daiqdoengh raemx soengq doh ndang、haj ging caez byaij", heiq lwed cungj doeng, cix ndaej hoizfuk cingqciengz, neix dwg gij vanzcez youqgaenj gvendaengz gingnyinz ywbingh.

Ciet Daihcib　Gij Gvanhaeh Gingnyinz Caeuq Goekgiet

Goekgiet dwg gij mingz doengh aen bouhvih megloh daegdingh. 《Lingzsuh · Goekgiet》geiqsij gij goekgiet roek ging, caemhcaiq liedok gij hezvei goek、liuh、cawq haeuj fwngz din yiengzging gak miz haenx. Gangj gij hainduj heiqgingh, lae gvaq caeuq cawqhaeuj haidaeuz satbyai, doiq megloh sengleix daegsingq caeuq haeuj daengz gij bouhvih daegdingh haenx guh lwnhgangj youqgaenj. Doeklaeng 《Lwnh Byauhyouh》dembouj fwngz roek ging, hawj fwngz ga roek ging cungj miz goekgiet.

Goek, dwg giz goek heiqging doxcomz youq haenx, youq giz byai din byai fwngz daegdingh, caeuq gij cingjhez mizgven lwnhgangj haenx doxhab. Giet, dwg giz dieg daegdingh heiqging doxceng cix gyonjcomz haenx, youq gwnz mienhgyaeuj najaek. Gij gvanhaeh lienzhaeh goek caeuq giet, gyoebhab fanjyingj le gij lai cungj goengnaengz megloh. 《Lingzsuh · Goekgiet》 naeuz: "Diendeih doxdoiq, nit raeuj dohlawh······ gingmeg doxliz, geq mbouj rox liux. Mbouj rox goekgaen, daepdungx, gvanhsuh baih, yaemyiengz mbouj hezdiuz, mbouj ndaej fuk dauq." De daih'it dwg gangjmingz, daihswhyienz ndawde mbwn caeuq deih dwg dox gamjwngq, youq baihlaj cungj dox gamjwngq neix, nit caeuq raeuj ndaw daihheiq seizseiz bienqvaq, cauhbaenz aenndang vunz "gingmeg doxliz, geq mbouj rox liux".

Danghnaeuz mbouj rox gij goekgaen megloh, aiq yaek mizok daepbwt dungxsaej baenzroix bienqvaq, baenzneix yaemyiengz daih saet, nanz ndaej fuk dauq. 《Lingzsuh · Goekgiet》 naeuz: "Gij hezvei daiyangz dwg hai, yangzmingz dwg haep, sauyangz dwg suh. Danghnaeuz hai deng raek, ndangnoh couh nyieg; haep deng raek, heiq couh nyieg, couh miz bingh······ suh deng raek, gvanhcez mbouj sou, youq mbouj onj." Lied ok "sam raek", lwnhgangj cingcuj daiyangzgingh、yangzmingzgingh caeuq sauyangzgingh youq goekgiet fuengmienh saetdiuz cix baenzbingh.

Ndigah, baenzlawz doenggvaq gij goengnaengz daegbied gingnyinz caeuq gingmeg hai、haep、vuenh daeuj gaeudoeng dungxsaej, baujciz ndangdaej dem daihswhyienz gyangde "dungdai bingzyaenx" aen gvanhaeh neix, dwg aen vanzcez youqgaenj ndaej baujcwng ndangdaej cangqheiq.《Lingzsuh·Goekgiet》 naeuz: "Yungh cim, dwg rox diuz yaem caeuq yiengz. Diuz yaem caeuq yiengz, cingheiq cix wenj, hab yienghceij caeuq heiq, sawj cingsaenz rom youq baihndaw. Ndigah naeuz: Youq gwnz bingz heiq, cungqgyang luenh meg, baihlaj okyienh gij yungyiemj goenqheiq."

Vih fuengbienh daezsang caetliengh gingnyinz ywbingh cim camx, seizneix dawz aenbiuj sam yaem sam yiengz ging goekgiet gvinab lumj aen biuj 2 hawj canhgauj.

Biuj 2   Din Sam Yaem Sam Yiengz Ging Goekgiet

mingzcoh ging	gizgoek	mingzcoh hezvei	gizgiet	mingzcoh hezvei
daiyangz	lwgdingeiq	ciyaem	lwgda	cingzmingz
yangzmingz	lwgdin daihngeih	lizdui	gimzrwz	aen'gyaeuj
sauyangz	lwgdin daihseiq	gyauyaem	ndaw rwz	dinghgungh
daiyinh	lwgdinmeh mbiengjndaw	yinjbeg	dungx baihgwnz	cunghvan
sauyinh	gyangdin	yungjcenz	conghhoz	lenzcenz
gezyinh	lwgdinmeh mbiengjrog	dadunh	aek	yidangz

Cawqgej: Gij goek fwngz sam yaem sam yiengz ging caeuq gij cingjhez gak diuz mingz, gij giet de caeuq gij bouhvih din sam yaem sam yiengz ging ndaw biuj faenbied dox doiqwngq.

Ciet Daih Cib'it   Gij Gvanhaeh Gingnyinz Caeuq Yienghsiengq Cingsaenz

Yienghsiengq dwg aen ndangdaej bouxvunz. Ceiq dwg ceiqheiq bouxvunz, couhdwg cingsaenz eiqsik caeuq swhveiz hozdung. Aenvih gingnyinz gapbaenz vangjloz ndangdaej, ndigah gij gvanhaeh gingnyinz caeuq ceiqheiq, saedsaeh dwg gij gvanhaeh hingzyiengh caeuq swhveiz bouxvunz. Liujgaij gij gvanhaeh gingnyinz caeuq ceiqheiq, doiq yw daepbwt dungxsaej caeuq bingh goengnaengzsingq miz gyaciz caeuq yiyi youqgaenj.

Aen vwndiz gvendaengz gij gvanhaeh gingnyinz caeuq yienghsiengq cingsaenz, senq youq bonj sawging 《Vangzdi Neigingh》 2000 lai bi gaxgonq sij baenz saw haenx gaenq lwnhgangj gvaq. 《Suvwn · Baujmingh Cienzhingz》 naeuz: "Mbwn goemq deih coux, fanh yiengh cungj rox bwh, bouxvunz ceiq gviq; vunz baengh heiq diendeih cix senglix, gij fazcwz seiqseiz, vuengzdaeq caeuq vunzbiengz, cungj maqmuengh cangqheiq, vunz baenzbingh, mbouj rox vihmaz, ngoenz beij ngoenz naek, haeuj daengz ndokngviz······ vunz miz sam yiengh neix, gij yak youq ndaw ndang, yw mbouj ndei, cim dinj aeu mbouj

26

ndaej, neix cungj dwg sieng naengnoh, sieng lwedheiq." Neix dwg naeuz, youq ndaw daihswhyienz, vunz dwg ceiq dijbauj, baihgwnz daengz vuengzdaeq, baihlaj daengz beksingq, cungj maqmuengh baujcienz gij ndangdaej bonjfaenh, hoeng miz bingh le cix mbouj rox, ngoenz haenq gvaq ngoenz, cauxbaenz bingh haeuj ngviz bae, sonjhaih simsaej, haih daengz daepbwt, yw caeuq cim camx cungj mbouj miz yungh, dwg naengnoh、ndangnoh sien deng sonjhaih, gaenlaeng lwed heiq roz cix cauxbaenz. Ndigah, ndang miz bingh bietdingh aeu vaiqdi fuengzceih.

　　Hingzyiengh mboujdan miz gij cozyung ndaej baujhoh dungxsaej daepbwt, caemhcaiq doiq gij yisiz swhveiz hozdung ndangdaej miz goengnaengz diuzcez. Cungguek conzdungj yihyoz gvendaengz gij hozdung ceiqheiq bouxvunz, hamz miz dienseng caeuq ngoenzlaeng aeundaej song fuengmienh. 《Lingzsuh · Bonjsaenz》naeuz: "Mbwn soengq daek hawj gou, deih soengq heiq hawj gou…… Ndigah dienseng ndaejdaeuj heuhguh cing, song yiengh cing doxbuek heuhguh saenz; riengz saenz daeuj haenx dwg hoenz; caeuq cing caez haeujok haenx dwg mingh; ndigah sojmiz doenghyiengh heuhguh sim, sim miz dauqngeix heuhguh eiq; eiq hamz youq haenx dwg ceiqheiq; aenvih ceiqheiq bienqvaq cix dwg naemj; aenvih naemj cix siengjmuengh heuhguh you; aenvih simyou bae guh saeh heuhguh coengmingz." Daek、heiq、cing、saenz、hoenz、mingh、sim、eiq、ceiq、naemj、you、coengmingz baihgwnz gangj haenx, caeuq angq、huj、sieng、naemj、you、lau、hwk "caetcingz", cungj dwg gij cingsaenz hozdung bouxvunz.

　　Gij cingsaenz hozdung cingqciengz bouxvunz doiq ndangdaej cangqheiq gig youqgaenj. Hoeng cingsaenz hozdung gvaqbouh roxnaeuz mbouj gaeuq, mboujdan sonjhaih cingsaenz bouxvunz, lij sonjhaih daepbwt caeuq nyinznoh. Lumjbaenz, siengsim gvaqbouh cix sieng saenz, saenz sieng cix lauheiq, caiqlix buq couleix、saeknaj bienq; bwt you mbouj gej cix sieng eiq, eiq sieng cix sim luenh、genga naiqnuek; daep sieng cix sieng hoenz, cauxbaenz song diuz ndoksej naet caeuq hwnjgeuq; bwt maij angq, gvaqbouh cix sieng sim;

sim sieng cix hoenz mbouj youq ndang, naj reuqroz; mak huj mbouj dingz cix
sieng cingsaenz, cingsaenz sieng cix yungzheih lumzlaeng, ndokhwet mbouj
ndaej ngiengxgumz ietut; lauheiq mbouj gej cix sieng cing, cing sieng cix
ndok naetnaiq, cing gag doek roengz. Ndangdaej hozdung gvaqbouh, cix lai
fuengmienh deng sonjhaih.《Suvwn · Senhmingz Haj Heiq》naeuz: "Cim
nanz sieng lwed, ninz nanz sieng heiq, naengh nanz sieng ndok, byaij nanz
sieng nyinz, dwg gangj haj yiengh hozdung lai cix deng sieng."

Hingzyiengh eiqceiq haemzhoj roxnaeuz angqyangz doiq ndangdaej miz
maz yingjyangj.《Suvwn · Lwed Heiq Hingz Ceiq》naeuz: "Hingzyiengh
angqyangz cingsaenz haemzhoj, bingh maj youq meg, aeu cimcit daeuj
ywbingh; hingzyiengh angqyangz cingsaenz angqyangz, bingh youq ndaw noh,
aeu cim camx daeuj ywbingh; hingzyiengh mbouj ndei cingsaenz angqyangz,
bingh youq ndaw nyinz, aeu log daeuj ywbingh; hingzyiengh mbouj ndei
cingsaenz haemzhoj, bingh youq conghhoz, gwn bak cungj yw daeuj ywbingh;
ciengzseiz doeksaet lauheiq, megloh mbouj doeng, bingh youq ndaw meg, aeu
laeujyw daeuj nu ndang; dwg naeuz haj yiengh hingzyiengh eiqceiq."

Conzdungj yihyoz Cungguek doiq gij gvanhaeh ndangdaej caeuq
cingsaenz, rom ndaej gingniemh gig lai, de cauh'ok lai cungj fuengfap mbouj
yungh yw daeuj ywbingh, mboujdan ndaej yw ndei gij bingh lai fat ciengzseiz
raen, lij ndaej yw ndei linzcangz gak goh ngeiznanz, youq ywbingh doengzseiz,
lij laebbaenz dauq fuengfap ywbingh baujgen doiq vunzraeuz gya bi dem gyaeu
mizik ndeu.

Cieng Daihngeih　Gij Sengleix Goengnaengz Caeuq Binghgoek Binghleix Gingnyinz

Ciet Daih'it　Gij Cujyau Sengleix Goengnaengz Gingnyinz

It. Sengleix Goengnaengz Gihgaising

1. Lienzciep Diuz Ndok, Gapbaenz Aen Gyaq Caeuq Hingzyiengh

Gij ndokndang ndangvunz lumjbaenz ganghginh laeuz sang, miz gij cozyung ndaej daemxcengj. Goetndok dox lienzciep, cix eilaih gingnyinz; ndok caeuq nyinz lienzgiet baenz aen gyaq ndangdaej, dawz ndangvunz gietbaenz aen hingzyiengh dinghmaenh ndeu.

2. Henhoh Daengx Ndang, Sawj Daepbwt An'onj

Gingnyinz gvangqlangh faenbouh youq gwnz ndang, gizgiz cungj daengz, gapbaenz gij cingjdaej cujciz henhoh daengx ndang. Youq ndaw ndang caemhcaiq maenhdingh daepbwt dungxsaej, daeuj doeng heiqlwed, caemhcaiq doenggvaq gingmeg daehyinh, haeujhaeuj okok, baujcwng gij vanzging ndangdaej lixyouq aeuyungh.

3. Lienzgiet Genga, Baujcwng Gij Cozyung Guh Hozdung

Genga aenndang miz song cungj hingzyiengh, it dwg hingzyiengh siengdoiq maenhdingh, lumjbaenz gij gvanhcez ndoksaen daengj; ngeih dwg gij gvanhcez genga hozdung haemq hung de. Genga aenndang baengh nyinz daeuj lienzgiet. Gij gvanhcez seiq diuz genga youz gingnyinz lienzgiet baenz gij swnghdai ndaej senjdoengh dieg haenx, heuhguh ndangdaej hozdung.

Ngeih. Gij Goengnaengz Fanjying Gingnyinz

1. Gapbaenz Gij Goengnaengz Aen'gvaengh Ndangdaej, Baihrog Wngqmbwn

Gangj daengz gvaengh, dwg ceij gij gezgou caengzrog aenndang caezcingj youz naengnoh gapbaenz haenx. Gij gezgou caengzrog aenndang doiq baihndaw miz gij cozyung henhoh ndangdaej caezcingj doengjit; doiq rog miz gij cozyung diuzcez hab'wngq baihrog vanzging dienheiq bienqvaq, Cunghyihyoz heuhguh "baihrog wngqmbwn", couhdwg gij fanjying cozyung diuzcez vanzging baihndaw、baihrog, dwg ndangdaej ndaej lixyouq aen diuzgen bietdingh aeu miz ndawde aen ndeu.

2. Gij Goengnaengz Fanjying Ietsuk

Gingnyinz deng ndaw ndang rog ndang gikcoi (hamz gij gikcoi ndei caeuq gij gikcoi yakrwix), cungj yinxhwnj gij cozyung ietsuk. Gij cozyung ietsuk gingnyinz dwg cungj swnghdai biujyienh hingzsik youz sengleix goengnaengz ndangdaej gvangqlangh fanjying. Gij gingnyinz ietsuk sengleix aeuyungh gvihaeuj aen fancouz sengleix, ietsuk haenqrem gvaqbouh, dwg gij biujyienh gingnyinz sengleix cienjvaq baenz binghleix.

3. Cienzok Saenqsik, Nangqdaengz Goengnaengz Fanjying

Gingnyinz dwg gij gi'gvanh youqgaenj sawj aenndang senglix. Mwh deng gikcoi, gingnyinz ndaej mizok cienzok fanjying, baenzneix cix mizok nangqdaengz fanjying, dwg sengleix nangqdaengz fanjying, gingnyinz youq binghleix seiz nangqdaengz fanjying gapbaenz bingh gingnyinz.

4. Gij Goengnaengz Cingjdaej Diuzcez

Gingnyinz gvihaeuj gij bouhfaenh ndangdaej gezgou, de doiq cingjdaej gihnwngz miz yingjyangj youqgaenj. Lumjbaenz gingnyinz deng gikcoi le mizok sousuk gig haenq, ndaej sawj megnyinz lwedheiq cwk youq, mizok gij indot haenq de gvisug mbouj ndei fanjying; fanj gvaqdaeuj, gingnyinz cingqciengz swnghdai fanjying caeuq ietsuk, doiq ndangdaej miz gij cozyung gikcoi haemq ndei, doiq cingjdaej gihnwngz miz cozyung ndaej diuzcez. Mwh ndangdaej cawqyouq gij yienghsiengq binghleix, youq giz bouhvih gingnyinz binghbienq yungh gikcoi habngamj haenx, sawj de mizok diuzcez goengnaengz ndei, vihneix couh miz cozyung ywbingh.

Ciet Daihngeih　Gij Binghgoek Binghleix Bingh Gingnyinz

It. Aen Gainen Bingh Gingnyinz

Bingh gingnyinz dwg ceij doengh cungj bingh neix aenvih gij yinhsu vanzging baihrog caeuq ndaw ndang cauxbaenz bingh, gij hidungj nyinznoh ndangvunz miz binghbienq, biujyienh ok nyinznoh gipsingq menhsing sonjsieng、binghleix daegcwng、goengnaengz mbouj cingqciengz caeuq gij gihnwngz ndangdaej deng mbouj doengz cingzdoh yingjyangj.

Aenvih aen hidungj nyinznoh dwg aen dijhi hungloet cujciz gezgou ndangvunz, gij gezgou de cwngzfwn fukcab、sengleix goengnaengz lai cungj lai yiengh、nangq daengz mienh gvangq、gij yinvu dangrap haenx naek、gij gaiqlwd deng sonjsieng hung daengj, ndigah bingh gingnyinz dwg gij bingh lai fat gwnz linzcangz ciengzseiz raen. Miz mbouj noix bingh ngeiznanz caeuq gij bingh caengz rox yienzaen haenx, ndaej youz bingh gingnyinz cigciep roxnaeuz ganciep yinxfat.

Ngeih. Gij Yienzaen Baenz Bingh Gingnyinz

1. Aen Yinhsu Baihrog Dienheiq Bienqvaq Mbouj Cingqciengz

Dienheiq baihrog cingqciengz heuhguh cingqheiq. Gij dienheiq baihrog mbouj cingqciengz haenx heuhguh "roek yak", couhdwg rumz、nit、hwngq、cumx、sauj、huj, cungj ndaej baenz gij heiqyak yungzheih cauxbaenz bingh haenx; rumz、nit、cumx sam yiengh neix cauxbaenz bingh ciengzseiz raen, ndawde heiqnit dwg gij yinhsu cauxbaenz bingh gingnyinz ceiq ciengzseiz raen.

Ndangdaej bungzdaengz nit, sien dwg bwndauz suk、megsaeq sousuk, gaenriengz nyinznoh sousuk. Heiqnit mbouj bae, nyinz suk mbouj gej, fatseng nyinzgiet indot; gij gingnyinz giet nanz haenx bienqbaenz gaiq, ndaej lumh daengz yienghceij bienqvaq. Boux baenz bingh gingnyinz doiq dienheiq bienqvaq mbouj cingqciengz haenx beij boux bingzciengz lai minjganj, daegbied lau nit, heuhguh gij ndangdaej "yiengznyieg" ; bungz daengz seiznit, veigi deng sieng, couleix haepsaek, heiq ndaw ndang saetdiuz, ndaw ndat, ndatfoegfoeg, okyienh daengx ndang mbouj cwxcaih、linx hoengz bak hawqsauj.

2. Gij Yinhsu Rengz Baihrog

Gij cozyung rengz baihrog, lumjbaenz nyoeg、niuj、ngad、bungq、daemj、moeb daengj cozyung youq gwnz ndang vunz, mbaeu cix mbouj doengz cingzdoh deng sieng, fatseng lwed cwk; haenq cix deng ndok raek roxnaeuz sonjhaih daepbwt. Gij cozyung rengz baihrog dwg gij yinhsu baenz bingh ciengz raen, hix dwg aen yienzaen baenz bingh gingnyinz ciengzseiz raen ndeu.

3. Gij Yinhsu Dunglizyoz Cinglizyoz Ndangdaej Gag Guh Hozdung

Aenndang hozdung liz mbouj ndaej noh、nyinz、mueg、sai daeuj caeuqfaenh. Mboujlwnh hohgen hohga、nyinznoh lawz hozdung cungj deng gij hozdung lainoix caeuq fuengyiengq daengj ndangdaej yinhsu hanhhaed, fanzdwg gij hozdung mauhgvaq sengleix dingj ndaej haenx cungj ndaej cauxbaenz ndangnoh dengsieng.

Nyinznoh muegsai youq mwh aenndang guh hozdung, youq mwh sienqwngqlig yienrag "mauhgvaq hanhdoh" cozyung youq "gizwngqlig", couh ndaej cauxbaenz "gizwngqlig" dengsieng, cix cauxbaenz diemjbinghcauq gingnyinz. Aenvih diemjbinghcauq dengsieng le indot, aenndang vihliux gemjnoix indot, mizok "hanhgaed indot" fanjying (yihyoz ciuhneix heuhguh baujhohsingq fanjse), "hanhgaed indot" fanjying mboujduenh gikcoi, riengz daeuj yinxhwnj ciepfat dengsieng. Ndigah, gingnyinz sonjsieng daj diemj daengz sienq、daj sienq daengz mienh, caiq daj mienh ndeu yiengq lai mienh cienjbienq, doeklaeng cauxbaenz baenzroix gingnyinz binghbienq.

Diemjbinghcauq gingnyinz、sienqbinghcauq caeuq gingnyinz binghbienq lai mienh gvihaeuj gij binghbienq aenndang gag hozdung, vunz bingzciengz heuhguh bingh siengndaw roxnaeuz bingh gag sieng, dingzlai dwg cungj hingzsik ndumjyouq, caeuq bingh baihrog sieng youq singqcaet fuengmienh miz cengca. Gij bingh gingnyinz baihndaw sieng haenx yinxhwnj heiq cwk、lwed cwk、daj neix mizok bingh gingnyinz fukcab caeuq lai yiengh, neix dwg gij daegdiemj bingh gingnyinz linzcangz biujyienh ndawde aen ndeu.

Gij daegdiemj linzcangz biujyienh bingh gingnyinz, cawzliux bingh indot、nyinzsuk caeuq goengnaengz gazngaih daengj vunzlai sugrox caixvaih, linzcangz fuengmienh cungj mbouj haeujlaeg bae yenzgiu nyinz suk gietcauq、nyinz suk mbouj bingzyaenx、apbik、nangqdaengz、nangqdaengz yienjbienq、ndojbomz、cauxbaenz baegnaiq、loihdoxlumj、lai mienhsing daengj. Gingnyinz ywbingh youq linzcangz saedguh ndawde doiq gij daegdiemj bingh gingnyinz baihgwnz gangj haenx gyalaeg le nyinhrox, caemhcaiq daj ndawde aeundaej gij mizyauq gejdap linzcangz ywbingh lai hangh goqdaez ngeiznanz.

Gingnyinz sonjsieng cauxbaenz nyinzsuk, dwg gij giekdaej binghleix、binghndang bingh gingnyinz. Aenvih nyinzsuk mizok apbik, nangqdaengz daengj daegsingq, giz fatbingh yienhok gij daegcwng binghcauq yangzsing gingnyinz caz ndaej ok haenx.

Aenndang danghnaeuz dinghyouq nanz lai, aiq fatseng cingdai gingnyinz sonjsieng, dwg gij yinhsu baenz bingh gingnyinz ciengzseiz raen ndawde cungj ndeu. Bingh gingnyinz cingdai yinhsu yinxhwnj haenx, hix dwg gij bingh baihndaw aenndang gagsieng, miz gij daegdiemj ndumjyouq sonjsieng.

4. Gij Yinhsu Aenndang "Seiqveiz Dingjlawh"

Ndangvunz mbangjgiz gingnyinz deng sonjsieng, aenvih ndangdaej "hanhgaed indot" fanjying, ndangdaej mboujdan miz mienh ndeu deng nangqaengz fanjying, caemhcaiq seiq mienh cungj nangqdaengz (couhdwg seiq veiz mienh nangqdaengz) fanjying, neix dwg "seiq mienh dingjlawh". Lwnhgangj ndangdaej "seiq mienh dingjlawh" fanjying, hainduj raen youq bonj saw Cunghyih gujdenj bien faenzcieng 《Neigingh · Lwnhcang》.

Ndangdaej "seiq mienh dingjlawh" miz gij daegdiemj lajneix: ① Sengleix "hanhgaed indot" dingjlawh fanjying ndaej cienjvaq baenz binghleix, couhdwg baenz bingh ciepfat. ② "Swhyienz hanhgaed indot" fanjying ndumjyouq, ciengzseiz dwg mbouj yungzheih roxnyinh daengz, yungzheih cauxbaenz linzcangz fuengmienh ngeizvaeg、yawjloeng. ③ "Giengzceiq hanhhaed indot" fanjying, youq ndangdaej cingjdaej ndawde miz gij seiqdaeuz aenndang duenhgwnz coh baihlaj suk, baihlaj yaengx coh baihgwnz, okyienh gij ndangdaej biujyienh mbouj cingqciengz. Doiq genga cix dwg baihnaj baihlaeng baihswix baihgvaz seiq mienh yungzheih fatseng "doiqdingj" ciepfat gingnyinz sonjsieng. ④ Yienzfat "binghcauq" caeuq lienzdaemh fanjying "binghcauq" caezyouq, caemhcaiq ndaej fatseng gij cozyung yienlaengz dox baenz yienzaen gezgoj. Cingqdeng lijgaij gij gvanhaeh satbyai haidaeuz bingh yienzfat caeuq ciepfat, yungh gij fuengfap lienzhab ywbingh yw byai caeuq yw goek, ndaej sou daengz gij yaugoj ywbingh guh noix ndaej lai. Gij gingnyinz binghbienq aenvih "seiq mienh dingjlawh" mbouj bingzyaenx yinxhwwnj haenx miz gij daegdiemj lai mienh, couhdwg gingnyinz ndangdaej、genga sonjsieng youq baihnaj baihlaeng baihswix baihgvaz seiq aen fuengmienh binghbienq doengzseiz mizyouq. Youq mwh gingnyinz cienhangh fwngz saujmyauz caz binghcauq caeuq gingnyinz siu binghcauq gej giet, itdingh aeu laebhwnj gij yawjfap seiq mienh, cingjdaej caz yawj binghcingz, dawz binghbienq ndumjyouq caeuq gij bingh linzcangz biujyienh yienhda haenx cienzmienh genjcaz okdaeuj, caiq cingjdaej youh cienzmienh bae diuz yw. Neix dwg gij daejyienh gingnyinz ywbingh cingjdaej yawj bingh roengz yw, heuhguh lai mienh baenzroix gaij soj.

5. Gij Yinhsu Gingmeg "Cezgyauhvei" Gaemguenj Mbouj Bingzyaenx

(1) Aen gainen gingmeg "cezgyauhvei". Gingmeg "cezgyauhvei" dwg ceij aen cujciz daegbied aeu hidungj gingmeg daehsoengq lwedheiq, youz daepbwt daengz aen cujciz gunghawj (gi'gvanh) gyangde miz gaepbied "gyau caeuq ciep" "gung caeuq cuengq". Doenghgij cujciz neix heuhguh "cezgyauhvei", hoeng gij hamzeiq doenghgij cujciz neix caeuq "cihcez" vunzlai sugheuh haenx mbouj doxdoengz. 《Lingzsuh · Gej Cim'iq》 naeuz: "Sam bak roekcib haj giz gvanhcez doxcomz, dwg giz megsaeq iemqhaeuj" 《Lingzsuh · Gouj Cim Cibngeih Yienz》 naeuz: "Gij gvanhcez ndangvunz doxgyau, miz sam bak roekcib haj giz doxcomz, rox gij youqgaenj de, coenz vah ndeu couh ndaej rox, mboujne couh mbouj miz banhfap gangj lo. Gizneix gangj gij gvanhcez de, dwg giz lwedheiq hengz bae haeujok haenx, cix mbouj dwg naengnoh nyinzndok." Daj neix ndaej rox, "cezgyauhvei" dwg gij fuengsik gaemguenj conzdungj yihyoz Cungguek doiq hidungj gingmeg gihnwngz ndangvunz guh biujdap.

(2) Gij gezgou "cezgyauhvei" caeuq gij sengleix goengnaengz cujyau de. Gingmeg "cezgyauhvei" dwg aen cujciz gaemguenj faen miz cwngzsw、gaepbied, youq daepbwt caeuq gingmeg giz ciepdoeng de hainduj, daengz gingmeg cujyau gansien ngeihcib bet doxcomz.《Lingzsuh · Yibanj》 naeuz: "Dungx ok lwedheiq, dwg roenloh. Roenloh, dwg gingmeg hung dungxndaw…… gingmeg ngeihcib bet doxcomz (cawqgej: Gingmeg ngeihcib bet doxcomz dwg ceij baihswix baihgvaz din fwngz sam yaem sam yiengz gingmeg 24 diuz, baihswix baihgvaz meggyau caeuq megduk、megnyaemh gungh ngeihcib bet diuz gingmeg cienzsoengq doxcomz.

Ciengzsaeq raen youq 《Lingzsuh · Yibanj》 caeuq 《Lingzsuh · Yingzgi》 "aenbiuj genjdanh yingzgicouh lae gonqlaeng") couh miz geiqloeg. Sojgangj gingmeg hung ngeihcib bet gingmeg caeuq daepbwt dungxsaej, couhdwg gingmeg "cezgyauhvei" itgaep gaemguenj cujciz. Gingmeg "cezgyauhvei" ngeihgaep gezgou cujciz dwg gingmeg、 gingnyinz gak biedok cibhaj megsaeq caeuq cibngeih ginghbez aen bouhvih doxciep haenx. 《Suvwn · Gihez》 naeuz: "Megsunh sam bak roekcib haj hezvei, hab'wngq bi ndeu" dwg giz megloh doxcomz, couhdwg gvi "cezgyauhvei" daihsam gaep cujciz. "Cezgyauhvei" daihseiq gaep cujciz dwg megsunh caeuq gyoengq naengnoh doxgyonj. 《Suvwn · Gihez》 naeuz: "Giz noh doxgyonj lai haenx dwg hihhez, giz noh doxgyonj iq dwg guz. Ndangnoh ndawde, hihhez guzhez doxgyonj, hengz yingzvei, hengz daihheiq…… hihhez guzhez sam bak roekcib haj aen hezvei, hix hab bi ndeu." Gij hihhez guzhez daj daepbwt daengz gingmeg giz ciepdoeng gyaraez daengz nyinznoh, gingmeg "cezgyauhvei" gaemguenj faenlaeb 4 aen gaepbied. Gingmeg iemqguenq daengz vujgvanh、 conghhoengq daengj gi'gvanh, hix dwg daihseiq gaep "cezgyauhvei" hozdung. 《Lingzsuh · Heiqyak Cauxbaenz Bingh Daepbwt》 gangj naeuz: "Cibngeih gingmeg, sam bak roekcib haj diuz megsaeq, gij lwedheiq de cungj dwg daj gwnz daengz laj byaij giz hoengq. Gij heiq cingyiengz de byaij youq gwnz lwgda cix yawj ndaej raen. Gij heiq de byaij song mbiengj cix dingq ndaej nyi. Gij heiq de ok conghndaeng cix nyouq daengz heiq. Gij heiq de ok dungx daeuj, byaij youq ndawbak caeuq linx cix rox feihdauh."

Gij sengleix cozyung gingmeg "cezgyauhvei" gaemguenj haenx, dwg dawz gij lwedheiq daepbwt "yo cing cienjbaenz doenghyiengh" cauxbaenz haenx soengq daengz daengx ndang. 《Lingzsuh · Hezgwz》 naeuz: "Haeux roengz dungx bae, bienqbaenz huqyak cinhyiz heiq ndei, faen sam diuz roen bae. Heiq ndei cwk youq aek, ok conghhoz daeuj, doeng sim bwt, ndaej diemheiq. Yingzgi iemqok cinhyiz, haeuj ndaw gingmeg bae, bienqbaenz lwed, doeng daengz din fwngz, haeuj ndaw daepbwt dungxsaej bae. Veigi fazveih gij daegsingq fouzhoengh, giengzak, raeuzrwd, sien youq ndangnoh、naengnoh genga mbouj dingz mbouj duenh hengz bae……" Heiqlwed yinhhengz, it fuengmienh dawz heiqlwed soengq haeuj、iemqguenq haeuj ndaw cujciz aeuyungh haenx, hengzsawj gij yauqik "gunghawj"; lingh fuenmienh dawz gij huqfeiq cujciz gi'gvanh lawhvuenh haenx daeh deuz, guhbaenz gij yauqwngq doxgyonj caemhcaiq "doxciep". "Gung caeuq gouz" "gyau caeuq ciep" habcwng baenz "doxgyonj". Gingmeg "cezgyauhvei" gaemguenj dwg gij fuengsik youqgaenj ndangdaej "haiz gaeuq coux moq" sengleix hozdung, gij cujyau cozyung de dwg henhoh ndangdaej gak cungj hozdung swnhleih, daeuj baujciz ndangdaej vanzging baihndaw caeuq vanzging baihrog ndaej seizseiz bingzyaenx.

(3) Gij binghleix binggih gingmeg "cezgyauhvei". Gingmeg "cezgyauhvei" dwg raemx haeux haeuj ndaw dungx bienqbaenz yingzvei gij cwngzfwn youqgaenj gapbaenz. De faenbouh youq daengx ndang, miz gij cozyung gaemguenj "haihab" "cienjvuenh". Gij goengnaengz canggvang de cigsoh yingjyangj daengz yingzvei heiqlwed daehsoengq caeuq iemqguenq. 《Lingzsuh · Daehsoengq》naeuz: "Cibngeih gingmeg, cungj caeuq sam bak roekcib haj hezvei doxlienz, hezvei miz bingh, bietdingh nangqdaengz gingmeg. Hengz yaem yiengz cungj miz dingh miz doengh, dingh cix caez dingh, doengh cix caez doengh, couh lumj caemh diuz cag ndeu bengrag, danghnaeuz song yiengh mbouj bingzyaenx, okyienh bienca, couh baenzbingh." Gij yingzvei gingmeg, banngoenz hengz youq yangzgingh, banhaemh hengz youq yaemging, hwznzgoenz hengz youq daengx ndang hajcib hopbaez cix doxgyonj, geiq byaij bae bet bak itcib ciengh. Mboujlwnh dwg ndangdaej loemqhaw roxnaeuz heiqyak ciemqhaeuj, cungj ndaej yinxhwnj gaemguenj mbouj lingz cix fatseng binghbienq. 《Suvwn · Lwnh Diuz Ging》naeuz: "Vunzraeuz miz cing、heiq、cinh、raemx、genga、gouj congh、daepbwt dungxsaej、cibngeih bu、sam bak roekcib haj gvanhcez, cix baenz gak cungj bingh…… gij roenloh daepbwt, cungj dwg daj gingmeg daeuj, doeng lwed doeng heiq, lwed heiq mbouj huz, couhdwg baenzbingh bienqvaq mizok, ndigah aeu hen ndei gingmeg."

《Lingzsuh · Gij Goek Bak Bingh》naeuz: "Aenndang fatnit le, danghnaeuz ndaw dungx sieng youh you huj, heiq couh nyig doxhwnj, heiq nyig doxhwnj roek yiz mbouj doeng, heiqraeuj mbouj byaij, lwed cwk mbouj sanq, cinhyiz saep iemq, mbouj hengz bae, cix cwkrom youq." "Souj gingmeg" dwg gij youqgaenj gingmeg "cezgyauhvei" gaemguenj, gingmeg "cezgyauhvei" gaemguenj, yaek aenvih gij cozyung yinhsu baihdnaw baihrog cix yinxhwnj "baenz bak bingh". "Cezgyauhvei" binghbienq cienjbienq, codaeuz dwg heiq cwk yinxfat lwed saep, gaenlaeng haeuj daengz geizgyang heiq laengz cix lwed giet, cauxbaenz gingmeg mbouj doeng, gak gaep "cezgyauhvei" doxsoengq haenx doxsaet, baeyiengq binghbienq nanz gej "lwedheiq liz dieg" roxnaeuz "heiq lwed doxgyonj"; gingnyinz deng laengz, nangqdaengz nyinz meg, nyinz mbouj ndaej ciengx, gietcomz hwnjdaeuj, geng youh mbouj sanq, saekdimz giz ndeu, nangqdaengz baenz benq, binghbienq yienjbienq, geq mbouj rox liux.

(4) Gij cujyau linzcangz binghhyiengh gingmeg "cezgyauhvei" gaemguenj mbouj bingzyaenx mizok haenx. Gingmeg "cezgyauhvei" mbouj bingzyaenx ndaej mizok binghhyiengh gig lai.《Lingzsuh · Cim'iq Gej》naeuz: "Naeng noh nyinz meg gak miz gij megloh de, gingmeg gak miz gij gaemguenj de." Neix couhdwg naeuz, naeng、noh、nyinz、meg gak miz gij megloh youq ndaw ndang, faenbied aeu gij bouhvih ngameg、sunhmeg、sunh megsaeq gaemguenj haenx daeuj iemqguenq ganqciengx; hoeng, gingmeg mbouj dwg gij doxgaiq venj hoengq mbouj miz lienzciep, de caeuq naeng noh nyinz sai lienzgiet gaenjmaed, lumj muengx doxheux, guhbaenz gij gvanhaeh caeuq megnaeng、megnoh、megnyinz mbouj ndaej faengat, doxbaengh lixyouq. Gingmeg miz bingh, gij binghhyiengh biujyienh de caeuq gizdieg ywbingh cungj youq naengnoh gingnyinz ndawde, couhdwg megloh "gak miz bouxcawj."

Cungfaen lijgaij gij hamzeiq "cezgyauhvei", doiq gingmeg、gingnyinz ywbingh caeuq gij gvanhaeh song yiengh neix, miz gij yiyi gietdingh, gij bingh linzcangz ciet neix lwnhgangj haenx, couhdwg daj "cingjdaej yawj megnyinz" daeuj.

Gingmeg "cezgyauhvei" gaemguenj mbouj bingzyaenx dwg gij yinhsu youqgaenj yinxhwnj bingh gingnyinz binghcauq nyinzgiet. Youq gij yinhsu baihndaw baihrog aiq yinxhwnj baenzbingh haenx, gingmeg "cezgyauhvei" gaemguenj daj yiengh sengleix bienqbaenz gaemguenj mbouj lingz、yingzvei lanzsaek、roenmeg bienq gaenjndaet、lwedheiq dingzsaep, aen bouhvih daih'it fatseng de dwg "cezgyauhvei" giz gak gaep doxgyonj haenx, riengz bingh naek fazcanj, cauxbaenz cwk giet, roenmeg haepsaek, cauxbaenz gietcomz, nangqdaengz nyinz meg, naeng、noh、nyinz、ndang、mueghi fatseng binghbienq, gyonj heuhguh bingh nyinzsei binghleixsingq gietbinghcauq. 《Lingzsuh · Yaemyiengz Ngeihcib Haj Boux》naeuz: "Megloh gietsaep, giet cix mbouj doeng, doiq ndangdaej mbouj leih, caiqlix mbouj hengz bae, ndigah gietsaep. Gietsaep, aeu heiq daeuj raeuj, heiq huz cix dingz." Megnoh gietsaep gij binghleixsingq nyinzgiet binghcauq "giet cix mbouj doeng, doiq ndangdaej mbouj leih" ndawde soj gangj haenx, gidij dwg gij binghyiengh gingnyinz okyienh. Gingnyinz binghcauq doiq linzcangz yawjbingh miz yiyi daegbied, ndaej ciuq meg bae caz, caz daengz binghcauq yangzsing daejcwng; cimdoiq nyinzgiet binghcauq ywbingh, ywbingh muzdiz cinjdeng, ywbingh yaugoj yienhda.

Gingnyinz "cezgyauhvei" gietsaep caemcwk, yinxhwnj gij binghcauq gingnyinz ginghsensing gingnyinz, gingmeg giet cwk, bingzciengz ciengzseiz fat youq gizbu, bienqbaenz gij binghcauq hanhhaed, hoeng aenvih "cezgyauhvei" gaemguenj mbouj caenh cizcwz, gij roenloh cingqciengz "cunghgi" soengq daengz gwnzlaj deng laengz, binghbienq raih bae, youz diemjsingq binghbienq fatmaj baenz sienqsingq binghbienq.

Gingmeg "cezgyauhvei" saep cwk aiq cauxbaenz mbangj giz bingh'in. Gingmeg "cezgyauhvei" cauxbaenz yingzvei saep cwk dingzlouz youq moux gizdieg, daegbied dwg mbangj giz muegnyinz haemq comzgiet、yienz gaenjdoh haemq hung haenx, lumjbaenz benq gingnyinz henz rwz、benq gingnyinz gvaengzda daengj, saep cwk yinxhwnj megnyinz saetciengx, caiqlix deng yienz gaenj cienglig bengrag, binghbienq siusanq numq, nanz le cix baenz binghnaek, binghcingz biujyienh fanfoek, bungzdeng nit cix fatbingh, gyaeujdot mbit coh mbiengj ndeu, lij cauxbaenz gyaeujngunh daraiz, baenz gij bingh gingnyinz ngunhngwd. Lumh caz ndaej raen nyinz giet binghcauq soqmoeg haemq lai, yungh gij fuengfap gingnyinz seiq lienz gej nyinz daeuj ywbingh yaugoj yienhda.

Gingmeg "cezgyauhvei" gij gvanhaeh ndaw rog gaemguenj mbouj bingzyaenx, aiq dwg aenvih gij binghleix naengnoh—dungxndaw dox ganjying cauxbaenz, bingh dungxsaej yinxfat moux giz naengnoh gominj—gizhodwz. Yihyoz ciuhneix daj sinzgingh faenbouh fuengmienh guh cekgangj, nyinhnaeuz binghleix saenqsik doenggvaq gij saenzging doxlienz haenx cienzyinx; Cunghyihyoz yungh ndaw biuj gingmeg gvanhaeh daeuj cekgangj aen vwndiz neix. Aen yozgoh gingnyinz daj megnyinz, nyinzmuengx gezgou cazyawj, daj heiqyak yinxhwnj daegbied dwg gij heiqyak nit cumx daeuj duenqdingh, heiqyak nitcaep cauxbaenz megnyinz sousuk, heiqyak cumx laengzlanz megloh, nit cumx caez hoenx, megloh sousuk, heiq lwed laengzsaek, noh nyinz indot. Gij bouhvih indot caeuq daepbwt ndaw dungx gvanhaeh doxdab, caen gyaj doxgyaux. Doenggvaq gingnyinz cienhangh fwngz saujmyauz, fatyienh yangzsing daegcwng. Aeu gij fuengfap gingnyinz seiq lienz gej nyinz bae cunghab siucauq, bingh in couh gej, lumjbaenz binghgvansinh nyinzsingq、 bingh makin nyinzsingq、 bingh daepin nyinzsingq、 meizhwzgi nyinzsingq daengj. Daj saedguh ndawde biengjok gij nyinznoh caengzrog ndangdaej, ndaej fatyienh binghhyiengh loih saedcaet gi'gvanh linzcangz biujyienh, doiq naengnoh—dungxndaw binghleix ganjying gvanhaeh daezhawj cungdenj daezsingj youz rog daengz ndaw, cigndaej linzcangz guh caenh'itbouh yenzgiu.

6. Gij Yinhsu Ndangvunz "Heiqgai" Faenduenh Gaemguenj Mbouj Bingzyaenx

"Heiqgai" dwg gij cotsim gvendaengz heiq ndangdaej conzdungj yihyoz guek raeuz, doiq faenduenh gaemguenj benqdieg de soj guenj haenx guh faenh faenduenh gaemguenj lwnhgangj.

　　Aenvih ndangvunz diuz sug soh raez cix diuz ging vang dinj, "heiq" daj gwnz gyaeuj hengz coh ga laj din roen raez loh gyae, ndigah aeu faen baenz duenh bae diuzleix gaemhanh, cijndaej baujcwng giz aeuyungh bietdingh aeu daengz、doengrat mbouj miz gazlaengz. Roenloh cotsim "heiq" heuhguh "heiqgai".《Lingzsuh · Doenghyinh》naeuz: "Seiq yiengh heiqgai, dwg diuz roenloh heiq."《Lingzsuh · Veigi》naeuz: "Aek miz heiqgai, dungx miz heiqgai, gyaeuj miz heiqgai, ga miz heiqgai." Daj neix rox, cotsim heiqgai miz seiq yiengh, hix couhdwg heiqgai gyaeuj、heiqgai aek、heiqgai dungx caeuq heiqgai ga (daj caekhaex doxroengz), couhdwg ndangvunz faen baenz seiq aen "heiqgai" sengleix faen duenh bae gaemguenj.

　　"Heiqgai" faen duenh gaemguenj, ndaej nyinhnaeuz dwg ndangvunz "cezgyauhvei" youq gwnz giekdaej sengleix gaemguenj guh swnggaep gaemguenj, gij soqliengh gaemguenj "heiq", nangqdaengz mienh gvangq caeuq gvaengxlaengx daengj cungj engqgya hung, gij gaemguenj de miz gij ndangdaej goengnaengz lajneix: ① "Heiq gaemguenj" hengz raeh, couhdwg gij goengnaengz gaemguenj cotsim heiqgai gyaeuj yiengq dungxaek、ga caekhaex, itcig daengz laj din byai din caeuq byai fwngz, dwg gij cujyau fuengsik "heiq" gaemhanh cingjdaej ndangdaej,《Lingzsuh · Gingnyinz》ndawde mizgven baihswix baihgvaz gyauca "veizginh doxgyau" gaemguenj fanjying lwnhgangj, hix miz lwnhgangj gij gvanhaeh gwnz daengz laj、laj daengz gwnz. ② Gij goengnaengz gaemguenj hengz vang, faen baenz gaemguenj gij gvanhaeh faenduenhsingq gyaeuj hoz、aek dungx、ga caekhaex, aeu baihlaeng gaemguenj sim dungx guh cujyau hingzsik, ndigah miz baihlaeng aensim doxyinx、hwet dungx doxyinx daengz fanjying lienzhaeh.《Suvwn · Gihez》naeuz: "Baihlaeng aek youq yaemyiengz mbiengj baihswix baihgvaz, baenzneix baihlaeng baihnaj indot…… baihlaeng caeuq sim dox gaemguenj cix in, yw gij bingh neix denhduz caeuq cib diuz hwetsaen dem sanggij、sanggangh, dwg dungxsaej." ③ Genga baedauq dingjlawh goengnaengz, mwh gij heiq byai din byai fwngz deng gazlaengz, "heiqgai" miz gij goengnaengz dingjlawh mbiengj ndeu hengz bae.

"Heiqgai" faenduenh gaemguenj mbouj bingzyaenx yaek mizok bingh gingnyinz fukcab. Aenvih heiq gihsuh "heiqgai" cienj daengz daengx ndang, gij goengnaengz de mbouj bingzyaenx, gwnz linzcangz mizok yiengh biujyienh hingzsik gingnyinz sousuk indot, linzcangz heuhguh "heiq in". 《Lingzsuh · Veigi》naeuz: "Aek miz heiqgai, dungx miz heiqgai, gyaeuj miz heiqgai, ga miz heiqgai, ndigah heiq youq gwnz gyaeuj, daengx youq ndaw uk; heiq youq ndaw aek, daengx youq ndaw aek caeuq baihlaeng; heiq youq ndaw dungx, daengx youq baihlaeng, gij doenghmeg caeuq saejndw youq megcung mbiengj baihswix baihgvaz; heiq youq gwnz ga, youq heiqgai dingz, caeuq dabaeu doxhwnjroengz……" Ndaej yawj ok "heiqgai" gaemguenj mbouj bingzyaenx yinxhwnj binghcauq miz gij daegdiemj gvangqlangh、laj daengz gwnz、gwnz daengz laj、baihnaj daengz baihlaeng caeuq baihlaeng daengz baihnaj daengj.

① "Gyaeuj heiqgai" gaemguenj mbouj bingzyaenx ndaej baenz gij binghyiengh uk cienj rwzokrumz、da raiz、da yawj mbouj raen、naiqnuek daengj.《Lingzsuh · Lwnh Haij》naeuz "uk miz ngviz, de soengq doxhwnj daengz gai, baihlaj daengz funghfuj", ndigah yw gij bingh "gyaeuj heiqgai", dwg aeu gij hezvei gyaeujgai caeuq funghfuj daengj.

② "Aek heiqgai" gaemguenj mbouj bingzyaenx, aek caeuq baihlaeng fatseng doenghgij bingh "baihlaeng caeuq sim doxhaed cix in" daengj, dingz youq bakaek caeuq baihlaeng.

③ "Dungx heiqgai" gaemguenj mbouj bingzyaenx cauxbaenz baihlaeng caeuq megcung fatseng saetlienz, daengx youq giz hezvei baihlaeng daepbwt dungxsaej caeuq giz megcung saejndw baihswix baihgvaz haenx.

④ "Ga heiqgai" gaemguenj mbouj bingzyaenx caeuq dungx heiqgai dem heiq gahengh cocienj miz gvanhaeh, lumjbaenz din in sawj "ga heiqgai" mbouj bingzyaenx baenz bingh, daengx youq dungx heiqgai caeuq dabaeu doxroengz.

7. Gij Yinhsu "Lwedheiq Siedbonj"

Heiq caeuq lwed dwg gij doenghyiengh iemq haeuj ndaw daepbwt、ciengx nyinznoh genga caeuq "ciengx saenz" vunzraeuz. Heiqlwed huz diuz, dungxsaej cix an'onj、genga soengswt、ndaengnoh unqnem、da raeh rwz raeh.《Suvwn · Lwnh Sangguj Diencaen》gangj: "Yaemyiengz doxhuz, minghyinh miz dinghsoq, gwnndoet habdangq, hwnq ninz cingqciengz, mbouj guhhong baeg, ndigah aeundaej yienghceij caeuq cingsaenz, ciuhvunz gyaeunanz, youq daengz bak bi." Neix dwg gij ciengzdaiq vunzraeuz wnggai miz. Hoeng, caenhguenj vunzraeuz siengj caenh banhfap, bak hoh cien fuengz, lij mienx mbouj ndaej deng heiqyak ciemqhaeuj, gij vaiqvued haemzhoj daengj aiq ndaej yinxhwnj bingh.《Suvwn · Lwnh Diuz Ging》naeuz: "Saenz, miz laiyawz miz mbouj gaeuq; heiq, miz laiyawz miz mbouj gaeuq; lwed, miz laiyawz miz mbouj gaeuq; hingzyiengh, miz laiyawz miz mbouj gaeuq; ceiqheiq, miz laiyawz miz mbouj gaeuq. Sojmiz doenghgij neix, gij heiq de mbouj doxdaengj." Lied ok haj cungj haenx gak yiengh miz laiyawz miz mbouj gaeuq, cungj dwg aenvih gij "heiq" vunzraeuz sengcingz mbouj doxdoengz. Ndigah ndaej rox, gij diuzgienh vunzraeuz sengcingz mbouj doengz dwg gij yienzaen baenzbingh ndawde aen ndeu. Gij gihyinh、ndangdaej gominj、yizconz yinhsu yihyoz ciuhneix soj gangj daengj, cungj haengjdingh bouxvunz baenz bingh miz sengcingz yinhsu, gij bingh nohnyinz、gij yinhsu sengcingz miz haenx, doiq binghyiengh fatseng、fazcanj caeuq doeklaeng miz gvanhaeh maedcaed. Cunghyihyoz aeu "heiq" mbouj gaeuq gyoebgyonj bae gangj ok gij sengcingz cengca vunzraeuz, yienznaeuz soj gangj lij giepnoix gidij, hoeng gaenq biujmingz doiq gij yinhsu sengcingz bouxvunz ndaej baenz gij yienzaen baenzbingh, aen bonjcaet vwndiz haenx gaenq nyinhrox.《Lingzsuh · Haj Bienq》naeuz: "Vunz bingzciengz miz bingh, hix dwg aenvih gij ndokndang、naengnoh、couleix mbouj gien, heiqyak ciemqhaeuj, ndigah ciengzseiz baenz bingh."

Lwedheiq caeuq bingh gingnyinz gvanhaeh maedcaed, vanzlij biujyienh youq dungxsaej daepbwt gaemguenj.《Lingzsuh · Dungxndaw》naeuz: "Bwt caeuq saejlaux heiq doxhab, gij cingzgvang saejlaux, naengnoh ndaej fanjying; sim caeuq saejiq heiq doxhab, gij cingzgvang saejiq, meg miz fanjying; daep caeuq mbei heiq doxhab, nyinz miz fanjying; mamx caeuq dungx heiq doxhab, noh miz fanjying; mak caeuq rongznyouh heiq doxhab, couleix miz fanjying" "daepbwt cungj ndei, couh mbouj miz bingh, daepbwt bienq nyieg, bingh couh daeuj." Aenvih gingmeg caeuq daepbwt miz gij gvanhaeh fanjying caeuq gaemguenj, ndigah daepbwt ndei caeuq nyieg cungj ndaej cauxbaenz bingh gingnyinz, lumjbaenz mamx guenj ndangnoh, mamx dungx hawnyieg, ndangnoh mbouj miz boux guenj cix bienq naiq.

Heiq lwed hengz youq ndaw gingmeg.《Lingzsuh · Dungxndaw》naeuz: "Gingmeg, heiqlwed hengz bae baenz yaemyiengz, ciengx nyinzndok, leih gvanhcez." Neix dwg gij yienghceij cingqciengz lwedheiq megnyinz, hoeng vunz youq ndaw vanzging fukcab, cingq lumj《Lingzsuh · Haj Bienq》soj gangj, "mbwn hwnj rumz…… mbouj gouz vunz hoeng vunz cix gag famh" ;《Suvwn · Lwnh Seiqseiz Nyig Haeuj》ndawde naeuz "heiqyak, ciengzseiz riengz lwedheiq seiqseiz ciemqhaeuj, cauxbaenz bienqvaq, mbouj ndaej hanhhaed";《Lingzsuh · Rumzyak》ndawde "rumzrwix rumzyak sieng vunz, hawj vunz baenzbingh…… neix cungj dwg aenvih cumx deng sieng, yo youq ndaw lwed meg, ndaw ndangnoh, nanznanz mbouj sanq bae…… baenz dwgliengz, heiqlwed comzgiet, caeuq heiqyak doxhoenx, baenz binghnit. Hwngq cix ok hanh, ok hanh deng rumzyak ci, couh daj ndaw fatbingh."

Gingmeg doiq veizciz ndangdaej cingqciengz hozdung miz cozyung gig youqgaenj, hoeng aenvih ndangvunz baihndaw bienqvaq caiq gya gij rumzrwix heiqyak mienx mbouj ndaej, lwedheiq gingmeg deng heiqrwix ciemqhaeuj, roxnaeuz caeuq gij heiqyak gaeuq doxhoenx, cix baenz gij bingh gingnyinz, miz gij binghyiengh nyinz indot、maz unq daengj; danghnaeuz dwg hujdoeg sied heiq, cix heiq haw mbouj gaeuq ciengx nyinz, cauxbaenz nyinz suk nyinz unq. Ndigah, heiqlwed megnyinz dwg aen cingjdaej ndeu. Gingmeg、daepbwt miz binghbienq haw saed, bietdingh cauxbaenz gij bingh ndangnoh gingnyinz. Ndigah, yw gij bingh gingnyinz, aeu daj daepbwt、gingmeg、lwedheiq daengj roengzfwngz bae yw.

8. Cingsaenz Ndangdaej Caeuq Gizyawz Bingh Nangqdaengz Dem Gij Yinhsu Gizyawz

Vunzraeuz gij swhsiengj yinhsu、cingsaenz fouzdoengh、ngeixnaemj gvaqdoh, cawqyouq yiengh gaenjcieng seiz doiq ndangvunz miz yingjyangj mingzyienj, aeu nohnyinz gaenjsuk guh linzcangz cujyau biujyienh.

Ndangdaej gizyawz binghyiengh, cungj ndaej nangqdaengz bingh gingnyinz, okyienh gij linzcangz biujyienh bingh gingnyinz. Lumjbaenz goek heuj yinxhwnj gingnyinz gyaeuj in、lwgda in daengj, vihneix doiq gij bingh gingnyinz, wnggai cienzmienh caz cingcuj gij yienzaen baenz bingh.

Bingh gingnyinz dwg baihrog cozyung、aenndang fanjying cix miz okdaeuj, gij binghleix de cujyau dwg nyinz caeuq meg sousuk yinxhwnj heiq lwed cwk, mbangj giz cauxbaenz binghcauq, bienqbaenz gij goekgaen gikcoi yakrwix, cieplaeng yingjyangj ndangdaej mizgven goengnaengz, baenz gij bingh nyangq haenx. Vihneix, gingnyinz ywbingh dawz gingnyinz cienhangh fwngz saujmyauz cazcauq、gingnyinz siucauq gej giet dangbaenz cujyau soujduenh youqgaenj bae yw bingh gingnyinz.

Cieng Daihsam Gij Linzcangz Biujyienh Caeuq Fuengfap Genjcaz Bingh Gingnyinz

Ciet Daih'it Gij Linzcangz Biujyienh Bingh Gingnyinz

Gij linzcangz biujyienh bingh gingnyinz, baudaengz binghhyiengh biujyienh caeuq daejcwng biujyienh, song cungj biujyienh ndawde, youh faen miz bingzciengz biujyienh caeuq daegbied biujyienh.

It. Gij Binghhyiengh Biujyienh Bingh Gingnyinz

1. Linzcangz Biujyienh Bingzciengz

Gij cujyau binghhyiengh bingh gingnyinz ciengzseiz raen haenx dwg naetnaiq、giet cwk、naiq、baeg、mazmwnh、mazin、mbouj miz rengz caeuq mbouj doengz cingzdoh goengnaengz gazgaih daengj.

2. Gij Biujyienh Binghhyiengh Daegbied

Gij biujyienh binghhyiengh daegbied dwg ceij diemj binghcauq nyinzgiet gingnyinz binghbienq cauxbaenz, doiq ndangdaej mizok gikcoi yakrwix, caeuq bingh gingnyinz sousuk yinxhwnj gij bingh biujyienh nangqdaengz、 nangqdaengz yienjbienq、ndumjyouq、sousuk mbouj bingzyaenx、 binghhyiengh doxlumj、yienrag、nangqdaengz fanjying、comzgiet、apbik daengj.

(1) Bingh cunghab naetnaiq nyinzsingq. Nyinznoh dauqcawq sousuk

yinxhwnj daengx ndang naetnaiq dangqmaz, buenx miz gyaeujdot、cingsaenz mbouj cingqciengz、ninz mbouj ndaek loq lai roxnaeuz ngah ninz、ngawhngwd caeuq aek dungx mbouj cwxcaih daengj. Hoeng, linzcangz vaqniemh caeuq mizgven genjcaz cungj biujyienh baenz yaemsingq.

(2) Bingh gyaeujngunh daraiz nyinzsingq. Gingnyinz sousuk mbouj bingzyaenx, daegbied dwg gij gingnyinz gyaeuj hoz sousuk, hawj bouxbingh roxnyinh gyaeujngunh daraiz caeuq bibuengq, hoeng mbouj roxnyinh daengz baenqcienq gyaeujngunh, genjcaz ndaej youq aen gyaeuj hoz caz daengz binghcauq gingnyinz gvangqlangh, aeu aenfap fwngz gingnyinz roxnaeuz aenfap yungh cim siucauq gej giet daeuj yw, ndaej siucawz binghyiengh.

(3) Lwgda ginsi caeuq saekseiz damong. Gij nyinznoh benq gingnyinz gvaengzda caeuq benq gingnyinz henz rwz sousuk, cauxbaenz bouxbingh yawj mbouj cingcuj roxnaeuz saekseiz damong, bouxcoz nyezrauh lai baenz. Yenjgoh genjcaz mbouj miz maz fatyienh daegbied. Yungh aen fap fwngz gingnyinz roxnaeuz aenfap cim siucauq bae yw, ndaej doenggvaq linzcangz yw ndei, hoeng geizlaeng aeu gag guh diuzleix.

(4) Loih nyinzsingq lumj bingh. Aenvih binghcauq nyinzgiet caeuq dungxndaw doxdaeb roxnaeuz mizok gij fanjying nangqdaengz daengj, gij binghyiengh linzcangz bingh gingnyinz mizok haenx, caeuq dungxndaw binghbienq biujyienh gig doxlumj, hoeng linzcangz genjcaz mizgven dungxndaw dwg yaemsingq, gingnyinz ywbingh heuhguh loih nyinzsingq lumj bingh. Gij ciengzseiz raen haenx miz meiz hwzgi nyinzsingq、binghsimdaeuz nyinzsingq、bingh daepmbei nyinzsingq、bingh daepndongj nyinzsingq、bingh dungxin loih nyinzsingq、dungxin nyinzsingq、mak in nyinzsingq、fungcaep gvanhcezyenz nyinzsingq daengj.

(5) Nyinzsingq binghbienq ndaw bingh heiq. Gij bingh daep giet ndongj aek moen, caeuq hwet naet ga unq mak haw cauxbaenz Cunghyih gangj haenx, cungj ndaej youq gij bouhvih doxwngq haenx caz daengz heiq bingh caeuq gingnyinz giciz binghbienq caez mizyouq, heuhguh binghbienq nyinzsingq

ndaw heiq bingh. Yungh aenfap gingnyinz seiq lienz gej nyinz bae yw, ndaej sou daengz gij yaugoj bingh heiq caeuq bingh gingnyinz caez yw ndei.

(6) Bingh nyinz ndumjyouq. Couhdwg nyinzsingq binghbienq ndumjyouq cauxbaenz linzcangz ngeizvaeg yawj loeng. Bingh nyinz ndumjyouq dwg dangqnaj gwnz linzcangz lai cungj bingh nanz yw caeuq bingh mbouj rox yienzaen cauxbaenz bingh haenx ndawde cungj ndeu, lumjbaenz bingh cunghab byai ndoksej、bingh naetnaiq menhsingq daengj.

(7) Bingh nyinz gietcwk. Ceij nyinznoh ciengzseiz sousuk cauxbaenz gietmaenh, lumjbaenz yihyoz ciuhneix gij bingh noh giet ndaek daengj, ciengzseiz raen dwg gij nyinznoh henz rwz、ndangnoh gwnz mbaq、ndangnoh laj ndokleq caeuq gahengh daengj. Gwnz linzcangz okyienh gij binghyiengh mbangjgiz raenggawh naet in daengj binghyiengh caeuq giet ndaek.

(8) Bingh nyinzsingq nangqdaengz "sim aek doxyinx". Baudaengz hidungj nyinznoh binghbienq gag nangqdaengz、hidungj nyinznoh nangqdaengz gij hidungj gizyawz caeuq hidungj gizyawz binghbienq nangqdaengz gingnyinz daengj lai cungj bingh. Lumjbaenz henz hoz dwg gij binghcauq fwngzsauyangz nyinznoh suk, ndaej nangqdaengz naj gyaeuj caeuq mbaq gen, okyienh sauyangz mbiengj gyaeuj ndeu indot caeuq gen mbaq inget; gingnyinz baihlaeng cuzdaiyangz baihlaeng aek binghbienq, ndaej cauxbaenz bingh "sim aek doxyinx"; gij gingnyinz cuzsauyangz caekhaex sousuk gietcauq ndaej nangqdaengz gingnyinz hwet ga; bingh dungxin oklaeng diuzhwet ndaej caz daengz binghcauq nyinzgiet gwnz hwet.

Aen hidungj nyinznoh binghbienq nangqdaengz yinxhwnj hidungj gizyawz binghbienq, cix biujyienh ok nyinzsingq binghbienq caeuq nangqdaengz binghbienq caez mizyouq, dwg gingnyinz ywbingh biengjok gij yinhsu ndangdaej cauxbaenz bingh aen goqdaez moq ndeu. Youq linzcangz fuengmienh yungh aenfap gingnyinz seiq lienz gejnyinz cunghab siucauq、aenfap baenzroix gejsuj soeng nyinz daeuj yw dungxndaw binghbienq、sinzginghsing binghbienq、sai simlwed binghbienq daengj, ywbingh yaugoj yienhda.

Gij biujyienh bingh gingnyinz aen hidungj gizyawz nangqdaengz hidungj gingnyinz yinxhwnj haenx, dwg gingnyinz ywbingh yawjnaek haenx goqdaez ndawde aen ndeu, lai yawjnaek doenggvaq aenfap gingnyinz cienhangh fwngz saujmyauz caz cauq、aenfap fwngz gingnyinz siucauq、cim camx gingnyinz siucauq (baudaengz gingnyinz dingh cauq yungh cim, congh ndeu lai diuz cim gej giet daengj fuengfap)、gok gingnyinz roxnaeuz gvet sa、oemq yw ywhing ywbingh、lai mienh baezroix gej suj daengj soeng nyinz gej giet, doiq gij binghyiengh aen hidungj gingnyinz caixvaih haenx, miz ok gij yaugoj ywbingh fanjgvei haemq ndei. Lumjbaenz cingsaenz naetnaiq cauxbaenz baegnaiq nyinzsingq, doenggvaq aenfap gingnyinz seiq lienz gej nyinz bae diuzleix roxnaeuz ywbingh, ndaej aeundaej gij yaugoj cingsaenz naetnaiq caeuq ndangdaej naetnaiq song yiengh gejrungq, beij cungj fuengfap yungh yw daeuj siucawz naetnaiq lai ndei、engq ancienz, caemhcaiq ywbingh yaugoj gyamaenh、onjdingh.

(9) Gij houyizcwng bingh mauhfung. Ceij houyizcwng bingh mauhfung dandan dwg bingh nyinznoh. De caeuq bingh'uk dem bingh ndanggyad caez mizyouq caemhcaiq miz cengca. Dandan dwg nyinzsingq houyizcwng yungh aenfap gingnyinz seiqlienz gej nyinz daeuj ywbingh, yaugoj yienhda.

(10) Bingh fatnit caeuq roxnyinh nit. Gingnyinz mbangjgiz binghbienq yinxhwnj heiq lwed saekdimz, hawj bouxbingh roxnyinh ndang nit, heuhguh roxnyinh nit; sieng nyinz gvangqlangh yinxhwnj heiqlwed aenndang yinhhengz mbouj cingqciengz, cauxbaenz hawnyieg, bouxbingh okyienh daengx ndang dohraeuj doekdaemq, heuhguh binghnit. Roxnyinh nit caeuq binghnit dwg gij loihhingz bingh gingnyinz ciengzseiz raen haenx.

(11) Bingh cunghab nyinzsingq gaenjcieng. Nyinzmueg dengsieng gvangqlangh yinxhwnj nyinznoh sousuk fanjying, caiqlix bouxbingh doiq fanjying minjganj, linzcangz fuengmienh aiq fatseng bingh cunghab nyinzsingq gaenjcieng, lumjbaenz bingh cunghab noh ndokndang gaenjcieng, gaenjcieng indot daengj. Gij bingh nyinzsingq gaenjcieng youq ndaw vunzlai maqhuz

bujben.

Ngeih. Gij Biujyienh Gingnyinz Binghbienq Yangzsing

Gingnyinz ywbingh, dawz gingnyinz binghbienq yangzsing heuhguh binghcauq gingnyinz, dawz gij fuengfap caz bingh gingnyinz yangzsing heuhguh aenfap gingnyinz cienhangh fwngz saujmyauz caz cauq.

1. Gij Daegdiemj Binghcauq Gingnyinz

Binghcauq gingnyinz caeuq gingnyinz cujciz cingzfaenh、gezgou、 yienzcang、aen bouhvih cawqyouq、binghcingz naek mbaeu、bingh nanz dinj、yienghsiengq aenndang daengj gvanlienz maedcaed.

Gij giekdaej binghleix binghcauq gingnyinz dwg nyinz giet cauxbaenz. Gij yienghceij de ciengzseiz faen baenz seiq cungj loihhingz—diemj binghcauq、 sienq binghcauq、mienh binghcauq caeuq binghcauq lai mienh.

(1) Diemj binghcauq. Lai fat youq nyinznoh baihswix baihgvaz、giz baenz gak、giz gyauca、giz doxngad、giz souh rengz、ndokiq co doed、 byai ndok youzliz、seiqhenz gvanhcez caeuq giz hohnaeng daengj. Binghcauq yienh'ok yiengh cocat, baenz naed iq, giethoh caeuq giet iq indot. Naed iq lumj naed lwgraz、naed haeuxfiengj; naed rauh lumj naed duhheu、lwgduh; naed hung lumj ngveih duhbap、majcenzceij, henzbien bien'gyaiq cingcuj, dingzlai dwg giet ndongj, naenx roengzbae gig minjganj caeuq in. Binghcauq youq ndaw ndang faenbouh haemq gvangq, caeuq gij bouhvih gingnyinz binghbienq doxhab, hoeng miz gij biujyienh naekmbaeu, gonqlaeng mbouj doengz. Lumjbaenz gyaeuj nyinz ndaw ndok mbiengj rog gizgyae ciengzseiz miz diemj binghcauq okyienh, diemj binghcauq hung iq caeuq binghcingz baenz gij gvanhaeh cingqbeij, mwh binghcauq doxhwnj, couhdwg gij biujyienh binghbienq duenhgwnz swng daengz cujyau binghbienq.

(2) Sienq binghcauq. Dwg gij binghcauq fukhab ciengzseiz raen, lai fat youq gwnz sienq luengq ndok caeuq sienq muegnyinz, lumjbaenz gwnz sienq

henz rwz、sienq gwnz hoz、luengq cihvunz、sienq cungqgyang ndokaek、sienqfubwz、sienqbuenqnyied caeuq laj saejndw "hajcoubi" daengj. Binghcauq yienh'ok gij yienghceij baenz sienq、gepcuk、diuzlienh、nohnyinz suk daengj. Linghvaih, nyinznoh cenhveiz binghbienq hix ndaej raen binghcauq sienqsingq. Binghcauq sienqsingq ndawde ciengzseiz buenx miz gij binghcauq baenz diemj.

Sienq lizyouz gingnyinz ndangdaej caeuq genga hengz bae, dwg binghcauq sienqsingq gij biujyienh hingzsik daegbied. Riengz diuz sienq gingnyinz bae genjcaz, ndaej caz daengz "gingnyinz gak miz dinghvih" "bingh gak miz gizyouq" gij gvilwd binghbienq roen'gyae. Lumjbaenz gingnyinz cuzdaiyangz binghbienq, ndaej daj hoz、baihlaeng、hwet、caekhaex caeuq gagoek gahengh daengz lajdaej din caz ok binghcauq faenduenh roen'gyae.

(3) Mienh binghcauq. Binghcauq youq ndangdaej roxnaeuz aen ndang caemh aen bingzmienh ndeu ndaej caz daengz, heuhguh mienh binghcauq, dwg gij biujyienh hingzsik binghbienq lai diuz meg bingh gyonj. Aenvih ndangdaej dungdai hozdung miz gij gvanhaeh rengzgap caeuq rengzsienq cozyung, mienh binghcauq bingzciengz ceiq noix miz song diuz sienq binghcauq caez youq, gij lai haenx yienh'ok sam diuz sienq bingzmienh binghcauq faenbouh, hoeng mbouj dwg youq caemh aen bingzmienh ndeu, binghcauq caeuq gij ginghsienq gingnyinz sam yiengz roxnaeuz gingnyinz sam yaem mbouj itdingh dwg doxdaeb. Lumjbaenz mienh mbiengj laeng rog caekhaex, ciengzseiz ndaej caz daengz sam aen binghcauq caez lixyouq, hoeng aen binghmienh neix cujyau dwg cuzsauyangz gingnyinz hengz bae ginggvaq. Vihneix, gij caz cauq mienh binghcauq mbouj hab dan ciuq sienqmeg hengz bae daeuj genjcaz, wnggai aeu gij lizyoz genga bienqvaq hozdung daeuj guh caz cauq.

(4) Binghcauq lai mienh. Lai mienh ceij miz gij gezgou song aen bingzmienh doxhwnj. Aeu aen ndangdaej caeuq genga bouxvunz baihlaeng baihnaj baihswix baihgvaz seiq aen mienh daeuj gangj, cix dwg seiq mienh gezgou, aeu yaemyiengz dingjgang daeuj gangj, cix dwg song mienh gezgou.

Youq ndangdaej dungdai hozdung ndawde, yaem sonjhaih daengz yiengz、 yiengz sonjhaih daengz gingnyinz yaem sonjsieng ciengzseiz raen. Vihneix, gingnyinz ywbingh doekdingh le gij fuengfap lai mienh caz cauq caeuq ywbingh. Lumjbaenz gingnyinz gwnz hoz deng sonjsieng, ciengzseiz fatyienh gij binghcauq baihnaj hoz、 henz hoz caeuq laeng hoz caez mizyouq, heuhguh binghcauq lai mienh benq gingnyinz hoz sam gak; hwet、 dungx、 ga sam benq gingnyinz youq ndaw ndangvunz duenhgyang duenhlaj baenz sam mienh gezgou, binghbienq ciengzseiz miz lienzhaeh, heuhguh hwet dungx ga sam gak. Gij fuengfap genjcaz caeuq yw gij binghcauq lai mienh miz cingjdaej bencwnggvanh, de youq linzcangz wngqyungh fuengmienh miz gij yihyoz gyaciz haemq sang.

2. Benq Binghcauq Gingnyinz Lai Fat

(1) Gyaeuj. Benq gingnyinz gvaengzda、 benq gingnyinz najbyak、 benq gingnyinz henz rwz、 benq gingnyinz rwz、 benq gingnyinz laenggyaeuj、 benq gingnyinz dingjgyaeuj、 benq gingnyinz naj.

(2) Hoz. Benq gingnyinz laeng hoz diuz sienq cungqgyang caeuq song henz、 benq gingnyinz baihnaj hoz、 benq gingnyinz baihlaeng hoz.

(3) Mbaq baihlaeng. Benq gingnyinz gwnz mbaq、 benq gingnyinz laj mbaq、 benq gingnyinz laj ndokleq caeuq benq gingnyinz baihlaeng ndokgizlungz、 benq gingnyinz ndoksej siujdouz, benq gingnyinz nohnduen hung iq、 benq gingnyinz nohsamgak.

(4) Hwet caekhaex. Benq gingnyinz hwet ndoksaen、 benq gingnyinz nyinzmueg henz hwet、 benq gingnyinz gwnz hwet sam gak、 benq gingnyinz laj hwet sam gak、 benq gingnyinz ndokbuenz、 benq gingnyinz caekhaex.

(5) Aek. Benq gingnyinz ndokaek、 benq gingnyinz gvanhcez aek、 benq gingnyinz laj ndokgvaengzgiengz、 benq gingnyinz song mbiengj najaek、 benq gingnyinz laj cij、 benq gingnyinz ndoksejgung、 benq gingnyinz genduz caeuq benq ndoksej youzliz.

(6) Dungx. Benq gingnyinz aendungx diuz sienq cungqgyang song

mbiengj dungxcizgih, benq gingnyinz aendungx caengzfeuz、benq gingnyinz "nyinzrungq" aendungx caengzlaeg.

(7) Diuzgen. Benq gingnyinz gwnz mbaq gwnz gen、benq gingnyinz duenh gen gwnz caeuq duenh baihnaj、benq gingnyinz gvanhcez gencueg、benq gingnyinz gvanhcez gengoenh、benq gingnyinz gvanhcez lwgfwngz fajfwngz.

(8) Ga. Benq gingnyinz gagoek、benq gingnyinz gagoek sam gak caeuq ndaw gagoek、benq gingnyinz gujcizgih、benq gingnyinz gvanhcez gyaeujhoq caeuq seiqhenz de、benq gingnyinz gvanhcez dabaeu、benq gingnyinz lwgdin、benq gingnyinz lajdaej din.

Ciet Daihngeih   Gij Daegcwng Caeuq Gij Fuengfap Genjcaz Bingh Gingnyinz

It. Gij Daegcwng Bingh Gingnyinz

1. Gainen

Gij daegcwng bingh gingnyinz dwg ceij gij biujyienh binghyiengh linzcangz, sai mueg nyinznoh caeuq gezdi cujciz daengj gij yonj cujciz binghbienq ndangvunz aen dijhi gingnyinz gvihaeuj haenx. Aenvih aen dijhi cujciz gezgou neix hungloet, cingzfaenh fukcab, goekbyai、faenbouh caeuq goengnaengz mbouj doengz, caemhcaiq cauxbaenz yienghsiengq vangraeh doxgap, ndigah bingh gingnyinz miz gij daegdiemj gvangqlangh、lai cungj yienghceij. Linzcangz genjcaz seiz aeu gaengawq gingnyinz faenbouh bouhvih mbouj doengz, cujciz singqcaet mbouj doengz daeuj faenbied nyinhdingh. Gij daegcwng bingh gingnyinz youq gingnyinz ywbingh ndawde heuhguh gingnyinz binghcauq hezvei.

2. Gij Fuengfap Genjcaz Caeuq Iugouz

(1) Ciuq ywbingh bingzciengz bae cam binghsij、genjcaz ndangdaej、binghciengz cazniemh, baenzneix daeuj liujgaij daengx ndang cangqheiq cingzgvang bouxbingh, caemhcaiq vih guh gij genjcaz daegbied daezhawj baengzgawq.

(2) Mwh giekdaej genjcaz fatyienh gij vunqsiengq sawj vunz ngeizvaeg, aeu guh gij genjcaz daegbied noix mbouj ndaej de, yawhbienh mingzbeg doekdingh gij singqcaet binghcingz.

(3) Doiq gij binghbienq yakdoeg bingh gingnyinz ngeizvaeg caeuq gij binghbienq ndok aeu lai bae guh gamqbied dem baizcawz.

(4) Guh gingnyinz conhgoh mizgven bangbouj genjcaz, lumjbaenz gihdenduz genjcaz、dienh gikcoi giz hingfwn genjcaz、aen megloh caekdingh genjcaz、rangh meg hezvei genjcaz、benq dungxndaw naengnoh gominj fanjying genjcaz、binghcauq gingnyinz genjcaz daengj.

3. Gij Diegvih Caeuq Cozyung Aenfap Gingnyinz Cienhangh Fwngz Saujmyauz Cazcauq

(1) Ndaej caz daengz ndangvunz 200 lai aen hezvei binghcauq gingnyinz, dienzbouj le Cunghyih gujdenj yihciz ndawde cibngeih dozsienq gingnyinz giepnoix gingnyinz suhez gij mbouj cuk haenx, vih gingnyinz ywbingh dwk roengz le aen giekdaej maenhsaed.

(2) Gij suhez gingnyinz binghcauq gaenq caz cingcuj haenx, miz gij daegdiemj dinghvih cinjdeng、ndaej heiq mingzyienj、yaugoj yienhda daengj, guhbaenz aen yihyoz yozgoh ywbingh yauqoj sang, doengzseiz vih cimcit damqra yauqlwd sang、suhez daegbied mizyauq daezhawj roenloh youqgaenj.

(3) Aenfap gingnyinz cienhangh fwngz saujmyauz cazcauq, youq gwnz giekdaej mingzbeg doekdingh suhez gingnyinz binghcauq miz dandog haenx caiq haeujlaeg bae caz bingh, vih gingnyinz ywbingh doekdingh dan aen diemj mbangjgiz binghcauq fazcanj baenz daj diemj daengz sienq、daj sienq daengz mienh、daj mienh ndeu daengz lai mienh, gij lijlun cingjdaej bencwng ywbingh

daezhawj le gohyoz baengzgawq; youq linzcangz wngqyungh ndawde, doiq yw bingh gingnyinz mizok gij ywbingh yaugoj yienzfat caeuq ciepfat byai goek caez yw.

(4) Aenfap gingnyinz cienhangh fwngz saujmyauz cazcauq, biengjok gij bingh gingnyinz linzcangz biujyienh miz lai cungj daegsingq, lumjbaenz gij singqcaet gietcauq、caemcwk、nangqdaengz caeuq nangqdaengz yienjbienq、nangqdaengz fanjying、sousuk caeuq sousuk mbouj bingzyaenx、nyinznoh naetnaiq roxnaeuz gaenjcieng、ndumjyouq、apbik、lumjnaeuz bingh neigoh、doxdaeb daengj, doiq gaijgez haujlai nanzdaez linzcangz bungzdaengz haenx miz le cozyung cikgig.

(5) Aenfap gingnyinz cienhangh fwngz saujmyauz cazcauq, baez daih'it youq yihyoz gyaiq biengjok 48 cungj bingh nanz yw caeuq bingh mbouj rox goek miz gij yienzaen cauxbaenz gingnyinz binghbienq haenx, doiq yw gij binghcab nanz yw youz gingnyinz yinxhwnj haenx miz yienhsaed yiyi.

Ngeih. Gij Fuengfap Genjcaz Aenfap Gingnyinz Cienhangh Fwngz Saujmyauz Cazcauq

Genjcaz gij daegcwng gingnyinz linzcangz yangzsing genjdanh heuhguh gingnyinz cienhangh fwngz saujmyauz cazcauq, dwg gij fuengfap genjcaz gingnyinz ywbingh conhgoh daegbied miz haenx. Aenfap gingnyinz cienhangh fwngz saujmyauz cazcauq aeu song fwngz bouxyw maedcaed boiqhab, youq gizbingh bouxbingh guh vuzlij genjcaz, daeuj caz cingcuj gij bouhvih、yienghsiengq daegdiemj caeuq gij gvilwd doxlienz fanjying gingnyinz binghcauq soj youq haenx, vih linzcangz ywbingh daezhawj baengzgawq. Gij linzcangz saedguh cwngmingz daj 20 sigij 80 nienzdaih hainduj daengz seizneix, cungj genjcaz fuengfap neix miz gijndei fwngz guh soeng mbaet rengz、lingzminjdoh sang、gingnyinz binghcauq nyinhrox ak、dinghvih cinj、guh hwnjdaeuj fuengbienh、gig saedyungh、ancienz ndaejbaengh daengj, dwg gij fuengfap dangqnaj gaijgez bingh gingnyinz, bingh nanz yw haemq fuengbienh mizyauq.

1. Genjcaz Gaxgonq Bwhndei Caeuq Genjcaz Bouhloh

Bouxbingh ndaej boemz ninz、ninz daengjhai、ninz ngeng roxnaeuz naengh youq, bouxyw youq gwnz giekdaej cazcam binghsij, genjcaz ndangdaej le, yungh gingnyinz cienhangh fwngz saujmyauz cazcauq bae cazyawj binghcauq gingnyinz daengx ndang. Gij genjcaz bouhloh bingzciengz daj gyaeuj hainduj, caiq ietraez daengz hoz、mbaq、aek、dungx、baihlaeng、hwet caeuq genga, daj ndawde liujgaij daihdaej cingzgvang gingnyinz binghbienq aenndang vunzbingh; ciep roengzdaeuj caiq doiq gizdieg cungdenj gingnyinz binghbienq caeuq gij daegcwng ciepfat doxlienz fanjying bouxbingh guh ciengzsaeq genjcaz, aeu cienzmienh cazok gingnyinz binghcauq mingzyenj caeuq binghcauq yangzsing ndumjyouq guh muzdiz, geiqloeg gij bouhvih faenbouh binghcauq gingnyinz, vih bouhlaeng faen baez, faen faenduenh ywbingh daezhawj baengzgawq.

2. Genjcaz Fuengfap Caeuq Gisuz Iugouz

(1) Genjcaz fuengfap: ① Yungh aenfap gingnyinz cienhangh fwngz saujmyauz cazcauq, bouxywbingh aeu song fwngz maedcaed boiqhab daeuj cazbingh, fwngzswix dawznaek bangcoh maenhdingh gizdieg genjcaz caeuq fuengbienh bae caz yawj, fwngzgvaz gaengawq giz bouhvih genjcaz haenx gij sengleix yienghsiengq、nyinznoh mbang na caeuq cwngzsw、gij cienglig cujciz cingqciengz、gezgou yienghsiengq daengj cingzgvang, yungh byai fwngz, mienhfwngz lwgfwngzmeh caeuq gij rengzgap lwgfwngzmeh dem seiq lwg fwngz, gapbaenz gij hongdawz damqcaz youqgaenj. ② Yungh gij rengznaek ndangdaej cozyung youq rengz gen、rengz gencueg、rengz fwngz、rengz gengoenh、rengz lwgfwngz daeuj guh boiqhab hezdiuz, doiq giz deng genjcaz haenx guh feuz、gyang、caengzlaeg, daj feuz daengz laeg, daj mbaeu daengz naek, yungh aenfap fwngz damq、bungq、lumh、naenx、hauh、gaem、ndaek、nyoengxdoi、gvet、nyaenj、nu'nyaenj daengj guh

genjcaz. ③ Doenggvaq gij fuengfap doiqbeij cingqciengz caeuq mbouj cingqciengz lumh yawj, giethab bouxbingh doiq genjcaz miz maz fanjying, daeuj nyinhrox binghcauq yangzsing dwg mbouj dwg mizyouq, caeuq gij biujyienh daegcwng、caeuq seiqhenz cujciz miz maz gvanhaeh daengj, daeuj doekdingh binghcauq yangzsing. ④ Doiq gij binghcauq saek seiz nanz ndaej nyinh'ok haenx, aeu guh fanfoek cazbingh caeuq veicinj cazbingh dem daegbied genjcaz. ⑤ Doiq gij sigin lahdawz、bienqbingh yakrwix daengj binghcauq mbouj cingqciengz ngeizvaeg haenx, aeu gibseiz guh genjcaz doxwngq, guh gambied duenhbingh.

(2) Gij gisuz iugouz doiq boux guh genjcaz: ① Doiq gij cingzgvang ndangdaej gezgou giz deng genjcaz haenx aeu sug. ② Ndaej fazveih gij cozyung lingzminj byai fwngzmeh caeuq mienh fwngzmeh. ③ Cietsaed dwg rox yungh gij goengnaengz cozyung rengzgap lwgfwngz. ④ Song fwngz maedcaed boiqhab, ndaej gibseiz、cinjdeng fatyienh caeuq nyinh'ok binghcauq yangzsing. ⑤ Miz gij naengzlig ndaej nyinh'ok binghcauq yangzsing caen gyaj. ⑥ Gij daegcwng yangzsing caz ok haenx danghnaeuz miz gij singqcaet cauxbaenz bingh, aeu gij swhveiz fuengfap dungjcouz giemgoq bae nyinhrox bingh gingnyinz mbaeu naek menh gaenj.

3. Giz Ndang Lai Fat Binghcauq Gingnyinz Yangzsing Caeuq Gij Daegdiemj Yienghsiengq Binghcauq

Youq mwh genjcaz binghcauq gingnyinz, wnggai daegbied yawjnaek cungdenj genjcaz giz lai fat binghcauq gingnyinz caeuq genjcaz binghcauq gingnyinz giz doxlienz fanjying、diemj gingnyinz、sienq gingnyinz、mienh gingnyinz daengj binghcauq, youq gwnz giekdaej neix caiq genjcaz laih mienh binghcauq.

Gaengawq gij yienzleix yihdenj cibngeih dozsienq gingnyinz ciuhgeq guhbaenz, giethab ndangvunz dungdai hozdung bae guh gaujcaz yenzgiu nyinhdingh ndangvunz dungdai hozdung mizok caeuq cibngeih gingnyinz doxlumj bengrag sienqlig cozyung. Mwh doengh gyoengq sienqlig neix "mauhgvaq hanhdoh" cozyung youq giz wngqlig, couh ndaej cauxbaenz giz wngqlig fatseng diemj binghcauq nyinzgiet binghleixsingq, gvaqlaeng youz diemj daengz sienq、youz sienq daengz mienh、caiq youz mienh ndeu coh lai mienh yienjbienq, doeklaeng yinxhwnj guhbaenz gingnyinz binghbienq diemj、sienq、mienh caeuq lai mienh baenzroix binghbienq. Neix dwg gij gvilwd binghbienq goekgaen cawzbae gij cozyung baihrog caixvaih. Aen gvilwd neix mboujdan gohyoz bae cekgangj le gij yienzleix dozsienq cibngeih gingnyinz caeuq gij yienzleix guhbaenz binghcauq nyinzgiet, gaengawq aen yienzleix neix, yungh aenfap gingnyinz cienhangh fwngz saujmyauz cazcauq genjcaz ndaej cazok gij binghcauq gingnyinz ndaw ndang.

Ndangdaej giz lai fat binghcauq gingnyinz、diemj gingnyinz、sienq gingnyinz、mienh gingnyinz caeuq baenzroix gingnyinz lai mienh binghbienq, couhdwg gij conhgoh neiyungz gaengawq aen yienzleix caeuq gvilwd baihgwnz gangj haenx bae genjcaz caiq doekdingh.

4. Giz Lai Fat Diemj、Sienq、Mienh、Lai Mienh Binghcauq Gingnyinz Ciengzseiz Raen Haenx

(1) Giz lai fat binghcauq gingnyinz ciengzseiz raen. ① Gingnyinz giz haidaeuz caeuq giz gaenriengz satbyai (lumjbaenz conzdungj Cunghyih ndawde cinginhdouz baihswix baihgvaz). ② Nyinznoh giz doxgyonj, lumjbaenz nyinznoh feizcangzgih giz gahengh doxgyonj、nyinznoh gyazgih caeuq hwet dagih youq miengndokdungx (giz megcung) giz doxgyonj haenx daengj. ③ Nyinznoh lizyoz gizdingjrengz, lumjbaenz nyinznoh ndokleq dizgih daihngeih daengz daihseiq ndokhoz diemj hwngzciduz、henzhoz giz dingjrengz daengz giz ndaw ndokleq baihgwnz daengj. ④ Giz youzliz guzciz, lumjbaenz daihsam ndokhwet hwngzciduz、daihngeih ndokhoz hwngzciduz、daih cibngeih ndoksej byai youzliz、byai genduz daengj. ⑤ Ndokcuhlungz, lumjbaenz ndokgoekgen cuhlungz、ndokgoekgen baihndaw baihrog caeuq ndok gagoek baihndaw baihrog daengj.

(2) Sienq lai fat binghcauq gingnyinz ciengzseiz raen. ① Mieng

luengqndok、sienq luengqndok, lumjbaenz sienq henz rwz、sienq gwnzdingj、luengq cihvunz ndokgyaeuj、luengq gvanhcang daengj. ② Gij binghcauq sienq gingnyinz hengz bae doxlienz fanjying, lumjbaenz gij binghcauq sienqsingq henz gyaeuj henz hoz—gwnz mbaq baihlaeng—gencueg—gengoenh gingnyinz fwngzdaiyangz hengz bae ginggvaq haenx, binghcauq cuzyangzmingz lajdungx—dungx cungqgyang—dungx duenhgwnz—aek—hoz doxlienz sienqfanjying daengj. Gij roenloh cibngeih gingnyinz hengz bae ndaej caz daengz binghcauq sienqsingq fanjyingj doxwngq.

(3) Mienh lai fat binghcauq gingnyinz ciengzseiz raen. Gij binghcauq mienhsingq dwg ceij youq caemh aen bingzmienh ndeu ndaej caz daengz gij binghcauq lai diuz meg caemh miz bingh, lumjbaenz hoz、mbaq、caekhaex meg fwngz samyiengz hengz bae ginggvaq haenx, ndaej caz daengz gij binghcauq yangzsing sam diuz meg caemh miz bingh, dwg gij giekdaej vehfaen benq binghcauq gingnyinz.

(4) Lai mienh lai fat binghcauq gingnyinz ciengzseiz raen. Lai mienh ceij miz gij vuzlijsieng gezgou song aen cwngzsw mienh doxhwnj, de gapbaenz gij lizdijganj doenghyiengh. Gij yienghceij gapbaenz ndangvunz miz baihnaj baihlaeng baihswix baihgvaz seiq mbiengj, baenz gij gezgou yienghceij benjluenz. Gingnyinz youq ndangdaej dungdai hozdung seiz, cungj lai fat youq gij dungcoz baihswix caeuq baihgvaz、baihnaj caeuq baihlaeng gawq dingjgang youh hezdiuz doengjit. Ndigah gingnyinz sonjsieng miz gij gwzgvanh gvilwd lai mienh caemh miz. Gingnyinz ywbingh ciuq gij yienzleix baihgwnz gangj haenx, youq genjcaz gingnyinz binghcauq seiz doekdingh aenfap cazcauq siucauq lai mienh haenx, lumjbaenz boux hwet in, gawq aeu guh genjcaz hwet caeuq ga mbangjgiz caeuq binghcauq yangzsing sienqsingq, doengzseiz youh aeu doiq bouxbingh cazyawj dungxgujgouh caeuq aendungx caengzlaeg "nyinzrungq" binghcauq; boux baenz genhcouhyenz, gingnyinz ywbingh mboujdan caebcomz youq genjcaz henz mbaqndokndang mbangjgiz binghyiengh, caemhcaiq doiq gij gvanhaeh doxlienz hoz、mbaq、gen ciuq

gonqlaeng guh baihnaj baihlaeng、baihgwnz baihlaj、baihswix baihgvaz lai mienh cazcauq caeuq lai mienh baenzroix gejsuj siucauq.

Gaengawq gezgou yienghsiengq ndangvunz caeuq gingnyinz yienh'ok gij daegdiemj lai mienh, gingnyinz binghcauq diemj、sienq、mienh caeuq lai mienh faenbouh gapbaenz gij gvilwd baihndaw gag miz haenx, daejyienh le cingjdaej bencwnggvanh.

5. Gij Daegdiemj Yienghsiengq Binghcauq Gingnyinz Yangzsing

Binghcauq gingnyinz yangzsing ceij gangj youq yiengh cangdai binghleix, yiengh swnghvuz cujciz gingnyinz benyi, yungh aenfap gingnyinz cienhangh fwngz saujmyauz cazcauq ndaej faenbied、nyinh'ok linzcangz fuengmienh gij daegcwng yangzsing.

（1）Gij gihbwnj yinhsu guhbaenz yiengh binghcauq gingnyinz yangzsing. ① Youq gwnz giekdaej yienz gingnyinz cujciz swnghlij hingzdai gaijbienq. De ndaej doenggvaq "rox gij bingzciengz cix rox gij bienqvaq de" gij cingqciengz caeuq gij mbouj cingqciengz haenx doxbeij, aeundaej faenbied caeuq faenloih. ② Gingnyinz binghcauq yangzsing (roxnaeuz heuhguh gingnyinz suhez) caeuq cimcit suhez, yienznaeuz youq cazbingh ywbingh wngqyungh fuengmienh miz eiqsei doxdoengz, hoeng youq hingzyiengh caeuq gij fuengsik faenbouh、fuengfap sawjyungh、soujduenh ywbingh daengj fuengmienh miz cengca haemq hung. Lumjbaenz nyinhdingh gizdieg gingnyinz binghcauq yangzsing, itdingh aeu youq aenndang caz daengz gij daegcwng miz hingzyiengh, ndaej doekdingh gij daegcwng gingnyinz yangzsing、ywbingh suhez, daejyienh aen fazcwz bencwng yungh yw gaengawq vunz、gaengawq bingh mbouj doengz daeuj ywbingh, mbouj hanh youq aeu gij suhez maenhdingh daeuj dauq yw gij binghyiengh doengz loih. ③ Aen dijhi gingnyinz binghcauq yangzsing youz diemj、sienq、mienh caeuq lai mienh gapbaenz, couhdwg aen fazcwz ywbingh cazyawj suhez binghcauq gingnyinz mbangjgiz diemj、sienq caeuq ndangdaej mbiengj ndeu mienhsingq, youh ndaej daj ndangdaej cingjdaej bencwng ndawde doekdingh laimienhsingq, neix couhdwg aen fap gingnyinz ywbingh mingzyienj mbouj doengz gij fuengfap ywbingh gizyawz; de miz gij cozyung bingh gingnyinz yienzfat caeuq ciepfat goekbyai caez yw.

(2) Gij bingzciengz linzcangz biujyienh hingzsik yienghsiengq binghcauq gingnyinz yangzsing. Binghcauq gingnyinz linzcangz biujyienh dingzlai aenvih vunz、aenvih bingh、aenvih cujciz cwngzfwn gingnyinz daengj miz mbouj doengz cix miz di cengca, hoeng de miz gij daegdiemj ndaej caz daengz.

① Binghcauq gingnyinz yiengh cocat. Dwg cungj biujyienh hingzsik binghcauq gingnyinz yangzsing, linzcangz haemq ciengzseiz raen, ciengzseiz fat youq giz gingnyinz cujciz hozdung haemq hung、deng ngad sonjsieng gaiqlwd haemq sang haenx. Lumjbaenz giz byaigyae yauzguz gingduz gvanhcez gengoenh, seiqhenz gvanhcez aekgwnz ndoksej aek, muegnyinz ndoksej ndongj、unq giz hamzciep daengj; lai fat youq boux bingh cizyez daejvih dan'it maenhdingh、boux yindungyenz hozdung haemq hung mauhgvaq hanhdoh caeuq mehmbwk ndangdaej haemq nyieg daengj. Genjcaz seiz ndaej caz daengz gingnyinz cujciz giz bingh cocat miz binghyiengh, yungh aenfap gingnyinz cienhangh fwngz saujmyauz cazcauq fwngz gimzgung、angjfwngz gung guh cietbued caeuq byai fwngz naenx nu diemjbued guh genjcaz yungzheih caz ok. Nanxhauh seiz, bouxyw lumh caeuq gij binghyiengh bouxbingh roxnyinh mbouj cingqciengz doxhab. Binghcauq cocat linzcangz dingzlai cawqyouq yiengh ndumjyouq, bouxbingh ciengzseiz aeu gij binghyiengh wnq bae naeuz cix cazbingh, gig yungzheih cauxbaenz linzcangz yawjloeng. X gvangh、CT、B cauh daengj hongdawz genjcaz yizgi senhcin doiq cungj binghcauq neix faenbied naengzlig haemq daemq, dingzlai mbouj guh baugau binghyiengh yangzsing.

② Binghcauq gingnyinz yiengh demna. Dwg gij binghcauq gingnyinz linzcangz ciengzseiz raen ndawde yiengh ndeu. Linzcangz biujyienh baenz giz bouhvih gingnyinz binghbienq cujciz demna、inget mingzyienj、fanfoek in、raih bae mbouj ndei; gipsingq fatbingh dingzlai buenx mbangjgiz cujciz

61

fatseng foegraemx, cauxbaenz fanjying hoengzfoeg haemq mbaeu. Bouxbingh ciengzseiz dwg gizdieg baenzbingh dinghvih mingzbeg doekdingh daeuj ra canghyw. Gij yienzaen baenzbingh miz nyoeg sieng、euj sieng、laemx sieng caeuq daemj sieng daengj lizsij, hix miz di yienzaen mbouj cingcuj, bingh haemq nanz dwg gij doxdoengz bingzciengz cungj bingh neix. Lai fat youq gwnz gyaeuj、najaek、genga giz byai caeuq seiqhenz gvanhcez. Yungh aenfap gingnyinz cienhangh fwngz saujmyauz cazcauq angjfwngz gung byaifwngz cietbued bae guh genjcaz, ndaej caz ok mbangjgiz gingnyinz cujciz demna、bienq ndongj caeuq mbangjgiz doedok、seiqhenz foegraemx daengj. Binghcauq gingnyinz mienh haemq gvangq haenx, youq genjcaz binghcauq gingnyinz yiengh demna seiz, lij ndaej genjcaz daengz "binghcauq gingnyinz" baenz diuzlienh buenx miz. Binghcauq yiengh demna cawzliux mbangjgiz inget、goengnaengz gazngaih daengj linzcangz biujyienh caixvaih, lij ciengzseiz aenvih gij bouhvih soj youq haenx mbouj doengz cix mizok nangqdaengz fanjying, cix cauxbaenz lai cungj binghyiengh mbouj yungzheih roxnyinh daengz.

③ Gingnyinz binghcauq baenz naed. Binghcauq lumj naed lwgraz、lwgduh, lai fat youq seiqhenz gvanhcez iq, giz ndangdaej muegnyinz feuz youh mbang. Lumjbaenz gvanhcez lwgfwngz、lwgdin、gij gvanhcez iq gwnz ndok henz gvanhcez gengoenh, yauzguz gingduz giz byaigyae caeuq ndokiq doed iq seiqhenz gvanhcez din daengj, dingzlai dwg gij binghcauq gingnyinz muegnyinz iqet caeuq yindai iqet gaenriengz sonjsieng guhbaenz haenx, dwg cauxbaenz gvanhcezyenz doxgyaux yienzaen ndawde aen ndeu; gyaeujnyinz gietcauq muegnyinzsingq lai fat youq benq gingnyinz henz rwz、benq gingnyinz hoz、benq gingnyinz muegnyinz aek caeuq benq gingnyinz gozginhmoz canghgih rog gagoek、benq gingnyinz muegnyinz baihnaj gahengh daengj.

④ Binghcauq baenz naed caeuq giethoh. Cungj binghcauq neix youz yienz cujciz demna、demco、baihrog cocat daengz baenznaed cauxbaenz giethoh roxnaeuz gietiq in daengj baenzroix gingnyinz binghcauq gapbaenz. Binghcauq hung iq lumj naed duhhenj、naed duhdoem、ngveihsuen、naed duhbap daengj, lai fat youq gihsing cujciz iqet haenx、giz gaenriengz gyaeujnyinz、byaindok youzliz、gvanhcez ndokdoed、muegnyinz feuz、muegnoh daengj. Lumjbaenz coumeizgih hung、coumeizgih iq、cizgih、cwzgih ndaw gagoek caeuq cwzgih rog gagoek youq gyaeujnyinz giz gaenriengz gyawj gvanhcez gyaeujhoq、nohgienq goekgen youq giz yauzguz gizgyae gingduz gaenriengz daengj. Ndangnoh caeuq gij muegnyinz cujciz nem youq guzsing cujciz cungj ndaej fatseng gingnyinz binghcauq giz gaenriengz, gij binghyiengh inget cauxbaenz bouxbingh lwnhnaeuz dingzlai dwg youq gyaeujnyinz gizgyae, dwg cozbi Cunghyih naeuz haenx caeuq guzsing gvanhcezyenz yihyoz ciuhneix soj naeuz haenx gij yienzaen cauxbaenz bingh ndawde aen ndeu.

⑤ Binghcauq yienghsienq caeuq gepcuk. Yienh'ok diuzsienq faenbouh, hung iq mbouj doengz, binghcauq iq raez, gij saeq haenx lumj diuz sienqsei, gij loq co haenx lumj gep cuk iq, hix raen gij binghcauq gingnyinz lumj diuzlienh iq, faenbouh youq sienq luengqndok、noh caeuq noh ndawde nyinzmueg sienq yungzhab、nohgienq、biujmienh ndokaek、gihsuz、yindai daengj. Lai fat youq benq gingnyinz henz rwz、benq gingnyinz muegnyinz feuz laenghoz、ndokaek siengq cungqgyang、benq gingnyinz diuzsienq gwnz henz rwz caeuq luenghcihvunz daengj; benq gingnyinz gwnz hwet gizndoksej caeuq henzgyawj hix dwg gizdieg lai fat cungj binghcauq neix; gij binghcauq diuz sienq gwnzhoz baihlaeng caeuq gwnzaek daengz baihnaj mbaq dingzlai youz gihsing cujciz sezfanghgih gapbaenz, baenz gij binghcauq gingnyinz ndangnoh hoz gihginh cenhveizyenz.

⑥ Binghcauq diuzlienh. Binghcauq yiengh lumj cag, haemq raez caemhcaiq yienz gaenj, dingzlai youq laj naeng lumh ndaej daengz, lai fat youq laj dungx saejndw baihlaj vujcoubi、dungxbegsienq、buenqyezsienq caeuq henz dungx. Gij binghcauq gingnyinz gwnz dungx lumj diuzlienh ciengzseiz youq noh nyinzmueg giz lienzhab caz daengz, caeuq gij yienghceij muegnyinz lienzhab haemq doxdaengh, hoeng gij cizdi cingqciengz de mizok gaijbienq mingzyienj. Binghcauq demna、sousuk、yienzgaenj caeuq naenx inget mbouj cingqciengz, cauxbaenz caengzfeuz dungxin, yungh aenfap gingnyinz seiq lienz gej nyinz bae ywbingh, ndaej mizyauq bae gejcawz gij indot bouxbingh, gangjmingz gingnyinz dungx sousuk indot baenz gij yienzaen dungxin ndawde aen ndeu. Gij binghcauq gingnyinz diuzlienh henz dungx lai fat youq gihsuz muegsingq, sezgih binghbienq rog dungx ceiq ciengz raen, gij baihgwnz de giet youq laj aek, ciengzseiz yungzheih caeuq daep giet ndongj dem daep mbei binghcunghab doxgyaux; gij binghcauq gingnyinz laj ndoksejgung baenz gij yienzaen cauxbaenz hwet in lienz dungx ndawde aen ndeu. Gij binghcauq diuzlienh genga gizgyae dingzlai raen youq gihsing、ginhsing doxwngq caeuq nohgienq binghbienq, youq nyinznoh、nohgienq doxwngq daengj cazyawj binghcauq gingnyinz, ndaej mizyauq bae cazmingz binghcingz.

⑦ Gingnyinz binghcauq giet ndaek. Dwg gij daegcwng yangzsing nyinzsingq ndangdaej ciengz raen ndawde cungj ndeu. Lai fat youq ndokndang muegnyinznoh、mueggihsuz、nohgienq caeuq ndaw muegnoh daengj giz sonjsieng, gij yienghceij、hung iq de gaengawq gij yienghceij yienz cujciz caeuq sonjsieng cingzdoh miz cengca haemq hung, gij iq haenx lumj naed duhhenj, gij rauh haenx yiengh lumj cehmaxcienz、maklaeq iq daengj, gij gietndaek cohung haenx yienh'ok gabit、yienghlimq、benjluenz caeuq cangzfanghhingz daengj, lumj yihyoz ciuhneix noh cenhveiz cujciz yenz、noh gietndaek daengj gij yiengh binghleix haenx. Linghvaih, lij aiq miz mbangj vazyiznangz caeuq cijfangjden daengj caeuqfaenh.

Binghcauq gingnyinz gietndaek yienh'ok diemj–sienq–mienh caeuq lai mienh faenbouh, ndawde gingnyinz cuzdaiyangz hengz bae ginggvaq baihlaeng caekhaex、baihlaeng gahengh gagoek、hwet baihlaeng ndoksaen song mbiengj caeuq gingnyinz cuzdaiyangz faenbouh youq bangxhenz ndangdaej, bingzciengz yungzheih caz daengz binghcauq gingnyinz yangzsing gij bingzcingz cingzdoh mbouj doengz, caemhcaiq binghcauq gingnyinz dingzlai okyienh youq gwnz hoz、mbaq、hwet、caekhaex、laeng gyaeujhoq、hezvei gahengh daengj gizdieg cungdenj. Gij binghcauq giet ndaek unq ciengzseiz youq gwnz gyaeuj, baenz cauxbaenz gij yienzaen gyaeujdot gyaeujngunh mbouj rox goekgaen haenx ndawde aen ndeu. Gij binghcauq gingnyinz yiengh gughanh haenx ciengzseiz dwg gij daegcwng linzcangz lai cungj binghcunghab nyinznoh, lumjbaenz gwnz mbaq gietndaek ndaej cauxbaenz gwnz linzcangz gij binghyiengh cunghab gwnz mbaq caeuq gij biujyienh daegcwng. Gij nyinznoh yiengh gvangqlangh youq gwnz linzcangz ciengzseiz ndaej cauxbaenz okyienh daengx ndang miz binghyiengh, ndaej okyienh binghcunghab gyaeujdot、 binghcunghab gaenjcieng、 binghcunghab baegnaiq menhsingq daengj.

Haeujlaeg bae damqra gij gihci guhbaenz binghcauq gingnyinz, gij biujyienh daegdiemj linzcangz yienghsiengq caeuq gij binghyiengh ndumjyouq haenx, mboujdan doiq guhbaenz caeuq fazcanj yozgoh gingnyinz miz yienhsaed yiyi, caemhcaiq doenggvaq lienzhaeh linzcangz ywbingh bae yenzgiu yaenglwnh, ikleih gejdap gij vwndiz ngeiznanz yienhhengz linzcangz ywbingh bungzdaengz haenx, lumjbaenz binghcauq gingnyinz najaek ndumjyouq ciengzseiz ndaej bienqbaenz gij yienzaen cauxbaenz aekmoen mbouj rox goekgaen haenx, binghcauq gingnyinz ndumjyouq gwnz gyaeuj gwnz hoz ciengzseiz bienqbaenz gij yienzaen cauxbaenz gyaeujngunh gyaeujdot daengj. Gingnyinz ywbingh seizneix ndaej caz daengz 40 lai cungj bingh nanz yw caeuq gij bingh miz huxndumj baenz gij yienzaen cauxbaenz gingnyinz binghbienq yienzaen mbouj caengz rox haenx, gig daih daezsang linzcangz ywbingh yaugoj.

6. Genjcaz Benq Gingnyinz Cungdenj Ndangdaej

Benq gingnyinz cungdenj ndangdaej couhdwg giz gingnyinz binghcauq lai fat, dwg gingnyinz cienhangh fwngz saujyauz cazcauq giz genjcaz ciengzseiz yungh.

Gingnyinz ywbingh doiq bouxyawjbingh bingzciengz faen baenz siengnyinz gvangqlangh caeuq siengnyinz gughanh cix faenbied guh genjcaz. Doiq boux siengnyinz gvangqlangh haenx wnggai genjcaz lai aen bouhvih dieg binghcauq gingnyinz, doiq siengnyinz gughanh genjcaz mbangjgiz dieg binghcauq gingnyinz.

Genjcaz gizbinghcauq gingnyinz dwg gij giekdaej gingnyinz cienhangh fwngz saujmyauz cazcauq, genj gizdieg binghcauq gingnyinz doiq boux siengnyinz gvangqlangh miz yiyi youqgaenj, wnggai ciuq gij gvilwd gingnyinz binghbienq yienjbienq, riengz gaeu lumh gve, dawz benq binghcauq gingnyinz yienzfat caeuq ciepfat cug giz bae guh genjcaz, lumj boux baenz mbiengj gyaeuj ndeu in, cawzliux doiq benq gingnyinz gvaengzda、benq gingnyinz henz rwz caeuq benq gingnyinz laenggyaeuj guh genjcaz caixvaih, doengzseiz lij wnggai genjcaz gingnyinz gwnz hoz gwnz mbaq, ciengzseiz ndaej fatyienh binghcauq gingnyinz yangzsing gwnzhoz gwnz mbaq siengnyinz nangqdaengz gyaeujdot, dwg aen bouhloh caeuq hothoh yw bingh gyaeujdot nyinzsingq noix mbouj ndaej haenx.

Aenfap gingnyinz cienhangh fwngz saujmyauz cazcauq doiq giz gingnyinz cungdenj ndangdaej guh genjcaz, wnggai yawjnaek gingnyinz giz gaenriengz gyaeujbyai、giz doxgyonj、giz gaebgeb、giz baenz gak、giz utvan、giz ngad、giz dingjrengz caeuq giz wngqlig daengj. Doiq hihguz、gumzloemq、gehluengq daengj gingnyinz hengz bae, wnggai riengz gij fuengyiengq ietraez sienq gingnyinz lai gyaepriz genjcaz, baenzneix daeuj cazok binghcauq gingnyinz yangzsing ndumjyouq haenx. Lumjbaenz gij cazcauq benq cujciz nyinzsingq gwnzgyaeuj caeuq benq gingnyinz henz rwz, aeu sien doiq baihndaw baihgwnz gvaengzda ndokndaeng, muegnyinz iq ndoknaj ndawde caeuq gingnyinz ndaw lwgda guh cietbued damqcaz ciengzsaeq, yienzhaeuh dawz rengzgap byai lwgfwngzmeh yiengq ndaw baihgwnz gvaengzda damqcaz coumeizgih hung dwg mbouj dwg miz nyinzgiet, caiq dawz byai lwgfwngzmeh riengz henz gvaengzda, youq cungqgyang caeuq satbyai henz gvaengzda damqcaz gingnyinz binghcauq henz gvaengzda. Caz liux henz gvaengzda baihgwnz, youh doiq diemj sienq gingnyinz henz bwnda、yindangz bwnda、bwndagung、ngveihda caeuq swhcuzgungh daengj guh genjcaz, yaep ndeu caiq senj daengz benq gingnyinz henz rwz guh genjcaz.

(1) Benq gingnyinz henz rwz cazcauq. Benq gingnyinz henz rwz dwg giz binghcauq lai fat. Benq dieg haenx ndangnoh dinj iq、muegnyinz lai, guhbaenz gij yienghsiengq mbang youh yienzgaenj. Hab yungh aenfap gingnyinz fwngzgung byai lwgfwngzmeh cietbued cazcauq. Genjcaz henz rwz dwg aeu gij fuengfap mienh lwgfwngzmeh doq nu doq cuengqsoeng, doiq coumeizgih iq guh genjcaz, swnh coh baihnaj rwz bae damqra, yienzhaeuh doiq noh baihnaj henz rwz、noh baihlaeng henz rwz、noh rwz caeuq mueg nyinznoh henz rwz guh genjcaz. Genjcaz noh henz rwz seiz, wnggai daj sienq henz rwz hainduj, riengz miengluengq ndok damqcaz gizgaenriengz noh henz rwz, fatyienh binghcauqdiemj gingnyinz le, aeu ribfwngz byai fwngz cuengq youq giz caeuq noh rwz baenz daengjsoh haenx guh cietbued, dawz gij binghcauq baihnaj noh henz rwz, baihlaeng noh henz rwz caeuq mueg ndaw noh diuzlienh caz cingcuj. Ciuq gij yienzleix lizyoz, youq benq gingnyinz henz rwz ciengzseiz fatyienh baihnaj henz rwz、gyang henz rwz caeuq baihlaeng henz rwz sam aen binghcauq yangzsing diuzlienh, yienh'ok diuzlienh lumj gyanglozsanj faenbouh, daj gwnz daengz laj yiengq gemjgung caengzlaeg comzgiet. Doiq bouxlaux caeuq bouxbingh benq gingnyinz henz rwz yienh'ok heiqlwed cwk giet haenx, wnggai doiq benq gingnyinz henz rwz megguenj guh genjcaz, ciengzseiz ndaej fatyienh benq gingnyinz henz rwz megguenj caengzfeuz bienqvaq mbouj cingqciengz, lumjbaenz megguenj dijciz demco、cunglwed demgya、diuzguenj dohndongj mbouj cingqciengz daengj. Danghnaeuz dwg gingnyinz sauyangz hoz sam gak suhcienj mbouj hezdiuz cauxbaenz nyinznoh hoz mbaq gietndongj, doenggvaq gingnyinz cienhangh fwngz saujmyauz cazcauq caeuq aenfap fwngz gingnyinz roxnaeuz cim camx siucauq doiq gingnyinz sauyangz caeuq gingmeg gyaeuj hoz soenggej, couh aeundaej linzcangz ywbingh yaugoj haemq ndei.

(2) Giz gingnyinz binghcauq hoz mbaq cazcauq. Cujyau yungh aenfap gingnyinz cienhangh fwngz saujmyauz cazcauq gimzgung gaemdaez、

gimzgung nunaenx、gimz mbaengq caeuq fwngz naenx nu daengj guh cazcauq caeuq cobouh siucauq, caiq yungh gingnyinz dingh cauq yungh cim bae youq caengzlaeg siucauq.

(3) Cazcauq benq gingnyinz baihlaeng、hwet、caekhaex、ga daengj nyinznoh lai na haenx. Cujyau yungh gingnyinz cienhangh fwngz saujmyauz cazcauq, aenfap goekfwngz nunaenx、gencueg naenxat leix nyinz cazcauq、angjfwngz gung lwgfwngzmeh cietbued daengj fap guh genjcaz. Youq cazmingz gingnyinz "gak miz dinghvih" couhdwg caz cingcuj binghcauq gingnyinz le, caiq doiq sienq binghcauq caeuq mienh binghcauq gingnyinz guh hidungj cazcauq caeuq siucauq. Lumjbaenz binghcauq yangzsing nohnyinz laenghoz, dingzlai doengzseiz buenx miz binghcauq gingnyinz gwnzmbaq caeuq laj ndokleq、ndokgizlungz、hwet、caekhaex haj cauq、gahengh caeuq binghcauq gingnyinz gvanhcez dabaeu gij binghyiengh gingnyinz binghcauq roen'gyae sienqsingq, ndigah aeu guh sienqsingq caeuq mienhsingq cazcauq, hidungj liujgaij binghcauq baenzlawz faenbouh.

(4) Cazcauq benq gingnyinz aek. Cujyau yungh gingnyinz cienhangh fwngz saujmyauz cazcauq aenfap fwngzgung nunaenx caeuq angjfwngz gung fwngzmeh roxnaeuz fwngzyinx cietbued doiq gij nyinznoh、gvanhcez aek guh genjcaz. Binghcauq gingnyinz yangzsing lai fat youq aek dagih、aek siujgih、ndok caeuq ndok giz hamzciep, gvanhcez ndokgvaengzgiengz、ndoksej unq ndongj giz hamzciep、genduz、byai ndoksej youzliz daengj, hix ciengzseiz dwg binghcauq gingnyinz yangzsing giz lai fat, genjcaz seiz itdingh aeu ciengzsaeq naihsim.

(5) Cazcauq gingnyinz dungx. Dwg Cunghyih yawj binghdungx gij neiyungz youqgaenj ndawde aen ndeu, miz lizsij gyaenanz、neihanz fungfouq, doengzseiz miz yihyoz gyaciz saedyungh haemq sang, soqlaiz ndaejdaengz conzdungj yihyoz yawjnaek. Gaenh geij bi daeuj, gij hong Cunghyih ciendaez yenzgiu yawj binghdungx hoenghhwd, ndaw guek rog guek gaenq lai baez gawjbanh hozdung yozsuz gyaulouz, hoeng daj aen fuengmienh gingnyinz

ywbingh daeuj damqra boux yawj binghdungx haemq noix, daj 20 sigij 80 nienzdaih daengz seizneix, ginggvaq Vangz Gingveij gyausou caeuq doengh boux yozsuz cienzciep de itcig yenzgiu ginghginz ywbingh caeuq daihliengh linzcangz saedguh daeuj cwngmingz, gingnyinz yawj binghdungx vanzlij dwg gag miz daegsaek caeuq gag miz yaugoj ywbingh.

① Genjcaz gingnyinz dungx dwg genjcaz gij gingnyinz cujciz caeuq nyinzmueg cujciz lajnaeng dungx fatseng binghbienq fanjying gij linzcangz yienghsiengq de, wnggai youq gwnz giekdaej doiq bouxbingh guh bingzciengz dijgenj le caiq guh, dwg gij banhfap dienzbouj gij linzcangz ywbingh seizneix mbouj miz cienmonz genjcaz bingh gingnyinz.

② Genjcaz benq binghcauq gingnyinz aendungx caeuq gij daegdiemj yangzsing binghcauq gingnyinz ciengzseiz raen haenx. Fuengfap yawj binghdungx cujyau yinvu dwg daezhawj ywbingh duenhdingh. Yawj binghdungx faen dieg bae cazcauq, aeu maenhrox yungh gij fuengfap gingnyinz cienhangh fwngz saujmyauz cazcauq aenfap fwngzgung, cungfaen yungh mehfwngz caeuq byai fwngz gij lingzminjdoh de, dawz seiq lwgfwngz doxgyoeb caeuq lwgfwngzmeh fajfwngz gung cuengq youq gwnz dungx, seiq lwgfwngz maenhdingh fazveih gij cozyung fajfwngz gung yunghrengz naenx, hawj mienh lwgfwngzmeh caeuq byai fwngz fazveih gij cozyung genjcwz lingzvued nunod、cietbued、ndaekbued daengj. Yungh byai lwgfwngzmeh bae genjcaz seiz, hab aeu byai ribfwngz buenqnyied daengjsoh youq gij fuengyiengq gingnyinz hengz bae haenx, baenzneix daeuj daezsang naengzlig faenbied. Mwh fatyienh binghcauq sienqdungx, wnggai guh gyaepriz seizseiz genjcaz daengz goekbyai; fatyienh binghcauq baenz naed roxnaeuz baenz ndaek, aeu habdangq bienqvuenh fuengfap fwngz genjcaz, daeuj cazmingz gij daegdiemj binghcauq yangzsing.

③ Gij cujyau doiqsiengq gingnyinz fwngz saujmyauz cazcauq aendungx. Cujyau genjcaz cujciz ndangnoh aendungx、cujciz nyinzmueg caeuq aenndang youq majhung bienqvaq seiz gij haenzcik louz roengzdaeuj haenx, dwg mbouj dwg mizok swnghvuz yienghsiengq bienqvaq. Linghvaih, aeu doiq gij swnghvuz mbouj doengz ndaw dungx gaenq cauxbaenz haenx lai guh faenbied. Ndigah, gij cungdenj yawj binghdungx dwg cazyawj "sam noh sam sienq" caeuq vujcoubi.

④ Gaengawq aen fazcwz ywbingh gingnyinz "gietndaek couh in" caeuq "aeu gizin guh hezvei" Cunghyih《Neigingh · Gingnyinz》lwnhgangj, gingnyinz ywbingh youq genjcaz binghdungx seiz, gaengawq binghcauq gingnyinz miz gij daegdiemj indot mbouj cingqciengz doiq gij gingnyinz cujciz baihgwnz gangj haenx guh genjcaz, gij binghcauq gingnyinz giz indot ciengzseiz raen haenx yienh'ok gij gvilwd faenbouh sam sienq binghcauq、binghcauq vujcoubi、sam noh binghcauq daengj.

⑤ Aendungx gingnyinz sam sienq ciuq gingmeg caeuq gij roenloh gingmeg hengz bae daeuj gangj, faenbied gvi megnyaemh、gingnyinz cuzyangzmingz、gingmeg caeuq gingnyinz cuzsauyangz、ginghsen gingmeg soj guenj. Sienq megnyaemh youq sienqgyang aendungx, gwnzlaj doengdap, cingqngamj caeuq dungxbegsienq doxhab, diemj binghcauq gingnyinz daj gwnz daengz laj lai fat youq genduzgwnh、cunghvanjhez、liengzmwnzhez caeuq gwnz saejndw conq ndeu, dingzlai yienh'ok binghcauq giethoh, hix ndaej raen yienh'ok binghcauq gingnyinz sienqdinj luenzgyaeq. Cungj mbouj dwg soujsuz louz roengz, aeu gingnyinz fajfwngz gung guh cietbued genjcaz, ndaej nyinh'ok gij gyaihhanh gingnyinz binghcauq, bouxbingh ciepsouh binghcauq fajfwngz gung cietbued yawjbingh seiz roxnyinh daengz indot. Gingnyinz cuzyangzmingz、sienq gingmeg caeuq gingnyinz cuzdaiyinh、sienq gingmeg gij baihndaw baihrog dox cozyung haenx, lumj yienh'ok sienq muegnyinz feuz, caeuq aendungx caengzlaeg sienq gihsing "nyinzrungq" guhbaenz gij gvanhaeh ndaw rog doiqwngq. Buenqyezsienq aendungx gapbaenz aendungx daihngeih sienqsingq binghcauq gingnyinz giz lai fat. Binghcauq gingnyinz yangzsing buenqyezsienq lai fat youq buenq nyiedsienq caeuq leqgung guhbaenz giz gyaugak, dahwngzhez mbiengjrog cizsuijbingz caeuq laj dungx. Gij sienqloh gingnyinz cuzdaiyangz hengz youq henz dungx caeuq gij mozcizsoj vaisezgih dungx daihdaej doxhab, guhbaenz aendungx sam sienq binghcauq giz lai fat, gij gingnyinz binghcauq de ciengzseiz youq daihcib leqgung caeuq daih cib'it leqgung hainduj, baihgwnz coh henz aek ietraez, baihlaj ngeng coh aendungx, yienh'ok gij binghcauq diuzlienh. Yungh aenfap gingnyinz fwngz gunggimz daez nip mbaengq siucauq, ndaej daezhwnj binghcauq diuzlienh, bouxbingh roxnyinh daengz inget dangqmaz, dwg cauxbaenz henzdungx inget caeuq daep gietndongj gij yienzaen baenzbingh ciengzseiz raen.

⑥ Laj dungx diuz sienq vujcoubi couhdwg laj saejndw diuzsienq cungqgyang vujcoubi、diuzsienq coubi ndaw henz saejndw (song) caeuq diuzsienq coubi rog saejndw (song), gij binghcauq gingnyinz de yienh'ok yienzgaenj diuzlienh, laj dungx inget, gingnyinz binghcauq yiengh lumj sienqhingz diuzlienh, gengndongj, gij daegcwng diuzlienh doedok, naenx seiz roxnyinh inget mbouj cingqciengz.

⑦ Aendungx sam gih binghcauq. Binghcauq gingnyinz aendungx gihsing ciengzseiz fatyouq dungxcizgih、fuvaisezgih caeuq ndangnoh hwet dagih (song henz ndokhwet laeng dungx, lumj "dungxnyinzrungq").

7. Cazcauq Benq Gingnyinz Hwet

Hwet dagih youq baihlaeng dungx, daj ndokhwet hainduj daengz hwngzduz, baihlaj daengz gyazvoh caeuq gyazgih habbaenz gyazyauhgih, daengz ndokgaj siujcienj sat, dwg noh gagoek giengzdaih, miz gij daegdiemj roen gyae、dingjrengz hung、dandog siuhmoz、ndaw noh hamz miz sinzgingh lai (roek diuz sinzgingh aenndang) daengj, dwg gij bouhvih gingnyinz naetsieng ciengzseiz raen haenx, ndigah gij binghyiengh gingnyinz sonjsieng dingzlai deng yawjlawq, dwg gij yienzaen ndumjyouq cauxbaenz dungx in、hwet ga in ndawde aen ndeu. Doiq ndangnoh hwet guh gingnyinz cienhangh fwngz saujmyauz cazcauq miz yiyi daegbied.

8. Genjcaz Binghcauq Lai Mienh

Ndangdaej mienh dingjgang mienh binghcauq caeuq gij binghcauq roen'gyae sienqsingq (couhdwg gingnyinz sam yaem caeuq gingnyinz sam yiengz dingjgang faenbouh) dwg gwnz linzcangz binghcauq lai mienh gij bouhvih lai fat (couhdwg guhbaenz yaemyiengz lai diuz megloh caemh miz bingh). Aenfap gingnyinz cienhangh fwngz saujmyauz cazcauq daegbied yawjnaek binghcauq gingnyinz lai mienh cazbingh, caemhcaiq laebhwnj gij fazcwz lai mienh baenzroix cazcauq、 lai mienh baenzroix gej suj caeuq lai mienh baenz roix siucauq yawjbingh haenx. Seizneix dawz gij fuengfap cazcauq lai mienh binghcauq hoz aek baihlaeng sam gak caeuq hwet dungx ga (caekhaex) sam gak gwnz linzcangz ciengzseiz raen haenx youq lajneix genjdanh lwnhgangj.

Ciet Daihsam　Gij Daegdiemj Hezvei Binghcauq Gingnyinz

It. Gij Hezvei Ywbingh Roxnaeuz Suhez Ywbingh

Hezvei binghcauq gingnyinz dwg gij bouhvih daegdingh gingnyinz ywbingh aeu daeuj diuzcez aenndang dungdai hozdung caeuq bingzyaenx goengnaengz, dajneix saedyienh ndangvunz bingh cawz demgya souhmingh, vahsug heuhguh ywbingh hezvei roxnaeuz ywbingh suhez.

(1) Hezvei binghcauq gingnyinz dwg Cunghyih megloh cimcit suhez aen gapbaenz bouhfaenh youqgaenj, doenggvaq siucauq ndaej dabdaengz soeng nyinz sanq giet、 hoengh lwed sanq cwk、 raeuj doeng ndoknyinz、 aeu doeng daeuj bouj caeuqlienz diuzcez gij heiqlwed、 yaemyiengz ndangvunz bingzyaenx daengj, dwg Cunghyih、 Ywcuengh lwnhgangj lijlun gohyoz ndangvunz aen gapbaenz bouhfaenh youqgaenj ndeu.

Ciuq gij lijlun megloh yozsoz Cunghyih, gingnyinz dwg gij lienzsug cingzfaenh megloh; "nyinz caeuq meg gyoebbaenz hidungj", cibngeih gingnyinz dwg aen dijhi nyinznoh gij heiq cibngeih gingmeg comz giet sanq youq naeng、noh、ndangnoh、nyinz、mueg、sai daengj genga ndangdaej. Aen dijhi neix youq cujciz gezgou fuengmienh "henhoh daengx ndang", youq goengnaengz fuengmienh miz gij cozyung "baihndaw hoh daepbwt" "baihrog wngq swhyienz"; doengzseiz ndangnoh iet suk, dwg gij diuzgen baujcwng ndangdaej youq hoenggan ndaej guh hozdung bietdingh aeu miz. Vihneix, vunzraeuz guh hozdung liz mbouj ndaej aen hidungj nyinznoh. Gaemdawz gij bouhvih daegdingh neix caeuq gij gvilwd faenbouh de, aeu gij soujduenh ywbingh gingnyinz seiq lienz gejnyinz cunghab siucauq, fazveih gij yauqwngq ywbingh hezvei binghcauq gingnyinz, haiok roenmoq aeu nyinz doeng meg、 siucauq gej giet、aeu doeng guh bouj、yw nyinz bingh ndei.

(2) Hezvei binghcauq gingnyinz dwg gij yienghceij binghleix gingnyinz cungj fanjying ndeu, miz gij daegdiemj daegbied yienghsiengq ndaej caz. Aenfap gingnyinz cienhangh fwngz saujmyauz cazcauq gingnyinz ywbingh cauhlaeb haenx, dwg cungj fuengfap mizyauq ndaej dinghsingq caz ok hezvei binghcauq gingnyinz ndangvunz.《Loihging》ceij ok, gingnyinz dwg gij gezgou cujciz "lienzciep ndokndang" "henhoh daengx ndang". Gangjmingz le de caeuq gingmeg gij cujyau mbouj doengz de dwg "ndaw mbouj miz hoengq" "gak miz dinghvih".《Lingzsuh》denhnenz、cwcez caen yak daengj biencieng ceijok, gij "gej leih" ndangnoh caeuq gvanhcez, dwg ndangdaej swnghlij fuengmienh gij yienghceij binghciengz, hoeng "nyinzgeuq" "comzgiet" daengj dwg gij yienghsiengq biujyienh gingnyinz miz bingh, daezok "geng youh gaenj, buq cix sanq bae, heiq roengz cix dingz", neix couhdwg gij fazcwz ywbingh gej giet daeuj siucauq. Gvendaengz aenfap gingnyinz cienhangh fwngz saujmyauz caz cauq,《Lingzsuh · Gingnyinz》daezok gij lwnhgangj "aeu gizin guh suhez",《Lingzsuh · Heiq Seiqseiz》daezok fuengfap dinghvih genjcaz "aeu lwedheiq hezvei daeuj doekdingh",《Lingzsuh · Beisu》gangj daengz gij gingniemh genjcaz "youq ndaw gyang gej",《Lingzsuh · Veigi》

gangj daengz aenfap fwngz lumh caz cauq "bietdingh aeu fwngz naenx bae cazyawj". Yihyoz ciuhneix doiq gingnyinz (aeu yonjcujciz guh lawhheuh) gij binghlij biujyienh daegbied miz caeznyinh, daezok gij yienghsiengq biujyienh de miz giethoh、giet hoh iq inget、muegnyinz fatyienz、ndangnoh gietndaek daengj, hoeng doiq gij daegdiemj yienghsiengq de haeujlaeg yenzgiu gig noix, hoeng X gvangh、B cauh、CT cigdaengz hwzswzgungcin daengj genjcaz, gij naengzlig faenbied gingnyinz haemq daemq. Ndigah, yihyoz ciuhneix doiq gingnyinz binghhleix cangdai fanjying gij yienghsiengq biujyienh daegbied de, lumjbaenz giz dieg de soj youq、yienghsiengq loihhingz、miz mbouj miz gvilwd goekgaen lienzhaeh caeuq doiq ndangdaej miz maz yingjyangj daengj, cix mbouj ndaej hidungj bae liujgaij.

(3) Gij doiqsiengq cigciep ywbingh dwg aen hidungj nyinznoh ndangvunz, hamz miz naengnoh、ndangnoh、nohgienq、muegnoh、yindai, cujciz muegsingq、gezdi cujciz gvangqlangh, bouhfaenh sinzgingh satbyai、sailwed、linzbah cujciz daengj. Doenghgij cujciz neix gapbaenz gij ganjsougi caeuq yindunggi hungloet ndangvunz, lienzhab gi'gvanh gezgou, youq ndaw ndang gizlawz gizgiz cungj daengz, doiq ndangvunz miz gij cozyung baujhoh、dienzcung、lienzgiet、daemxcengj、onjmaenh、daehsoengq yingzyangj、fuengzre daengj. Doenghgij cujciz neix mboujlwnh gizlawz miz binghbienq, bietyienz yaek cauxbaenz baenzroix fanjying doxlienz, fatseng nangqdaengz binghbienq. Doenghgij binghbienq neix fatseng nyinzgeuq、nyinzgiet、gietcauq daengj linzcangz biujyienh dan'it caeuq fukhab, aeu inget caeuq ndaej bungqdaengz gij vwndiz miz yienghsiengq haenx, lumjbaenz bingh cunghhab noh nyinz mueg inget, binghcunghhab ndokndang inget daengj cungj aeu inget、noh cienglig demsang caeuq ndaej lumh daengz gingnyinz yangzsing binghhyiengh guh cujyau biujyienh.

(4) Aeu Cunghyih ginghdenj lwnhgangj guh giekdaej cujyau laeblwnh, doengzseiz youq yenzgiu gij binghhleix gihci binghhyiengh gingnyinz ndawde, daegbied dwg youq yenzgiu aen gihci cibngeih gingnyinz biubonj dozyiengh

ciuhgeq guhbaenz seiz, cungfaen supaeu Cunghyih gvendaengz "heiqgai" duenh gaemguenj、"cezgyauhvei" gaep loq gaemguenj mbouj bingzyaenx、"seiq veiz doxlawh" bae ywbingh caeuq aen fap Cunghyih yawj binghdungx; supaeu gij gingniemh "caznyinz" ndawbiengz Bouxcuengh, cauhlaeb le aenfap gingnyinz cienhangh fwngz saujmyauz cazcauq, caemhcaiq yungh youq linzcangz. Baez daih'it youq ndaw ndangvunz fatyienh 200 lai aen hezvei gingnyinz, biengjloh le 48 cungj bingh nanz yw gij yienzaen nyinzsingq cauxbaenz, fatyienh binghcauq gingnyinz suhez dwg gij yienzaen cauxbaenz heiqlwed cwk, yinxhwnj goengnaengz ndangdaej mbouj bingzyaenx gij yienzaen youqgaenj ndawde aen ndeu, aeu aenfap gingnyinz seiq lienz gej nyinz bae cunghab soeng nyinz gej giet, ndaej yw ndei lai cungj bingh ngeiznanz, daejyienh ok gij daegsaek ywbingh lumjbaenz gingnyinz fwngz cienhangh saujmyauz caz cauq、siucauq.

(5) Daj vunz ciuhgeq gangj daengz cibngeih gingnyinz cungj dwg daj byai fwngz byai din hainduj, yienzhaeuh daj byai fwngz byai din iet coh ndang, youq gij sienqgyoengq gwnz mienhgyaeuj aek dungx byaijyiengq haenx dingz, gangjmingz vunz ciuhgeq gaenq nyinhrox daengz gij satbyai ribfwngz ndangvunz caeuq aenndang sugsim ndawde miz sienqyinxrengz daeuj bengrag, neix dwg aenndang dungdai hozdung bietyienz cauxbaenz. Lumjbaenz fajfwngz gaem doxgaiq seiz, gij rengzlig rengzgaem lwgfwngz oklaeng giz dingjrengz daemxcengj sugsim aenndang, danghnaeuz diuzgen mbouj miz rengz daemxcengj aenndang, couh saetbae gij goekdaeuz rengz dungdai hozdung. Dajneix ndaej rox, gij saedcaet cibngeih dozsienq gingnyinz dwg gij sienqyinxlig bengrag aenndang dungdai hozdung, couhdwg ndangvunz dungdai hozdung, miz gij cozyung sienqyinxlig sawywbingh ciuhgeq cibngeih gingnyinz biugeiq haenx.

Ndangvunz dungdai hozdung gvihaeuj gihgaising yindung, cawz souhdaengz hoenggan hanhhaed caixvaih, hix deng doenghlig aenndang hanhhaed. Mwh vunzbingh sainyieg daengz aenndang mbouj miz naengzlig ninz hwnqmbonq, couhdwg gij biujyienh bonjndang doenghlig mbouj gaeuq. Aenndang "mauhgvaq gughanh", bonjndang dungdai hozdung hix couhdwg guh gij hozdung mauhgvaq aen ndangdaej bonjfaenh dingj ndaej haenx, hix bietyienz cauxbaenz gingnyinz aenndang sonjsieng. Daj cibngeih gingnyinz bengrag sienqyinxlig dungdai hozdung daeuj yenzgiu mwh sienq gingnyinz "mauhgvaq hanhdoh" cozyung youq gizwngqlig, couh ndaej cauxbaenz diemjwngqlig mizok diemj binghcauq gingnyinz sengleixsingq, gvaqlaeng youz diemj daengz sienq、youz sienq daengz mienh, caiq youz mienh ndeu yiengh lai mienh yienjbienq, doeklaeng yinxhwnj guhbaenz gingnyinz diemj、sienq、 mienh caeuq lai mienh baenzroix binghbienq.

Ngeih. Gij Gvanhaeh Hezvei Binghcauq Cibngeih Gingnyinz Caeuq Hezvei Cimcit Cibngeih Gingmeg

Gij hezvei binghcauq caeuq hezvei cimcit cibngeih gingnyinz cungj dwg ndangvunz miz swnghvuz hozsing gij gapbaenz ndangdaej daegbied, cungj miz gij goengnaengz ndaej diuzcez ndangdaej yaemyiengz bingzyaenx daengj, youq conzdungj yihyoz guek raeuz miz gij diegvih caeuq cozyung gig youqgaenj. Ndigah, damqra gij gvanhaeh suhez nyinz caeuq meg, doiq gingnyinz ywbingh caeuq cimcit ywbingh miz yiyi cikgig. Hezvei binghcauq gingnyinz caeuq hezvei cimcit gingmeg miz gij singqsaet doxdoengz haemq lai.

(1) Gingnyinz caeuq gingmeg cungj dwg aen bouhfaenh youqgaenj gapbaenz gezgou ndangvunz. Gingnyinz couhdwg gij lienzsuz gingmeg, "nyinz caeuq meg gaepbaenz hidung", ndigah, hezvei binghcauq gingnyinz caeuq hezvei cimcit gingmeg cungj dwg suhez megloh.

(2) Cibngeih gingnyinz caeuq cibngeih gingmeg youq gwnz ndang gij fuengyiengq faenbouh、fuengyiengq hengz bae caeuq gij bouhvih ginggvaq haenx daihdaej doxdoengz, miz gij gvanhaeh caezcaemh hezvei binghcauq gingnyinz caeuq hezvei cimcit gingmeg doengzseiz youq diuz sienqmeg ndeu

mizyouq.

(3) Gij linzcangz binghyiengh cibngeih gingnyinz caeuq cibngeih gingmeg miz cungj biujyienh dox iemqhaeuj、dox yungzhab haenx, lumjbaenz gingmeg cuzdaiyangz caeuq gingnyinz cuzdaiyangz miz hoz、baihlaeng、hwet、biz、gauh、gahengh、din inget.

(4) Cimcit cingj、yingz、yiz、yienz、meg、hozsuhez couhdwg heiq gingmeg ok haenx, lae gvaq caeuq giz haeujok daengj gij hezvei daegdingh cungj youq seiq gven (gvanhcez genga gencueg gyaeujhoq gizgyae). Neix caeuq gingnyinz "nyinz gyonj youq hoh" yawjnaek hezvei seiq aen gvan doxhab, miz ywbingh giekdaej doxdoengz.

(5) Gingnyinz caeuq cimcit ywbingh cungj dawz suhez dinghvih ywbingh, cungj dawz "ndaejheiq" suhez dangguh gij byauhcunj bingzgyaq ywbingh ndeirwix.

(6) Gij cujciz cimcit cim camx conzdungj camx haeuj haenx, saedsaeh dwg gij cujciz nyinznoh camx haeuj gingnyinz, gingnyinz ywbingh hix cigciep cozyung youq hidungj nyinznoh. Song cungj fuengfap ywbingh youq bonjcaet fuengmienh mbouj miz maz mbouj doengz. Cimcit ywbingh liz mbouj ndaej gingnyinz, gingnyinz ywbingh saedsaeh dwg cungsaed caeuq fazcanj wngqyungh cimcit ywbingh conzdungj.

Hezvei binghcauq gingnyinz caeuq hezvei cimcit gingmeg faenbouh caeuq aeu hezvei miz gij cengca daegdiemj lajneix.

(1) Hezvei binghcauq gingnyinz youq ndangdaej faenbouh caeuq hezvei cimcit gingmeg faenbouh miz cengca. Hezvei cimcit dingzlai aeu ciuhgonq danlied suhez gingmeg gwnz sienq hengz bae guhcawj, aeu rogmeg gizhcz guh bangbouj. Hezvei binghcauq gingnyinz cix ciuq roenloh sienq gingnyinz miz gij hingzsik faenbouh doxdaeb、fukhab, ndigah gij mienh faenbouh de haemq gvangq, guhbaenz danmeg suhez comzgyoengqmienh; danghnaeuz doxgyoeb meg yaemyiengz mienh faenbouh haeujbae, hezvei binghcauq gingnyinz lij miz gij daegdiemj diemj、sienq、mienh caeuq lai mienh.

(2) Gij fuengfap dinghvih aeu hezvei binghcauq gingnyinz caeuq gij fuengfap dinghvih aeu hezvei cimcit conzdungj miz cengca. Cimcit aeu hezvei conzdungj, dingzlai aeu aenfap ciuq meg conq doh aeu hezvei bae doekdingh gizdieg suhez, hoeng gingnyinz ywbingh dwg aeu gij yienghsiengq suhez binghcauq gingnyinz, aenfap gingnyinz cienhangh fwngz saujmyauz caz cauq lumh caz daengz haenx dangguh baengzgawq dinghvih. Ndigah dinghvih suhez binghcauq gingnyinz ywbingh, miz gij daegcwng yienghsiengq suhez gwzgvanh, miz gijndei daegcwng gwzgvanh saedbauj ywbingh cig daengz gizbingh、"ndaejheiq" yienhda daengj.

(3) Gij hezvei binghcauq gingnyinz ywbingh lij miz gij daegdiemj ndaej lumh cazdaengz baenzroix yienghsiengq gingnyinz binghcauq lai yiengh, youz gij binghyiengh muegsai nyinznoh aen dijhi gingnyinz gapbaenz.

Ciet Daihseiq   Gij Dinghvih Caeuq Anmingz Hezvei Binghcauq Gingnyinz

It. Ciuq Gveihgingh、 Gizdieg Dinghvih Anmingz

Ciuq hezvei binghcauq cibngeih gingnyinz cungj faenbied gvihaeuj diuz ging neix, yienzhaeuh ciuq benq gingnyinz de ciuqhengz dabdaengz gonqlaeng haenx, faenbied dawz suhez dinghvih youq gak giz gingnyinz; mwh giz ndeu doengzseiz caz miz lai aen hezvei binghcauq gingnyinz, couh ciuq diuz ging hengz benq dieg neix gonqlaeng, yungh soqcih Ahlahbwz guh sihau daeuj faenbied biugeiq, faenbied daibyauj gij sihau hezvei binghcauq gingnyinz benq dieg neix. Lumjbaenz gingnyinz fwngzdaiyangz, benq dieg de hengz bae ginggvaq haenx dwg ceij benq gingnyinz angjfwngz、 benq gingnyinz gencueg、 benq gingnyinz baihlaeng lajeiq、 benq gingnyinz ndokleq gwnz mbaq caeuq laj ndokleq、benq gingnyinz laeng hoz、benq gingnyinz henz najbyak、benq gingnyinz naj daengj dieg. Gij hezvei gingnyinz doengh benq dieg neix gvihaeuj gingnyinz fwngzdaiyangz.Youh lumjbaenz benq gingnyinz laj ndokleq, cazyawj miz roek aen hezvei binghcauq gingnyinz, couh faenbied yungh 1～6 hauh daeuj daibyauj benq gingnyinz laj ndokleq 6 aen hezvei binghcauq gingnyinz, heuhguh fwngz daiyangz laj ndokleq hezvei 1 hauh, hezvei 2 hauh, hezvei 3 hauh……

Ngeih. Ciuq Gizdieg Dinghvih Anmingz

Gij hezvei binghcauq gingnyinz ciuq gizdieg dinghvih anmingz haenx, dwg youq ndaw ndangvunz dieg gingnyinz gak duenh, cigciep dawz suhez dinghvih aeu sihau daeuj anmingz, de mbouj faen suhez gveihgingh gvihaeuj, lumjbaenz benq cujciz gingnyinz gvanghyiz miz bet aen cujyau suhez gingnyinz, cigciep anmingz guh benq cujciz gingnyinz gvanghgwz hezvei 1 hauh、benq cujciz gingnyinz gvanghgwz hezvei 2 hauh、benq cujciz gingnyinz gvanghgwz hezvei 3 hauh…… benq gingnyinz henz rwz miz suhez gingnyinz roek aen, cigciep anmingz guh benq gingnyinz henz rwz hezvei 1 hauh、benq gingnyinz henz rwz hezvei 2 hauh、benq gingnyinz henz rwz hezvei 3 hauh…… camciuq hezvei gingnyinz dozywbingh daeuj dinghvih aeu hezvei daeuj duenhbingh, miz gijndei lohnaemj cingcuj、dinghvih suhez binghcauq cinjdeng、gizdieg ywbingh caebcomz、guh hwnjdaeuj genjdanh fuengbienh.

Sam. Ciuq Hezvei Binghcauq Ginghginh Goengnaengz Daegbied Daeuj Anmingz

Hezvei binghcauq goengnaengz daegbied ceij youq gij bouhvih daegdingh youq ndaw dieg gingnyinz gak duenh ndangvunz, miz gij goengnaengz daegbied ndaej yw moux cungj binghyiengh. Lumjbaenz gij hezvei binghcauq gingnyinz daegbied mizyauq yw gij bingh nohhwet inget、 gij hezvei binghcauq gingnyinz daegbied mizyauq yw mbiengj gyaeuj inget、 gij hezvei binghcauq gingnyinz daegbied mizyauq yw ndoksej in daengj.

Seiq. Ciuq Hezvei Binghcauq Gingnyinz Baenzroix Gej Suj Daeuj Anmingz

Baenzroix gej suj dwg aen mingzswz hezvei binghcauq gingnyinz daegbied miz, gij neihanz de dwg youz hezvei binghcauq gingnyinz yienzfat gizyawz hezvei binghcauq, cauxbaenz gij binghcauq gingnyinz byai caeuq goek caemh miz, ywbingh seiz, hab dawz song cungj binghcauq guhbaenz baenzroix hezvei caez yw, cijndaej daddaengz gij muzdiz goek byai caez yw. Baenzroix hezvei binghcauq gingnyinz ndaej faen baenz sam cungj loihhingz: ① Baenzroix hezvei binghcauq gingnyinz gwnz dozsienq gingnyinz dwg youq gwnz ndangvunz daengx diuz roenloh cibngeih gingnyinz cazbingh daeuj doekdingh dij hezvei binghcauq gingnyinz ndawde. ② Baenzroix hezvei gingnyinz binghcauq baenz duenh couhdwg daengx diuz roenloh gingnyinz guhbaenz hezvei faen baenz duenh, lumjbaenz daengx gocwngz gingnyinz fwngzdaiyangz daj fwngz byaij daengz henz najbyak, gij faenduenh de guhbaenz duenh gyaeuj naj、 duenh hoz mbaq、 duenh gencueg、 duenh gengoenh lwgfwngz fajfwngz seiq duenh. Gij hezvei binghcauq gingnyinz seiq duenh neix genjdanh heuhguh duenh hezvei. Youq ywbingh duenh hezvei seiz, aeu guh daengz duenhduenh cungj yw, daddaengz gij muzdi baenzroix gej suj, ndigah youh heuhguh baenzroix binghcauq gej suj. ③ Baenzroix hezvei binghcauq gingnyinz mienhsingq couhdwg gij hezvei ndangdaej caeuq genga youq caemh aen bingzmienh ndeu, de dwg gyoengq dieg hezvei cunghab caemh aen bingzmienh ndeu song diuz sienq gingnyinz. Lumjbaenz benq gingnyinz mbiengj rog baihlaeng caekhaex caeuq caekhaex, miz gingnyinz cuzdaiyangz caeuq gingnyinz cuzsauyangz hengz bae, benq gingnyinz neix ndaej miz hezvei binghcauq gingnyinz song diuz gingsienq doengzseiz caemh youq. Ywbingh seiz aeu baenzroix hezvei binghcauq gingnyinz benq gingnyinz neix daeuj duenhbingh ywbingh.

Haj. Ciuq Hezvei Binghcauq Gingnyinz Lai Mienh Daeuj Anmingz

Hezvei binghcauq gingnyinz lai mienh, dwg ceij gyoengq hezvei binghcauq gingnyinz yaemyiengz gezgangsing sienq gingnyinz binghbienq caemhmiz cix okyienh haenx. Lumjbaenz sienq gingnyinz yiengzmienh cazok miz hezvei binghcauq gingnyinz, doengzseiz youq sienq gingnyinz yaemmienh hix caz daengz, lumjbaenz genjcaz hwet dungx ga sam lienz ndaej caz daengz hwet、 caekhaex、 ga caeuq ndokluengqdungx caeuqlienz dungx "nyinzrungq" cungj caz daengz gij hezvei binghcauq gingnyinz yangzsing. Doenghgij binghcauq neix yienh'ok hwet dungx ga sam mienh binghcauq caemhmiz, ndigah heuhguh hezvei binghcauq gingnyinz lai mienh. Bencwng yw gij hezvei binghcauq gingnyinz lai mienh dwg gapbaenz gij bouhfaenh youqgaenj bencwng yw gij bingh gingnyinz ndawde aen ndeu.

Roek. Gij Hezvei Binghcauq Gingnyinz Caeuq Hezvei Cimcit Doxhab Haenx Ciuq Gij Mingzcoh Hezvei Cimcit Daeuj Anmingz

Gij hezvei binghcauq gingnyinz caeuq hezvei cimcit doxhab haenx ciuq gij mingzcoh hezvei cimcit daeuj anmingz. Lumjbaenz, gij hezvei gingnyinz fwngzdaiyangz giet youq giz vanzguz (yujduz) haenx, heuhguh hezvei binghcauq gingnyinz vanzguz fwngzdaiyangz; gij hezvei gingnyinz fwngzdaiyinh giet youq baihnaj mbaq, heuhguh hezvei binghcauq gingnyinz naj mbaq…… giz nyinzgiet sengleixsingq gingnyinz hengz bae ginggvaq haenx okyienh nyinzgiet binghleixsingq seiz, ciuq mingzcoh giz nyinzgiet sengleix daeuj anmingz.

Caet. Gij Hezvei Cibngeih Gingnyinz Hengzbae Daengx Diuzroen Faensanq Youq Benqdieg Haemq Gvangq Caemhcaiq Youq Caemh Aen Bingzmienh Ndeu Aeu Mingzcoh Benqdieg Haenx Daeuj Anmingz

Gij hezvei cibngeih gingnyinz hengzbae daengx diuzroen faensanq youq benqdieg haemq gvangq caemhcaiq youq caemh aen bingzmienh ndeu, aeu minzcoh gizdieg haenx daeuj anmingz. Lumjbaenz gingnyinz fwngzdaiyinh faensanq doenggvaq gwz le, doxgyonj youq laj aek, daengz ndoksej, gij hezvei binghcauq gingnyinz benq ndoksej haenx aeu ndoksej gonqlaeng daeuj dingh gij hezvei binghcauq gingnyinz; gij hezvei gingnyinz fwngzdaiyangz heux ndokleq, cix aeu ndokleq henz ndaw、henz rog、baihndaw gak gwnz、baihndaw gak laj daengj bouhvih daeuj anmingz gij hezvei binghcauq gingnyinz.

Ciet Daihhaj Cibngeih Gingnyinz Hengz Bae Caeuq Binghcauq Faenbouh

It. Gingnyinz Fwngzdaiyangz

(1) Hengz bae: Gingnyinz fwngzdaiyangz dwg cibngeih gingnyinz ndawde diuz ndeu,《Lingzsuh · Gingnyinz》ndawde geiqsij de daj lwgfwngzgeiq

baihgwnz hainduj, giet youq gengoenh, baihgwnz riengz diuzgen mbiengj ndaw, giet youq baihndaw gengoek (yuiguz ndaw gencueg) le, laebdaeb riengz diuzgen baihndaw hengz bae, giet youq lajeiq. Faennga byaij coh baihlaeng lajeiq, baihgwnz heux ndokleq, riengz henz hoz, byaij youq baihnaj gingnyinz cuzdaiyangz, giet youq vanzguz (yujduz) laengrwz; faennga haeuj daengz ndaw rwz; gij soh hengz bae haenx ok baihgwnz rwz, coh laj giet youq lajhangz, baihgwnz gvi rog da. Gwnz hoz nga ndeu coh lajhangz, riengz baihnaj rwz, gvi rog da, ginggvaq najbyak daengz gwnz gyaeuj (doz 3-1).

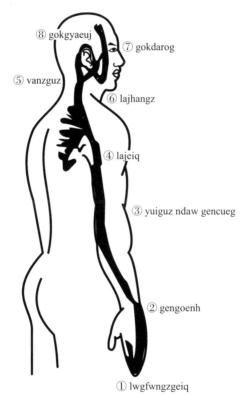

Doz 3-1　doz gingnyinz fwngzdaiyang hengz bae

(2) Gizdieg cujyau faenbouh: Benq gingnyinz lwgfwngzgeiq、benq gingnyinz rog gengoenh fajfwngz、benq gingnyinz baihlaeng gencueg、benq gingnyinz gengwnz mbiengj laeng、gingnyinz gwnz ndokleq caeuq laj

ndokleq、benq gingnyinz dasiuj yenzgih、benq gingnyinz baihlaeng hoz、benq gingnyinz laenggyaeuj、benq gingnyinz rwz、benq gingnyinz baihrog naj、benq gingnyinz gwnzgyaeuj、benq gingnyinz gvaengzda rog.

(3) Cujyau binghcauq gingnyinz: Binghcauq gingnyinz lwgfwngzgeiq、binghcauq gingnyinz rog gengoenh fajfwngz、binghcauq gingnyinz baihlaeng gencueg、binghcauq gingnyinz baihlaeng gengwnz、binghcauq gingnyinz gwnz ndokleq caeuq laj ndokleq、binghcauq gingnyinz dasiuj yenzgih、binghcauq gingnyinz baihlaeng hoz、binghcauq gingnyinz laenggyaeuj、binghcauq gingnyinz rwz、binghcauq gingnyinz baihrog naj、binghcauq gingnyinz gwnzgyaeuj、binghcauq gingnyinz rogda.

Ngeih. Gingnyinz Fwngzsauyangz

(1) Hengz bae: Gingnyinz fwngzsauyangz dwg cibngeih gingnyinz ndawde diuz ndeu,《Lingzsuh · Veigi》naeuz: "Gij goek fwngzsauyangz, youq lwgfwngzgeiq caeuq lwgfwngzcaemj baihgwnz song conq (《Gyap Iet》guh sam conq)", daihgaiq youq giz cunghcuh、yangzciz; "biugeiq youq laeng rwz gok gwnz laj rog da", daihgaiq youq danghgozsunh、swhcuzgungh、dungzswjmiu daengj giz hezvei.《Lingzsuh · Gingnyinz》geiqloeg de daj byai lwgfwngzcaemj hainduj, giet youq gengoenh, riengz gen hengz doxhwnj giet youq gencueg, ginggvaq mbiengj rog gen gwnz、gwnz mbaq、gvaq gwnz hoz doxgyonj youq gingnyinz fwngzdaiyangz. Gij faennga de, mwh lajhangz haeuj daengz linx; faennga gok hangzgwnz hangzlaj, ciuq baihnaj rwz bae, gvi gokdarog, ginggvaq gwnz najbyak, giet youq gokgyaeuj (doz 3-2).

84

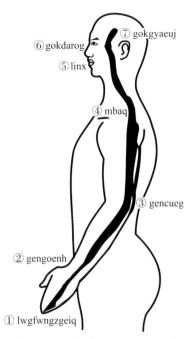

Doz 3-2　doz gingnyinz fwngzsauyangz hengz bae

(2) Gizdieg cujyau faenbouh: Benq gingnyinz lwgfwngzgeiq lwgfwngzcaemj、benq gingnyinz laeng gengoenh cungqgyang、benq gingnyinz gen naj mbiengj rog、benq gingnyinz gencueg mbiengj rog、benq gingnyinz gen gwnz mbiengj rog、benq gingnyinz gwnz mbaq、benq gingnyinz sauyangz henz hoz、benq gingnyinz mbiengj rog gemjnaj.

(3) Cujyau binghcauq gingnyinz: Binghcauq gingnyinz lwgfwngzgeiq lwgfwngzcaemj、binghcauq gingnyinz laeng gengoenh cungqgyang、binghcauq gingnyinz gen naj mbiengj rog、binghcauq gingnyinz gencueg mbiengj rog、binghcauq gingnyinz gen gwnz mbiengj rog、binghcauq gingnyinz gwnz mbaq、binghcauq gingnyinz sauyangz henz hoz、binghcauq gingnyinz mbiengj rog gwnz naj.

Sam. Gingnyinz Fwngzyangzmingz

(1) Hengz bae: Gingnyinz fwngzyangzmingz dwg cibngeih gingnyinz ndawde diuz ndeu, 《Lingzsuh · Gingnyinz》 geiqloeg de daj lwgfwngzyinx hainduj, giet youq gengoenh, riengz gen hengz hwnjbae, giet youq gencueg mbiengj rog, ginggvaq gen duenhgwnz giet youq gwnz mbaq. Faennga heux ndokleq, henz ndoksaen, gij hengz soh haenx daj gwnz mbaq daengz gwnz hoz; faennga gwnz naj, giet youq henz ndaeng, gij hengz soh bae haenx baihgwnz ok baihnaj gingnyinz fwngzdaiyangz, gwnz gokgyaeuj, baihlaj coh henz lajhangz (doz 3-3).

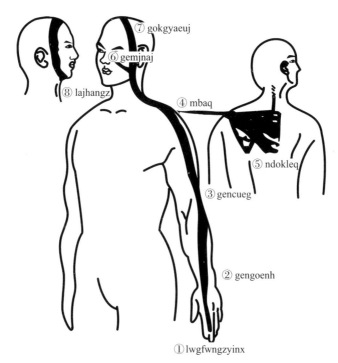

Doz 3–3   doz gingnyinz fwngzyangzmingz hengz bae

(2) Gizdieg cujyau faenbouh: Benq gingnyinz gvanhcez lwgfwngzmeh

lwgfwngzyinx、benq gingnyinz gengoenh mbiengj ndaw、benq gingnyinz gennaj mbiengj rog、benq gingnyinz gencueg mbiengj rog、benq gingnyinz gengwnz mbiengj naj、benq gingnyinz baihnaj mbaq、benq gingnyinz baihnaj hoz、benq gingnyinz gemjnaj、benq gingnyinz baihnaj rwz、benq gingnyinz baihnaj henz rwz、benq gingnyinz najbyak.

(3) Cujyau binghcauq gingnyinz: Binghcauq gingnyinz gvanhcez lwgfwngzmeh lwgfwngzyinx、binghcauq gingnyinz gengoenh mbiengj ndaw、binghcauq gingnyinz gennaj mbiengj rog、binghcauq gingnyinz gencueg mbiengj rog、binghcauq gingnyinz gengwnz mbiengj naj、gingnyinz baihnaj mbaq、binghcauq gingnyinz baihnaj hoz、binghcauq gingnyinz gemjnaj、binghcauq gingnyinz baihnaj rwz、binghcauq gingnyinz baihnaj henz rwz、binghcauq gingnyinz najbyak.

Seiq. Gingnyinz Fwngzdaiyinh

(1) Hengz bae: Gingnyinz fwngzdaiyinh dwg cibngeih gingnyinz ndawde diuz ndeu,《Lingzsuh · Gingnyinz》geiqloeg de daj byai lwgfwngzmeh hainduj, riengz lwgfwngz hwnjbae, daengz angjfwngz le, ginggvaq baihrog bakmeg doenghmeg, riengz duenh gen naj giet youq gencueg cungqgyang, ginggvaq gen gwnz mbiengj ndaw, haeuj daengz lajeiq, baihgwnz ok gezbwnz (ndokgaengzgiengz), giet youq naj mbaq, baihgwnz giet youq gezbwnz, baihlaj giet youq ndaw aek, faensanq doenggvaq gwz, doxgyonj youq laj ndoksej, daengz ndoksej (doz 3-4).

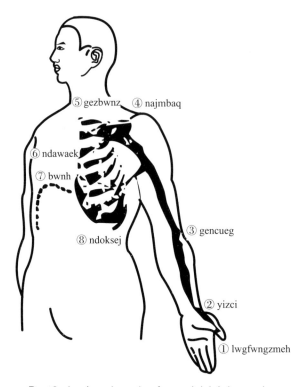

Doz 3–4   doz gingnyinz fwngzdaiyinh hengz bae

(2) Gizdieg cujyau faenbouh: Benq gingnyinz lwgfwngzmeh、benq gingnyinz yizci、benq gingnyinz gengoenh baihndaw mbiengjgwnz、benq gingnyinz diuzgen duenhnaj baihndaw mbiengjgwnz、benq gingnyinz gencueg baihndaw mbiengjgwnz、benq gingnyinz diuzgen duenhgwnz baihndaw mbiengjgwnz、benq gingnyinz naj mbaq、benq gingnyinz ndokgvaengzgiengz、benq gingnyinz ndoksej.

(3) Cujyau binghcauq gingnyinz: Binghcauq gingnyinz lwgfwngzmeh、binghcauq gingnyinz yizci、binghcauq gingnyinz gengoenh mbiengjrog、binghcauq gingnyinz diuzgen duenhlaj mbiengjndaw baihgwnz、binghcauq gingnyinz gencueg baihndaw mbiengjgwnz、binghcauq gingnyinz diuzgen duenhgwnz mbiengjndaw baihgwnz、binghcauq gingnyinz baihnaj mbaq、binghcauq gingnyinz najaek mbiengj rog、binghcauq gingnyinz ndokgvaengzgiengz、binghcauq gingnyinz ndoksej.

88

Haj. Gingnyinz Fwngzsauyinh

(1) Hengz bae: Gingnyinz fwngzsauyinh dwg cibngeih gingnyinz ndawde diuz ndeu, 《Lingzsuh · Gingnyinz》 geiqloeg de daj lwgfwngzgeiq mbiengjndaw hainduj, giet youq douguz (yuiguz); hwnj gwnz giet youq gencueg mbiengj ndaw, hwnj gwnz haeuj daengz lajeiq, caeuq gingnyinz fwngzdaiyinh doxgyonj, bomz youq ndaw cij, giet youq ndaw aek; riengz gwz (bwnh) coh baihlaj lienzhaeh youq saejndw (doz 3-5).

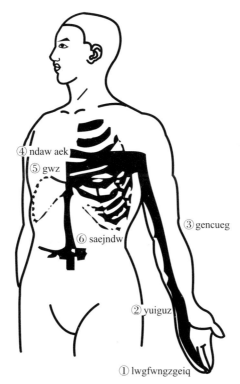

Doz 3–5   doz gingnyinz fwngzsauyinh hengz bae

89

(2) Gizdieg cujyau faenbouh: Benq gingnyinz hoh lwgfwngzgeiq、benq gingnyinz goek angjfwngz、benq gingnyinz gengoenh mbiengjndaw、benq gingnyinz diuzgen duenhlaj mbiengjndaw、benq gingnyinz gyaeujnyinz gencueg mbiengjndaw、benq gingnyinz lajeiq mbiengjnaj、benq gingnyinz najaek duenh cungqgyang baihlaj、benq gingnyinz seiqhenz saejndw.

(3) Cujyau binghcauq gingnyinz: Binghcauq gingnyinz hoh lwgfwngzgeiq、binghcauq gingnyinz goek angjfwngz mbiengjndaw、binghcauq gingnyinz gengoenh mbiengjndaw、binghcauq gingnyinz gennaj mbiengjndaw、binghcauq gingnyinz gyaeujnyinz gencueg mbiengjndaw、binghcauq gingnyinz lajeiq mbiengjnaj、binghcauq gingnyinz najaek duenh cungqgyang baihlaj、binghcauq gingnyinz seiqhenz saejndw.

Roek. Gingnyinz Fwngzgezyinh

(1) Hengz bae: Gingnyinz fwngzgezyinh dwg cibngeih gingnyinz ndawde diuz ndeu,《Lingzsuh · Gingnyinz》geiqloeg de daj lwgfwngzgyang hainduj, caeuq gingnyinz fwngzdaiyinh caez bae, giet youq gencueg mbiengj ndaw; ginggvaq gengwnz mbiengj ndaw, giet youq lajeiq, coh baihlaj faensanq le, youq henz ndoksej, faennga haeuj lajeiq, sanq youq ndawaek, giet youq gwz (bwnh) (doz 3-6).

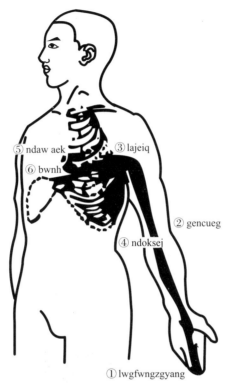

⑤ ndaw aek   ③ lajeiq
⑥ bwnh
② gencueg
④ ndoksej
① lwgfwngzgyang

Doz 3-6   doz gingnyinz fwngzgezyinh hengz bae

(2) Gizdieg cujyau faenbouh: Benq gingnyinz lwgfwngzgyang gak hoh caeuq byai lwgfwngzgyang、benq gingnyinz angjfwngz、benq gingnyinz gengoenh baihnaj cungqgyang、benq gingnyinz gennaj baihnaj cungqgyang、benq gingnyinz gencueg mbiengjnaj gencueg gvanhcez baihnaj baihlaeng gyaeujnyinz、benq gingnyinz gengwnz mbiengj ndaw、benq gingnyinz lajeiq、benq gingnyinz baihlaj ndoksej、benq gingnyinz song mbiengj naj aek.

(3) Cujyau binghcauq gingnyinz: Binghcauq gingnyinz lwgfwngzgyang gak hoh caeuq byai lwgfwngzgyang、binghcauq gingnyinz angjfwngz、binghcauq gingnyinz gengoenh baihnaj cungqgyang、binghcauq gingnyinz gennaj baihnaj cungqgyang、binghcauq gingnyinz gencueg mbiengj naj gencueg gvanhcez baihnaj baihlaeng gyaeujnyinz、binghcauq gingnyinz gengwnz mbiengj ndaw、binghcauq gingnyinz lajeiq、binghcauq gingnyinz baihlaj ndoksej、binghcauq gingnyinz naj aek song mbiengj.

Caet. Gingnyinz Cuzdaiyinh

(1) Hengz bae: Gingnyinz cuzdaiyinh dwg cibngeih gingnyinz ndawde diuz ndeu, 《Lingzsuh · Gingnyinz》 geiqloeg de daj lwgdinmeh mbiengj ndaw hainduj, baihgwnz giet youq dabaeu mbiengj ndaw, gij hengz soh bae haenx giet youq gyaeujhoq mbiengjndaw ndok gahengh mbiengj ndaw, baihgwnz riengz gagoek mbiengjndaw bae, giet youq ndokgagoek, comz youq gizyaem; hwnj gwnz coh dungx, giet youq saejndw, riengz ndaw dungx, giet youq ndoksej, sanq youq ndawaek, baihndaw nem youq ndokgizlungz (doz 3-7).

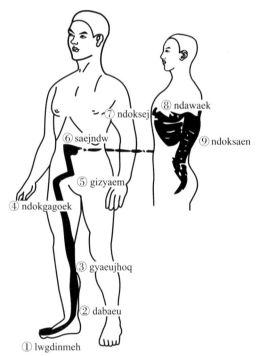

Doz 3-7　doz gingnyinz cuzdaiyinh hengz bae

(2) Gizdieg cujyau faenbouh: Benq gingnyinz lwgdinmeh mbiengjrog、 benq gingnyinz mbiengj baihnaj lwgdin、 benq gingnyinz gvanhcez dabaeu baihnaj baihlaeng、 benq gingnyinz gahengh mbiengjndaw、 benq gingnyinz gyaeujhoq mbiengjndaw gyaeujnyinz seiqhenz、 benq gingnyinz gagoek

mbiengjndaw、benq gingnyinz gizyaem seiqhenz、benq gingnyinz laj saejndw、benq gingnyinz gwnzaek caeuq laj ndoksej、benq gingnyinz ndokgizlungz baihlaeng mbiengjhenz caeuq henz hwet.

(3) Cujyau binghcauq gingnyinz: Binghcauq gingnyinz lwgdinmeh mbiengjrog、binghcauq gingnyinz baihnaj lwgdin、binghcauq gingnyinz gvanhcez dabaeu baihnaj baihlaeng、binghcauq gingnyinz gahengh mbiengjndaw、binghcauq gingnyinz gyaeujhoq mbiengjndaw gyaeujnyinz、binghcauq gingnyinz gagoek mbiengjndaw、binghcauq gingnyinz seiqhenz gizyaem、binghcauq gingnyinz laj saejndw、binghcauq gingnyinz gwnzaek caeuq laj ndoksej、binghcauq gingnyinz ndoksaen baihlaeng mbiengjhenz caeuq henz hwet.

Bet. Gingnyinz Cuzsauyinh

(1) Hengz bae: Gingnyinz cuzsauyinh dwg cibngeih gingnyinz ndawde diuz ndeu,《Lingzsuh · Gingnyinz》geiqloeg de daj lwgdingeiq hainduj, caeuq gingnyinz cuzdaiyinh caez hengz bae ngeng coh dabaeu mbiengjndaw, giet youq dingiuj, caeuq gingnyinz cuzdaiyangz doxgyonj, baihgwnz giet youq ndokgahengh mbiengj ndaw baihlaj caeuq cuzdaiyinh caez hengz bae, baihgwnz riengz gagoek mbiengjndaw, giet youq gizyaem; riengz ndoksaen youq henz ndokleq ndangnoh, baihgwnz daengz baihlaeng hoz, giet youq laenggyaeuj, caeuq gingnyinz cuzdaiyangz doxgyonj (doz 3-8).

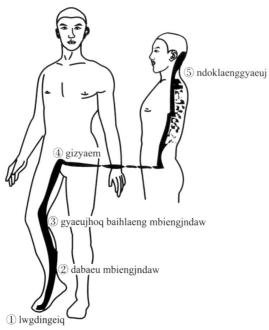

⑤ ndoklaenggyaeuj

④ gizyaem

③ gyaeujhoq baihlaeng mbiengjndaw

② dabaeu mbiengjndaw

① lwgdingeiq

Doz 3-8　doz gingnyinz cuzsauyinh hengz bae

(2) Gizdieg cujyau faenbouh: Benq gingnyinz lwgdingeiq、benq gingnyinz lajdaej gyangdin, benq gingnyinz gvanhcez dabaeu baihnaj mbiengjndaw、benq gingnyinz gvanhcez dabaeu caeuq dingiuj、benq gingnyinz gahengh mbiengjndaw、benq gingnyinz gvanhcez gyaeujhoq、benq gingnyinz gyauejhoq baihlaeng mbiengjndaw、benq gingnyinz gagoek mbiengjndaw、benq gingnyinz seiqhenz gizyaem、benq gingnyinz henz hwet ndokgizlungz、benq gingnyinz laenggyaeuj.

(3) Cujyau binghcauq gingnyinz: Binghcauq gingnyinz lwgdingeiq、binghcauq gingnyinz lajdaej gyangdin、binghcauq gingnyinz gvanhcez dabaeu baihnaj mbiengjndaw、binghcauq gingnyinz gvanhcez dabaeu caeuq dingiuj、binghcauq gingnyinz gahengh mbiengjndaw、binghcauq gingnyinz gvanhcez gyaeujhoq、binghcauq gingnyinz gyaeujhoq baihlaeng mbiengjndaw、binghcauq gingnyinz gagoek mbiengjndaw、binghcauq gingnyinz seiqhenz gizyaem、binghcauq gingnyinz henz hwet ndoksaen、binghcauq gingnyinz laenggyaeuj.

Gouj. Gingnyinz Cuzgezyinh

(1) Hengz bae: Gingnyinz cuzgezyinh dwg cibngeih gingnyinz ndawde diuz ndeu,《Lingzsuh · Gingnyinz》geiqloeg de daj baihgwnz lwgdinmeh hainduj, baihgwnz giet youq dabaeu mbiengjndaw baihnaj, hwnj gwnz riengz ndok gahengh mbiengjndaw, giet youq laj ndok gahengh gyaeujhoq baihlaeng, hwnj gwnz riengz gagoek mbiengjndaw, giet youq gizyaem, lienzdoeng gak diuz nyinz (doz 3-9).

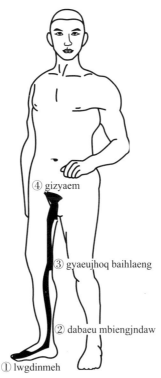

Doz 3-9   doz gingnyinz cuzgezyinh hengz bae

(2) Gizdieg cujyau faenbouh: Benq gingnyinz lwgdinmeh baihndaw mbiengjgwnz、benq gingnyinz angjdin baihndaw mbiengjgwnz、benq gingnyinz gvanhcez dabaeu mbiengjndaw、benq gingnyinz gahengh mbiengjndaw、benq gingnyinz ndok gahengh mbiengjndaw、benq gingnyinz

95

gahengh baihndaw mbiengjgwnz、benq gingnyinz gagoek baihndaw mbiengjlaj、benq gingnyinz seiqhenz gizyaem.

(3) Cujyau binghcauq gingnyinz: Binghcauq gingnyinz lwgdinmeh baihndaw mbiengjgwnz、binghcauq gingnyinz angjdin baihndaw mbiengjgwnz、binghcauq gingnyinz gvanhcez dabaeu mbiengjndaw、binghcauq gingnyinz gahengh mbiengjndaw、binghcauq gingnyinz ndok gahengh mbiengjndaw、binghcauq gingnyinz gahengh baihndaw mbiengjgwnz、binghcauq gingnyinz ndaw gagoek mbiengjlaj、binghcauq gingnyinz seiqhenz gizyaem.

Cib. Gingnyinz Cuzdaiyangz

(1) Hengz bae: Gingnyinz cuzdaiyangz dwg cibngeih gingnyinz ndawde diuz ndeu, 《Lingzsuh · Gingnyinz》geiqloeg de daj lwgdingeiq hainduj, coh baihgwnz giet youq baihrog dabaeu, ngeng hwnj gwnz giet youq gyaeujhoq; baihlaj riengz din mbiengjrog, giet youq dingiuj, hwnj gwnz dingiuj giet youq gahengh, gij faennga de giet youq rog gahengh baihlaeng, hwnj gwnz coh gagoek mbiengjndaw, caeuq gagoek diuz meg faennga ndeu caez hengz bae, giet youq caekhaex, coh gwnz ndoksaen henz baihgwnz, faennga haeujbae giet youq linx; soh bae giet youq ndoklaenggyaeuj、gwnz gyaeuj、najbyak, giet youq ndaeng; gij faennga de guhbaenz "vangjgwnzda" (《Daisu》ndawde dwg "ganggwnzda" vix dagwnz), baihlaj giet youq gwnz ndaeng; lingh diuz faennga ndeu daj baihlaeng lajeiq giet youq mbaq; faennga haeuj daengz lajeiq, baihgwnz ok gezbwnz coh gwnz giet youq vanzguz (yujduz), lingh diuz faennga ok gezbwnz, ngeng hwnj gwnz bae ok henz ndaeng (doz 3-10).

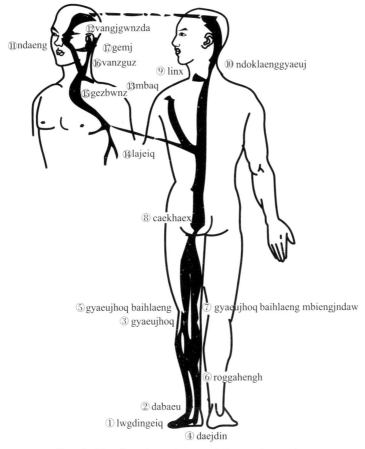

Doz 3-10   doz gingnyinz cuzdaiyangz hengz bae

(2) Gizdieg cujyau faenbouh: Benq gingnyinz baihlaeng mbiengjrog lwgdingeiq、 benq gingnyinz baihlaeng mbiengjrog gvanhcez dabaeu、 benq gingnyinz baihlaeng gahengh、 benq gingnyinz baihlaeng mbiengjrog gyaeujhoq、 benq gingnyinz baihlaeng gagoek、 benq gingnyinz baihlaeng caekhaex、 benq gingnyinz Va Doz ndokgizlungz、 benq gingnyinz laenggyaeuj、 benq gingnyinz najbyak、 benq gingnyinz laeng hoz caeuq henz hoz、 benq gingnyinz baihlaeng lajeiq mbiengjlaj rog ndokleq、 benq gingnyinz henz ndaeng、 benq gingnyinz naj、 benq gingnyinz "vangjgwnzda".

(3) Cujyau binghcauq gingnyinz: Binghcauq gingnyinz baihrog lwgdingeiq

97

baihlaeng、binghcauq gingnyinz baihlaeng mbiengjrog gvanhcez dabaeu、binghcauq gingnyinz baihlaeng gahengh、binghcauq gingnyinz baihlaeng rog gyaeujhoq、binghcauq gingnyinz baihlaeng gagoek、binghcauq gingnyinz baihlaeng caekhaex、binghcauq gingnyinz Va Doz ndokgizlungz、binghcauq gingnyinz laenggyaeuj、binghcauq gingnyinz najbyak、binghcauq gingnyinz laeng hoz caeuq henz hoz、binghcauq gingnyinz baihlaeng lajeiq mbiengjlaj rog ndokleq、binghcauq gingnyinz henz ndaeng、binghcauq gingnyinz naj、binghcauq gingnyinz "vangjgwnzda".

Cib'it. Gingnyinz Cuzsauyangz

(1) Hengz bae: Gingnyinz cuzsauyangz dwg cibngeih gingnyinz ndawde diuz ndeu, 《Lingzsuh · Gingnyinz》 geiqloeg de daj lwgdin daihseiq hainduj, coh gwnz giet youq baihrog dabaeu, hwnj gwnz riengz baihrog ndok gahengh giet youq baihrog gyaeujhoq; faennga lingh daj ndok gahengh hainduj, hengz hwnj gagoek baihrog, baihnaj giet youq fuzdu duenhgwnz, baihlaeng giet youq ndoksoenj; gij soh bae haenx, baihgwnz ginggvaq henz hwet, ndoksej, baihnaj lajeiq, lienzhaeh aek cij, giet youq ndokgvaengzgiengz, gij soh bae haenx baihgwnz ok lajeiq, doenggvaq ndokgvaengzgiengz, gvaq baihnaj gingnyinz cuzdaiyangz, riengz laeng rwz, hwnj najbyak, youq gwnz dingjgyaeuj doxgyau, baihlaj gvaq lajhangz, baihgwnz giet youq henz ndaeng, gij faennga de giet youq rog da guhbaenz "vaiveiz" (doz 3-11).

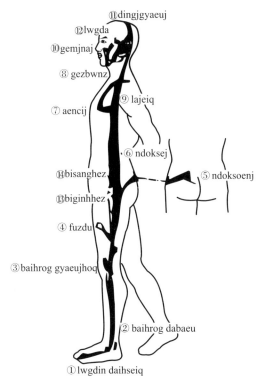

Doz 3-11　doz gingnyinz cuzsauyangz hengz bae

(2) Gizdieg cujyau faenbouh: Gingnyinz lwgdingeiq lwgdin daihseiq、 gingnyinz dabaeu rog、gingnyinz henz gahengh、gingnyinz gvanhcez rog gyaeujhoq、gingnyinz baihrog gagoek、gingnyinz baihrog ndokbuenz、 gingnyinz lajeiq ndoksej、gingnyinz henz ndaeng、gingnyinz lwgda mbiengjrog、gingnyinz baihrog gyaeuj、gingnyinz dingjgyaeuj.

(3) Cujyau binghcauq gingnyinz: Binghcauq gingnyinz lwgdingeiq lwgdin daihseiq mbiengjrog、binghcauq gingnyinz rog dabaeu、binghcauq gingnyinz henz gahengh、binghcauq gingnyinz baihrog gvanhcez gyaeujhoq、binghcauq gingnyinz baihrog gagoek、binghcauq gingnyinz baihrog ndokbuenz、 binghcauq gingnyinz lajeiq ndoksej、binghcauq gingnyinz henz ndaeng、 binghcauq gingnyinz baihrog lwgda、binghcauq gingnyinz baihrog gyaeuj、 binghcauq gingnyinz dingjgyaeuj.

Cibngeih. Gingnyinz Cuzyangzmingz

(1) Hengz bae: Gingnyinz cuzyangzmingz dwg cibngeih gingnyinz ndawde diuz ndeu,《Lingzsuh · Gingnyinz》geiqloeg de daj sam lwgdin cungqgyang hainduj (lwgdin daihngeih、daihsam、daihseiq), giet youq baihlaeng din, nga ndeu ngeng coh baihrog, gvaq ndokgahengh, hwnj gwnz giet youq rog gyaeujhoq, soh hwnj gwnz giet youq gvanhcez gagoek(ndokgagoek), hwnj gwnz riengz ndoksej, gvihaeuj ndokgizlungz; gij soh bae haenx, hwnj gwnz riengz ndok gahengh giet youq gyaeujhoq, comz youq gizyaem, coh gwnz faenbouh aendungx, giet youq gezbwnz(ndokgvaengzgiengz), gwnz hoz、henz bak, comz youq henz ndaeng; baihlaj giet youq ndaeng, baihgwnz caeuq gingnyinz cuzdaiyangz doxgyonj. Gingnyinz cuzdaiyangz guhbaenz "vangjgwnzda", gingnyinz cuzyangzmingz guhbaenz "vangjlajda", gij faennga de daj song henz gemjnaj giet youq baihnaj rwz (doz 3-12).

(2) Gizdieg cujyau faenbouh: Benq gingnyinz sam lwgdin cungqgyang caeuq laeng din、benq gingnyinz baihnaj gvanhcez dabaeu、benq gingnyinz baihnaj gahengh、benq gingnyinz gvanhcez gyaeujhoq、benq gingnyinz baihnaj caeuq henz rog gagoek、benq gingnyinz luengqdungx mbiengjnaj caeuq aendungx、benq gingnyinz hwet baihnaj baihlaeng caeuq bangxhenz、benq gingnyinz seiqhenz bak、benq gingnyinz gvaengzda, benq gingnyinz henz ndaeng、benq gingnyinz henz rwz、benq gingnyinz gemjnaj、benq gingnyinz najbyak.

(3) Cujyau binghcauq gingnyinz: Binghcauq gingnyinz sam lwgdin cungqgyang caeuq laeng din、binghcauq gingnyinz baihnaj gvanhcez dabaeu、binghcauq gingnyinz baihnaj gahengh、binghcauq gingnyinz gvanhcez gyaeujhoq、binghcauq gingnyinz baihnaj caeuq henz rog gagoek、benq gingnyinz luengqdungx mbiengjnaj caeuq aendungx、binghcauq gingnyinz hwet baihnaj baihlaeng caeuq bangxhenz、binghcauq gingnyinz seiqhenz

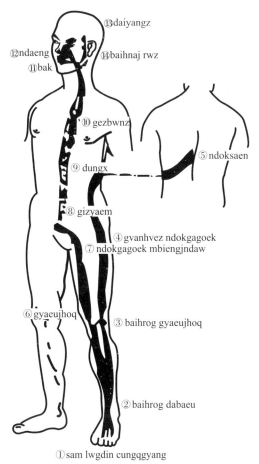

Doz 3-12 Doz gingnyinz cuzyangzmingz hengz bae

bak、binghcauq gingnyinz gvaengzda、binghcauq gingnyinz henz ndaeng、binghcauq gingnyinz henz rwz、binghcauq gingnyinz gemjnaj、binghcauq gingnyinz najbyak.

101

Cieng Daihseiq　Yw Bingh Gingnyinz

Ciet Daih'it　Aenfap Gingnyinz Cienhangh Fwngz Saujmyauz Cazcauq Leixnyinz

It. Gainen

　　Aenfap gingnyinz cienhangh fwngz saujmyauz cazcauq leixnyinz, dwg ceij gij soujduenh ywbingh yungh fajfwngz lumh caz caeuq ywbingh, roxnaeuz yungh hongdawz ywbingh genjdanh doiq ndangdaej cujciz hengzguh genjcaz caeuq diuzleix vuzlijsing, dabdaengz gij muzdiz yw ndei bingh. De dwg cungj banhfap conzdungj mbouj yungh yw daeuj ywbingh ndawbiengz ciengzseiz yungh haenx, lizsij gig gyaenanz, riengz aenbiengz fazcanj, seizneix gaenq bienqbaenz gak cungj gak yiengh conhgoh gisuz ywbingh, lumjbaenz aenfap duihnaz ywbingh、aenfap nyaenj nyinz ywbingh、aenfap diemj hezvei ywbingh daengj. Doenghgij gisuz neix cungj daj aenfap leixnyinz saedyungh mizok, doengjit gvihaeuj gij neihanz gingnyinz ywbingh, hoeng gak yiengh gag miz daegdiemj, genj yungh seiz hab aeu ndei bouj yaez.

Ngeih. Cozyung Gihlij

　　Yungh aenfap gingnyinz cienhangh fwngz saujmyauz cazcauq leixnyinz ywbingh, dwg doenggvaq gij fuengsik vuzlij diuzleix, cigsoh cozyung youq gij nyinznoh hidungj ndaw ndangvunz gezgou ceiq hungloet haenx, doiq nyinznoh, couleix mizok yingjyangj, dawz gij yienghceij gaenjgiet binghleixsingq, heiqlwed fungsaek cienj baenz hanhhaed gij yienghceij sengleixsingq, caemhcaiq sawj heiqlwed doengswnh, doengzseiz hawj nyinznoh sousuk doiq cujciz seiqhenz mizok bengrag、apbik aeundaej gejcawz mizyauq, sawj gingnyinz aenndang caeuq cujciz seiqhenz hoizfuk swnghdai doxdaengh.

Sam. Yw Binghhab'wngq

(1) Gij bingh gingnyinz, lumjbaenz ndangnoh binghbienq、nyinzsingq binghbienq、yindai binghbienq、bingh nyinz ndumj、gvanhcez binghbienq nyinzsingq、yingzyangj mbouj gaeuq、ndangnoh sukroz daengj.

(2) Bingh goengnaengz doxgyonj bingh gingnyinz, lumjbaenz bingh sinzgingh gvanhnwngz、bingh cunghab naetnaiq、bingh ninz mbouj soeng、bingh gvanhnwngz sinzgingh dungx、bingh gvanhnwngz sinzgingh simdaeuz daengj.

(3) Gicizsing binghbienq doxgyonj bingh gingnyinz, lumjbaenz veidouyenz caengzfeuz、veiyenz sukrozsingq、dungx cibngeihcijcangz gveiyangz daengj.

(4) Binghndok doxgyonj binghgingnyinz, lumjbaenz hoz、ndokhwet doedok roxnaeuz bongzok daengj bingh gvanhcez ndok.

(5) Bingh vaiganj, lumjbaenz binghsa vaiganj、bingh daepndongj vaiganj、dwgliengz fatndat vaiganj daengj.

(6) Gij bingh miz binghyiengh, lumjbaenz oksiq menhsingq、dungxin dungxraeng menhsingq、bingh siuhauq menhsingq daengj.

Seiq. Gij Iugouz Ywbingh

Youq mwh yungh aenfap gingnyinz cienhangh fwngz saujmyauz cazcauq leixnyinz, iugouz bouxdengyw caeuq gij bingh hab'wngq mingzbeg, gaengawq vunz、gaengawq bingh、gaengawq binghyiengh daeuj ywbingh, genjaeu hanghmoeg ywbingh habngamj, yungh fwngz habdangq, ywbingh cingzdoh hab saedsaeh, gek seizgan bingzyaenx; diuhdoengh bouxyw caeuq bouxbingh lai haengjheiq, son bouxbingh gij fuengfap ywbingh bangbouj rengz guh ndaej daengz, gyagiengz gag guh guenjleix, baenzneix daeuj coicaenh caeux di yw ndei bingh; nyinhcaen cazyawj ywbingh yaugoj, guh ndei geiqloeg. Maenhrox cwkrom caeuq cungjgez linzcangz gingniemh, mboujduenh daezsang gij caetliengh cunghab yw bingh gingnyinz.

Ciet Daihngeih   Geij Cungj Cujyau Fuengfap Fwngz Leixnyinz Siucauq

It. Aenfap Fwngz Ringxdoengh Gingnyinz

Bouxyw fwngz dog roxnaeuz song fwngz buenq gaemgienz byouq, aeu henzfwngz yizci iq cuengq youq gwnz naengnoh giz binghcauq fanfoek ringxdoengh.

(1) Gij youqgaenj guhfap: Bouxbingh ninz roxnaeuz naengh, bouxyw aeu dieg habdangq naj coh bouxbingh, aeu fwngz ndeu roxnaeuz song fwngz swhyienz buenq gaemgienz, naenx youq gwnz gizdieg ywbingh; gengoenh gencueg loq ut, mbaq caeuq baihlaeng cuengqsoeng, baengh gij rengz gencueg youq gizdieg ywbingh baedauq ringxdoengh. Lai yungh gij atlig yizci iq caeuq gij goek lwgfwngzgeiq daengz goek lwgfwngzgyang, doinyoengx baenaj seiz fajfwngz iet byongh ndeu, ringxdoengh dauqma seiz fajfwngz yienh'ok soudauq buenq gaemgienz, yizci iq ciuqyiengh lij baujciz gij atlig soudauq. Iugouz dungcoz laebdaeb yinzrwd, mbouj ndaej yaep vaiq yaep menh caeuq diuqdoengh, roxnaeuz seiz mbaeu seiz naek.

(2) Gij saehhangh aeu haeujsim: Aeu gengoenh gag baenqcienq daiqdoengh gennaj caeuq laeng angjfwngz bae guh hozdung ringxdoengh, mbouj wngdang yungh fwngz roxnaeuz gen bae ragdoengh, mienxndaej fwngz bouxyw ngad sieng giz deng yw.

(3) Goengyauq: Hab yw mbaq hoz、 baihlaeng hwet、caekhaex ga, miz gij cozyung doeng megloh、 heiq doeng lwed hoengh、 soeng nyinznoh、 hoizsoeng inget、 coicaenh lwed lae baedauq、 siucawz naetnaiq caeuq andingh cingsaenz.

Ngeih. Aenfap Fwngzgung Naenxnu Gingnyinz

Yungh lwgfwngz angjfwngz dangguh hongdawz ywbingh, bae yw giz yaek yw haenx, youq mwh ywbingh ndaej guh gij dungcoz naenxnu, gij dungcoz youqgaenj haenx dwg aeu song fwngz lwgfwngzvix、 lwgfwngzgyang、 lwgfwngzcaemj caeuq lwgfwngzgeiq mienhfwngz、 byai fwngz dem goek fwngz caeuq noh yizci iq guh giz cengjdingj, caeuq mienhfwngz caeuq byai fwngz lwgfwngzmeh hix dangguh giz cengjdingj yungh rengzgap bae baenqnu, hawj giz bouhvih ywbingh engq cinjdeng、 cwxcaih, neix dwg aenfap fwngz leixnyinx lienzhab saedyungh ciengzyungh haenx ndawde cungj ndeu, couhdwg aenfap fajfwngzgung naenx caeuq nu lienzhab yungh. Naenx, dwg yungh itdingh rengz naenxat doiq giz binghcauq naenxat; nu, dwg youq gwnz giekdaej naenxat bae nudoengh. Aenfap fwngz naenx caeuq nu giethab ywbingh, genjdanh heuhguh aenfap fwngzgung naenxnu gingnyinz.

(1) Aenfap byai fwngz naenxnu: Aeu byai lwgfwngzmeh guh hongdawz naenxnu bae naenxnu giz binghcauq (guh baihnaj baihlaeng, swix gvaz roxnaeuz gwnz laj nudoengh), habyungh youq yw gij bingh gizdieg gughanh haenx, yungh aenfap byai fwngz naenxnu bae ywbingh seiz, haeujsim raed ribfwngz, haeujsim rengz lwgfwngz boiqhab yungh.

(2) Aenfap goekfwngz naenxnu: Aeu goekfwngz doiq giz binghcauq naenx

caeuq nu. Yungh fwngz dog naenxnu、song fwngz naenxnu roxnaeuz song fajfwngz doxdaeb naenxnu cungj ndaej, habyungh youq yw gij bingh gizdieg haemq gvangq haenx.

(3) Aenfap gencueg naenxnu: Aeu henz duenh gen baihnaj naenxnu giz deng yw, habyungh youq yw gij bingh gizdieg haemq gvangq haenx, lumjbaenz mbaq、hwet、caekhaex、ga daengj.

(4) Aenfap byai gencueg naenxnu: Ut gencueg, aeu byai gencueg naenxnu giz deng yw, habyungh youq gizdieg noh haemq na haenx caeuq gizdieg binghcauq gingnyinz haemq laeg haenx.

Aenfap naenxnu habyungh youq yw gij binghcauq gingnyinz haemq naek、gizdieg haemq gvangq、miz doxlienz fanjying haenx, yungh aenfap naenxnu seiz, wnggai gaengawq bouxbingh、gaengawq binghcingz、gaengawq bouhvih bae yungh lienghdoh ywbingh habngamj haenx, baexmienx sawjyungh rengz giengzdoh hung gvaqbouh cix cauxbaenz cujciz、gi'gvanh dengsieng.

Sam. Aenfap Cietbued Gingnyinz Ywbingh

Aenfap cietbued gingnyinz dwg aeu byai fwngz lwgfwngzmeh、lwgfwngzgyang、lwgfwngzvix guh hongdawz ywbingh, youq giz bouhvih ywbingh, yungh rengzgap lwgfwngz、rengz gengoenh youq aen fuengyiengq gwnzlaj swixgvaz aen bouhvih ywbingh haenx guh cietat、cietbued、cietndaek、cietnaenx、vaddoengh daengj, habyungh youq yw gij bingh gizdieg haemq gughanh haenx.

Aen fap neix habyungh youq yw bingh aen'gyaeuj、gvanhcez、ndok codoed daengj giz gingnyinz binghbienq haenx.

Seiq. Aenfap Angjfwngzgung Nu'nyaenj Gingnyinz

Yungh lwgfwngz angjfwngz dangguh hongdawz ywbingh, bae ywbingh,

106

ywbingh seiz lai guh gij dungcoz nu'nyaenj, ciengzseiz yungh rengzgap lwgfwngz fajfwngz bae nu'nyaenj, hawj giz binghcauq engq cwxcaih, ywbingh yaugoj engqgya yienhda, habyungh youq gizdieg ndaej nyaenj roxnaeuz nu'nyaenj haenx, lumjbaenz mbaq hoz、gen、ga caeuq henz dungx daengj. Ndaej yungh fwngz ndeu roxnaeuz song fwngz nu'nyaenj.

　　Saehhangh Aeu louzsim: ① Nu'nyaenj hoz seiz, cungdenj nyaenj baihlaeng hoz caeuq henz hoz, baexmienx doiq baihnaj hoz gij dou bouhvih depgyawj hoz doenghmeg haenx ywbingh. ② Nyaenjnu daj mbaeu daengz naek, fwngz aeu lienzdaemh yinzrwd, ywbingh lienghdoh aeu bouxbingh ndaej nyaenxsouh guh cinj.

Haj. Aenfap Hounu Gingnyinz

　　Aenfap hounu gingnyinz couhdwg aenfap aeu fwngz nu caeuq hou lienzhab, yungh daeuj yw gij binghcauq gingnyinz gughanh, ciengz aeu mienh lwgfwngzmeh daeuj dangguh hongdawz ywbingh, aeu rengzgap lwgfwngz daeuj demgiengz gij goengyauq hounu; giz bouhvih binghbienq aeu ywbingh haemq gvangqlangh seiz, ciengzseiz aeu goekfwngz guh hongdawz ywbingh, doiq giz binghcauq guh baedauq caeuq baenqcienq hounu, ciengzseiz aeu song fwngz boiqhab, fwngzswix dingh youq giz binghcauq, boiqhab fwngzgvaz cazyawj binghcauq gingnyinz caeuq guh hounu. Yungh aenfap hounu gingnyinz bae yw binghcauq gingnyinz seiz, cij iugouz doiq binghcauq miz gij cobouh cozyung soengse, vih caenh'itbouh siu binghcauq gingnyinz dwk roengz giekdaej.

Roek. Aenfap Ndaekbued Gingnyinz

　　Aenfap ndaekbued gingnyinz dwg youq gwnz giekdaej aenfap fwngz hounu daengj bae saedhengz, de cujyau dwg cimdoiq binghcauq gingnyinz guh faen nyinz liz nyinz, doiq binghcauq gughanh, yungh gij rengzgap lwgfwngz song fajfwngz, aeu song lwgfwngzmeh sien guh nubued bingzyaenx, cieplaeng aeu aenfap fwngz daengjsoh ndaekbued, doiq binghcauq gingnyinz guh soenggej.

Gij gihbwnj iugouz aenfap fwngz ndaekbued: ① Yw gizdieg binghcauq gingnyinz cinjdeng. ② Doiq gij binghcauq doxlienz fanjying doengzseiz guh "gej suj" ywbingh. ③ Doq ndaekbued doq cazcauq, cujyau cimdoiq binghcauq gingnyinz guh ndaekbued, daj feuz daengz laeg cug caengz bae soenggej binghcauq.

Caet. Aenfap Diemj Hezvei Gingnyinz

"Diemj hezvei" aen mingzcoh neix, hainduj raen youq ndaw siujsoz bouxak dwkgienz Cungguek, dwg goengfou dwkgienz ndawde aen ndeu, miz gij goengnaengz gunghoenx, miz gij cozyung fuengz ndang hoenx vunzdig. Canghyw diemj hezvei miz gij cozyung ywbingh giengz ndang, dwg cungj fuengfap ywbingh cangqndang ndeu. Gij gihbwnj neiyungz diemj hezvei ywbingh, it dwg miz gij hezvei ywbingh doekdingh, ngeih dwg doiq hezvei aeu fwngz diemj yw.

Aenfap diemj hezvei gingnyinz ciet neix lwnhgangj haenx, giethab le gij gingniemh diemj hezvei ndawbiengz Bouxcuengh. Gij hezvei de miz cimcit suhez、cizhez daengj, hoeng engq cujyau dwg gingnyinz cienhangh fwngz saujmyauz cazcauq, cimdoiq gyaeujnyinz gingnyinz roxnaeuz bouhvih binghcauq gingnyinz nyangq haenx bae diemj hezvei ywbingh. Gij fuengfap yungh fwngz miz fwngz diemjlumh、diemjciet、diemjnaenx、diemjbued、diemjnu、diemjrod、gvetrod、diemjnyaenj、diemjnaep、diemjbek、diemjmoeb daengj.

Bet. Aenfap Fwngz Bek Gingnyinz

Aenfap fwngz bek gingnyinz dwg cungj fuengfap ywbingh genjdanh miz yaugoj ndeu, aeu fwngz hoengq roxnaeuz aeu gij hongdawz ywbingh genjdanh gagguh haenx, doiq giz binghcauq bekmoeb, hawj giz binghcauq haenx cung lwed bienq hoengz、 meglwed doengrat, baenzneix dabdaengz gij muzdiz ywbingh.

Fwngz hoengq bekmoeb seiz, ciengzseiz yungh laengfwngz lwgfwngz baihgvaz guh hongdawz bekmoeb. Ywbingh seiz, bouxbingh naengh roxnaeuz ninz, bouxyw ndwn dwk, loq ngeng ndang coh baihswix, yungh laengfwngz fwngzgvaz doiq giz binghcauq bekmoeb. Gij iugouz bekmoeb, it dwg seiq lwgfwngz doxgyoeb; ngeih dwg rox yungh rengz fajfwngz; sam dwg gengoenh hozdung lingzvued, hawj baihlaeng lwgfwngz caencingq bienqbaenz hongdawz bekmoeb.

Gag guh hongdawz bekmoeb, bingzciengz yungh ngefaex goliux oiq saeq 15~30 diuz, aeu baengzsa cug baenz hongdawz bekmoeb. Gij dohraez hongdawz bekmoeb dwg 60~70 lizmij, co saeq aeu hab fwngz gaem cij baenz. Bekmoeb seiz, aeu fwngzgvaz gaem gyaeuj hongdawz ndeu, aeu lingh gyaeuj hongdawz doiq giz yaek ywbingh haenx bekmoeb, aeu rox yungh gij rengz gengoenh lingzvued, doiq giz binghcauq aeu rengz habngamj bae bekmoeb, ciengzseiz yungh youq gij bouhvih hoz mbaq、 hwet baihlaeng caeuq genga daengj guh bangbouj ywbingh.

Gouj. Aenfap Fwngz Cat Yw Gingnyinz

Aenfap fwngz cat yw gingnyinz dwg gij fuengfap ywbingh conzdungj ciengzseiz yungh ndeu, dwg aeu yizci hung caeuq yizci iq fajfwngz yungh rengz youq giz binghcauq, guh gij dungcoz catuet daeuj dabdaengz muzdiz ywbingh.

Gij youqgaenj dungcoz: Bouxbingh ninz roxnaeuz naengh, bouxyw aeu giz yizci roxnaeuz angjfwngz senjdoengh, yunghrengz yinzrwd caemhcaiq menhmenh baedauq catuet giz binghcauq; yunghrengz laebdaeb, dungcoz lienzguenq, saed cix mbouj cwk youq, raeuz cix mbouj fouz, soh bae catuet, caiq yungh di rengzndaw, cungdenj yw gij bouhvih binghcauq gingnyinz gaenjcieng haenx.

Aenfap cat yw gingnyinz cawzliux fwngz hoengq bae catuet caixvaih, ndaej habdangq boiqhab yungh gij laeujyw rog yungh roxnaeuz raemxhing goengyauq ndei haenx bae duzcat. Linghvaih, yungh benjgvetsa daengj dangguh hongdawz cat yw, gawq ndaej doiq gij binghcauq menciz iq haenx ywbingh, youh aeundaej gij goengyauq yw rog yungh gapguh.

Cib. Aenfap Fwngzgung Mbaengq Gingnyinz

Gij eiqsei mbaengq dwg aeu lwgfwngz yungh rengz gab, couhdwg yungh gij rengzgap lwgfwngzmeh caeuq seiq lwg fwngz mbaengq beng nyaenj, bae ywbingh. Cungj fuengfap neix giz yunghrengz cujyau dwg byai fwngz, yungh gij rengzgap byai fwngz doiq gij bouhvih gingnyinz binghbienq guh mbaengq beng nyaenj aeu soeng caeuq gaenj doxlawh, caemhcaiq youq mbaengq beng nyaenj seiz guh vaddoengh nyaenjbued habdangq, faen baenz aenfap fwngz ndeu gung giemz mbaengq caeuq song fwngz gung giemz mbaengq.

Cungj fuengfap neix habyungh youq rengz fwngz mbaengq ndaej mbaengq daengz gij bouhvih ywbingh haenx, lumjbaenz mbaq、gen、caekhaex caeuq gahengh daengj, gij bouhvih soj genj haenx haemq laeg, rengz cozyung haemq ak, gij goengyauq siucawz binghcauq gingnyinz haemq giengz.

Gij saehhangh aeu haeujsim: Doekdingh gij cujciz mbaengq beng nyaenj, yungh rengz aeu habdangq; mbouj ndaej yungh rengz gvaqbouh.

110

Cib'it. Aenfap Fanjboz Guenqciengh Gingnyinz

Aenfap fanjboz guenqciengh gingnyinz dwg cungj fuengfap yungh rengzgap song fajfwngz caeuq rengzgap lwgfwngz youq ndangdaej naengnoh、 nyinznoh caengzfeuz bae ywbingh. Dwg cungj fuengfap leixnyinz dawz naengnoh gingnyinz dangguh gij doiqsiengq ywbingh cix ndalaeb, dwg youq gwnz giekdaej naenghoh couleix ciuhgeq bienqyungh. Naengnoh dwg gij ciengzdieg youqgaenj dangbaenz led henhoh aenndang caeuq henhoh heiq hengz bae, guenj hai haep, miz gij goengnaengz baihndaw hoh daepbwt、 baihrog swnh'wngq swhyienz, henhoh gij vanzging ndaw ndang rog ndang dungdai bingzyaenx, hoeng de youh dwg gij roenloh youqgaenj yakrwix ciemqhaeuj ndang. Vihneix, hohleix naengnoh doiq demgiengz ndangdaej cangqheiq miz cozyung gig youqgaenj.

Gij youqgaenj dungcoz: Bouxbingh ninz roxnaeuz naengh, bouxyw aeu yizci goekfwngz caeuq seiq mienh lwgfwngz, rengz loq ngeng coh yizci iq, youq gwnz ndangdaej loh'ok fanfoek baedauq guh gij dungcoz naenx、 nyoengx、 nudauq、 menhmenh nyaenjdaez daengj; song fwngz bietdingh aeu maedcaed boiqhab, laebdaeb yunghrengz, dungcoz lienzguenq, caemhcaiq yungh di rengzndaw dem, raen naengnoh loq hoengz couh baenz, cungdenj dwg yw gij bouhvih binghcauq gingnyinz laj naeng ndangdaej gaenjcieng.

Cungj fuengfap neix habyungh youq giz bouhvih naengnoh ndangnoh haemq gvangq haenx, lumjbaenz mbaq、 baihlaeng、 hwet daengj, gij bouhvih genj haenx haemq feuz, rengz cozyung habngamj, doiq siucawz "dwgliengz fatsa" miz yaugoj haemq ndei.

Ciet Daihsam Aenfap Gingnyinz Cunghab Siucauq

It. Aenfap Naenx Nyinz Dingz In

Aenfap naenx nyinz dingj in dwg cungj fuengfap gaengawq binghcauq gietndaek haemq naek, cimdoiq giz inget bae siucauq dingz in, ciengzseiz yungh aenfap diemj hezvei, naenx gencueg, gimz mbaengq, nu'nyaenj daengj. Cungj fuengfap neix yungh youq yw gij bingh aenvih binghcauq gingnyinz apbik cix cauxbaenz heiqlwed cwk yinxhwnj ndang in.

Ngeih. Aenfap Nyaenj Nyinz Soeng Gvanhcez

Gaengawq gij daegdiemj sengleix binghleix "nyinz gyonj youq gvanhcez", gingnyinz ywbingh doiq boux gvanhcez genga inget haenx, yungh gij soujduenh leix nyinz nyaenj nyinz daeuj soeng gvanhcez. Gij fuengfap yaudenj dwg: ① Youq seiqhenz gvanhcez caz cingcuj binghcauq gingnyinz youq gizlawz, guh ndei dinghvih binghcauq caeuq geiqloeg soqmoeg; ② ciuq gingnyinz "gak miz dinghvih" caeuq miz gij daegdiemj sengleix gezgou gyaeujnyinz baihswix baihgvaz, daj diemj daengz sienq ciuq riengz bae, naenx, cietbued daengj, cazmingz gij gvanhaeh diemj sienq binghcauq gingnyinz; ③ yungh gij fuengfap leixnyinz hab yungh youq gak aen fuengvih, doiq diemj binghcauq, sienq binghcauq, mienh binghcauq geiqloeg haenx, faen cwngzsw bae yw, dabdaengz gij muzdiz nyinz doeng caemhcaiq gvanhcez soeng, gvanhcez unqswnh.

Sam. Aenfap Daj Nyinz Yw Ndok

Gingnyinz "lienzciep ndokndang" dwg hidungj nyinznoh aen goengnaengz hung ndeu. Ndoksug vihmaz baenz gij gyaqdingj ndangvunz, ingbaengh muegnyinz ndangnoh lienzgiet. Vihneix, cozyung goengnaengz caezcaemh nyinz caeuq ndok mbouj yungh ngeizvaeg dwg gaenjmaed lienzgiet, guhbaenz gij yienghsiengq dox ingbaengh、dox hanhhaed. Danghnaeuz ndok miz binghbienq, couh bietdingh cauxbaenz nyinznoh deng yingjyangj; fanj gvaqdaeuj, nyinz binghbienq daegbied dwg ciengzgeiz nyinzsuk haenqrem, hix yaek doiq ndok miz yingjyangj. Gaengawq gij yienzleix bencwng gwnzneix gangj, gingnyinz ywbingh laebhwnj gij fuengfap daj nyinz yw ndok wngqyungh youq linzcangz, daegbied dwg doiq gij binghlaeh nyinznoh inget ndokhoz、ndokhwet demmaj mizok gij inget nyinznoh ciengzseiz raen haenx, gij binghlaeh bingh mbaeu ndokhwet doedok caeuq gij binghlaeh ndokgizlungz goz luetok daengj ywbingh. Gij yenzcwz ywbingh de dwg aeu aenfap gingnyinz cienhangh fwngz saujmyauz cazcauq giethab aenfap gingnyinz siucauq, aeu aenfap yw ndok bietdingh aeu miz、habdangq haenx guh bangbouj, roxnaeuz nyinz caeuq ndok baujsouj ywbingh doengzseiz guh.

Seiq. Aepfap Soeng Nyinz Gemjnoix Atlig

Aenfap soeng nyinz gemjnoix atlig dwg cungj soujduenh leixnyinz soeng nyinz gemjnoix atlig gaengawq "nyinz caeuq meg doxgyoeb baenz hidungj" gij gvanhaeh nyinzmeg ndawde gingnyinz "souyo" gingmeg, mwh gingnyinz binghbienq fatseng sousuk、comzgiet, gingmeg souhdaengz nyinzsuk apbik, okyienh heiqlwed laengz cwk engqlij lwedmeg mbouj doeng, yingjyangj daengz lwedheiq daepbwt, vujgvanh gouj congh gungciengx cix laebbaenz. Cungj soujduenh leixnyinz neix faen baenz aenfap mbangjgiz caeuq aenfap cingjdaej.

Mbangjgiz soengnyinz ciengzseiz aeu aen hezvei hihguz、baenzgak、gyauca、utvan caeuq giz wngqrengz nyinznoh doxcomz haenx guh muzbyauh soeng nyinz, lumjbaenz benq gingnyinz caengzlaeg laeng hoz、benq gingnyinz henz rwz caeuq gij gingnyinz gaenriengz hoz aek、laenghoz ietraez haenx daengj. Daengx ndang soeng nyinz dwg cungj soujduenh ywbingh aeu giz lai fat binghcauq nyinzgiet guh cungdenj, bae soeng nyinz gemjnoix atlig, gaengawq gizdieg mbouj doengz, yungh gij soujduenh cunghab siucauq bae ywbingh.

Ciet Daihseiq　Yw Bingh Gingnyinz—Cim Camx Siucauq

It. Gij Gainen Caeuq Lizsij Goekgaen Cim Camx Gingnyinz Siucauq

Cim camx gingnyinz siucawz binghcauq, dwg ceij yungh gij fuengfap conzdungj yihyoz lai cungj cim camx, doiq nyinz giet binghcauq bingh gingnyinz siuq cauq gej giet ywbingh, dajneix dabdaengz gij muzdiz cauq bae bingh cawz.

Gyaepra gij goekgaen cim camx siucauq, hainduj youq Cunghyih ginghdenj 《Linghsuhgingh》.《Lingzsuh · Veigi》gangj: "Yaek rox yaem yiengz cibngeih gingnyinz, rox vihmaz baenzbingh…… rox gij heiqgai daepbwt, rox baenzlawz bae gej giet…… rox gij goek byai roek diuz meg, ywbingh couh mbouj miz ngeizvaeg." De soj gangj gij leixyouz rox vihmaz baenzbingh, rox baenzlawz bae gej giet, rox goekbyai daengj, gangjmingz bingh gingnyinz cawzliux aeu mingzbeg doekdingh gij yienzaen baenzbingh caeuq gij goekbyai de, lij aeu gaemdawz gij fuengfap mizyauq binghyiengh gej giet youq monzhoh. Heiqgai daepbwt dwg gij roenloh youqgaenj heiqlwed haeujok ginggvaq, heiqgai miz binghyiengh, okyienh gij binghyiengh "giet", aeu camx bae gij yak, doeng megloh, heuhguh gej giet. Dajneix ndaej rox, aeu gij fuengfap cim camx gingnyinz bae siucawz binghcauq, dwg cungj fuengfap youqgaenj cim camx gej giet ywbingh Cunghyih ginghdenj daezok haenx.

Ngeih. Cim Camx Gingnyinz Siucauq Caeuq Bingzciengz Cimcit Miz Maz Cengca Dem Gij Cujyau Daegdiemj De

Conzdungj cimcit aeu sengleix gingnyinz caeuq lijlun binggih guh giekdaej ywbingh, gaengawq giz heiq okdaeuj、ginggvaq、haeujbae daengj, doekdingh bae camx gij hezvei cingj、hingz、yiz、yienz、ging、hoz daeuj ywbingh. Doenghgij hezvei neix ciuq gij lijlun "seiq goek sam giet", cungj dingh youq gencueg gyaeujhoq "seiq gven" gizgyae. Linghvaih, lij miz daepbwt suhez、muhez、cezhez、gyauhveihez、denhyinghez daengj. Ywbingh seiz, yungh ciuq meg bae aeu hezvei、diuz meg wnq bae aeu hezvei、gwnz laj aeu hezvei、gyae gyawj aeu hezvei、gingniemh aeu hezvei、ra gij hezvei daegbied mizyauq daengj fuengfap lingzvued lai bienq haenx bae bencwng ywbingh. Gij lijlun dijhi de caezcingj, fuengfap saedhengz lingzbienq, yawjnaek fuengfap yisuz, gijndei haemq lai, ywbingh yaugoj yienhda, bienqbaenz aenfap mbouj yungh yw daeuj ywbingh cungj fuengfap ywbingh youqgaenj riuzcienz youq ndawbiengz.

Cim camx gingnyinz siucauq dwg youq gwnz giekdaej cimcit gingmeg, cimdoiq gij gezgou gingnyinz、sengleix binghleix caeuq binggih, daegbied dwg cimdoiq guhbaenz binghcauq gingnyinz, gij daegdiemj ywbingh aeu siucauq gej giet, gij cujyau ywbingh doiqsiengq dwg bingh gingnyinz, giz dieg cujyau ywbingh dwg binghcauq gingnyinz, yinvu dwg siucauq gej giet. Miz gijndei ywbingh muzbyauh doekdingh、cigsoh dabdaengz gizbingh、yauqlig caebcomz、rengz siucauq ak、gej suj maenh'ak、miz yaugoj vaiq、yaugoj ywbingh gyamaenh daengj, daihdaej daejyienh gij daegsingq gyoengq hezvei

115

daegbied mizyauq.

Sam. Gij Yenzcwz Ywbingh Cim Camx Gingnyinz Siucauq

1. Gij Yenzcwz Ywbingh Gingnyinz "Aeu Cauq Guh Suhez"

"Aeu cauq guh suhez", couhdwg aeu binghcauq gingnyinz guh suhez ywbingh, de oklaeng Cunghyih ginghdenj bien 《Lingzsuh · Gingnyinz》. 《Lingzsuh · Gingnyinz》 youq lwnhgangj cibngeih gingnyinz gij roenloh hengz bae、binghyiengh biujyienh le, doiq bingh gingnyinz mingzbeg daezok gij yenzcwz ywbingh "aeu cim ndat camx, aeu rox guh soq, ciuq gizin bae ra hezvei". Cim ndat camx gingnyinz, couhdwg aeu cimfeiz ywbingh, gyaep sanq gij yakrwix; aeu rox guh soq, couhdwg aeu bouxbingh roxnyinh indot guh lienghdoh; ciuq in bae ra hezvei, dwg aeu aenfap gingnyinz cienhangh fwngz saujmyauz cazcauq cazok gizin dangguh gij hezvei roxnaeuz bouhvih ywbingh.

In, dwg ceij gij ganjgyoz bouxbingh, dwg gingnyinz binghbienq cungj linzcangz biujyienh ndeu. Ginghdenj "ciuq gizin bae ra hezvei", mingzbeg doekdingh le aen yenzcwz aeu aenfap gingnyinz cienhangh fwngz saujmyauz cazcauq cazok gizin dangguh gij hezvei bae ywbingh. Binghcauq gingnyinz dwg bingh gingnyinz yangzsing cungj biujyienh hingzsik ndeu, "aeu cauq guh hezvei" cix dwg gij yenzcwz yw hezvei bingh nyinz ndawde aen ndeu. Gijndei yenzcwz ywbingh: ① Miz gij daegdiemj muzbyauh ywbingh doekdingh、dinghvih cinjdeng、ywbingh cigsoh daddaengz gizbingh、ndaejheiq yienhda、yaugoj gig vaiq; ② miz gij gwzgvanh daegcwng bouxyw caeuq bouxbingh doengjit nyinhdingh, mwh bouxyw aeu cim camx daddaengz binghcauq ywbingh seiz, gij ganjgyoz bouxyw caeuq gij ganjgyoz bouxbingh doengzbouh okyienh, neix caeuq aenfap cim camx "ciuq gizin bae ra hezvei" cij eilaih gij cujgvanh ganjgyoz bouxbingh guh baengzgawq miz cengca gig hung; ③ aenvih gij ganjgyoz inget bouxbingh mbouj doengz, gizin aiq dwg gij byai binghyiengh, hix aiq dwg goek, giepnoix gij hezvei ywbingh maenhdingh, aenfap ywbingh bingzciengz nanz doekdingh, hoeng "ciuq binghcauq ra hezvei" cix miz gij gvilwd binghcauq dinghvih, fuengbienh yungh youq bingzciengz ywbingh.

2. Gij Yenzcwz Ywbingh Gingnyinz "Dingh Cauq Yungh Cim"

Vihliux saedyienh gij yaugoj cim camx cigsoh dabdaengz gizbingh, aeu maenhdingh binghcauq caiq yungh cim camx, neix dwg saedhengz cim camx gingnyinz youh aen yausu ndeu.

Dingh cauq yungh cim, ciengz yungh miz haj cungj fuengfap. ① Aenfap mbaengq gaem daez nyaenj bae dingh cauq: Aeu gij rengzgap lwgfwngz swix mbaengq gaem daez nyaenj binghcauq, fwngzgvaz dawz cim camx. ② Aenfap gaemh beng nyaenj: Aeu rengzgap lwgfwngz swix gaem ndaet binghcauq caemhcaiq loq beng hwnjdaeuj, vihliux yungh cim fuengbienh, aencienz ywbingh. ③ Aenfap lwgfwngz at dingh binghcauq: Yungh rengzgap lwgfwngz swix, aeu byai lwgfwngzmeh atnaenx binghcauq, miz gij cozyung maenhdingh binghcauq, cieplaeng yungh cim camx. Habyungh youq yw gij binghcauq gizdieg nyinznoh mbang haenx. ④ Aenfap naenxat dingh binghcauq: Yungh rengzgap lwgfwngz, aeu lwgfwngzmeh naenxat maenhdingh binghcauq caiq yungh cim camx. Habyungh youq yw gizdieg nyinznoh haemq na haenx. ⑤ Aenfap nyoengxnaenx dingh binghcauq: Yungh rengzgap lwgfwngz, aeu mienh lwgfwngzmeh bae nyoengxnaenx binghcauq, caemhcaiq maenhdingh youq gizdieg fuengbienh youh maenhdingh haenx bae yungh cim.

3. Gij Yenzcwz Lai Diuz Cim Camx Mbangjgiz Gingnyinz

Mbangjgiz lai cim, dwg ceij doiq gizdieg binghcauq yungh lai diuz cim, bae camx mbouj doengz bouhvih, yungh lai cungj fuengfap cim camx. Dingzlai yungh youq giz bouhvih fanveiz binghcauq gingnyinz haemq hung. Saedguh cwngmingz, de dwg gij fuengfap mizyauq habyungh youq yw bingh gingnyinz.

Gij lienghdoh mbangjgiz yungh lai diuz cim camx gaengawq vunz、 gaengawq bingh、 gaengawq binghyiengh、 gaengawq bouhvih daeuj dingh, yungh gij fuengfap lingzvued gaemdawz, bingzciengz giz ndeu yungh sam daengz haj diuz cim cix habngamj.

4. Gij Yenzcwz Yw Gij Binghcauq Goekrag Gingnyinz Caeuq Binghcauq Doxlienz Fanjying Dox Giethab

Mbangjgiz binghcauq caeuq cingjdaej gihnwngz diuzcez dox giethab, binghcauq goekrag ceij gij cujyau binghcauh cauxbaenz binghhyiengh, binghcauq doxlienz fanjying ceij binghcauq goekrag yinxhwnj binghcauq ciepfat. Yw bingh gingnyinz, doiq yienghgonq heuhguh siucauq yw goek, doiq yienghlaeng heuhguh siucauq gej suj. Song yiengh giethab ywbingh, hoeng miz giz yawjnaek, mizseiz yw goek guhcawj, byai gaenj haenx gej suj gonq.

Mbangjgiz binghcauq caeuq cingjdaej gihnwngz diuzcez dox giethab, ceij mbangjgiz binghhyiengh cauxbaenz daengx ndang gihnwngz bienqvaq aeu doengzseiz diuzcez; fanj gvaqdaeuj, mbangj bingh gingnyinz dwg daengx ndang gihnwngz mbouj bingzyaenx cauxbaenz, youq yawjbingh ywbingh seiz, aeu cienzmienh genjcaz binghcauq gingnyinz, guh ndei gawq yawjraen mbangj giz, youh aeu mingzbeg daengx ndang gihnwngz, guh cienzmienh ywbingh, daj neix daddaengz gij muzdiz goek byai caez yw.

5. Gij Yenzcwz Iugouz Fwngz Siucauq Cim Camx Gingnyinz

Gij yenzcwz iugouz fwngz siucauq cim camx gingnyinz: ① Dingh cauq yungh cim, gyavaiq haeuj cim, bingzciengz mbouj louz cim; ② doiq binghcauq guh mbangjgiz lai diuz cim roxnaeuz senj bae diemj camx, yungh cim aeu miz gonqlaeng, naek mbaeu mbouj doengz, laeg feuz habdangq, saeqnaeh bae guh, ancienz bae yungh cim; ③ cim camx dabdaengz binghcauq, "ndaejheiq" yienhda; ④ song fwngz maedcaed boiqhab, dungcoz hezdiuz; ⑤ gaengawq yungh cim yaek bienqvuenh gij daejvih bouxyw caeuq bouxbingh, guh ndei gij hong hezdiuz cim camx dabdaengz binghcauq.

6. Geij Cungj Fuengfap Yungh Cim Siu Binghcauq Gingnyinz Ciengzseiz Yungh Haenx

(1) Aenfap cim camx suhez gingnyinz siucauq: Couhdwg youq gizdieg suhez bae yungh cim. Ciuq gij linzcangz biujyienh binghhyiengh gingnyinz

caeuq ywbingh aeu yungh, genjaeu gij suhez binghcauq gingnyinz mingzyienj haenx, aeu cim siucauq haenx camx haeujbae ywbingh.

(2) Aenfap camx gingsienq gingnyinz siucauq: Couhdwg aeu aenfap gingnyinz fwngz saujmyauz cazcauq bae genjcaz, mwh fatyienh bingh gingnyinz riengz diuzsienq gingnyinz hengz bae baenz binghcauq diuzsienq (bingzciengz yienghceij lumj diuzlienh bienqvaq) baihlaj, yungh gij fuengfap gingsienq siucauq bae ywbingh.

Aenfap gingsienq siu binghcauq gingnyinz aeu gij gingsienq gingnyinz hengz bae ywbingh guhcawj, miz gij fuengfap diuz gingsienq ndeu binghbienq camx yw caeuq lai diuz gingsienq binghbienq doengzseiz camx yw. Ywbingh seiz, wnggai faen duenh youq giz binghcauq gingsienq ceiq yienhda haenx camx yw, guh daengz camx cim deih cax habngamj, cungdenj gaijgez, faen baez ywbingh, cug aen siucauq gej giet, daj neix daddaengz yaugoj ceiq ndei.

(3) Aenfap lai mienh gej suj siucauq gingnyinz: Dwg cungj soujduenh yw bingh gingnyinz gaengawq cibngeih gingnyinz yienh'ok gij gvilwd yaem yiengz dingjgang faenbouh, ndangdaej fatseng lai diuz gingsienq miz bingh, yungh aenfap gingnyinz cienhangh fwngz saujmyauz caz cauq, fatyienh aenndang baihnaj baihlaeng baihswix baihgvaz yienh'ok gij binghcauq fukhab lai fat cix laebhwnj. Gij yinvu ywbingh dwg doiq baenzroix binghcauq lai mienh doxlienz, aeu diemj、sienq、mienh caeuq lai mienh dox giethab bae siucauq gej giet, hawj binghcauq soenggej. Giz bouhvih lai mienh gej suj ywbingh ciengz yungh haenx dwg hoz aek baihlaeng sam gak、hwet dungx ga sam gak caeuq genga. De miz gij goengnaengz yienzfat、ciepfat、byai caeuq goek caez yw, daejyienh bencwng bae yw bingh gingnyinz, doiq lai cungj bingh ngeiznanz caeuq gij bingh mbouj rox yienzaen haenx lumjbaenz sieng nyinz doxgyoeb sinzgingh sainyieg, bingh cunghab naetnaiq menhsingq daengj, miz gij yaugoj ywbingh daegbied.

(4) Aenfap diuzcez gingnyinz ndaw rog bingzyaenx bae siucauq: Gaengawq gij yienzleix vanzging ndaw rog ndangvunz bingzyaenx, dungxndaw

binghbienq cauxbaenz gizdieg doxwngq haenx okyienh naengnoh gominj daengj gij binghcauq gingnyinz fanjying, dwg gij hingzsik daegbied bingh gingnyinz linzcangz biujyienh; youq giz binghcauq gingnyinz gizdieg doxwngq okyienh naengnoh gominj fanjying haenx, bae diuzcez naengnoh ywbingh, doiq gij bingh dungxndaw miz yaugoj ndei. Gij bouhloh cungj fuengfap yungh cim neix, sien dwg youq gizdieg naengnoh gominj fanjying gizdieg dungxndaw doxwngq haenx, yungh aenfap gingnyinz cienhangh fwngz saujmyauz cazcauq bae caz daengz binghcauq gingnyinz yangzsing, caiq youq gij bouhvih binghcauq giz gominj haenx guh cim camx ywbingh.

(5) Aenfap gingnyinz siucauq gej giet: Gij binghcauq nyinz giet gingnyinz dwg ceij hidungj nyinznoh fatseng binghbienq seiz, youq ndangdaej yienh'ok gij daegcwng yangzsing, cim camx yw binghcauq nyinz giet, ndaej siusanq binghcauq. Linzcangz saedguh biujmingz cungj fuengfap cim camx neix doiq bingh gingnyinz miz ywbingh yaugoj yienhda, gij yaugoj ywbingh de ndei gvaq bingzciengz cim camx ywbingh, yungh yw daeuj ywbingh, vuzlij ywbingh daengj. Gij yienzaen de aiq caeuq gij yinhsu lajneix mizgven.

① Binghcauq gingnyinz dwg gij nyinzgiet bingh gingnyinz, dwg cujyau yienzaen mizok bingh gingnyinz linzcangz binghyiengh; doenggvaq gij fuengfap cim camx siucauq, ndaej siucawz gij apbik binghcauq mizok haenx, dajneix aeundaej siucawz binghyiengh linzcangz.

② Binghcauq gingnyinz guhbaenz caeuq mizyouq mboujdan doiq hidungj gingnyinz bonjndang miz yingjyangj, caemhcaiq doiq cujciz seiqhenz hix aiq miz yingjyangj, gapbaenz yienlienz fanjying, siucawz binghcauq gingnyinz, gij fanjying mbouj ndei deng yienlienz daengj mizok haenx hix gaenriengz siucawz.

③ Mizok gingnyinz binghcauq dwg aenvih ndangdaej baujhoh fanjying, cauxbaenz "seiq veiz doxlawh" ciepfat sonjsieng gingnyinz, siucawz binghcauq, ciepfat sonjsieng ndaej aeundaej fukcangq.

④ Binghcauq gingnyinz mizyouq, doiq ndangvunz cingjdaej gihnwngz

120

miz yingjyangj, siucawz binghcauq doiq daengx ndang gihnwngz miz gij cozyung ndaej diuzhab.

(6) Aenfap senj diemj camx gingnyinz siucauq: Couhdwg cungj fuengfap cim camx, doiq giz dieg ywbingh yungh byai cim diemj camx, dabdaengz yw ndei bingh, miz gijndei lingzvued sawjyungh. Ciuq gij iugouz giz bouhvih ywbingh mbouj doengz caeuq yungh fuengfap mbouj doengz, aenfap diemj camx youh faen lajneix sam cungj.

① Aenfap rog naengnoh senj bae diemj camx: Ciengz yungh youq yw gij bingh benq gingnyinz najbyak、benq gingnyinz baihhenz rog gagoek. Fwngz gaem cim dinj, youq giz bouhvih ywbingh guh rog naengnoh senj bae diemj camx ywbingh. Cungj mbouj louz cim, menhmenh diemj gvaq. Yungh youq yw gij binghbienq haemq gvangqlangh caemhcaiq feuz haenx.

② Aenfap cim ndeu congh ndeu laebdaeb diemj camx. Diemj camx ywbingh ciengz yungh youq benq gingnyinz gvaengzda、benq gingnyinz henz rwz daengj. Fwngz gaem cim dinj, youq fwngzswix boiqhab maenhdingh binghcauq lajde, aeu cim ndeu camx haeujbae, youq gizdieg binghcauq cim camx lumj dot haeuj.

③ Aenfap cim ndeu senj bae diemj camx: Ciengz yungh giz bouhvih naengnoh soengrungq ndaej senj, youq gizdieg ywbingh cim camx yw binghcauq cim ndeu le, dawz byaicim senj daengz laj naeng, fwngzswix cienqdoengh binghcauq moq, doiqcinj byai cim, fwngzgvaz gaem cim, caiq yiengq binghcauq moq yungh cim camx ywbingh. Cungj cim camx neix aeu haeujsim dwg gaem cim hab bingzonj, daengjsoh, mbouj hab youq laj naeng senjdoengh byaicim, baexmienx sieng daengz gij cujciz seiqhenz. Cungj fuengfap neix miz gij cozyung cim ndeu congh ndeu lai diemj camx, dwg gij ciengzyungh fuengfap gingnyinz siucauq.

(7) Aenfap cim camx gven gingnyinz siucauq: Dwg cungj fuengfap gingniemh cim camx ywbingh Cunghyih ciuhgeq ndawde cungj ndeu, doiq yw bingh gingnyinz, yaugoj yienhda. 《Lingzsuh · Gouj Cim Cibngeih Yienz》

gangj: "Naeng noh nyinz meg, gak miz giz bouhvih de, binghyiengh gak miz giz hezvei habngamj de. Gouj cim yienghceij mbouj doengz, gak miz gij congh hezvei ywbingh habcik haenx, wnggai gaengawq binghcingz mbouj doengz habdangq bae genjyungh." 《Lingzsuh · Guencim》 gangj: "Gven camx dwg cim soh camx haeuj gvanhcez gyaeujnyinz genga, ndaej yw bingh nyinz giet." Gyaeujnyinz dwg gizdieg bingh gingnyinz lai fat, cungj fuengfap cim camx neix, cigsoh camx haeuj gingnyinz bae, beij camx hezvei miz gij ndei cigsoh dabdaengz giz bingh; beij cim camx ndangnoh cozyung engq hung, ywbingh yaugoj haemq ndei, bingh ndei engq cieddaej. Cungj fuengfap ywbingh neix, dwg sugrox giz goekbyai caeuq giz gaenriengz nyinznoh, cimdoiq giz gaenriengz guh cazcauq、siucauq.

Linzcangz ciengzseiz yungh cungj fuengfap neix yw binghnit、bingh gvanhcez、binghndok. Gij daegdiemj sam cungj bingh neix, it dwg giz dieg bingh de maenhdingh, ngeih dwg inget haenqrem, sam dwg binghcingz nyangq. Yihyoz ciuhneix yenzgiu nyinhdingh, aenfap cim camx miz gij cozyung dingz in、siuyiemz caeuq daezsang menjyizliz. Aenfap gven camx miz gij daegdiemj cigsoh dabdaengz gizbingh、cozyung dingzin yienhda、cozyung siuyiemz ak.

(8) Aenfap camx sam baez siu binghcauq gingnyinz.《Lingzsuh·Guencim》: "Gangj daengz camx sam baez…… sien camx naengnoh gizfeuz, baizok gij heiqyiengz yak de, caiq camx baizok gij heiqyaem yak de, caiq camx laeg di, ciepgaenh ndangnoh, cix mbouj haeuj ndaw noh bae; haeuj daengz ndaw noh, heiqhaeux couh okdaeuj. Ndigah, aenfap cim camx naeuz, hainduj camx gizfeuz, gyaep deuz heiqyak, lwedheiq doeng, caiq camx laeg di, baizok gij heiq yaem yak, doeklaeng camx engq laeg, gizgiz baizok." Aenfap camx sam baez siuq binghcauq gingnyinz, baez daih'it camx naengnoh, baez daihngeih camx mueg nyinznoh, baez daihsam cim camx binghcauq nyinz giet nyinznoh gihsuz. Habyungh youq camx giz bouhvih binghcauq gingnyinz menciz haemq gvangq haenx.

(9) Aenfap camx cihbeuq siu binghcauq gingnyinz: Dwg aenfap cim

camx gingniemh ciuhgeq ndawde cungj ndeu, miz song daih daegdiemj, it dwg "cim camx baihswix baihgvaz baihlaeng baihnaj", ngeih dwg "yawj meg daeuj dingh" (raen 《Lingzsuh · Guencim》). Aenfap neix dwg aeu cim camx binghcauq gingnyinz guh muzdiz, habyungh youq yw binghcauq gingnyinz lingzhingz haenx.

(10) Aenfap soengq cim siu binghcauq gingnyinz 《Lingzsuh · Guencim》 gangj: "Soengq cim, cig haeuj cig ok, haeujlaeg daengz ndok, yw binghndok." Dwg cungj fuengfap cim camx ywbingh cig haeuj cig ok, youq maenhdingh binghcauq lajde, laeg daengz mueg ndok, yungh youq yw gij binghcauq gingnyinz maenhdingh haenx, lumjbaenz daihngeih ndokhoz diuz hwnzcizduz、daihsam ndokhwet hwnzcizduz caeuq ndoksej siujdouz daengj gij gvanhcez ndok caeuq nyinz caez miz binghbienq haenx.

(11) Aenfap faen duenh siu binghcauq gingnyinz: Faen duenh cim camx yw binghcauq gingnyinz, dwg cungj fuengfap ywbingh gaengawq gingnyinz miz gij daegdiemj binghcauq nyinz giet ndaej ietraez. Habyungh youq gij binghcauq gingnyinz miz doxlienz fanjying、lai diuz meg miz bingh haenx. Gwnz linzcangz ciengz yungh youq yw binghcauq gingnyinz baenz diuzsienq hoz gen、baihlaeng hwet caeuq diuzsienq henz baihlaeng gagoek. Gaengawq binghcauq raez dinj、daegdiemj bouhvih, faen duenh bae siucauq gej giet.

(12) Aenfap ronzcamx siu binghcauq gingnyinz: Dwg gaengawq gingnyinz gizlaeg binghbienq yaekaeu, ciuq aenfap ronzcamx yihyoz ciuhneix fungsaek ywbingh, youq cungfaen gaemdawz gij cihsiz gaijbouj、saedbauj ancienz cungj iugouz bwhgonq haenx, guh ronzcamx cim camx ywbingh. Ciengz yungh ywbingh benq gingnyinz gwnz mbaq、benq gingnyinz gwnz ndokhwet、benq gingnyinz caekhaex daengj gingnyinz binghbienq.

Ciet Daihhaj　Gok Gingnyinz

It. Gainen

　　Aenfap gok ywbingh youh heuhguh aenfap naenxat ywbingh, dwg gij fuengfap ywbingh conzdungj, yungh gij hongdawz lumj aen guenq cauxbaenz baihndaw deng at, gaep youq gwnz ndang bouxbingh, dajneix couh ndaej miz gij cozyung ywbingh.

Ngeih. Cozyung Caeuq Gihlij

　　Aenfap gok ywbingh dwg gij fancouz aenfap vuzlij ywbingh. De doenggvaq aen guenq daeuj gok miz cozyung naenxat, sup youq gij hezvei caeuq gizdieg ywbingh aenndang, siucawz gij yienhsiengq mbangjgiz naengnoh ndawndang cauxbaenz lwed cwk, coicaenh lwedmeg doengswnh, hai haep hengz cwk, soeng baihrog diuzleix baihndaw, biengj haep cawz cwk, doiq gij goengnaengz ndangdaej guh gikcoi ndei, miz gij cozyung diuzcez, doengzseiz lij miz gij goengyauq cawz bingh cangq ndang.

Sam. Bingh Hab'wngq Caeuq Bingh Gimqgeih

　　(1) Bingh hab'wngq: Gij bingh hab'wngq gok ywbingh gig gvangqlangh, ndaej habyungh youq dwgliengz baenzsa、hwngq、dwgliengz、ae、naetnaiq、oksiq、dungxin daengj bingh; habyungh youq gij bingh yw bingh goengnaengz luenhlab, lumjbaenz sinzgingh sainyieg、binghcunghab naetnaiq、bingh mbouj baenz ninz daengj; habyungh youq yw lai cungj bingh gingnyinz caeuq

ndangdaej sainyieg, lumjbaenz hwet deng sonjsieng menhsingq、siuvaq mbouj ndei menhsingq、yingzyangj mbouj gaeuq menhsingq caeuq bingh siuhauq menhsingq daengj; habyungh youq yw gij bingh inget, lumjbaenz gvanhcez gyaeujhoq fatyiemz、genhcouhyenz、bingh ndoksaen、bingh ndokhwet bongzok roxnaeuz doedok daengj; habyungh youq yw moux di bingh menjyiz, lumjbaenz hozgyawjsaeq ae'ngab daengj.

(2) Bingh gimqgeih: Miz bouxbingh foegraemx、bingh naengnoh、simlig sainyieg、bingh baezdoeg yakrwix、bingh cienzlah gipsingq、lauzbingh hozdungsing daengj, mehdaiqndang、mehmbwk seiz dawzsaeg、lwgnyez roek bi doxroengz、bouxlaux hawnyieg、boux imq gvaqbouh dungxiek gvaqbouh, caeuq gizdieg haengj oklwed、gi'gvanh youqgaenj、sailwed hung daengj cungj mbouj habyungh gok daeuj ywbingh.

Seiq. Genj Gij Hongdawz Gok

(1) Dangqnaj gij hongdawz gok miz guenqfeiz ywbingh yungh ciennieb bohliz、guenq caenhoengq caeu heiq、guenq genjyi daengj, mboujguenj dwg cungj guenq lawz cungj miz yaugoj ywbingh doxdoengz, ndaej gaengawq saedsaeh cingzgvang genjaeu aen guenq gok habcik daeuj ywbingh.

(2) Guenqfeiz bohliz gaijcaenh: Dawz faex daeuj guh saeuqfaex aeu goekfeiz, youq gwnz saeuqfaex, dok dietding; gwnz dingj dietding cug nyupfaiq. Yungh seiz, faiq caemj ciujcingh 95% diemj dawz, yienzhaeuh cuengq aenguenq youq gizdieg ywbingh. Cungj hongdawz saeuqfeiz neix miz gijndei yungh fuengbienh、ancienz、mbouj yungzheih deng log sieng.

(3) Genj hongdawz: Aenguenq hung iq habngamj, atnaenx lienghdoh habdoh, bakguenq wenjraeuz bingzcingj, mbouj laeuh heiq, naek habdangq, hung iq binjcungj lai yiengh, habyungh ywbingh mbouj doengz bouhvih guh yenzcwz.

Haj. Gij Fuengfap Gok Caeuq Gij Saehhangh Aeu Haeujsim

(1) Fuengfap gok: Mboujguenj dwg genj aenguenq caenhoengq caeu heiq roxnaeuz dwg guenqfeiz bohliz, bouxbingh cungj dwg ninz roxnaeuz naengh, fuengbienq aenguenq daengjsoh, loh'ok gizdieg ywbingh. Gaengawq binghcingz yaekaeu ciuq gonqlaeng bae gok, cungdenj dawz guenq cuengq youq giz hezvei ywbingh. Yungh geijlai aen guenq yawj binghcingz daeuj dingh. Gok ywbingh bingzciengz haj daengz cib faen cung, ywbingh bingzciengz gek sam daengz haj ngoenz.

(2) Gij saehhangh aeu haeujsim: Danghnaeuz genj yungh guenqfeiz bohliz aeu haeujsim, ① caemj diemj ciujcingh gaej caemj lai, baexmienx lae ok rog yinxhwnj saehhux dawzfeiz. ② Rag guenq seiz, hab menh beng、mbaeu beng, baexmienx feizmbaw coemh naengnoh. Aenguenq hab daengjsoh beng bae. ③ Aenguenq laebdaeb yungh haenx, hab byoq bae gij ciujcingh lw youq ndaw guenq haenx, baexmienx feiz luemj coemh sieng naengnoh. ④ Beng guenq ok seiz, sien naenx naengnoh, hawj hoengheiq lae haeuj, yienzhaeuh beng guenq. Yungh gaxgonq wnggai doiq aenguenq guh genjcaz, dawz doengh aen sonjvaih、henz soem haenx siucawz feiq bae. ⑤ Yawjnaek bouxbingh vuenh ndang caeuq baujraeuj. ⑥ Giz gok guenq danghnaeuz hwnj bop、miz sieng, wnggai habdangq guh cawqleix. ⑦ Aenguenq aeu dinghgeiz swiq seuq siudoeg, baexmienx doxgyaux lahdawz.

126

Ciet Daihroek   Gingnyinz Oep Ywhing

It. Gainen

Oep ywhing youh heuhguh aenfap hoengh lwed bang yiengz ywbingh, dwg cungj fuengfap ywbingh loegsaek conzdungj miz gij cozyung hoengh lwed dingz in、 gyaep nit bang yiengz, dawz hing caeuq go'ngaih dub soiq aeu mba caeuq raemx, dem gij laeujyw miz cozyung soeng nyinz hoengh lwed haenx gyaux yinz, cat youq gwnz bouhvih ywbingh, yienzhaeuh caiq yungh baujsenhmoz duk hwnjhaeuj, caj gizdieg ywbingh loq raeujrub seiz, danghnaeuz bouxbingh ndaej naihsouh, caiq ce 10~15 faen cung couh dawz ok.

Ngeih. Cozyung Gihlij

Oep ywhing gvihaeuj gij fancouz vuzlij ywbingh, yungh raemxyw oep youq baihrog gizdieg ywbingh, hawj mbangjgiz naengnoh baihndaw mizok gikcoi raeujrub ndei, doiq ndangdaej miz gij cozyung soeng naengnoh diuzleix dungxndaw、 cawz sa raeuj meg sanq nit、 hoengh lwed doeng meg、 cawz yak maenhdingh caengzrog, doengzseiz lij miz gij goengyauq cawz bingh dem gyaeu.

Sam. Bingh Hab'wngq Caeuq Bingh Gimqgeih

(1) Bingh hab'wngq: Habyungh youq bingh fatsa、 hwngq、 dwgliengz、 ae、 naetnaiq、 oksiq、 dungx in daengj; habyungh youq yw gij bingh goengnaengz luenhlab, lumjbaenz sinzgingh sainyieg、 binghcunghab naetnaiq、

127

bingh mbouj baenz ninz daengj; habyungh youq yw lai cungj bingh gingnyinz caeuq bingh ndangdaej hawnyieg, lumjbaenz hwet baeg sieng menhsingq、 siuvaq mbouj ndei menhsingq、yingzyangj mbouj gaeuq menhsingq caeuq bingh siuhauq menhsingq daengj; habyungh youq yw bingh gingnyinz inget, lumjbaenz gvanhcez gyaeujhoq fatyienz、genhcouhyenz caeuq hoz、ndokhwet bongzok roxnaeuz doedok daengj.

(2) Bingh gimqgeih: Boux baenz bingh cingsaenz、foegraemx、bingh naengnoh、simlig sainyieg、baenz baezfoeg yakrwix、bingh cienzlah gipsingq、boux baenz lauzbingh hozdungsing、mehdaiqndang、mehmbwk seiz dawzsaeg, lwgnyez roek bi doxroengz、bouxlaux hawnyieg、boux gwn imq gvaqbouh dungxiek gvaqbouh、gizdieg oklwed cungj mbouj hab yungh oep ywhing ywbingh.

Seiq. Gij Fuengfap Oep Ywhing Caeuq Gij Saehhangh Aeu Haeujsim

(1) Fuengfap oep ywhing: Sien aeu hing caeuq go'ngaih swiq seuq dub soiq roxnaeuz caq aeu raemx, yienzhaeuh aeu gij soiqnyuenz caeuq raemx dem gij laeujyw miz cozyung soeng nyinz hoengh lwed haenx daihgaiq 2 hauzswngh gyaeux yinz, ciuq beijlaeh 3 ：1 bae diuzboiq; bouxbingh naengh roxnaeuz ninz, cungfaen laeuh ok gizdieg yaek ywbingh haenx; dawz gij ywhing diuzboiq ndei haenx youq gizdieg ywbingh haenx daj gwnz daengz laj、daj ndaw daengz rog cat yw; aeu baujsenhmoz duk hwnjdaeuj, caj gizdieg ywbingh raeujrub seiz caiq ce 10~15 faen cung dawz ok, dawz gizdieg ywbingh bouxbingh cat seuq couh ndaej.

(2) Gij saehhangh aeu haeujsim: ① Gaengawq gizdieg ywbingh daeuj habdangq diuzboiq ywhing aeuyungh, baexmienx cauxbaenz saisaengq. ② Cat yw seiz, fwngz gaej naek lai, baexmienx cat sieng naengnoh bouxbingh. ③ Oep ywhing gaej nanz lai, bingzciengz oep 10~15 faen cung, aeu bouxbingh dingj

128

ndaej guh hanhdoh. ④ Doiq doenghboux doiq ywhing caeuq laeujyw gominj haenx mbouj hab oep ywhing. ⑤ Danghnaeuz bouxbingh roxnyinh manh ndat lai, dingj mbouj ndaej seiz wnggai gibseiz dawz ok.

Ciet Daihcaet   Gij Muzdiz Caeuq Bouhloh Gingnyinz Seiq Lienz Gej Nyinz

Gingnyinz seiq lienz gej nyinz, dwg ceij gij fuengfap cunghab aeu fwngz leixnyinz siucauq、cim camx gingnyinz siucauq、gok gingnyinz、gingnyinz oep ywhing seiq cungj caez yungh ywbingh daeuj gyamaenh caeuq demgiengz gij yaugoj ywbingh.

It. Gij Muzdiz Gingnyinz Seiq Lienz Gej Nyinz

(1) Damqcaz binghcauq gingnyinz nyinz giet: Youq gwnz giekdaej genjcaz ndangdaej, aeu aenfap gingnyinz cienhangh fwngz saujmyauz cazcauq, doiq gij hezvei binghcauq gingnyinz daengx ndang guh damqcaz. Gij gonqlaeng damqcaz daj gyaeuj hainduj, yiengq hoz、mbaq、aek、dungx caeuq genga guh cienzmienh genjcaz. Gij bouhvih cungdenj damqcaz, benq gingnyinz gyaeuj、benq gingnyinz gvaengzda、benq gingnyinz henz rwz、benq gingnyinz rwz caeuq benq gingnyinz laenggyaeuj, benq gingnyinz gwnz hoz dwg benq gingnyinz baihlaeng henz laenghoz caeuq laenghoz, benq gingnyinz mbaq dwg benq gingnyinz ganghsanggih caeuq lingzhingzgih、benq gingnyinz aek、gingnyinz laj ndokgvaengzgiengz, benq gingnyinz laj aek gij ndoksej daihhaj baihswix caeuq ndoksejgung、benq gingnyinz dungx dwg dungxcizgih、dungx vaisezgih caeuq nyinzrungq laengdungx, benq gingnyinz baihlaeng dwg benq gingnyinz ndokleq caeuq benq gingnyinz sucizgih, benq gingnyinz hwet dwg benq gingnyinz hwet sam gak, benq gingnyinz caekhaex dwg benq gingnyinz

lizcanggih caeuq benq gingnyinz ndangnoh caekhaex, benq gingnyinz gen dwg benq gingnyinz mbaq, benq gingnyinz gencueg, benq gingnyinz ga dwg benq gingnyinz ndaw gagoek、 benq gingnyinz rog gagoek caeuq benq gingnyinz seiqhenz gvanhcez gyaeujhoq, benq gingnyinz gahengh dwg benq gingnyinz baihlaeng gyaeujhoq、 benq gingnyinz rog noh gahengh caeuq baihnaj gahengh daengj.

(2) Cobouh soenggej diemj binghcauq gingnyinz: Youq gwnz giekdaej damqcaz diemj binghcauq, doiq gij binghcauq yangzsing caz ok haenx yungh aenfap leixnyinz saedyungh mbouj doengh haenx doq cazcauq doq siucauq, baenzneix dabdaengz cobouh soenggej, dajneix sawj binghcauq gingnyinz ndangdaej ndaejdaengz gij muzdiz cienzmienh cobouh soenggej.

(3) Gingnyinz siucauq gej giet: Youq gwnz giekdaej cobouh soenggej binghcauq gingnyinz, doiq binghcauq gingnyinz caeuq baenzroix binghcauq gingnyinz doxlienz fanjying guhbaenz haenx, yungh fwngz nyaenj gingnyinz roxnaeuz cim camx gingnyinz bae siucauq gej giet, aeu gaengawq vunz、 gaengawq binghcauq、 gaengawq bingh faen baez bae yw.

(4) Gok feizguenq roxnaeuz heiqguenq, demgiengz gij yaugoj ywbingh: Aeu cim camx hezvei binghcauq gingnyinz le, caiq gok feizguenq roxnaeuz heiqguenq bae ywbingh, daeuj demgiengz yaugoj ywbingh.

(5) Ywhing oep gingnyinz, caiq baez gyagiengz yaugoj ywbingh: Gok sat le caiq dawz gij ywhing diuzboiq ndei le youq giz dieg ywbingh cat yw, hawj mbangjgiz naengnoh baihndaw mizok gikcoi raeujrub ndei, doiq ndangdaej miz gij cozyung soeng rog diuz ndaw、 gyaep sa raeuj meg sanq nit、 hoengh lwed doeng meg、 gyaep yak maenhdingh caengzrog, ndaej demgiengz gij yaugoj ywbingh.

(6) Soeng gyaeuj caeuq bouj laeuh: Gangj daengz soeng gyaeuj, couhdwg doiq giz binghcauq gingnyinz aen'gyaeuj, gaengawq bouxbingh ywbingh cingzdoh caiq baez aeu fwngz nyaenj roxnaeuz cim camx ywbingh habdangq, baenzneix daeuj demgiengz gij yaugoj ywbingh aen'gyaeuj, demgiengz

cingjdaej goengyauq ywbingh. Bouj laeuh, dwg ceij doiq gij bouhvih binghbienq laeuh yw roxnaeuz bouxbingh ginggvaq yw gingnyinz le caengz ndaejdaengz muenxcuk iugouz, aeu guh boujcung ywbingh bietdingh aeu haenx, baenzneix daeuj bouj gaeuq ywbingh yaekaeu, caenhlig ndaejdaengz yaugoj ywbingh hab'eiq.

Ngeih. Gij Bouhloh Saedhengz Gingnyinz Seiq Lienz Gej Nyinz

(1) Lienz daih'it cienhangh fwngz saujmyauz cazcauq leixnyinz: Sien doiq bouxbingh yungh aenfap cienhangh fwngz saujmyauz gingnyinz cazcauq, doiq ndangdaej guh cobouh ywbingh, doq cazcauq doq leixnyinz, couhdwg yungh fwngz dan'it roxnaeuz fukhab, doiq ndangdaej guh cienzmienh cingjleix, hawj bouxbingh roxnyinh cwxcaih mingzyienj, cieplaeng aeu aenfap fajfwngz gung、 aenfap gimz gung roxnaeuz aenfap gencueg leixnyinz bae cobouh siucauq gej giet.

(2) Lienz daihngeih cim camx gingnyinz siucauq: Youq gwnz giekdaej lienz daih'it fwngz leixnyinz, yungh aenfap gingnyinz cienhangh fwngz saujmyauz cazcauq, guh cazbingh miz cimdoiq, yienzhaeuh youq gwnz binghcauq gingnyinz caz daengz haenx guh cim camx siucauq doxwngq, doiq cungdenj binghcauq caeuq binghcauq doxlienz fanjying faen baez faen duenh guh cim camx ywbingh, miz gijndei muzbyauh ywbingh doekdingh、cigsoh dabdaengz gizbingh、yauqlig caebcomz、siucauq rengz ak、rox gej suj、miz yaugoj vaiq、yaugoj ywbingh gyamaenh daengj.

(3) Lienz daihsam gok gingnyinz: Youq gwnz giekdaej lienz daihngeih cim camx gingnyinz, youq giz bouhvih ywbingh ndaej gok haenx, yungh aenfap gok, doenggvaq gij cozyung gok naenxat, sup gij hezvei roxnaeuz giz bouhvih ywbingh ndangdaej, doiq mbangjgiz naengnoh baihndaw cauxbaenz cungj yienhsiengq lwed cwk, coicaenh lwedmeg doengswnh, hai haep hengz cwk,

soeng rog diuz ndaw, giet haep cawz cwk, doiq goengnaengz ndangdaej mizok gikcoi ndei, yinxhwnj gij cozyung diuzcez caeuq demgiengz yaugoj ywbingh.

(4) Lienz daihseiq ywhing oep gingnyinz: Youq gwnz giekdaej lienz daihsam, yungh ywhing diuzboiq ndei haenx youq gizdieg bouhvih ywbingh cat yw, hawj mbangjgiz naengnoh baihndaw mizok gikcoi ndei, doiq ndangdaej miz gij goengyauq soeng rog diuz ndaw、gyaep sa raeuj meg sanq nit、hoengh lwed doeng meg、gyaep yak maenh caengzrog, doengzseiz miz gij goengyauq cawz bingh dem gyaeu.

Youq guhsat seiq lienz gejnyinz ywbingh gwnzneix le, aenvih gij gvanhaeh bouhvih ywbingh caeuq ywbingh lienghdoh, daj ndawde doiq gizdieg baenzlawz ywbingh guh diuzcingj lingzvued, daeuj hab'wngq daengx aen gocwngz ywbingh yaekaeu. Cingjdaej cosih caeuq diuzcingj cosih gaengawq gij naengzlig bouxbingh dingj ndaej、ywbingh yaekaeu daeuj lingzvued yungh.

Ciet Daihbet   Gijndei Aenfap Gingnyinz Seiq Lienz Gejnyinz

(1) Gingnyinz ywbingh youq gwnz giekdaej gvancez "aeu binghcauq guh hezvei", yungh aenfap gingnyinz cienhangh fwngz saujmyauz cazcauq leixnyinz、cim camx gingnyinz、gok gingnyinz、lai mienh baenzroix gej suj caeuq bangbouj ywbingh daengj dangguh gij soujduenh linzcangz ywbingh, heuhguh aenfap cunghab ywbingh.

(2) Aenfap cienhangh fwngz saujmyauz gingnyinz cazcauq leixnyinz, gingnyinz ywbingh gaengawq gij daegdiemj linzcangz gingnyinz binghbienq, yungh fwngz ndaej cazcauq caeuq siucauq song cungj goengnaengz, lumjbaenz aenfap fwngz gunggimz、aenfap nyaenj naeng couleix、aenfap naenx cwk dingj bingh、nyaenj nyinz soeng hoh、aenfap soeng nyinz gemj atlig、aenfap lai mienh gejsuj、aenfap diemj hezvei gingnyinz daengj bae cobouh siucauq.

(3) Gingnyinz ywbingh aenfap yungh cim caeuq aenfap cimcit ciengzyungh mbouj doengz, cim camx gij hezvei gingnyinz dwg binghcauq gingnyinz, cix mbouj dwg "diuz heiq"; aeu aenfap dingh cauq yungh cim bae yw, miz gij daegdiemj cigdaengz gizbingh、ndaej heiq yienhda、miz yaugoj vaiq、goengnaengz daegbied daengj, caemhcaiq miz gwzgvanh daegcwng guh cujyau baengzgawq.

(4) Aenfap gok feizguenq gingnyinz ywbingh yungh haenx, gaijcaenh le aenfap aeu feiz gok caeuq hongdawz ywbingh, linzcangz yienh'ok gijndei haemq lai.

(5) Aenfap ywbingh cunghab lai cungj、lai caengz yungh hwnjdaeuj lingzvued, gawq ndaej fazveih gij cozyung danhangh yaugoj ywbingh, youh ndaej fazveih gij cozyung gapdoengz "baenzgyoengq lai hangh" gwnz giekdaej danhangh yaugoj ywbingh.

Ciet Daihgouj　Gizdieg Lai Fat Binghcauq Gingnyinz

Gingnyinz binghbienq fatseng youq ndangvunz lai aen bouhvih, ndigah binghcauq gingnyinz baenz doh ndang, dauqcawq cungj miz, vihliux fuengbienh yawjbingh, gingnyinz ywbingh youq gwnz giekdaej linzcangz saedguh cwkrom gingniemh, dawz gizdieg binghcauq gingnyinz lai fat haenx, ciuq gij mingzcwng doengsug yihyoz, giethab gij daegdiemj gingnyinz ywbingh daeuj vehfaen dieg, liedgawj gij mingzcoh gizdieg, doengjit nyinhrox, fuengbienh doigvangq wngqyungh.

1. Aen'gyaeuj Gizdieg Lai Fat Binghcauq Gingnyinz

Benq gingnyinz gvaengzda: Couhdwg gij binghcauq gingnyinz seiqhenz gvaengzda caeuq song henz ndokndaeng.

Benq gingnyinz najbyak: Couhdwg gij binghcauq cujciz nyinzsingq najbyak gingnyinz gvihaeuj haenx.

Benq gingnyinz henz rwz: Gij binghcauq gingnyinz henz rwz doxroengz, lwgda daengz rwz.

Benq gingnyinz rwz: Hamz gij binghcauq gingnyinz gwnz rwz, baihnaj rwz caeuq laeng rwz.

Benq gingnyinz bwzvei: Binghcauq gingnyinz din gyaeujbyoem lienzsienq diemj cungqgyang daengz gwnz dingjgyaeuj.

Benq gingnyinz laeng gyaeuj caeuq henz gyaeuj: Gij binghcauq gingnyinz laeng gyaeuj caeuq henz gyaeuj.

Benq gingnyinz lajhangz henz rwz: Binghcauq gingnyinz laj rwz baihnaj rwz caeuq laj gemjgung.

Benq gingnyinz naj: Binghcauq gingnyinz naj caeuq seiqhenz bak.

2. Hoz Gizdieg Lai Fat Binghcauq Gingnyinz

Benq gingnyinz funghciz: Binghcauq gingnyinz funghciz hezvei caeuq gij baihgwnz baihlaj baihswix baihgvaz de.

Benq gingnyinz funghfuj: Binghcauq gingnyinz hezvei funghfuj caeuq gij baihgwnz baihlaj baihswix baihgvaz de.

Benq gingnyinz yujduz: Binghcauq gingnyinz baihlaeng baihnaj yujduz caeuq laj hoz.

Benq gingnyinz henz hoz: Binghcauq gingnyinz henz hoz.

Benq gingnyinz laeng hoz: Binghcauq gingnyinz diuzsienq cungqgyang laeng hoz caeuq diuzsienq bangxhenz de.

3. Mbaq Gen Giz Lai Fat Binghcauq Gingnyinz

Benq gingnyinz gwnz mbaq: Binghcauq gingnyinz gwnz ndokleq caeuq hoz daengz mbaq.

Benq gingnyinz veiduz: Binghcauq gingnyinz veiduz daengz baihnaj ndokgoekgen.

Benq gingnyinz mbaq: Binghcauq gingnyinz gvanhcez mbaq caeuq diuzgen duenhgwnz.

Benq gingnyinz gencueg: Binghcauq gingnyinz seiqhenz gvanhcez gencueg caeuq diuzgen duenhnaj.

Benq gingnyinz gengoenh fajfwngz: Binghcauq gingnyinz gvanhcez gengoenh caeuq nyinznoh fajfwngz lwgfwngz dem seiqhenz gvanhcez.

4. Baihlaeng Gizdieg Lai Fat Binghcauq Gingnyinz

Benq gingnyinz ndokleq: Binghcauq gingnyinz ndokleq, congh laj ndokleq caeuq mbiengjndaw dem baihndaw gak gwnz, mbiengjrog daengj.

Benq gingnyinz ndokleq gyangde: Binghcauq gingnyinz gij bouhvih nyinznoh song ndokleq gyangde.

Benq gingnyinz Va Doz ndoksaen: Binghcauq gingnyinz gij bouhvih nyinznoh song mbiengj ndoksaen.

Benq gingnyinz baihlaeng ndoksejgung: Binghcauq gingnyinz gij bouhvih nyinznoh baihlaeng ndokaekgung caeuq ndoksej.

5. Najaek Giz Lai Fat Binghcauq Gingnyinz

Benq gingnyinz aek ndokgvaengzgiengz: Binghcauq gingnyinz gizdieg nyinznoh ndokaek caeuq ndokgvaengzgiengz hamzciep caeuq laj ndokgvaengzgiengz.

Benq gingnyinz baihnaj ndokaek: Binghcauq gingnyinz gizdieg nyinznoh ndokaek、gaenz ndokaek caeuq gvanhcez ndoksej.

Benq gingnyinz ndoksejgung: Binghcauq gingnyinz gizdieg nyinznoh ndoksejgung duenhnaj gak mienh ndoksej caeuq ndoksej ndawde.

Benq gingnyinz genduz: Binghcauq gingnyinz mueg nyinznoh genduzdij caeuq giz byaisoem.

Benq ndoksej youzliz: Binghcauq gingnyinz muegnyinznoh 11 ndoksej youzliz、12 ndoksej youzliz caeuq byai ndoksej.

6. Hwet Giz Lai Fat Binghcauq Gingnyinz

Benq gingnyinz hwet: Binghcauq gingnyinz sucizgih caeuq nyinzmueg hwet.

Benq gingnyinz hwet sam gak: Binghcauq gingnyinz gizdieg nyinznoh ndokbuenz caeuq ndoksej.

7. Dungx Gizdieg Lat Fat Binghcauq Gingnyinz: Youq Gwnz Giekdaej Aenfap Vehfaen Gouj Giz Gya Gizdieg Daegbied Genjcaz Binghcauq Gingnyinz Aendungx.

Benq gingnyinz aendungx diuzsienq cungqgyang: Binghcauq gingnyinz gizdieg nyinznoh aendungx duenhgwnz duenhgyang、cungqgyang aendungx、baihlaj aendungx.

Benq gingnyinz baihswix dungx: Binghcauq gingnyinz gizdieg nyinznoh baihgwnz、cungqgyang、baihlaj aendungx mbiengjswix.

Benq gingnyinz baihgvaz dungx: Binghcauq gingnyinz gizdieg nyinznoh baihgwnz、cungqgyang、baihlaj aendungx mbiengjgvaz.

Benq gingnyinz gizdieg nyinznoh ndokbuenz: Binghcauq gingnyinz gizdieg nyinznoh baihswix baihgvaz ndokbuenz caeuq baihgwnz gizgyawj haenx.

Benq gingnyinz、nyinzrungq laj dungx gizlaeg: Binghcauq gingnyinz "nyinzrungq" gingnyinz cuzyangzmingz baihswix baihgvaz baihlaj dungx.

Benq gingnyinz miengndokdungx: Binghcauq gingnyinz gizdieg nyinznoh baihswix baihgvaz miengndokdungx.

8. Caekhaex Gizdieg Lai Fat Binghcauq Gingnyinz

Benq gingnyinz ndokbuenz: Binghcauq gingnyinz gizdieg nyinznoh swnh seiqhenz ndokbuenz caeuq gij baihlaeng baihrog de.

Benq gingnyinz gizdieg nyinznoh baihlaeng nodkbuenz: Binghcauq gingnyinz gizdieg nyinznoh baihlaeng cungqgyang ndokbuenz caeuq song mbiengj nyinznoh.

Benq gingnyinz gizdieg nyinznoh byai ndoksaen: Binghcauq gingnyinz gizdieg nyinznoh byai ndoksaen caeuq byaindok conghdek.

Benq binghcauq gingnyinz caekhaex: Binghcauq gingnyinz gizdieg nyinznoh baihgwnz、cungqgyang、baihlaj caeuq baihrog baihndaw caekhaex.

Benq gingnyinz ndokbuenz giethoh: Binghcauq gingnyinz gizdieg nyinznoh baihswix baihgvaz ndokbuenz giethoh.

Benq gingnyinz gvanhcez ndokga: Binghcauq gingnyinz gizdieg nyinznoh gvanhcez ndokga caeuq seiqhenz de.

9. Gizdieg Diuzga Lai Fat Binghcauq Gingnyinz

Benq gingnyinz gagoek caeuq caekhaex: Binghcauq gingnyinz nyinznoh gagoek、baihnaj gagoek、baihndaw、baihrog、baihlaeng caeuq seiqhenz gagoek.

Benq gingnyinz gvanhcez gyaeujhoq: Binghcauq gingnyinz gizdieg nyinznoh seiqhenz gvanhcez gyaeujhoq.

Benq gingnyinz baihlaeng gyaeujhoq: Binghcauq gingnyinz nyinznoh baihlaeng gyaeujhoq caengzfeuz caengzgyang caengzlaeg caeuq gizdieg nyinznoh baihgwnz baihlaj baihswix baihgvaz de gaenriengz haenx.

Benq gingnyinz gahengh: Binghcauq gingnyinz gizdieg nyinznoh baihnaj、baihlaeng caeuq song mbiengj gahengh.

Benq gingnyinz gvanhcez dabaeu: Binghcauq gingnyinz gizdieg nyinznoh seiqhenz gvanhcez dabaeu.

Benq gingnyinz lajdin lwgdin: Binghcauq gingnyinz lajdin、gwnz din、ndok lwgdin daengj gizdieg nyinznoh gak gvanhcez.

Benq gingnyinz lajdaej din: Binghcauq gingnyinz nyinznoh lajdaej din caeuq seiqhenz.

Ciet Daihcib   Linzcangz Wngqyungh Gingnyinz Ywbingh

It. Linzcangz Wngqyungh Gingnyinz Ywbingh

Aenvih gingnyinz ywbingh dwg monz yozgoh gaeuqgeq youh ngamqhwng ndeu, gij yienzleix caeuq fuengfap ywbingh miz gij gvilwd caeuq daegdiemj bonjndang, bietyienz caeuq sojmiz doenghyiengh moq ndawbiengz ityiengh, ginggvaq aen gocwngz deng nyinhrox caeuq deng ciepsouh.

(1) Gij gihbwnj yienzleix wngqyungh, caebcomz daejyienh Cunghyih conzdungj cibngeih gingnyinz fanjjying ndangvunz dungdai hozdung miz gij daegdiemj comzsienqlig (yinxlig、wngqlig). Aen daegdiemj neix gietdingh le gingnyinz ywbingh cingjdaej dungdai bencwng gvanhnen. Vihneix, de doiq bingh linzcangz mizok gihci cekgej, bietyienz caeuq gij fuengfap gejdap aenfap yw cungj bingh wnq miz cengca. Hoeng de miz song aen doengjit, couhdwg leix caeuq fap doengjit、lijlun caeuq yaugoj doengjit, gangjmingz de bonjndang miz gohyozsing, cingsaenz damqra caeuq gij naengzlig doxbeij.

(2) Gaengawq saw ciuhgeq Cunghyih gvendaengz lwnhgangj "nyinz comz youq hoh", gingnyinz "gak miz dinghvih" "bingh gak miz gizdieg", gingnyinz ywbingh youq lwnhgangj dinghvih binghcauq、gij mingzcoh bingh, ciqyungh mingzswz gaijboujyoz caeuq aen mingzcoh yihyoz ciuhneix, it dwg bouj gij vah ciuhgeq mbouj gaeuq, ngeih dwg hawj de bienq doengsug ikleih nyinhrox doxdoengz.

(3) Gij fuengfap gingnyinz ywbingh cujyau dwg oklaeng gij banhfap conzdungj ywbingh ndawbiengz, cawz baujciz gij daegdiemj genjdanh yienzmiz、gangjgouz saedyauq、roengz yw cigsoh daengz gizbingh、daejyienh guhfap caeuq gizdieg ywbingh gaenjmaed doxlienz daengj caixvaih, doenghgij banhfap ywbingh saeklaeuq caeuq lijlun gingnyinz dox giethab, lij ndaej mizok caetbienq bonghyat.

(4) Gingnyinz ywbingh ginggvaq 120 lai cungj bingh ywbingh niemhcingq haenx, gij bingh hab'wngq linzcangz lij miz roennaj fazcanj, youq gizneix dan genjaeu gij bingh miz daibyaujsing haenx daeuj lwnhgangj.

(5) Gingnyinz ywbingh cujyau dwg yw gij bingh aenndang yinhsu, de gaengawq binghmoq aenndang gij yienzleix gingnyinz damqra ok haenx, lumjbaenz bingh nyinzndumj、bingh dungxndaw nyinzsingq、hwet dungx ga sam lienz daengj, yienznaeuz youq ndaw yihyoz lingjyiz seizneix lij dwg baez

daih'it daezok, hoeng raeuz saenq de ndaej lumj vunzloih yw ndei moix cungj bingh ityiengh, dingj ndaej gaujniemh.

Ngeih. Gij Yienzleix Gingnyinz Ywbingh

(1) Doiqsiengq ywbingh. Aeu gij bingh ndangdaej yinhsu cauxbaenz haenx guh cujyau doiqsiengq ywbingh, lumjbaenz gij binghyiengh gingnyinz yinhsu cauxbaenz, gij bingh caeuq gingnyinz mizgven haenx, gij bingh yungh yw daeuj ywbingh yaugoj mbouj ndei haenx, gij bingh linzcangz yienzaen mbouj cingcuj caeuq gij bingh nanz yw, gij binghlaeh aeu fukcangq bae yw, caeuq cangqndang ciengx ndang aeu gemjmenh bienq laux dem cangq gyaeu diuzleix.

(2) Bingh hab'wngq. Habyungh youq yw 120 lai cungj bingh, gij bingh de gviloih daihdaej dwg baihrog, cungj bingh neix dwg gij yak baihrog ciemqhaeuj nyinz caeuq fatsa, bingh ciengz raen, bingh gingnyinz, bingh nyinzndumj, bingh dungxndaw nyinzsingq, bingh simdaeuz nyinzsingq nangqdaengz, mbangj giciz binghbienq, goengnaengz aenndang luenhlab caeuq bingh goengnaengz aenndang sainyieg, bingh bouxlaux, ukgyad、lwgnyez ngawzlaet daengj binghnyinz.

Youq gingnyinz ywbingh 120 lai cungj bingh ginggvaq ywbingh niemhcingq haenx, doiq gij bingh nanz yw bingh'in nyinzsingq、nyinzndumj cauxbaenz bingh、bingh dungxndaw nyinzsingq、nangqdaengz bingh simdaeuz nyinzsingq、bingh goengnaengz luenhlab caeuq goengnaengz sainyieg, ywbingh gig daegbied, bienqbaenz aen conhgoh binghnyinz yw bingh ngeiznanz haenx.

(3) Bingzciengz ywbingh. Gezgou gingnyinz fukcab, bingh gingnyinz miz gij daegdiemj binghcauq gingnyinz dwg huxndumj, yungh aenfap fwngz leixnyinz、cim camx gingnyinz、lai mienh gingnyinz gejsuj、gok gingnyinz, ywhing oep gingnyinz caeuq bangbouj ywbingh caez yungh, gapbaenz gij soujduenh ywbingh cunghab mbouj dwg yungh yw swhyienz loegsaek ywbingh

haenx yungh youq linzcangz. Bingzciengz ywbingh faen baenz roek aen bouhloh bae guh: ① Yungh aenfap leixnyinz bae soeng nyinz hoengh meg caemhcaiq guh cobouh cazcauq doq siucauq gejnyinz、gejsuj; ② yungh cim camx gingnyinz ywbingh daeuj siucauq cix gej giet、cawz cwk; ③ gok gingnyinz daeuj doeng heiq hoengh lwed gej cwk dingz in; ④ oep ywhing demgiengz yaugoj ywbingh; ⑤ roigyaeuj caeuq bouj laeuh daeuj diuzcingj goengnaengz ndangdaej bingzyaenx; ⑥ son bouxbingh roxnaeuz vunzranz de gij fuengfap fwngz leixnyinz genjdanh haenx, daeuj diuzcingj dungdai goengnaengz ndangdaej bingzyaenx, gyavaiq ndangdaej fukcangq.

(4) Bingh gimqgeih. Boux baenz binghlah gipsingq、giciz binghbienq haenq、lahdawz caeuq genga dem bouhvih binghbienq yakrwix、giz yaek oklwed caeuq ae lwed、daegbied sainyieg、hezyazsang、baenz binghgvanhsinh yiemzhaenq caeuq mehdaiqndang、mehmizlwg、lwgnding daengj gimqhaed baenzneix yw.

(5) Gij saehhangh aeu haeujsim. Ywbingh gaxgonq aeu guh ndei hong cekgangj, aeundaej bouxbingh boiphab bae guh; haeujsim gij cingzgvang bouxbingh, saeqnaeh bae guh, fuengzre moegluenh guh saeh, fuengzre cauxbaenz sonjsieng; ciuq gij naengzlig dingjsouh bouxbingh、gij lienghdoh ywbingh hab vunz、hab bingh; yiemzgek ywbingh mbouj miz sigin, fuengzre lahdawz; yiemzfuengz camx sieng gij bouhvih caeuq daepbwt youqgaenj bouxbingh; danghnaeuz yaek gok aeu haeujsim goekfeiz caeuq gij seizgan gok, yiemzfuengz coemh sieng roxnaeuz log sieng.

Cieng Daihhaj Binghcauq Gingnyinz Faenbouh Caeuq Gij Fuengfap Cazcauq Siucauq

Gij hezvei binghcauq gingnyinz caeuq cimcit hezvei megloh miz giz doxdoengz, hoeng youh miz gij daegdiemj bonjfaenh. Aenvih cibngeih gingnyinz dwg aen dijhi gij heiq cibngeih gingmeg giet comz sanq bae, song yiengh cungj miz gij giekdaej doxdoengz gapbaenz gezgou megloh ndangvunz caeuq fazveih cozyung goengnaengz. Hoeng gingnyinz youh dwg aen dijhi nyinznoh gapbaenz megloh, ndigah gij nyinznoh de youh gak miz daegdiemj.

(1) Gij singqcaet hezvei binghcauq gingnyinz dwg gizdieg binghcauq gingnyinz aen dijhi gingnyinz, miz gij daegcwng lumh caz ndaej daengz, gij daegcwng de vih gingnyinz ywbingh daezhawj fazcwz ywbingh "aeu binghcauq guh suhez".

(2) Gij gvilwd bonjndang hezvei binghcauq gingnyinz dwg daj yenzgiu cibngeih gingnyinz giethab dungdai hozdung ndangvunz cix yinxok aeundaej. Hezvei binghcauq gingnyinz yiennaeuz miz moux di hezvei caeuq hezvei cimcit doxdaeb, hoeng gij hezvei binghcauq gingnyinz dwg gizdieg nyinzgiet gingnyinz binghbienq, gij muzdiz caeuq fuengfap ywbingh de dwg gingnyinz siucauq gej giet, cix mbouj dwg "diuz heiq".

(3) Ciuq aenfap gingnyinz cienhangh fwngz saujmyauz cazcauq cazbingh fatyienh, binghcauq gingnyinz miz gij gvilwd diemj、sienq、mienh caeuq lai mienh. Youq ndaw gocingz yawjbingh, cungj aeu gij gvilwd diemj、sienq、mienh caeuq lai mienh binghcauq gingnyinz dangguh gij fazcwz ywbingh daeuj cazbingh ywbingh.

Ciet Daih'it Binghcauq Gingnyinz Dingjgyaeuj Faenbouh Caeuq Fuengfap Cazcauq Siucauq

1. Gij Sengleix Gezgou Caeuq Gij Daegdiemj Sengleix Binghleix Aen'gyaeuj

Ndokgyaeuj aen'gyaeuj, baihndaw miz uk, dwg gij cunghsuh ndangvunz; gij ndokngviz aen'gyaeuj doenggvaq ndoksaen roengz daengz ndokaek, gwnz roen fatok sinzgingh cenhveiz gaemguenj daengx ndangvunz, dwg gij gi'gvanh gaemguenj ndangvunz ganjgyoz caeuq dungdai hozdung. Daj neix ndaej rox, aen'gyaeuj doiq sengmingh caeuq senglix hozdung ndangvunz gig youqgaenj.

Aen'gyaeuj baudaengz 22 diuz ndokgyaeuj, ndawde cijmiz ndok lajhangz ndaej hozdung, ndok caeuq ndok ndawde cungj youz cujciz nyinzsingq gaenjmaed lienzgiet hwnjdaeuj, guhbaenz byukrog baujhoh uk. Gij byukrog uk miz luengqlumjnaq、luengqlumjrouj、luengqcihvunz daengj lai aen gezgou gehluengq, gungh youz bet gaiq ndokgyaeuj lienzhab baenz, gehluengq、gizgumz byukgyaeuj dwg gij roenloh ndangnoh aen'gyaeuj、mueg nyinznoh、megcingx doenghmeg caeuq ceiboiq gij sinzgingh byukgyaeuj doenghengz. Mueggienq yienghmauh dwg benq gezdi cujciz daj baihnaj daengz baihlaeng cwgoemq youq gwnz ndokgyaeuj, miz gij cozyung daegbied ndaej baujhoh byukgyaeuj, dwg cungj cujciz nyinzsingq, de youz gij nyinznoh laenggyaeuj aen'uk coh gij nyinznoh najbyak ietraez, ndigah mboujguenj dwg noh laenggyaeuj roxnaeuz noh najbyak vanzlij dwg song bouhfaenh cungj ietgaenj, cungj ndaej yinxhwnj daengx aen naenggyaeuj roxnyinh gaenjcieng.

2. Gij Fuengfap Cazcauq Siucauq Gingnyinz Dingjgyaeuj

Gij fuengfap genjcaz cazcauq gij hezvei binghcauq dingjgyaeuj faen baenz aenfap gizdieg genjcaz caeuq aenfap luengqsienq genjcaz song cungj.

(1) Aenfap genjcaz gizdieg. Dawz aen'gyaeuj faen baenz giz najbyak、giz henz rwz、giz laenggyaeuj、giz dingjgyaeuj、giz henzgyaeuj caeuq rwz faenbied guh genjcaz (doz 5-1). Genjcaz seiz gij daejvih bouxbingh youz

bouxyw gaengawq genjcaz yaekaeu, hawj bouxbingh boiqhab cienjvuenh daejvih. Genjcaz fuengfap bingzciengz youz yungh rengzfwngz, aeu lwgfwngzmeh dangguh hongdawz genjcaz daeuj cazcauq caeuq siucauq, habdangq giethab gij fuengfap rengzfwngz gizwnq daeuj guh (doz 5-2).

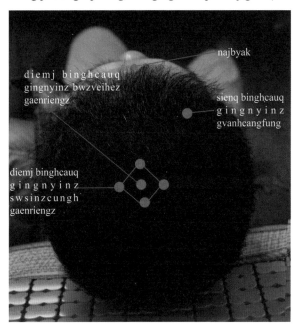

Doz 5-1　Binghcauq gingnyinz dingjgyaeuj

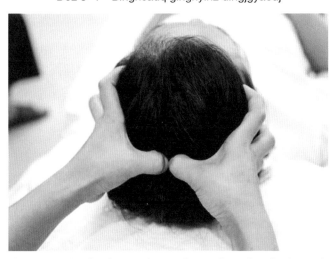

Doz 5-2　Aenfap fwngz siucauq benq gingnyinz dingjgyaeuj

143

(2) Aenfap genjcaz luengqsienq. Cungdenj doiq sienqlumjnaq、luengqlaengrwz、luengqlumjrouj、luengqcihvunz、sienq aen'gyaeuj caeuq sienq laeng rwz guh genjcaz. Ndaej gaengawq binghcingz, giethab aenfap gizdieg genjcaz daeuj guh.

Gwnz dingjgyaeuj guenj gingnyinz daiyangz, aeu hezvei bwzvei dingjgyaeuj guh cungsim coh seiq mienh bet fueng yienh'ok yiengh douzse, gij nyinzmeg oklaeng giz najbyak、giz henz rwz、giz laeng gyaeuj, miz gij roenloh "ginghsui" bae dauq, ndigah gij binghbienq de ndaej aenvih gij bingh gizyawz douzse nangqdaengz, hix ndaej aenvih heiq cwk, lwed cwk roendauq cauxbaenz. Hezvei bwzvei dwg gizdieg cwkrom yiengz, miz gij goengyauq "hoiz yiengz gouq nyig", ndigah gwnz dingjgyaeuj hix dwg gizdieg youqgaenj lai fat binghcauq gingnyinz. Gizdieg binghcauq gingnyinz aen'gyaeuj lai fat caeuq faenbouh dwg luengq ndokgyaeuj ndawde cujciz nyinzsingq、mueggienq yienghmauh duk youq aen'gyaeuj、muegnyinz aen'gyaeuj、ndokgyaeuj giethoh gizdieg doedok daengj, lumjbaenz binghcauq gingnyinz henz gyaeujbyoem、binghcauq gingnyinz luengqndok henzsienq、binghcauq gingnyinz henz rwz、binghcauq henzhoz henzgyaeuj、hezvei bwzvei caeuq binghcauq gingnyinz "seiqsaenzcoeng" daengj.

3. Bingh Hab'wngq Linzcangz

Senglwg gvaq laeng ndang in、gyaujngunh gyaeujdot、sinzgingh sainyieg、ninz mbouj ndaek fangzhwnz lai、yiengzhaw ndang nit、bingh lwgda、rwzokrumz、sinzgingh laenggyaeuj in、dungxndaw duengqroengz caeuq gipgouq hoiz yiengz daengj linzcangz wngqyungh.

Ciet Daihngeih　Binghcauq Gingnyinz Gvaengzda、Naj Faenbouh Caeuq Gij Fuengfap Cazcauq Siucauq

1. Binghcauq Gingnyinz Gvaengzda、Naj Faenbouh Caeuq Gij Fuengfap Cazcauq Siucauq

Benq nyinz gvaengzda dwg benq gingnyinz seiqhenz gvaengzda, daengx aen gvaengzda youz guzsing cujciz hopheux baenz, baihndaw miz ngveihda. Gij muegnyinz caeuq sailwed sinzgingh benq gvaengzda daegbied fungfouq, gij swnghdai canggvang de baenzlawz yiengh, cigciep caeuq ngveihda dem aen'gyaeuj cangqheiq gvanhaeh maedcaed. Benq gvaengzda1hauh hezvei youz ndaw coh gwnz、coh baihrog、coh baihlaj gungh 8 aen hezvei, faenbied anmingz guh1hauh hezvei、2 hauh hezvei……8 hauh hezvei (doz 5-3).

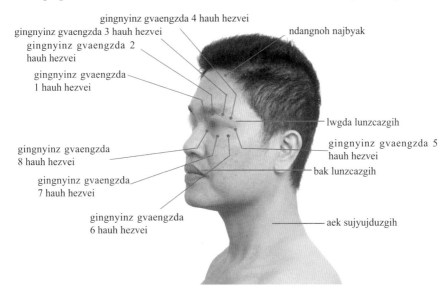

Doz 5-3　Binghcauq gingnyinz gvaengzda

Gingnyinz gvaengzda 1 hauh hezvei: Youq baihlaj ndaw gvaengzda, yienghceij lumj aen cangzfanghhingz iq, daj gwnz daengz laj ietraez. Mbiengjndaw dwg gienq, baihndaw hamz miz gienqndaeng cenhveiz fungfouq,

145

faenbouh miz rongz raemxda ndaeng caeuq guenj raemxda ndaeng, de dwg aen gi'gvanh soucomz gij raemxda ngveihda rongz raemxda ndaeng iemqok haenx, yiengq conghndaeng baizok doxgaiq. Mwh rongz raemxda ndaeng roxnaeuz guenj raemxda ndaeng iemqok doxgaiq deng laengz, couh yinxhwnj yenzcwng rongz raemxda ndaeng roxnaeuz guenj raemxda ndaeng gipsingq roxnaeuz menhsingq, saekdimz yiemzhaeng seiz, ndaej yinxhwnj ngveihda foeg, nohmaj. Ndigah deudoeng gingnyinz gvaengzda1hauh hezvei, miz gij goengyauq diuzcez caeuq yw rongz raemxda ndaeng fatyienz gipsingq、ngveihda foeg、 nohmaj caeuq doekdaemq yenjyaz daengj.

Gingnyinz gvaengzda 2 hauh hezvei: Youq gak gwnz ndaw gvaengzda. Genjcaz caeuq diuzleix seiz, yungh byai lwgfwngzmeh, cuengq youq gak gwnz baihndaw ngveihda, baengh gij cozyung rengzgap fwngz, aeu byai lwgfwngzmeh daj baihrog coh baihndaw menhmenh nu, mwh byai lwgfwngzmeh bungz daengz benq muegnyinz gep iq, couhdwg gingnyinz gvaengzda 2 hauh hezvei. Doiq de cietbued geij baez le, swnh seiq dawz fwngz cienq coh bwnda—ndangnoh dacougih, danghnaeuz binghcauq lumj ngveih haeuxyangz roxnaeuz naed duhdoem nei, cizdi genggiet, binghcauq gietndongj yied mingzyienj, fanjying binghcingz yied naek. Gaenriengz binghcauq nyinzgiet noh dacoumeiz guhbaenz, gwnz linzcangz ciengzseiz okyienh najbyak in caeuq bouxcoz hauxseng siliz doekdaemq gij bingh nyinzsingq cauxbaenz haenx, lai fat youq boux hagseng yungh dennauj caeuq hagsib gaenjcieng haenx. Ndigah siucawz gij binghcauq nyinzgiet coumeizgih hung, dwg gij fuengfap mizyauq ywh ndei caeuq fuengzre benq bwnda in caeuq bouxcoz hauxseng baenz ginsiyenj gyajsing. Linghvaih, gingnyinz gvaengzda 2 hauh hezvei doiq yw najgyad gyoebgyonj coumeizgih hung sonjsieng、fajnaj nyinzgeuq hix miz yaugoj, doiq gij binghlaeh ciengzseiz gyaeujngunh gyaeujdot hix miz gyaciz ywbingh.

Gingnyinz gvaengzda 3 hauh hezvei: Youq baihgwnz cungqgyang gvaengzda, hezvei yienh'ok yiengh gumzloemq lumj deng heh. Aeu byai lwgfwngzmeh dangguh hongdawz bae cazcauq caeuq siucauq, mwh byai lwgfwngzmeh lumh daengz giz gumzloemq, caemhcaiq menh guh cietbued seiz, couh roxnyinh daengz ndawde miz gep nyinzmueg iqet ndeu, nyinzmueg gig minjganj, aeu byai fwngz maenhdingh nyinzmueg iq, hawj bouxbingh yawj lwgfwngz bonjfaenh, bouxbingh couh roxnyinh lwg fwngz ndeu bienqbaenz song lwg, neix dwg bouxbingh okyienh yawjraen song ngaeuz. Gep nyinzmueg iqet neix aiq dwg sinzgingh mbe ok rog, mbouj ndaej naenx haenq, cijndaej menhmenh aeu fwngz bae guh cietbued diuzleix. Gingnyinz gvaengzda 3 hauh hezvei siucauq diuzleix cujyau yungh youq ywbingh lwgnding sengcingz lwgda lengq, linzcangz yaugoj yienhda, doiq yw gij bingh lwgda deng rogsieng hix miz yaugoj.

　　Gingnyinz gvaengzda 4 hauh hezvei: Youq biujmienh ndokgyaeuj gwnz gvaengzda, binghcauq yienh'ok baenz diuzlienh, doed youq mienh ndok. Aeu fwngz cazcauq, ndaej raen daengz binghcauq gaenj nem youq mienh ndok, buenxriengz miz doenghmeg diuqdoengh. Cazcauq siucauq seiz, cujyau cimdoiq gij nyinzgiet seiqhenz binghcauq couhdwg cujciz nyinzsingq. Saedhengz cazcauq caeuq siucauq, mbouj ndaej cimdoiq gij sinzgingh caeuq sailwed ndaw hezvei, hangh cunghcij neix bietdingh aeu doekdingh. Gingnyinz gvaengzda 4 hauh hezvei aiq dwg vazceh sinzgingh roxnaeuz sinzgingh gwnz gvaengzda ietraez, ndigah cazcauq siucauq aeu siujsim cawqleix. Gingnyinz gvaengzda 4 hauh hezvei miz gij goengnaengz ywbingh song caengz diuzcez, it dwg doiq gij bingh ngveihda lumjbaenz yenjyaz swngsang、sisinzgingh binghbienq、mueg gingmeg binghbienq daengj, miz gij yaugoj diuzcez; ngeih dwg doiq gij bingh aen'uk lumjbaenz gij goengnaengz aen'uk doekdaemq、naujyaz swngsang daengj hix miz gij goengyauq diuzcez.

　　Gingnyinz gvaengzda 5 hauh hezvei: Youq baihgwnz byai gvaengzda, gizneix mbangjgiz loq doed hwnj, gij baihlaeng de dwg congh loq gumz ndeu, ndaw congh miz sinzgingh caeuq sailwed con ok, dwg gizsatbyai cuzdaiyangz gingnyinz hengz bae. Cazcauq siucauq seiz ceiq cujyau youq henz bwnda guh,

147

deudoeng mbangjgiz nyinzgiet, hawj sinzgingh、sailwed swnhleih doengrat mbouj deng gazlaengz. Cim camx seiz hix dawz byaicim camx youq henz bwnda, danghnaeuz dwg youq gizgumz henz bwnda camx cim, yungzheih camx sieng sailwed cix oklwed. Gingnyinz gvaengzda 5 hauh hezvei habyungh youq diuzleix bingh lwgda caeuq bingh'uk.

Gingnyinz gvaengzda 6 hauh hezvei: Youq gwnz mienhndok laj lwgda, diuz ndok neix yienh'ok giz guzciz loq gumz, bangxhenz loq doedok, dwg sienq gingnyinz cuzyangzmingz giz satbyai. Cazcauq siucauq seiz aeu byai lwgfwngzmeh guh hongdawz genjcaz. Youq yungh gij rengzgap fwngz bangcoh ndaej lumh daengz hezvei gizgumz, gizneix haemq minjganj, hezvei gvihaeuj gij nyinzgiet cujciz muegsingq, lumh daengz seiz mizok indot ndaej yiengq henz rwz caeuq gvaengzda cienzdaz. Mbangjgiz diuzleix miz gij goengyauq diuzyw bingh aen'uk caeuq bingh ngveihda, ciengzseiz boiqhab ywbingh nyinz henz rwz.

Gingnyinz gvaengzda 7 hauh hezvei: Youq mienh ndok ndokgemj laj gvaengzda, gizneix miz A diemj ndokgemj dagih gaenriengz, baihlaj lienz lunzcazgih naengbak, baihndaw lienz ndokgemj dagih lingh aen A diemj gaenriengz, binghcauq yienh'ok yiengh baenzroix, vang goemq youq biujmienh laj gvaengzda gemjndok; giz cungqgyang baihlaj ndokgemj dwg congh laj gvaengzda, ndaw aencongh miz sinzgingh laj gvaengzda caeuq sailwed con ok, seiqhenz aencongh ciengzseiz miz binghcauq nyinzgiet giethoh, ndaej doengzseiz bae siucauq cawqleix, hoeng aeu haeujsim mbouj sienghaih gij sinzgingh caeuq sailwed ok congh, mboujne ok lwed haemq lai, nanz haeddingz. Diuzleix gizdieg neix dwg gij hezvei ciengzyungh yw gij bingh lwgda、najgyad caeuq naj fatnyinzgeuq, bingzciengz ciengz dawz de boiqhab hezvei caeuq gingnyinz gvaengzda 8 hauh hezvei wngqyungh.

Gingnyinz gvaengzda 8 hauh hezvei: Youq gwnz mienhndok ndaw gemjndok caeuq rog ndokndaeng, hezvei miz 3 giz binghcauq iq, it dwg A diemj ndokgemj siujgih, youq baihgwnz ndaw ndokgemj; ngeih dwg A diemj gwnz naengbak, youq gwnz mienhndok laj lwgda, ciengzseiz dwg doxgaiq gazngaih guenj rongzraemxda coh baihlaj lae; sam dwg naengbak lingh aen A diemj depgyawj rog ndokndaeng. Gingnyinz gvaengzda 8 hauh hezvei cazcauq siucauq dwg gij hezvei ciengzyungh diuzyw gij bingh ngveihda、naj nyinzhwnjgeuq caeuq najgyad.

　　Giz dieg neix aeu aenfap fwngz leix nyinz caeuq cim camx gingnyinz bae yw. Yw bingh seiz yungh rengzgap lwgfwngz, aeu lwgfwngzmeh roxnaeuz lwgfwngzyinx bae naenx bizleiguz gizluengq nyinznoh song daengz sam baez, yienzhaeuh coh baihlaj naenx, ietraez daengz yingzyanghhez, caiq dawz byai lwgfwngzmeh caeuq lwgfwngzyinx nod coh gwnz gvaengzda caeuq gak gwnz baihndaw, naenxat coumeizgih hung caeuq gingnyinz henzsienq. Naenxat seiz dawz byai lwgfwngzmeh roxnaeuz byai lwgfwngzyinx coh gak gwnz baihndaw, mbouj ndaej naenx ngveihda. Ciep dwk naenx cungqgyang gwnz gvaengzda caeuq gizbyai, wnggai yunghsim roxyiuj binghcauq gingnyinz lajfwngz geijlai hung caeuq naek mbaeu, caiq nunaenx roxnaeuz naenx yindangz gyang bwnda. Doeklaeng dawz fwngz senj daengz gwnz byai bwnda aeu habngamj bae ywbingh, aeuyungh seiz boiqhab aenfap dandog aen hezvei ndeu diemj camx bae ywbingh (doz 5-4).

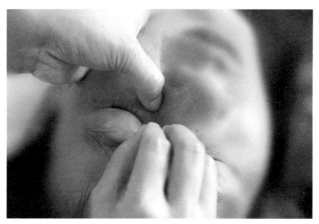

Doz 5-4　Aenfap fwngz siu cauq benq gingnyinz gvaengzda

Binghcauq gingnyinz gvaengzda giz bouhvih lai fat caeuq faenbouh:

Gingnyinz cujci seiqhenz gvaengzda caeuq song henz ndokndaeng, gvaengzda lunzcazgih、coumeizgih hung iq daengj bet aen hezvei binghcauq gingnyinz.

Linzcangz bingh hab'wngq: Binghdaraiz nyinzsingq、ginsiyenj nyinzsingq、dalengq、rongzraemxda fatyienz menhsingq、bizdouyenz menhsingq、lwgda nohmaj、sinzgingh sainyieg、bingh lwgda (lumjbaenz buengzda duengqroengz、nyingzrumz raemxda rih、bingh nengzmbin)、bingh cunghab naetnaiq menhsingq、bingh sinzgingh mazmwnh mbe'gvangq daengj.

2. Binghcauq Gingnyinz Naj、Najbyak Faenbouh Caeuq Gij Fuengfap Cazcauq Siucauq

Naj dwg gizdieg fajnaj vunz sojyouq haenx, faen baenz baihswix baihgvaz song mienh. Baihgwnz dwg ndokgemj, baihlaj daengz ndokhangzbaz, baihndaw dwg bak, baihrog dwg rwz. Gij gezgou nyinznoh mienhnaj doedok dwg bak lunzcazgih sinzvanz youq seiqhenz bak. Youq baihgwnz dwg naengbak gwnz, baihrog mbiengj gwnz dwg nohgemj hung iq, baihrog cungqgyang dwg biujcingzgih caeuq yaujgih; gij gezgou laj naengbak miz gyangyacunzgih、gyanggoujgozgih caeuq gwzgih daengj (doz 5-5).

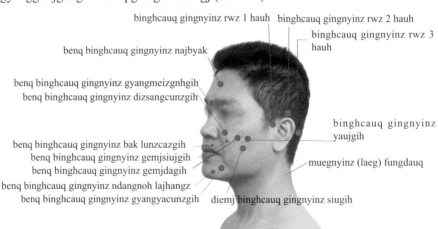

Doz 5-5　Binghcauq gingnyinz naj bak

Cazcauq genjcaz mienhnaj nyinzgiet cujyau aeu aenfap gingnyinz cienhangh fwngz saujmyauz cazcauq ndawde fwngzmeh caeuq fwngzyinx guh hongdawz genjcaz. Genjcaz seiz, aeu song lwgfwngz nyaenj gapdoengz dawz mienhnaj gap baenz nyinzgiet haenx moix gaiq noh cug gaiq daez hwnj cazcauq (doz 5-6), yienzhaeuh yungh aenfap dingh cauq yungh cim cim camx haenx, dawz gj binghcauq genggiet haenx yungh camx ronz bae camx yw roxnaeuz diemj yw, gej giet, cugbouh supsou、bienq unq, hoizfuk yienghceij fajnaj (doz 5-7).

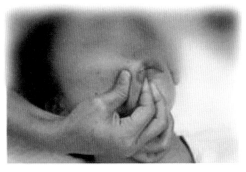

Doz 5-6   Aenfap fwngz siucauq benq gingnyinz naj bak

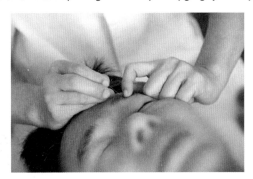

Doz 5-7   Aenfap yungh cim dinghcauq benq gingnyinz najbyak

Binghcauq gingnyinz najbyak giz bouhvih lai fat caeuq faenbouh: Gij cujciz nyinzsingq benq gingnyinz najbyak gvihaeuj haenx.

Linzcangz bingh hab'wngq: Gyaeujngunh gyaeujdot、najbyak gyaeujdot、yangzmingzgingh ndat、buengzda duengqroengz、bingh lwgda (lumjbaenz nyingzrumz raemxda rih、bingh nengz mbin) daengj bingh caeuq bingh gingnyinz gienqmueg yienghmauh.

Binghcauq gingnyinz naj naengbak giz lai fat caeuq faenbouh: Gemjnaj caeuq naengbak seiqhenz bak gingnyinz cujciz、biujcingzgih、 dizsangcunzgih、gyangyacunzgih、bak lunzcazgih daengj.

Linzcangz bingh hab'wngq: Sinzgingh naj mazmwnh、binghmauhfung gvaqlaeng、gokbak caeuq lwgda mbitngeng、naj soengrungq dungqroengz、bingh cunghab henz rwz.

Ciet Daihsam　Gingnyinz Binghcauq Henz Rwz、Rwz Faenbouh Caeuq Gij Fuengfap Cazcauq Siucauq

1. Binghcauq Faenbouh

Benq gingnyinz henz rwz dwg benq gingnyinz giz henz rwz aen'gyaeuj, baihnaj daengz rog bwnda, baihlaeng daengz laenggyaeuj, baihgwnz daengz nezsangsen, baihlaj daengz gemjgung. Benq gingnyinz rwz gvihaeuj gingnyinz sauyangz, youq baihrog aen'gyaeuj ndangvunz, mbiengj gwnz dwg nezsangsen, mbiengj ndaw dwg baihrog ngveihda, baihlaj dwg gwnz ndokgemj, baihrog dwg baihnaj rwz (doz 5-8、doz 5-9).

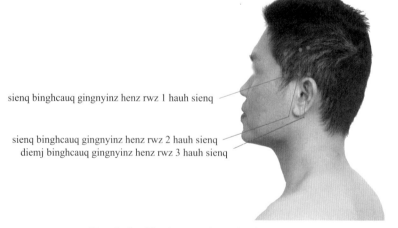

sienq binghcauq gingnyinz henz rwz 1 hauh sienq
sienq binghcauq gingnyinz henz rwz 2 hauh sienq
diemj binghcauq gingnyinz henz rwz 3 hauh sienq

Doz 5–8　Binghcauq gingnyinz henz rwz

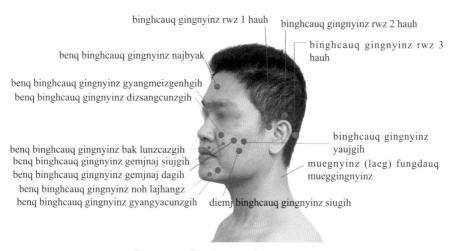

binghcauq gingnyinz rwz 1 hauh

binghcauq gingnyinz rwz 2 hauh

binghcauq gingnyinz rwz 3 hauh

benq binghcauq gingnyinz najbyak

benq binghcauq gingnyinz gyangmeizgenhgih

benq binghcauq gingnyinz dizsangcunzgih

binghcauq gingnyinz yaujgih

muegnyinz (laeg) fungdauq mueggingnyinz

benq binghcauq gingnyinz bak lunzcazgih

benq binghcauq gingnyinz gemjnaj siujgih

benq binghcauq gingnyinz gemjnaj dagih

benq binghcauq gingnyinz noh lajhangz

benq binghcauq gingnyinz gyangyacunzgih

diemj binghcauq gingnyinz siugih

Doz 5-9   Binghcauq gingnyinz rwz

2. Gij Fuengfap Cazcauq Siucauq

(1) Samgih binghcauq henz rwz.

① Gij binghcauq coumeizgih iq: Youq giz rog gvaengzda、rog bwnda caeuq nezgih giz doxcomz. Binghcauq yienh'ok ngeng cix vang daj rog lwgda coh aen fuengyiengq baihnaj rwz hengz bae, aeu byai lwgfwngzmeh guh hongdawz genjcaz, baengh rengzgap fwngz, daj laj daengz gwnz roxnaeuz daj gwnz daengz laj guh cietbued, ndaej lumh daengz gij binghcauq coumeizgih iq yienh'ok genggiet lumj limqsuenq nei, lij miz "gij cauq ndaw binghcauq" giethoh iqet, fanjying gig minjganj.

② Binghcauq nezgih: Baihnaj nezgih dwg nezgih hung, baihlaeng dwg nezgih iq. Aeu byai lwgfwngzmeh guh hongdawz genjcaz, dawz byai lwgfwngzmeh cuengq youq byoemgyaeuj baihnaj henz rwz giz byoemgyaeuj gyaugap, neix dwg nezgih 1 hauh binghcauq; dawz byai lwgfwngzmeh coh baihlaeng senjdoengh guh cietbued, couh ndaej lumh daengz nezgih 2 hauh binghcauq; laebdaeb senj coh baihlaeng senjdoengh, caemhcaiq guh cietbued, couh ndaej fatyienh nezgih 3 hauh binghcauq (doz 5-10).

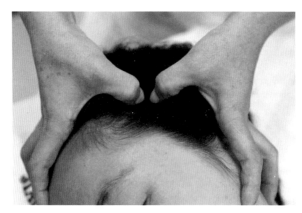

Doz 5-10　Aenfap fwngz siucauq benq gingnyinz henz rwz

③ Binghcauq noh rwz: Noh rwz faen baenz noh rwz baihnaj、noh rwz baihgwnz caeuq noh rwz baihlaeng sam gaiq noh iq. Noh rwz baihnaj youq baihnaj rwz, miz binghbienq seiz, binghcauq yienh'ok nyinzgiet hung lumj lwgfwngz, gengndongj, naenxat inget mingzyienj, ciengzseiz baenz gij yienzaen cauxbaenz nyinzsingq mbiengj gyaeuj in、ciliz doekdaemq, hix ndaej bienqbaenz gij yienzaen cauxbaenz rwznuk、rwzokrumz caeuq gyaeujngunh nyinzsingq, siucawz gij binghcauq comzgiet, doiq bouxbingh miz gij yaugoj ywbingh yienhda. Noh gwnz rwz lienzciep noh rwz baihnaj, youq baihnaj gwnz rwz, coh dingjgyaeuj banh bae, noh gwnz rwz baenz nyinzgiet seiz, ciengzseiz yinxhwnj rog gwnz gyaeuj mazmwnh. Noh laj rwz caeuq noh gwnz rwz lienzciep, youq baihlaeng rwz, noh baihlaeng rwz baenz nyinzgiet seiz, ciengzseiz yinxhwnj bouxbinghh gyaeujngunh, dwg bingh gyaeujngunh daraiz nyinzsingq giz lai fat, boiqhab bouxbingh benq henz rwz、laeng hoz、henz hoz ywbingh, doiq bingh gyaeujngunh daraiz nyinzsingq miz gij yaugoj ywbingh yienhda.

(2) Binghcauq muegnyinz henz rwz: Dwg gaiq muegnyinz haemq na duk youq duenh laj noh henz rwz, gij baihndaw de caeuq muegndok henz rwz doxlienz, baihlaeng caeuq muegnyinz rwz lienzciep, baihlaj caeuq muegndok ndokgemj lienzciep, muegnyinz henz rwz miz binghbienq seiz, youq ndaw muegnyinz ndaej caz daengz binghcauq nyinzgiet yienghceij lumj diuzlienh caeuq diuzsienq, ciengzseiz yinxhwnj henz rwz bienq gaenj、henz rwz mbouj

cwxcaih、lajhangz hai hap mbouj leih daengj binghyiengh. Ciengzseiz yungh aenfap fwngz leixnyinz roxnaeuz aenfap cim camx gingnyinz daeuj diuzleix.

(3) Itsienq binghcauq: Youq giz cungqgyang baihgwnz henz rwz, binghcauq yienh'ok yiengh "S", daj noh baihnaj rwz coh noh henz rwz ietraez, hung lumj ganj yienzbit, raez 4~5 lizmij, aiq dwg ndaw ndok cujciz nyinzsingq. Uk vaigoh ciengzseiz daj gizneix hai aen congh ndeu, daeuj doekdaemq naujyaz, gingnyinz ywbingh doiq gij goengnaengz daegbied itsienq binghcauq nyinhrox caeuq banhfap ywbingh mbouj dwg guh soujsuz gemjyaz, cix dwg doenggvaq yungh cim camx gingnyinz siucauq, hawj gij hoenggan ndaw uk rog uk doxdoeng, miz gij cozyung doekdaemq naujyaz. Gij anqlaeh Yizneivaj Duihnaz Anmoh Yozyen Gih'wnh gyausou yungh aenfap anmoh, guh daengz vaiqvit baizcawz gij lwedcwk ndaw uk, gangjmingz leixnyinz caeuq anmoh duihnaz, daegbied dwg caiq gya cungj soujduenh vuzlij ywbingh cim camx binghcauq, gij yienzleix de gohyoz, yaugoj ywbingh gwzgvanh.

Gij binghcauq doenghmeg megcingx benq henz rwz guhbaenz, miz baenzgyoengq binghcauq megcingx henz rwz caeuq binghcauq doenghmeg henz rwz bienq ndongj, gij gezgou benq dieg neix haemq mbang caemhcaiq geng ndaet, sinzgingh sailwed fungfouq, ciengzseiz yungh aenfap leixnyinz caeuq cim camx lienzhab ywbingh (doz 5-11、doz 5-12). Aeu fwngz ywbingh, cungdenj doiq samgih caeuq muegnyinz baihgwnz gangj haenx, yungh mienh lwgfwngzmeh baengh rengzgap lwgfwngz, sien yungh aenfap fwngz hounu soenggej mbangjgiz gingnyinz, gaenriengz aeu aenfap cietbued doiq binghcauq gingnyinz guh cietbued. Gij rengz cietbued aeu mbaeu, aeu bouxbingh dingj ndaej caemhcaiq roxnyinhh cwxcaih guh byauhcunj. Aeu fwngz siucauq moix baez aeu 3~4 aen diemj binghcauq, dabdaengz cobouh soenggenj guh hanhdoh, doiq mbangj aen binghlaeh binghyiengh gvangqlangh haenx, wnggai gya hwzguz gvanduz caeuq binghcauq gingnyinz naj rwz daeuj yw. Aenfap cim camx benq gingnyinz henz rwz bingzciengz dwg doiq gij binghcauq gingnyinz samgih gak yw cim ndeu, bietdingh aeu guh seiz, doiq nohgienq henz rwz (couhdwg sanggvanhhez) gij binghcauq gingnyinz gaenriengz haenx gya cim ndeu, cungj dwg aeu binghcauq gingnyinz guh hezvei, soh haeuj soh ok, mbouj louz cim.

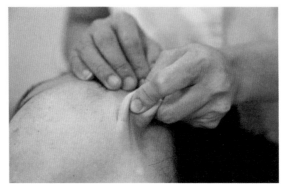

Doz 5–11   Aenfap fwngz siucauq benq gingnyinz rwz

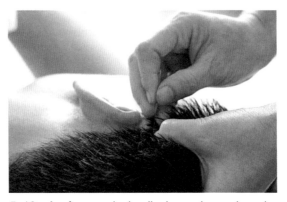

Doz 5–12   Aenfap yungh cim dinghcauq benq gingnyinz rwz

Binghcauq gingnyinz henz rwz giz bouhvih lai fat caeuq faenbouh: Baihnaj rwz caeuq gemjgung henz gyaeujbyoem giz gapgyaiq, youq habheuj seiz, giz doekok haenx aeu hezvei, yienzhaeuh riengz baihgwnz daih'iek sam lwgfwngz vang guh henz rwz 1 hauh binghcauq gingnyinz; rog lwgda riengz sienq coh baihrog daengz giz henz gyaeujbyoem aeu hezvei, yienzhaeuh youq giz sam lwgfwngz vang dwg henz rwz 2 hauh gingnyinz binghcauq; byai bwnda coh baihrog daengz henz gyaeujbyoem aeu hezvei, yienzhaeuh youq giz daih'iek song lwgfwngz vang dwg henz rwz 3 hauh binghcauq.

Linzcangz bingh hab'wngq: Mbiengj gyaeuj in、megcingx henz rwz

156

fatyienz、gyaeujngunh gyaeujdot mbouj rox yienzaen、binghcunghab henz rwz lajhangz、bingh gingnyinz sauyangzgingh、mauhfung houyizcwng、ninz mbouj ndaek、rwzokrumz、bingh lwgda (lumjbaenz nyingzrumz raemxda rih, bingh nengz mbin)、sinzgingh sainyieg daengj bingh.

　　Gingnyinz binghcauq henz rwz giz lai fat caeuq faenbouh: Rwz 1 hauh binghcauq gingnyinz、rwz 2 hauh binghcauq gingnyinz、rwz 3 hauh binghcauq gingnyinz.

　　Linzcangz bingh hab'wngq: Rwznuk、rwzokrumz、mbiengj gyaeuj in、heuj in、ninz mbouj ndaek、gyaeujngunh gyaeujdot daengj.

Ciet Daihseiq　Binghcauq Gingnyinz Laenghoz Faenbouh Caeuq Fuengfap Cazcauq Siucauq

1. Binghcauq Faenbouh

　　Benq gingnyinz laenghoz dwg gij bouhvih gingnyinz megduk, fwngzsamyangz、cuzdaiyangz、cuzsauyangz hengzbae ginggvaq haenx, dwg gizdieg youqgaenj gingnyinz haemq na、lai cwngzsw、gyauca doxdaeb、gyaeujnyinz haemq lai haenx. Gij daegdiemj benq gingnyinz neix it dwg gij suhniuj gwnz hoz laenggyaeuj doeng daengz gyaeuj、baihlaj ciep aek baihlaeng; ngeih dwg cienq dauq hozdung haemq hung, dengsieng gaiqlwd haemq hung; sam dwg laenghoz、henzhoz (caeuq mbaq) dem naj aek sam giz gapbaenz sanhgozhingz, vahsug heuhguh gij gvanhaeh "hoz sam gak", gij yiyi daegbied cungj gvanhaeh neix, hawj gij binghbienq gingnyinz hoz mbouj ndaej mienx deng yingjyangj baihlaeng、aek、mbaq gen caeuq gyaeuj; seiq dwg gij sienqloh gingnyinz "gak miz dinghvih" haemq raez, yienznaeuz miz gij binghcauq gingnyinz diemj sienq mienh, hoeng gij lohsienq ietraez bae haemq gyae, lumjbaenz gingnyinz laenghoz indot ndaej ietraez daengz laeng aek caeuq gyaeuj. Vihneix, yw benq gingnyinz laenghoz, gawq aeu daj mbangjgiz daeuj

157

guh gingnyinz cienhangh fwngz saujmyauz cazcauq caeuq gingnyinz siucauq gezgiet, youh aeu daj cingjdaej gvanhaeh daeuj damq gaen gouz goek. Vehfaen sienqloh binghcauq benq gingnyinz laenghoz, dwg youq gwnz giekdaej gij bouhvih sienq gingnyinz hengz bae ginggvaq haenx guhcawj, ciuq gingnyinz gag miz dinghvih、 bingh gak miz gizyouq, caemhcaiq youq linzcangz yungh gingnyinz cienhangh fwngz saujmyauz cazcauq caz daengz diemj binghcauq nyinzgiet daeuj ywbingh cix doekdingh. Gij sengleix gezgou caeuq sengleix binghleix daegdiemj hoz dwg baihgwnz ciep aen'gyaeuj, baihlaj lienz mbaq aek, dwg gizdieg duenh hoh ndangvunz youqgaenj. Ndokhoz baihgwnz lienz ukgyaeuj, baihlaj ciep ndokaek, baihrog ciep song diuz gen. Ndokhoz dingjsouh song yiengh rapdawz, it dwg rapdawz gij rengznaek aen'gyaeuj coh baihlaj duengqroengz; ngeih dwg rapdawz gij rengzdingj song diuz gen guh hong seiz, daeuj onjdingh aenndang, caemhcaiq caeuq duenhgwnz aenndang baujciz gij cozyung rengzonj. Vihneix, hoz dwg gij hothoh cungdenj ndangvunz guhhong yietnaiq, hoz fatseng nyinznoh sonjsieng、 bingh naetsieng ceiq ciengz raen.

Hoz ndangvunz dwg gij gezgou daegbied miz sinzgingh、 sailwed. Hoz cawzliux gij ndokngviz ndaw ndok hoz miz bicungz sinzgingh caixvaih, lij miz gij sinzgingh uk ndaw ukgyaeuj fatok caeuq gagguenj sinzginghciet faenbouh. Sinzgingh hoz gawq ceiboiq aen'gyaeuj、 hoz、 gen, youh miz sinzgingh faenboiq daengz aek dungx; ndaw ndokhoz miz ndok doenghmeg ronz gvaq; baihnaj hoz miz hoz doenghmeg、 hoz megcingx、 hozgyawh, dwg gij suhniuj youqgaenj sengmingh ndangvunz.

Gij nyinznoh hoz dwg gezgoudij daegbied, de gawq aeu onjdingh gij gezgou nyinznoh hoz, youh miz gij gezgou nyinznoh aenhoz hozdung. Fan'ok gij ndokgvaengzgiengz yujduzgih aenhoz, ndaej yawjraen mienhlaeg caengzlaj faenbouh gij sinzgingh gezgou fungfouq haenx, gangjmingz gij swnghdai cingzgvang nyinznoh aenhoz dwg baenzlawz yiengh, bietdingh nangqdaengz ndangvunz cangqheiq. Ndokgvaengzgiengz yujduzgih roxnaeuz sezgozgih sousuk、 nyinzgeuq haenqrem, bietdingh doxwngq doiq gij sinzgingh daj ndangnoh ronzgvaq

158

haenx caeuq gij sinzgingh caengzlaeg mizok apbik cungj yingjyangj neix, seizneix gij binghyiengh gwnz linzcangz okyienh, daj gwnz biujmienh yawj, lumjnaeuz dwg gij binghyiengh sinzgingh、sailwed, hoeng saedsaeh dwg ndangnoh nyinzgeuq cauxbaenz. Gingnyinz ywbingh doekdingh le bingh hoz gij gvanhaeh bonjcaet "goek caeuq byai", mboujdan doiq gij binghyiengh hoz ndangvunz miz ywbingh yaugoj mingzyienj, youq ndangvunz cangqheiq gyaeunanz fuengmienh, hix ndaej daj gij daegdiemj gezgou hoz ndangvunz yungh cosih cingqdeng, aeundaej swhveiz fuengyiengq moq (doz 5-13).

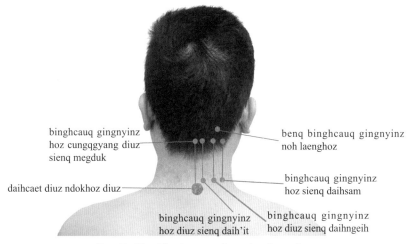

binghcauq gingnyinz hoz cungqgyang diuz sienq megduk

benq binghcauq gingnyinz noh laenghoz

daihcaet diuz ndokhoz diuz

binghcauq gingnyinz hoz sienq daihsam

binghcauq gingnyinz hoz diuz sienq daih'it

binghcauq gingnyinz hoz diuz sienq daihngeih

Doz 5-13　Binghcauq gingnyinz laenghoz

2. Gij Fuengfap Cazcauq Siucauq

Gij fuengfap genjcaz cazcauq hezvei binghcauq hoz faen baenz baihnaj hoz、henz hoz caeuq baihlaeng hoz 3 benq dwg faenbied guh genjcaz.

(1) Cazcauq siucauq benq henzhoz: Faen baenz sam diuz sienq genjcaz.

① Binghcauq gingnyinz aenhoz daih'it sienq: Youq henz din gyaeujbyoem caeuq din gyaeujbyoem vang giz doxgyonj, gizneix dwg gizhwnjdin, coh laj hoz ietraez, itcig daengz mbaq. Gij daegdiemj binghcauq itsienq ciengzseiz raen haenx dwg gij binghcauq gizhwnjdin yienh'ok baenz naed, naed yied hung, binghcingz yied naek, ciengzseiz dwg gij binghgoek nyinzsingq gyaeujdot caeuq sinzgingh gagguenj luenhlab, ndigah dawz gij binghcauq gizhwnjdin

159

heuhguh yindenj. Gij binghcauq coh baihlaj ietraez dingzlai yienh'ok baenz gep, senjdoengh haemq hung, cim camx binghcauq baenz gep seiz, fanjying minjganj, sikhaek mizyauq; binghcauq ietraez daengz gwnz mbaq seiz, binghcauq yienh'ok yienghceij lumj diuzlienh, senjdoengh haemq iq, ndaej yungh aenfap naenxat dinghcauq yungh cim bae yw, cim camx dohlaeg mbouj ndaej laeg lai. Gij binghcauq yienghceij lumj diuzlienh dwg aen gezgoudij nyinz caeuq sinzgingh cenhveiz lienzhab, doiq hoz mbaq binghbienq miz yaugoj daegbied, haujlai heuhguh bingh hoz mbaq caeuq bingh ndokhoz nyangq haenx yw 3~5 baez, yaugoj yienhda.

② Binghcauq gingnyinz aenhoz daihngeih sienq: Youq baihnaj itsienq caeuq ndokhoz hwngzduz ndawde, gij binghcauq duenhgwnz baenz naed, dwg binghcauq douzgyazgih, duenhlaj dwg binghcauq hozgyazgih, aeu cim camx ywbingh, doiq gejcawz aenhoz cienjdoengh hojnanz miz yaugoj doedok.

③ Binghcauq gingnyinz aenhoz daihsam sienq: Youq hoz hwngzduz baihnaj caeuq ndokgvaengzgiengz yujduzgih ndawde, gij bouhvih duenhgwnz de dwg giz lai fat binghcauq. Binghcauq yienh'ok baenz gep, lumh caz daengz seiz aeu byaij lwgfwngz meh coh baihnaj roxnaeuz baihlaeng bueddoengh, couh ndaej fatyienh binghcauq, doiq yw benq nyinz henzhoz inget caeuq laenggyaeuj inget miz gij yaugoj daegbied lumj boq reb raen haeux.

④ Binghcauq hwngzduz hoz: Baihlaeng hwngzduz daihngeih daengz daihseiq dwg A diemj ndokleq dizgih gaenriengz, baihrog hwngzduz daih'it daengz daihroek dwg A diemj sezgozgih gaenriengz, B diemj noh ndokleq gaenriengz youq baihgwnz ndokleq, B diemj sezgozgih gaenriengz faenbied dwg baihndaw ndoksej daih'it caeuq baihnaj daihngeih ndoksej doedok. Ndokleq dizgih dengsieng fatseng nyinzgeuq, dwg gij yienzaen yinxhwnj nyinzsingq bingh hoz mbaq, caemhcaiq dwg gij yienzaen baenzbingh ceiq ciengz raen; sezgozgih dengsieng, okyienh baihnaj hoz、henzhoz caeuq najaek binghbienq, hix dwg gij yinhsu nyinz hoz aek cauxbaenz; gij bingh cunghhab cenzsezgozgih guzsanghgoh soj gangj haenx, deng liedbaenz gij bingh yienzaen mbouj cingcuj, gingnyinz ywbingh saedguh caeuq ywbingh yaugoj gangjmingz, gij yienzaen cauxbaenz bingh cunghab cenzsezgozgih, dwg cenzsezgoh dengsieng.

⑤ Binghcauq ndokgvaengzgiengz yujduzgih: Ndokgvaengzgiengz yujduzgih dwg aenhoz gaiq noh ceiq hung haenx, gij binghcauq gwnzde cauxbaenz lai fat youq congh gumz baihnaj caeuq baihlaeng yujduz, dwg gizneix A diemj gaenriengz; gizneix aen diemj B gaenriengz faenbied youq gvanhcez aek caeuq baihrog ndokgvaengzgiengz. Gingnyinz ywbingh ciengzseiz dawz gij binghcauq ndangnoh ndokgvaengzgiengz yujduzgih faen baenz baihnaj sienq ndangnoh、cungqgyang sienq ndangnoh、baihlaeng sienq ndangnoh sam diuz sienq genjcaz, gij maeddoh binghcauq ndokgvaengzgiengz yujduzgih yied hung, linzcangz fatseng binghyiengh yied lai, ndaej yinxhwnj bingh hozngeng, ndaej cauxbaenz noh sousuk, apbik gij sinzgingh ndaw noh, apbik sinzgingh hoz gizlaeg、sinzgingh gagguenj caeuq gij sinzgingh doeng coh aekdungx, gij biujyienh gwnz linzcangz fatseng gij bingh sinzgingh deng gaznaenx doxwngq haenx. Ndigah cazcauq siucauq、cim camx ndokgvaengzgiengz yujduzgih, hawj de dauqcungz soeng unq, gemjmbaeu doiq sinzgingh aenhoz apbik, dwg gij bouhvih youqgaenj gejcawz bingh aen'gyaeuj、aenhoz、mbaq、gen caeuq aekdungx ndangvunz. Ndokgvaengzgiengz yujduzgih miz binghcauq cix gaznaenx sinzgingh hoz, linzcangz okyienh gyaugamj sinzgingh vuenheij seiz, bouxbingh okyienh aen'gyaeuj hanh lai、naj hoengzgywg、ninz mbouj naek、cingsaenz vuenheij、nanz simdingh daengj gij bingh sinzgingh luenhlab. Mbangjdi canghyw mbouj rox gij goekgaen baenz cungj bingh neix, ndigah gij yienhsiengq bouxbingh dauqcawq gouz yw hoeng yw mbouj ndei haenx cix mbouj noix raen. Gingnyinz ywbingh nyinhnaeuz gij binghcauq ndokgvaengzgiengz yujduzgih dwg goekgaen, yungh aen banhfap siucawz binghcauq gij noh haenx, yw ndei gij bingh doxwngq.

(2) Gij fuengfap cazcauq siucauq baihlaeng hoz.

① Cazcauq diuzsienq cungqgyang baihlaeng hoz: Aeu hougingjduz guh

161

gij doiqsiengq genjcaz, ciuq gonqlaeng daj ndokhoz daihngeih daengz daihcaet guh genjcaz, caemhcaiq doiq baihgwnz houcizduz caeuq baihswix baihgvaz song mbiengj guh genjcaz ciengzsaeq, caz daengz binghcauq yangzsing seiz, aeu yunghsim geiq roxnaeuz bitgeiq, yienzhaeuh cimdoiq binghcauq yangzsing bae guh cawqleix.

② Cazcauq siucauq nyinzfeuz sienq laenghoz: Aeu byai fwngzmeh guh hongdawz genjcaz, youq gij yenzcwz rengzgap lajde youq nyinzfeuz diuzsienq baihlaeng hoz guh daeznyaenj roxnaeuz bueddoengh bae cazcauq. Gij binghcauq nyinzfeuz dwg baenz diuzsienq baenz benq, ndawde miz baenznaed binghcauq nyinzgiet gij cauq ndaw binghcauq. Hengzguh seiz, aeu gij binghcauq baenznaed guh cungdenj, guh dinghcauq hengz cim ywbingh, aeu camx feuz guh cawj, gij maeddoh cim camx itbuen dwg diuz binghsienq ndeu camx cim 1~2 diemj, gaengawq bouxbingh naihsouh cingzdoh caeuq binghcingz aeuyungh guh diuzcingj habngamj.

③ Cazcauq siucauq diuzsienq baihlaeng hoz: Aeu laenghoz giz doedok haenx guh cungsim, coh baihswix baihgvaz song mbiengj ietraez, daengz yujduz guh giz satbyai, ndawde diemj cungqgyang diuzsienq baihlaeng hoz miz baihswix baihgvaz song aen hoz giethoh, hix dangguh cungdenj; cazcauq diuzsienq baihlaeng hoz giethab sezfanghgih coh gihcenhveiz aenhoz fangse haenx, daj gij A diemj daengz B diemj ngeixnaemj, couhdwg gij A diemj sezfanghgih youq diuzsienq gwnz hoz, gij B diemj de fangse haenx youq gizdieg mbaq doxwngq haenx, doengzseiz aeu hezvei.

④ Cazcauq nyinz gizlaeg baihlaeng hoz: Nyinz gizlaeg baihlaeng hoz dwg nyinzlaeg hoz song mbiengj hwngzcizduz baihlaeng, gizdieg neix miz song giz nyinzlaeg baihswix baihgvaz song mbiengj, aeu fwngz daeznyaenj ndaej lumh caz. Binghcauq gingnyinz yienh'ok yienghceij lumj diuzlienh, binghcauq yied co binghcingz yied naek, dwg gij geiqhauh binghcingz ndokhoz naek mbaeu. Aeu nyinzlaeg guh dinghcauq yungh cim ywbingh, binghcingz sikhaek hoizgej, baenz gij bouhvih youqgaenj gingnyinz ywbingh yw ndei bingh ndokhoz.

Nyinz laeg aenhoz, youq X gvanghben ciengz raen gij raemhngaeuz maeddoh mingzyienj demsang, ginggvaq siucauq siucawz binghhyiengh le fukcaz X gvanghben, ndaej raen maeddoh raemhngaeuz doekdaemq, gangjmingz gingnyinz ywbingh doiq yw binghhoz miz baengzgawq gohyoz. Gij muegnyinz nohnyinz benq gingnyinz hoz cwngzsw haemq lai、 gij fuengyiengq byaijyiengq bienqdoengh haemq hung, doengzseiz miz yajmwnzhez caeuq sailwed sinzgingh youqgaenj ginggvaq, ndigah ywbingh seiz aeu daegbied siujsim. Bingzciengz yungh aenfap fwngz mbaengqnyaenj, fwngz nyaenjhou roxnaeuz naenxat maenhdingh cim camx yizhez gingnyinz (doz 5-14、doz 5-15), yungh cim seiz cig haeuj cig ok, mbouj louz cim. Yungh cim le yungh feizgok roxnaeuz heiqgok ywbingh, yienzhaeuh baihrog guh ywhing demgiengz yaugoj. Benq gingnyinz neix miz byoemgyaeuj, naenggyaeuj mbang gaenj, binghcauq gingnyinz haemq ndumjyouq, gaenriengz hoz, cazcauq caeuq ywbingh cungj aeu yungh itdingh seizgan caeuq cinglig. Cujyau fuengfap ywbingh dwg yungh aenfap leixnyinz caeuq cim camx ywbingh. Binghcauq gingnyinz ciengzseiz raen youq sezfanghgih baihlaeng hoz、 hozgyazgih、 gyaeujgyazgih、 rog laenghoz giz doedok、 noh laenghoz daengj benqdieg binghcauq gingnyinz gaenriengz haenx. Gij binghcauq gingnyinz dingjgyaeuj cawzliux genggiet ciengzseiz raen haenx caixvaih, ndaej doengzseiz buenxriengz okyienh binghcauq cwk lwed, yungh gingnyinz cienhangh fwngz saujmyauz cazcauq guh genjcaz seiz aeu saeqnaeh、 naihsim.

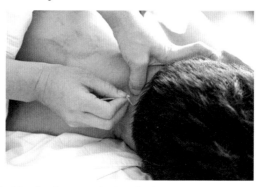

Doz 5-14   Aenfap yungh cim dinghcauq benq gingnyinz hoz

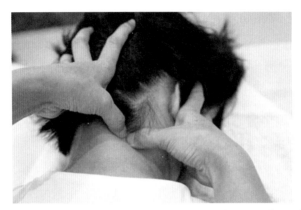

Doz 5-15   Aenfap yungh cim siucauq benq gingnyinz laenghoz

Fwngz leixnyinz aeu ciet naenx dingj hou guhcawj, habdangq gya yungh aenfap fwngz mbaengqdaez、hounyaenj, cim camx aeu gingnyinz siucauq caeuq yizhez dox giethab guh gij cujyau bouhvih ywbingh, yungh aenfap cim dog diemj camx ciet naenx binghcauq daeuj ywbingh, yungh cim le aeu feizgok roxnaeuz heiqgok, yienzhaeuh youq baihrog cat ywhing daeuj demgiengz yaugoj.

Gij binghcauq gingnyinz laenghoz lai fat bouhvih caeuq faenbouh: Binghcauq gingnyinz diuzsienq megduk cingq cungqgyang baihlaeng hoz, henz megduk hoz (hozcizgih) dwg binghcauq gingnyinz hoz binghcauq gingnyinz daih'it sienq, hoz (nohceiqraez) dwg binghcauq gingnyinz hoz binghcauq gingnyinz daihngeih sienq, henzhoz (ndokgvaengzgiengz yujduzgih duenh cungqgyang baihgwnz) dwg binghcauq gingnyinz hoz binghcauq gingnyinz daihsam sienq, binghcauq gingnyinz diuzsienq henzhoz daihngeih daengz daihseiq ndokhoz hwngzcizduz, binghcauq gingnyinz baihlaj ndoklaenghoz caeuq baihlaeng rwz baihlaeng yujduz nohgyoengq gaenriengz.

Linzcangz bingh hab'wngq: Bingh ndokhoz、bingh hozngeng、binghdoekswiz、genhcouhyenz、gyaeujngunh daraiz nyinzsingq、rwzokrumz、mbaq gen inget、fwngz maz、bingh simdaeuz nyinzsingq (sim aek doxyinx)、ninz mbouj ndaek roxnaeuz mbouj baenz ninz、muegnyinz laenghoz caeuq baihlaeng fatyienz daengj.

164

Ciet Daihhaj Gij Binghcauq Gingnyinz Mbaq、 Baihlaeng Faenbouh Caeuq Fuengfap Cazcauq Siucauq

1. Gij Binghcauq Gingnyinz Mbaq Faenbouh Caeuq Fuengfap Cazcauq Siucauq

Gij sengleix gezgou caeuq gihci sengleix binghleix nyinznoh gwnz mbaq: Mbaq ndangvunz dwg ceij gizdieg duenhgwnz ndangvunz baihndaw ciep hoz、 baihrog lienzciep baihlaeng. Gizdieg neix baihnaj miz ndokgvaengzgiengz、 baihlaeng miz ndokleq, nyinznoh caebcomz youq gwnz mbaq caeuq laj ndokleq, cujyau youz gij sinzgingh gwnz ndokleq ceiboiq, youz diuz sinzgingh neix caeuq ndangnoh mbaq、 ndangnoh laj ndokleq caeuq sezfanghgih caengzfeuz lienzhab gapbaenz gij goengnaengz danhvei, ndangvunz duenh ndangnoh ndeu caeuq sinzgingh ciemqyungz gezgou. Gingnyinz ywbingh dawz gij binghcauq nyinzgiet nyinznoh gwnz mbaq binghbienq cauxbaenz, doiq sinzgingh mbaq mizok apbik cauxbaenz mbaq indot yawj baenz gij binghyiengh nyinzsingq cauxbaenz, aeu siucauq gejnyinz yw nyinz guh goekgaen, hoeng siucawz gij biujyienh sinzgingh indot yawj baenz yw byai. Cungj yawjfap neix caeuq gij fuengfap ywbingh, dem gij fuengfap dandan dwg yw sinzgingh indot caeuq fuengfap ywbingh miz bonjcaet mbouj doengz (doz 5-16).

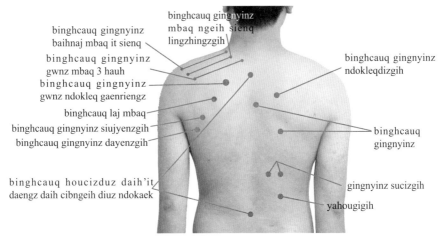

Doz 5-16 Binghcauq gingnyinz mbaq baihlaeng

165

Gij fuengfap vehfaen sienq binghcauq gwnz mbaq caeuq gij fuengfap genjcaz hezvei binghcauq: Gwnz mbaq mbiengjswix mbiengjgvaz doxdaengh, aeu mbiengj ndeu guh laeh. Gij fuengfap vehfaen sienq binghcauq gwnz mbaq dwg dawz gij nyinznoh gwnz mbaq veh baenz sam sienq, couhdwg sienq baihnaj mbaq、sienq gwnzgangh caeuq sienq ndokleq. Gij binghcauq sienq baihnaj mbaq, youz sezfanghgih gyoebbaenz, yienh'ok gij binghcauq gwzciz yienghceij lumj diuzlienh, lumhcaz seiz binghcauq ndongj youh raeuz, daeznyaenj le ndaej roxnyinh daengz, ndawde miz diuz binghcauq engq ndongj、lumhcaz engq minjganj.

(1) Gij binghcauq ndaw mbaq: Binghcauq ndaw mbaq dwg giz gyoebhab sailwed sinzgingh nyinznoh gwnz mbaq, youq cingq cungqgyang mbaq, aeu gij fuengfap lwgfwngzmeh caeuq lwgfwngzyinx daeznyaenj dawz binghcauq daez hwnj, cazyawj gij gezgou de seiz, raen gij binghcauq giet baenz ndaek, lumh hwnjdaeuj mingzyienj, dingh cauq yungh cim camx yw (doz 5-17), mwh byai cim camx daengz gij binghcauq gietndaek, mizok gij fanjying sinzgingh fangse, dwg gij geiqhauh cim camx daengz ndaw cauq binghcauq, miz gij yaugoj gej giet dingz in yienhda.

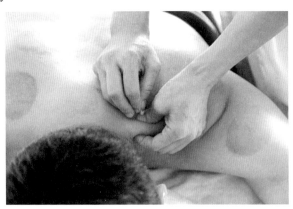

Doz 5-17　Aenfap yungh cim dinghcauq benq gingnyinz mbaq

(2) Binghcauq ndokleq: Youq baihgwnz ndokleq, faen baenz gij binghcauq gak gwnz ndaw ndokleq caeuq gij binghcauq cungqgyang ndokleq song aen diemj binghcauq. Gij binghcauq gak gwnz ndaw ndokleq dwg B

diemj binghcauq ndokleq dizgih, gij binghcauq A diemj youq baihlaeng diuz
hwngzduz daihngeih daengz daihseiq, ndaej A、B diemj doengzseiz ywbingh,
bingzciengz yungh aenfap lwgfwngz naenx dingh cauq roxnaeuz aenfap cim
camx daeuj ywbingh. Gij diemj binghcauq baihrog cungqgyang ndokleq dwg gij
binghcauq B diemj ndokleq sezvazgih. Gizneix nyinzgeuq sousuk, gawq ndaej
yinxhwnj gij binghyiengh mbaq, youh ndaej yinxhwnj gizdieg baihrog sezguz
mizok binghyiengh, ndigah gwnz linzcangz ciengzseiz doiq A、B diemj yungh
cim camx ywbingh, gawq yw mbaq in, youh roxnyinh miz doxgaiq gaz hoz、
hoj ndwnj daengj. Gij binghcauq ndokleq, mizseiz bouxbingh naeuz haenx
caeuq gizdieg binghcauq youq haenx mbouj doxdoengz, lumjbaenz bouxbingh
naeuz bingh in youq giz ndangnoh gwnz mbaq, hoeng saedsaeh cazcauq seiz
binghcauq youq mienhndok ndokleq.

(3) Gij binghcauq laj ndokleq: Laj ndokleq dwg gij nyinznoh baihlaeng
ndokleq. Gizneix gungh miz 3 diuz ndangnoh, couhdwg ndangnoh laj ndokleq,
yenzgih hung caeuq yenzgih iq, linghvaih miz muegnyinznoh caeuq noh
mueglienzhab fungfouq. Gij sinzgingh gwnz ndokleq daj gwnz hoz cigsoh
daengz gwnz mbaq le, youq caengzlaeg gehndok ndokleq coh baihlaj con
ok, danghnaeuz bungzdaengz nyinzgiet gazlaengz, gij binghyiengh nyinznoh
laj ndokleq couh gig doedok, haujlai binghlaeh genhcouhyenz yienh'ok, gij
nyinznoh laj ndokleq daegbied indot, couhdwg gij sinzgingh neix deng nohnyinz
nyinzgiet gazsaek cauxbaenz. Vihneix, cingqdeng nyinhrox caeuq nyinh'ok
sinzgingh gwnz ndokleq deng apbik baenz gij diuzgen bwhgonq yw bingh
hoz mbaq indot. Gingnyinz ywbingh youq cazmingz deudoeng gij binghcauq
hoz caeuq gwnz mbaq le, doengzseiz genjcaz gij binghcauq laj ndokleq (doz
5-18). Gij youqgaenj cazcauq dwg laj ndokleq sam diuz ndangnoh A、B
diemj, giz haeujok sinzgingh gwnz mbaq daengz laj ndokleq caeuq nyinznoh
giz doxgyonj. Cigndaej dwen daengz dwg, aenvih gij A diemj noh gwnz
mbaq、noh laj ndokleq caeuq dasiuj yenzgih cungj youq giz gwnzmbaq caeuq
giz laj ndokleq, hoeng gij B diemj de cungj faenbied youq ndokgoekgen giz

gaenriengz doxwngq haenx, vihneix genjcaz gij binghcauq gwnz mbaq caeuq laj ndokleq seiz, itdingh aeu dawz de caeuq diemj gaenriengz ndokgoekgen dox lienzhaeh, dawz gij binghbienq gwnz mbaq、 laj ndokleq caeuq gij binghbienq mbaq giethab daeuj genjcaz.

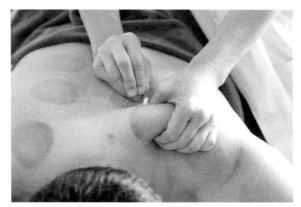

Doz 5-18　Aenfap yungh cim siucauq benq gingnyinz baihlaeng

2. Gij Binghcauq Gingnyinz Baihlaeng Faenbouh Caeuq Cazcauq Siucauq

Baihlaeng dwg gezgoudij duenhgyang ndangvunz. Baihgwnz ciep hoz, baihlaj ciep hwet, baihnaj miz aek, baihndaw miz simbwt; ndoksingq gezgou miz gij gegouzdij lumj vanzgiuz youz ndokaek caeuq ndoksej guhbaenz, sinzgingh cenhveiz aek youz ngviz ndokaek fatok haenx faen baenz diuz sinzgingh aek baihnaj caeuq sinzgingh aek baihlaeng song aen dijhi. Sinzgingh aek diuz baihnaj heuhguh sinzgingh ndoksej, ceiboiq bakaek; sinzgingh aek diuz baihlaeng daj congh ndaw ndoksaen con ok, ceiboiq ndangnoh baihlaeng aek caeuq naengnoh. Sinzgingh baihnaj aek caeuq sinzgingh baihlaeng aek yienznaeuz ceiboiq gij bouhvih mbouj doengz, hoeng lij baihlaeng baihnaj miz lienzhaeh, dwg aen sinzgingh dijhi caezcingj gvihaeuj duenh aek. Vihneix, gij binghyiengh baihlaeng aek caeuq baihnaj aek ndawde miz gij lienzhaeh binghyiengh dijhi. Lumjbaenz bingh sinzgingh simdaeuz, bouxbingh roxnyinh aekmoen、 heiqgaenj caeuq baihnaj aek mbouj cwxcaih, mizseiz okyienh simlwd mbouj caezcingj engqlij naj aek indot, binghyiengh lumj gvanhsinhbing, hoeng genjcaz mizgven goengnaengz simdaeuz cungj dwg yaemsingq, caiqlix gingnyinz cazcauq ndaej youq baihlaeng aek caeuq baihnaj aek gizdieg doxwngq haenx fatyienh binghcauq nyinzgiet dwg yangzsing, yungh siucauq gej giet ywbingh ndaej yw ndei. Gangjmingz gingnyinz ywbingh yihyoz nyinhrox caeuq yihliuz saedguh hab gij daegdiemj gezgou ndangvunz caeuq sengleix binghleix. Gij sinzgingh nohnyinz baihlaeng aek miz gij daegdiemj baujhoh sinzgingh ndok, diuz sinzgingh baihlaeng aek daj congh ndoksaen ndawde con ok le gonqlaeng ceiboiq ndangnoh baihlaeng, caiq youz gij faennga ndangnoh faenbied ceiboiq naengnoh baihlaeng caeuq houcizduz. Mwh houcizduz baihlaeng aek deng sonjsieng, gij noh baihlaeng doxwngq haenx okyienh ndangnoh sousuk caeuq mbangjgiz doedok, caemhcaiq cungj ndangnoh doedok neix cungj dwg baenzhoh doedok, couhdwg mbangjgiz houcizduz dingzlai deng sonjsieng dwg binghcauq yangzsing. Siucawz gij binghcauq houcizduz sonjsieng le, mbangjgiz ndangnoh doedok haenx fukdauq. Gangjmingz mbangjgiz ndangnoh doedok cij dwg byai, mbouj dwg bingh goek. Gingnyinz ywbingh dawz aen fatyienh neix yungh youq yw gij vunz geizcaeux hwetgoz haenx, aeundaej yaugoj ndei. Wngqyungh youq yw gyangzciz ndoksaen fatyienz geizcaeux, doengzyiengh aeundaej yaugoj doedok.

(1) Genjcaz gij hezvei sienq binghcauq baihlaeng cingq cungqgyang: Yungh aenfap rengz fwngz giethab aenfap gencueg bae guh. Youq dingjdiemj 、 baihswix baihgvaz song mbiengj caeuq henzgwnz henzlaj houduzciz diuz siengq baihlaeng cingq cungqgyang, guh cietbued genjcaz sijsaeq, daj ndoksaen diuz cizduz daihcaet caz hwnj, ietraez daengz laj hwet. Gij daegdiemj binghcauq biujyienh houcizduz dwg bienq co 、 bienq na roxnaeuz binghcauq diuzsienq baenz benq haenx, mwh lumh daengz binghcauq yangzsing, bouxbingh fanjying mingzyienj. Bouxyw ndaej caeuq bouxbingh haeddoiq, song mbiengj caez doekdingh. Doekdingh binghcauq yangzsing vih ywbingh daezhawj baengzgawq. Hoz daihroek 、 hoz daihcaet caeuq aek daih'it daengz aek daihseiq houduzciz diuzsienq cungqgyang dwg binghcauq cizduz giz lai fat.

(2) Genjcaz gij hezvei binghcauq itsienq baihlaeng: Itsienq baihlaeng

depgyawj houcizduz, nyinzmueg fungfouq, nyinh'ok binghcauq yangzsing nanzdoh hung. Gij fuengfap nyinhrox mizyauq haenx, it dwg yungh aenfap gencueg, byai gencueg ngeng cuengq youq mbiengjswix roxnaeuz mbiengjgvaz houcizduz, guh gij dungcoz nyoengxbued ngeng bued, nyoengxbued seiz aeu haeujsim cazyawj gij loihhingzndongj unq binghcauq caeuq de dem gij cujciz gizyawz miz maz gvanhaeh caeuq lienzhaeh, doengzseiz cazyawj bouxbingh doiq lumh daengz binghcauq yangzsing miz maz fanjying, gij binghcauq itsienq baihlaeng ciengzseiz dwg gij binghcauq baenz benq, gvihaeuj gij singqcaet binghcauq fatyienz nyinzmueg feuz mbouj dwg nyinzsingq; ngeih dwg yungh aenfap rengz fwngz, byai lwgfwngzmeh doiq gij binghcauq yangzsing aenfap gencueg cazcauq fatyienh haenx fukgenj, caemhcaiq yungh byai lwgfwngzmeh lingzminj daeuj nyinh'ok binghcauq "gij cauq ndaw binghcauq" gij loihhingz de caeuq gizdieg soj youq haenx. "Gij cauq ndaw binghcauq" nyinzmueg baihlaeng dingzlai lumj naedhaeux、 naed duhheuj hung, fwngz lumh daengz cim camx "gij cauq ndaw binghcauq" seiz, bouxbingh fanjying mingzyienj.

(3) Genjcaz gij hezvei binghcauq ngeihsienq baihlaeng: Diuz sienq neix cujyau faenbouh miz gij binghcauq sucizgih mueg nohnyinz fatyienz, noh cenhveiz fatyienz. Gij binghcauq mueg nyinznoh fatyienz haemq na, biujmienh raeuzrwd, miz baenz benq, hoeng engq lai dwg gij binghcauq baenz ndaek, bueddoengh seiz yungzheih luet ok, aeu lai baez daj mbaeu daengz naek、 daj rog daengz ndaw fanfoek bueddoengh, youq mbangjgiz naengnoh bouxbingh hamzlwed hoengzfwg, bouxbingh roxnyinh cwxcaih、 cuengqsoeng seiz, cijndaej cazyawj ok "gij cauq ndaw binghcauq" baenzndaek haenx.

(4) Genjcaz gij hezvei binghcauq samsienq baihlaeng: Gij binghcauq diuz sienq neix cujyau dwg binghcauq siujdouz ndoksej, ciengzseiz raen miz 1~3 ndaek binghcauq. Genjcaz seiz, dawz diuz gen caemh mbiengj haenx senj coh baihrog, hawj binghcauq cungfaen loh'ok, sien aeu aenfap gencueg daj mbaeu cugciemh gyanaek bae bueddoengh, saeqsim cazyawj binghcauq baenzndaek le, gaij yungh fwngz byai lwgfwngzmeh bae bueddoengh,

cazyawj gizdieg nyinznoh ndoksej siujdouz sonjsieng haenx, bingzciengz ndaej cazyawj daengz 2~3 aen diemj binghcauq, geiq ndei gizdieg diemj binghcauq, yungh aenfap cim camx siucauq daeuj ywbingh. Gij binghcauq ndoksej siujdouz fatseng seiz, bouxbingh ndaej roxnyinh daengz gizdieg deng nangqdaengz haenx engq gvangq, aiq nangqdaengz bakaek、hoz caeuq mbaq. Siucawz gij binghcauq siujdouz ndoksej, dwg gij hothoh youqgaenj yw ndei mbaq baihlaeng inget.

(5) Genjcaz gij hezvei binghcauq sezginh duenhgwnz aek baihlaeng: Gij sezginh baihlaeng duenhgwnz dwg ceij binghcauq ngeng youz ndokleq dizgih、lingzhingzgih caeuq nyinzmueg mbaq daengj gyoebbaenz, duenhlaj dwg daj ndokleq baihndaw gak gwnz hainduj, ngeng coh ndoksaen, yienzhaeuh coh ndokhoz hwngzduz daihngeih daengz daihseiq gaenriengz maenhdingh. Gij hezvei binghcauq ciengzseiz raen haenx miz 4 aen diemj, couhdwg diemj binghcauq baihndaw gak gwnz ndokleq, diemj binghcauq nyinznoh ndokhoz hwngzduz daihroek daengz daihcaet gaenriengz, diemj binghcauq baihlaeng ndokleq daih'it caeuq ndok doxgyonj, diemj binghcauq nyinznoh baihlaeng ndokhoz hwngzduz daihngeih daengz daihseiq gaenriengz. Genjcaz 4 aen diemj binghcauq neix nanzdoh haemq hung, it dwg aeu miz gij cihsiz gaijbouj ndangvunz lixyouq; ngeih dwg aeu miz gij bonjsaeh nyinhrox cazyawj nyinznoh giz gaenriengz caeuq gij roenloh sienqnyinz; sam dwg youq gij swhveiz dazyiengq gij cihsiz gwnzneix gangj haenx, cungfaen yungh aenfap rengzfwngz gij cozyung rengzgap haenx, guh genjcaz saeqnaeh, cij ndaej mingzbeg gij daegdiemj binghcauq yangzsing. Benq gingnyinz baihlaeng haemq gvangq, gij binghcauq gingnyinz cungdenj dwg gij binghcauq gyazciz、baihndaw gak gwnz ndokleq, laj ndokleq caeuq mbangj ndoksej giet hoh daengj. Gij banhfap ywbingh yungh haenx, ciengzseiz yungh aenfap ringxdoengh doiringx doh baihlaeng caeuq hwet, caiq aeu aenfap angjfwngzgung roxnaeuz gencueg naenxat doiq gizdieg binghcauq gingnyinz yienhda haenx guh naenxat caeuq cuengqsoeng ywbingh. Noh laj ndokleq、

ndoksej giethoh aeu mienh lwgfwngzmeh rengzgap lwgfwngz naenxat
roxnaeuz yungh aenfap cietnaenx; doiq gij sezfanghgih caengzfeuz, aeu gij
ndangvih habdangq guh aenfap nyaenjnaenx ywbingh; doiq gij nohnyinz
lingzhingz hung iq, aeu aenfap naenxat caeuq daeznyaenj bae yw, baenzneix
aeundaej gingnyinz daengx ndang soenggej、baihlaeng soengswt guh hanhdoh.
Cimdoiq gij cujyau binghcauq gingnyinz, aeu aenfap dinghcauq gaenjat bae
diemj camx muegnyinz caengz rog; doiq gij binghcauq gingnyinz baihndaw
gak gwnz ndokleq caeuq ndoksej giethoh, aeu aenfap angjfwngzgung gaenjat
dingh binghcauq, caiq youq gwnz mienh ndok diemj camx; doiq gij nyinznoh
gyazciz, aeu gij rengz nyoengx coh aen fuengyiengq ndoksaen naenx gaenj
camx bae, cim camx deih cax aeu habngamj. Ndaw ndoksej benq gingnyinz
neix mbouj ndaej camx laeg, wnggai baexmienx camx haeuj ndaw aek bae
cauxbaenz saehhux yiemzhaenq. Cim camx le, doiq naengnoh congh cim camx
rog naeng aeu feizgok roxnaeuz heiqgok, yienzhaeuh youq baihrog cat ywhing
demgiengz yaugoj ywbingh.

Gij binghcauq gingnyinz mbaq baihlaeng caeuq aek baihlaeng gizdieg
lai fat caeuq faenbouh: Gij binghcauq gingnyinz itsienq baihnaj mbaq
sezfanghgih caengzfeuz gwnz mbaq, binghcauq gingnyinz ngeihsienq ndaw
mbaq, binghcauq gingnyinz samsienq gwnz mbaq, binghcauq gingnyinz noh
laj ndokleq caeuq dasiuj yenzgih, binghcauq gingnyinz sucizgih, binghcauq
gingnyinz lingzhingzgih, binghcauq gingnyinz ndokleq gaenriengz, binghcauq
gingnyinz baihndaw gak gwnz ndokleq, binghcauq gingnyinz ndokaek daih'it
daengz daih cibngeih houcizduz.

Linzcangz binghhab'wngq: Genhcouhyenz、gwnghnenzgiz bingh
cunghab、muegnyinz mbaq baihlaeng fatyienz、binghnit yiengzhaw、daep
heiqndongj nyinzsingq、bingh ndokaek gvanhcez iq luenhlab、bingh ndokhoz、
bingh cunghab binghdungx ndokaek、noh gwnz mbaq sonjsieng、ninz
mbouj ndaek loqfanzhwnz lai、bingh cunghab byai ndoksej、bingh dungxin
nyinzsingq daengj.

Ciet Daihroek　Binghcauq Gingnyinz Hwet、Byaindokhwet、Caekhaex Faenbouh Caeuq Gij Fuengfap Cazcauq Siucauq

1. Sengleix Gezgou Caeuq Gihci Sengleix Binghleix Nyinznoh Hwet、Byaindokhwet、Caekhaex

(1) Gij gezgou daegdiemj ndokhwet: Ndokhwet daih'it daengz daihhaj diuzndok baihgwnz ciep ndokaek, baihlaj lienzciep byaindokhwet, song henz dwg gyazguz. Ndokhwet bonjndang miz seiq aen gvanhcez, ndokhwet caeuq gyazguz youh guhbaenz song aen gvanhcez, gungh miz roek aen gvanhcez. Doenghgij gvanhcez neix cungj dwg gizdieg lai fat bingh, haj aen ndokhwet hwngzduz, daegbied dwg ndokhwet daihsam hwngzduz, dwg giz lai fat bingh (doz 5-19).

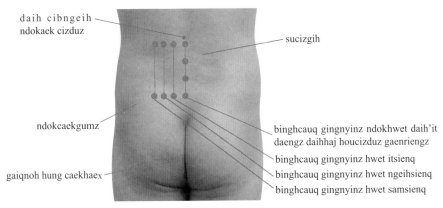

Doz 5-19　Binghcauq gingnyinz hwet

(2) Gij gezgou daegdiemj nyinznoh hwet: Hwet cawzliux cujciz gezgou nyinzsingq gvanhcez ndokhwet caixvaih, laeng hwet faenbouh miz sucizgih、dohlezgih caeuq veizsenzgih, doenghgij ndangnoh neix nyinzmueg fungfouq, dwg gaiq nyinzmueg gwnz hwet ceiq hung ndeu, heuhguh muegnyinz aek hwet. Ndaw hwet giz noh laeg miz sam diuz, couhdwg hwetdagih、hwetfanghgih caeuq hwetsiujgih. Hwetsinhgih youq song henz ndokhwet, baihnaj daengz

aendungx, baihlaeng caeuq sucizgih gaenjmaed doxlienz. Muegnyinz henz hwet fungfouq, hozdung cingzdoh haemq hung.

(3) Nohnyinz hwet caeuq sinzgingh gezgou dwg duenhhoh ndangvunz hothoh daegbied. Gaengawq CT genjcaz, hwetdagih caeuq yauhcungz sinzgingh giz hainduj haenx bingzcingj, yauhcungz sinzgingh daj ndaw noh hwet dagih ronz okbae, hwetdagih deng sonjseng cix sousuk seiz, gij yauhcungz sinzgingh ndonj youq ndaw noh hwetdagih couh deng ndangnoh gazat, cauxbaenz hwet caeuq dinga fatseng baenzroix binghbienq, vihneix yw hwet dwg gij hothoh goekgaen yw bingh din ga.

Hwet dwg ndangvunz guhhong giz cengjdingj rengz youqgaenj. Aeu duenh ndang gwnz guh gyaengh gwnz, din ga guh gyaengh laj, vunzraeuz guhhong seiz, duenh ndang gwnz couhdwg gij rengz gangganj, duenh ndang laj dwg lingh duenh rengz gangganj, hwet cingqngamj dwg giz cengjdingj gangganj lizyoz ndangvunz. Mwh duenh ndang gwnz guhhong, duenh ndang gwnz hozdung rapdawz gyadaih, doengzseiz duenhlaj rapdawz gyadaih, giz cengjdingj hwet dwg maenhdingh, vihneix gij rapdawz hwet hix gaenriengz bienq hung, de gawq aeu daemxcengj duenh ndang gwnz caeuq duenh ndang laj bingzyaenx, hix aeu dingjsouh duenh ndang gwnz guhhong bienq naek. Vihneix, hwet dengsieng, dwg ndang vunz sonjsieng giz lai fat.

Benq gingnyinz byai ndokhwet、caekhaex, dwg ceij benq gingnyinz lienzhab gingnyinz duenh hwet daengz byaindokhwet、benq gingnyinz byaindokhwet caeuq benq gingnyinz caekhaex. Benq dieg neix dwg giz lai fat binghcauq gingnyinz, gezgou fukcab, ndangnoh nanwt, gwnzlaj doxlienz, mienh nangqdaengz gvangq. Caekhaex dwg gij gezgoudij duenh daihngeih duenhlaj ndangvunz. Gij sinzgingh cujyau ceiboiq dwg sinzgingh yauhdijcungz ietraez.

2. Gij Binghcauq Hwet、Byaindokhwet Caeuq Caekhaex Faenbouh Dem Cazcauq Siucauq

(1) Hwet cazcauq siucauq.

① Genjcaz gij hezvei binghcauq diuzsienq cungqgyang (couhdwg genjcaz

174

gij hezvei hwet houcizduz): Laj aek gij aek hwet houcizduz 6 aen houduz caeuq ndokhwet cienzbouh houcizduz miz hougigih diemj gaenriengz, vihneix, song gaiq ndangnoh neix sonjsieng cauxbaenz bingh dwg ceiq ciengz raen, genjcaz seiz aeu nyinhcaen nyinh'ok; gij gvanhcez byaindokhwet ndawde guhbaenz haenx hix dwg giz lai fat bingh, hix aeu nyinhcaen genjcaz. Gij binghcauq sienq cungqgyang aeu fwngz lumh caz mbouj yungzheih caz daengz, bietdingh aeu guh seiz yungh cim damqcaz siucauq.

② Genjcaz itsienq binghcauq henz hwet: Cujyau genjcaz muegnyinz aek hwet gij binghcauq sonjsieng caeuq gij binghcauq cizgih. Aenvih cizgih dwg gij ndangnoh baenz ngenghgawq, gij binghcauq de guhbaenz haenx caeuq houcizduz doxlienz, aeu gencueg ndoknyidhangx giz gyae haenx cuengq youq ndaw luengqlaeg ngeng bae guh nyoengxbued cijndaej fatyienh, binghcauq yienh'ok yienghceij baenz gep, gengndongj、fanjying minjganj. Doiq diemj gaenriengz laj byai cizgih, aeu aenfap cim camx genjcaz siucauq, sien aeu byai cim camx haeuj mbiengjndaw, danghnaeuz miz binghcauq yangzsing, bouxbingh fanjying mingzyienj, yienzhaeuh caiq dawz byaicim coh baihrog camx bae, camx daengz binghcauq, bouxbingh fanjying haenqrem (doz 5-20).

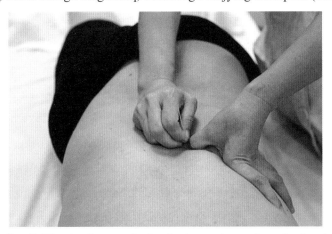

Doz 5-20　Aenfap yungh cim dinghcauq benq gingnyinz hwet

③ Genjcaz samsienq binghcauq henz hwet: Sien yungh aenfap gencueg guh mbangjgiz leixnyinz, caiq aeu song fwngz doxgap bae cietbued guh genjcaz. Gij binghcauq diuz sienq neix dingzlai dwg baenz naed, binghcingz haemq naek, binghcauq baenz ndaek, gengndongj, gij binghcauq baenz ndaek haenx ndawde miz binghyiengh baenz naed "gij cauq ndaw binghcauq". Binghcauq dingzlai okyienh youq duenhgyang hwet, gij binghcauq youq baihlaeng hwet miz gij seiqdaeuz duenhlaj depgyawj baihndaw、duenhgyang coh baihrog.

④ Genjcaz gij binghcauq hwet duenh gwnz: Gij binghcauq hwet duenh gwnz miz song giz comzgiet doedok, it dwg ndoksej laeng diuz ndoksej daihgouj daengz cibngeih, hougigih laj youq ndoksej baenz diemj gaenriengz, cauxbaenz ndoksejgung baihlaeng baenz gij yienghceij loq doedok, baenz diemj "fanjdouhau" ndeu, gingnyinz ywbingh heuh de guh diemj binghcauq "fanjdouhau". Diemj binghcauq neix gawq miz gij binghcauq ndangnoh gihsing cujciz sonjsieng, youh miz diemj binghcauq ndoksingq ndoksej cujciz, gawq caeuq hwet ga in miz lienzhaeh, youh caeuq daepbwt binghbienq mizgven, daegbied dwg gij binghyiengh dungx cibngeihcijcangz, saimbei. Ngeih dwg diemj binghcauq "fanjdouhau" baihndaw luengqlaeg faenbouh miz sinzgingh cenhveiz fungfouq. Nohnyinz aek duenhgwnz sonjsieng seiz, ciengz raen gizneix nyinznoh doedok, baenz gij goekgaen binghcauq hwet ga in ndawde aen ndeu. Mbangj hwet cungzsinzgingh dwg daj aek daih cib'it、cibngeih ndok caeuq daih'it ndokhwet ndawde aencongh con ok, cizsinzgingh con ok aencongh ndok hwet le, bungzdaengz nohnyinz aek duenhgwnz sonjsieng nyinzgeuq sousuk gazat, cix fatseng fanjying doxwngq, ndigah gingnyinz ywbingh hix dawz aek duenhgwnz dangbaenz giz goekgaen yw hwet ga in. Genjcaz binghcauq aek duenhgwnz, aeu doedok gaemdawz song diemj, it dwg caz raen mbangjgiz ndangnoh doedok, wnggai yawj baenz binghnaek; ngeih dwg gingnyinz ywbingh genjcaz fatyienh mbangjgiz binghcauq gingnyinz giet naek haenq, hix yawj baenz binghlaeh naek. Dingzlai binghlaeh buenxriengz gij yienhsiengq ndokhwet roxnaeuz ndokaek bienqyiengh. Yungh aenfap "daj nyinz yw ndok" bae ywbingh, ndaej dawz gij ndok hwet aek bienqyiengh haenx fukdauq.

⑤ Genjcaz muegnyinz henz hwet caeuq nyinz laeg hwet: Bouxbingh ninz ngeng, diuz ga nem mbonq haenx iet soh, gen gutgungq, gungq gyaeujhoq, bouxyw ndwn youq baihlaeng bouxbingh, sien aeu angjfwngzgung genjcaz gyazguzciz daengz duenh ndoksejgung, dingh baenz giz genjcaz duenh hwet; yienzhaeuh song fwngz doxgab, aeu byai lwgfwngzmeh doiq hwet samhwngzduz caeuq muegnyinz henzhwet guh genjcaz, danghnaeuz fatyienh muegnyinz henz hwet roxnaeuz hwet samhwngzduz gaenjgiet, naenx in mingzyienj, yawj baenz binghcauq yangzsing; ciep dwk dawz aen bouhvih genjcaz haenx senj daengz gwnz hwet sam gak, genjcaz nohnyinz hwet gizlaeg, fatyienh de gaenjnet, gengndongj roxnaeuz giet baenz ndaek, yawj baenz binghcauq yangzsing. Danghnaeuz aeu angjfwngzgung genjcaz mbouj daengz dieg, cix gaij yungh aenfap gencueg bae guh genjcaz. Aenfap gencueg genjcaz muzdiz miz 3 aen, it dwg liujgaij gij binghcauq nyinz hwet gizlaeg geijlai ndongj; ngeih dwg youq duenh gwnz rog ndang "fanjdouhau", doiq binghcauq nyinz laeg guh leixnyinz soenggej ganciep; sam dwg youq duenhgyang hwet leixnyinz, cazyawj nyinz laeg hwet dwg mbouj dwg coh aendungx mizok cienzdaz fanjying. Gij gezgou nyinznoh hwet nanwt, cazcauq haemq hoj, boux ngamq hag gingnyinz cazcauq aeu naihhaemz bae lienh, cij ndaej cugbouh hab'wngq aeuyungh, giz youqgaenj de dwg sugrox mbangjgiz nohnyinz gezgou hwet, cietsaed hag rox song fwngz gaprengz hableix bae guh.

Benq gingnyinz hwet ciengzseiz aeu aenfap doiringx、gencueg naenxat、mbaengqnyaenj、mienh lwgfwngzmeh hounu daengj. Bouxbingh ndangvih aeu hoemjninz caeuq ninz ngeng faen baez guh. Cim camx, aeu angjfwngzgung gaenjat maenhdingh binghcauq gingnyinz caiq aeu cim camx, ciengzseiz aeu hoemjninz cig camx caeuq ngeng ninz daj henz camx, cim camx coh aen fuengyiengq ndokhwet camx haeuj, gimq coh baihlaeng dungx camx, baexmienx sieng daepmak; hwet baihgvaz daihngeih daengz daihsam ndoksaen hwngzduz baihgwnz doxhwnj caeuq hwet baihswix daihngeih ndokhwet baihlaj haenx gimq yungh cim laeg; benq dieg daih cibngeih ndoksej doxhwnj, dwg aek, gimq camx loek. Cim camx benq gingnyinz hwet, bingzciengz yw 2~3 aen hezvei binghcauq, hoeng haeujsim faen binghcauq gingnyinz nyinznoh feuz, laeg. Cim camx le aeu yungh feizgok roxnaeuz heiqgok rengz mbaeu bae demgiengz yaugoj, yienzhaeuh duz baihrog oep ywhing caiq baez demgiengz yaugoj ywbingh.

Binghcauq gingnyinz hwet giz dieg lai fat caeuq faenbouh: Gingnyinz binghcauq hwet sucizgih itsienq, ngeihsienq, samsienq, binghcauq gingnyinz daih'it ndokhwet daengz daihhaj ndokhwet houcizduz gaenriengz, binghcauq gingnyinz hwetfanghgih gaenriengz, binghcauq gingnyinz rog dungx sezgih baihlaeng, diemj binghcauq gingnyinz muegnyinz aek hwet "fanjdouhau", binghcauq gingnyinz gwnz hwet sam gak, binghcauq gingnyinz hwet samhwngzduz daengj.

Linzcangz bingh hab'wngq: Ndokhwet demmaj, ndokhwet doiqhengz binghbienq, ndokhwet doedok, hwet sonjsieng, gwnz hwet sam gak gingnyinz sonjsieng, hwet samhwngzduz binghcunghab, hwet dungx ga sam lienz bingh daengj.

(2) Cazcauq siucauq caekhaex.

Cazcauq caekhaex dwg lienzdaemh cazcauq hwet. Gaengawq gingnyinz ywbingh lai bi saedguh, cungjgez ok gij cazcauq caekhaex, aeu lai genjcaz gij binghcauq lajneix (doz 5-21).

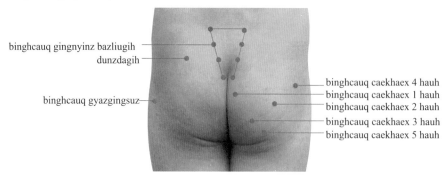

Doz 5-21　Binghcauq gingnyinz byaindokhwet、caekhaex

178

① Gij binghcauq naengnoh caekhaex: Youq biujmienh byaindokhwet baihlaj ndaw gyazhousangciz, yungh angjfwngzgung byai lwgfwngzmeh daj gwnz coh laj guh dungcoz cietbued, couh ndaej raen binghcauq baenz gij yienghceij gep mbang, naenxat fanjying minjganj, wnggai baexmienx yunghrengz naek gvaqbouh cauxbaenz sienghaih.

② Binghcauq 1 hauh caekhaex: Daj baihlaeng gyazhousangciz guh gizhwnjdin, coh byaindokhwet ietraez, doiq daengz giz liz gyazhousangciz 2~3 lizmij. Diemj neix youh dangguh gizhwnjdin diuz sienq daihngeih, coh aen fuengyiengq gwnzdingj ndokga ietraez, baenz gij biujmienh douzngaeuz hezvei binghcauq 1 hauh caekhaex. Aeu angjfwngzgung lwgfwngzmeh roxnaeuz gizgyawj ndoknyidhangx gencueg, youq gizdieg douzngaeuz hezvei daj laj daengz gwnz guh gij dungcoz cietbued, daj feuz daengz laeg, couh ndaej ra daengz binghcauq 1 hauh caekhaex, aen binghcauq neix gvihaeuj lizcanggih, hung lumj gaiq gagaeq, gazngaih fwngz naenxhou, menhmenh hounu hawj binghcauq soenggej, aeu bouxbingh roxnyinh gig cwxcaih baenz baengzgawq cazmingz binghcauq.

③ Binghcauq 2 hauh caekhaex: Youq baihlaj gyazciz baihgwnz caekhaex, yungh aenfap gencueg, dawz gencueg cuengq vang youq baihgwnz hezvei, guh gij dungcoz cietbued daj feuz daengz laeg, couh roxnyinh daengz gij yienghceij binghcauq 2 hauh caekhaex, binghcauq gengndongj, dwg gij biujyienh noh caekhaex nyinzgeuq suk.

④ Binghcauq 3 hauh caekhaex: Youq byaindokhwet duenh cungqgyang baihlaj, binghcauq cohung, yienghceij lumj bolingq coh baihlaj baihrog ietraez. Yungh aenfap angjfwngzgung roxnaeuz gencueg cungj caz ndaej daengz, youq ndaw binghcauq gaiq hung ndawde, miz 2 aen binghcauq baenz gaiq raez iq "gij cauq ndaw binghcauq", caem fouz youq henz nyinzgiet rog byaindokhwet, gizneix faenbouh byaindokhwet sinzgingh cenhveiz gig fungfouq, mwh conghhaex roxnaeuz caetconq deng gikcoi, ciengzseiz miz sinzgingh gikcoi fanjying, yungh cim ywbingh doiq gij binghyiengh gi'gvanh conghhaex diuzsaej miz gij cozyung diuzcez bingzyaenx, baenz gij hezvei ciengzseiz yungh daeuj yw gyoenjconh、hwet ga in caeuq bingh din ga.

⑤ Binghcauq 4 hauh caekhaex: Youq baihrog ndokga daconjswj, couhdwg gizdieg caekhaex fanghgih cwgoemq haenx. Binghcauq yienh'ok baenzndaek、raeuzrwd、muegnyinz nanwt, aeu aenfap gencueg bueddoengh, yungzheih luet bae, cim camx aen bouhvih neix, bouxbingh fanjying minjganj, cim laeg ndaej camx haeuj ndokbuenz congh iq, dwg gij hezvei ciengzseiz yungh daeuj yw hwet ga in、dinga hwnjgeuq daengj bingh.

⑥ Binghcauq gyazgingsuz: Gyazgingsuz, dwg ceij benq dieg gwnzdingj ndokga daconjswj caeuq gyazciz ndawde. Benq dieg neix nyinzmueg daegbied fungfouq, miz 3 diuz yienghceij lumj lienh, youz daconjswj coh gyazciz fangse, diuz sienq cungqgyang haemq soh, baihlaeng baihnaj gak miz diuz sienq ndeu, baenz gij yienghceij fangse ngeng, gengndongj. Gaengawq gaijboujyoz lwnhgangj, gij muegnyinz gyazgingsuz caeuq cujciz muegsingq coh gagoek ietraez, caemhcaiq caeuq gozginhmoz canghgih yungzhab hwnjdaeuj. Benq dieg neix dwg giz bouhvih nyinzmueg ndangvunz haemq fungfouq, yungzheih fatseng nyinzmueg fatyienz vuzginhsing, binghcingz yiemzhaenq caemhcaiq nyangq.

Aenfap yungh fwngz yw gingnyinz byaindokhwet caeuq caekhaex, bingzciengz yungh fwngz haemq naek, lumjbaenz aenfap mienhfwngz ndaekbued、aenfap gencueg naenxhou、aenfap byai gencueg naenx caeuq aenfap byai fwngz cietbued daengj (doz 5-22). Gizdieg ywbingh cungdenj haenx dwg benq binghcauq gingnyinz gyazciz、hwet、byaindokhwet bazliu、cungqgyang caekhaex、henz caekhaex caeuq baihlaeng caekhaex ndokbuenz giethoh daengj. Cim camx gingnyinz caekhaex, cujyau yungh angjfwngzgung bae naenxat dingh cauq yungh cim caeuq naenx bued dingh cauq yungh cim. Gij cungdenj yungh cim dwg nyinzmueg noh giet cag caeuq gyaeujnyinz、yindai dengsieng haenx. Cim camx le aeu feizgok roxnaeuz heiqgok demgiengz yaugoj ywbingh, doeklaeng cat ywhing caiq bae demgiengz yaugoj.

180

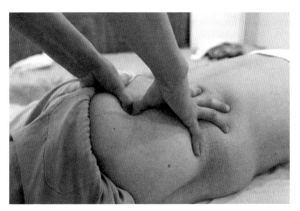

Doz 5–22　Aenfap siucauq benq gingnyinz byaindokhwet、caekhaex

Gij binghcauq gingnyinz byaindokhwet caeuq caekhaex giz bouhvih lai fat caeuq faenbouh: Binghcauq gingnyinz hwet, binghcauq gingnyinz bazliu, binghcauq gingnyinz laeng gyazciz, binghcauq 1 hauh caekhaex, binghcauq 2 hauh caekhaex, binghcauq 3 hauh caekhaex, binghcauq 4 hauh caekhaex, binghcauq 5 hauh caekhaex, binghcauq gingnyinz gozginhmoz canghgih、gyazgingsuz daengj.

Linzcangz bingh hab'wngq: Byaindokhwet gvanhcez luenhlab、ndokbuenz gvanhcez fatyienz、rongzva gyoet、cenzlezsen fatyienz、hwet samhwngzduz binghcunghab、sinzgingh ndokbuenz in、lizcanggih binghcunghab、sangbiz sinzgingh gwnz caekhaex binghcunghab daengj bingh、gwnghnenzgiz binghcunghab、saejgyaeq saekdimz daengj.

Ciet Daihcaet　Binghcauq Gingnyinz Najaek Caeuq Aenfap Cazcauq Siucauq

1. Gij Sengleix Gezgou Caeuq Gihci Sengleix Binghleix Nohnyinz Najaek

Aek, youz ndoksaenaek、ndokaek caeuq ndoksej comzhumx gapbaenz. Ndaw aek miz sim、bwt daengj gi'gvanh, gwnz caeuq hoz doxdoeng, laj miz mueggek, cauxbaenz diuzsienq faen'gyaiq dungx aek. Muegaek ndaw aek

181

miz 2 caengz gezgoudij, baujciz ndaw aek cungj dwg deng'at fungred, mbouj caeuq baihrog condoeng, mboujne, couh hawj ndangvunz cauxbaenz heiq hailangh, haih daengz sengmingh ancienz. Ndigah, genjcaz binghcauq cazcauq aek caeuq cim camx ywbingh, ceiq youqgaenj dwg baenzlawz cungj mbouj ndaej ronzdoeng daengz aek, aeu baujcwng gij sengmingh ancienz bouxbingh. Gingnyinz ywbingh cazcauq siucauq cungj dwg youq gwnz mienhndok guh, caemhcaiq dwg guh gij hong dingh cauq yungh cim.

Gij daegdiemj faenloih caeuq faenbouh binghcauq ndok: Soj gangj binghcauq ndok, dwg ceij gij doenghyiengh cujciz ndok lienzgiet haenx, lumjbaenz gvanhcez ndoksej aek youz ndokaek caeuq ndoksej doxgiet baenz haenx (cujyau faenbouh youq song mbiengj najaek), gvanhcez aek ndokgvaengzgiengz, gvanhcez ndoksej, genduz caeuq ndokaek gij bouhvih dox hamzciep haenx, gaenz ndokaek caeuq diuz ndokaek gij bouhvih hamzciep haenx, ndoksej ndongj caeuq ndoksej unq gij bouhvih doxgyonj haenx. Doenghgij hezvei binghcauq ndok neix gvangqlangh faenbouh youq ndok caeuq ndok bakaek ndawde, dwg aen cungqdiemj bouhvih gingnyinz ywbingh cazcauq siucauq haenx ndawde aen ndeu (doz 5-23).

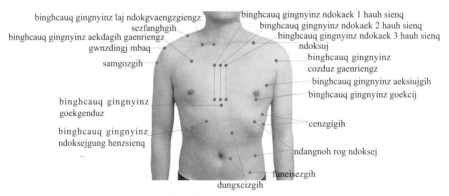

Doz 5-23　Binghcauq gingnyinz aek

2. Binghcauq Gingnyinz Najaek Faenbouh Caeuq Gij Fuengfap Cazcauq Siucauq

(1) Gij binghcauq gingnyinz gwnz mienhndok: Faenbouh youq ndokaek、

182

ndoksej、ndoksejgung、ndokgvaengzgiengz、genduz、byaigenduz、ndoksej youzliz daengj gwnz mienhndok muegndok、muegnyinz、yindai iq、doxgaiq henhoh nyinz daengj, dwg gij binghcauq nyinz gwnz mienhndok. Doenghgij binghcauq gingnyinz gwnz mienhndok neix youz sinzgingh ndoksej (youh heuhguh sinzgingh najaek) ceiboiq, miz nga naengnoh faen ok, de gawq caeuq ndoksej miz lienzhaeh, youh caeuq cujciz nyinzsingq gwnz mienhndok miz lienzhaeh. Vihneix, gij hezvei binghcauq nyinz gwnz mienhndok najaek fatseng binghbienq seiz, inget fanjying haenqrem, nangqdaengz mienh gvangq, yingjyangj daengz ndangvunz cangqheiq yiemzhaenq. Gij yizgi ywbingh dangqnaj lij mbouj ndaej genjcaz ok gij binghcauq nyinzsingq gwnz mienhndok, vihneix, gingnyinz ywbingh cauhlaeb aenfap gingnyinz cienhangh fwngz saujmyauz cazcauq miz gij ywbingh gyaciz daegbied.

(2) Binghcauq gihsing najaek: Gij binghcauq gihsing najaek cujyau miz aekdagih、aeksiujgih、ndokgvaengzgiengz yagih、dungxcizgih gaenriengz aek daihhaj daengz daihcaet ndoksej A diemj. Ndangnoh ndoksej faenbouh youq baihlaj diuz ndoksej laj daengz henz gwnz diuz ndoksej laj, bingzciengz aeu guh genjcaz saeqsim cijndaej cazok binghcauq.

(3) Binghcauq henz aek: Gij binghcauq henzaek dwg binghcauq aek giz lai fat ndawde giz ndeu, binghcauq miz 2 diuz, sezhingz miz gij cingzfaenh lwzgengih, binghcauq minjganjdoh sang, gij binghyiengh cauxbaenz haenx gyonj heuhguh henzaek inget. Yungzheih caeuq bingh daep ndongj doxgyaux, ciengzseiz deng ngeiz dwg daep ndongj、binghdaep、daep in daengj. Hoeng dingzlai giepnoix gwzgvanh baengzgawq cujciz doxgaiq daepbwt dengsieng. Vihneix, cazcauq siucauq gij hezvei henzaek miz gij yiyi ywbingh caeuq gyaciz yienhsaed.

Gij gingnyinz najaek ciengzseiz yungh aenfap hounu、diemjciet、cietbued、mbaengqnu daengj ywbingh, aeu fwngz mbaeu guhcawj, mbouj ndaej yunghrengz (doz 5-24). Cim camx najaek, aeu aenfap angjfwngzgung naenxat dawz gij binghcauq gingnyinz maenhdingh youq biujmienh ndok, gvaqlaeng

183

diemj camx ywbingh (doz 5-25); doiq gij gingnyinz ndaej daezmbaengq haenx, aeu gij fuengfap daezmbaengq (lumjbaenz gij gingnyinz aekdagih), dawz gij binghcauq gingnyinz daezliz bangxaek le yungh cim ywbingh (haeujsim ancienz, byai cim mbouj ndaej coh aen fuengyiengq ndaw aek camx, baexmienx heiq haeuj aek bae). Ndoksej bingzciengz camx yw hezvei binghcauq dwg 3~5 aen, cim camx le, aeu aen gok suprengz haemq mbaeu haenx bae gok ywbingh, yienzhaeuh cat ywhing demgiengz yaugoj ywbingh.

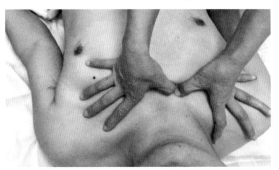

Doz 5–24   Aenfap siucauq benq gingnyinz aek

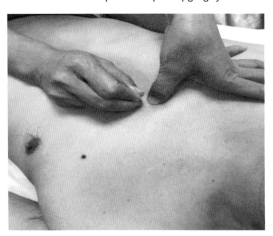

Doz 5–25   Aenfap yungh cim dinghcauq benq gingnyinz aek

Binghcauq gingnyinz najaek gizdieg lai fat caeuq faenbouh: Binghcauq gingnyinz 2 hauh sienq ndokaek (youq diuzsienq cungqgyang baihnaj), song henz ndokaek (swix) binghcauq gingnyinz 1 hauh sienq、(gvaz) 3 hauh sienq (daenghndaej daih'it daengz daihhaj noh ndaw ndoksej), binghcauq gingnyinz aekdagih、aeksiujgih、cozduz daengj gaenriengz, binghcauq gingnyinz goek genduz, binghcauq gingnyinz goek cij (daenghndaej daihhaj ndoksej ndok ndongj unq giz lienzciep aeksiujgih gaenriengz) henz ndoksejgung caeuq binghcauq gingnyinz henzsienq.

Linzcangz bingh hab'wngq: Ndoksej sinzgingh in、nyinzsingq meizhwzgi (menhsingq hoz fatyienz)、binghsimdaeuz loih nyinzsingq、aek in nyinzsingq cwkyouq、byai ndoksej binghcunghab、bingdou binghcunghab、yujsen demmaj、aekmoen、simvueng daengj.

Ciet Daihbet　Binghcauq Gingnyinz Dungx Faenbouh Caeuq Aenfap Cazcauq Siucauq

1. Gij Sengleix Gezgou Caeuq Gij Gihci Sengleix Binghleix Nyinznoh Dungx

Dungx dwg ceij gizdieg cungqgyang baihlaj duenhgwnz ndang gwnz, baihgwnz aeu ndoksejgung guh gyaiqhanh, baihlaj aeu yindai fugujgou guh gyaiqhanh, song henz ietraez daengz hwet. Dungx faen baenz aendungx naj caeuq aendungx laeng, aendungx naj miz daep、mbei、mamx、yizsen、dungxsaej caeuq muegsaej, muegdungx duk youq aendungx naj、aendungx laeng, miz 2 aen mak. Aendungx laj dungx heuhguh dungxnoix, baihndaw miz rongznyouh、rongzva caeuq miniuswnghciz sendij, song henz miz doenghmeg gyaz、megcingx gyaz caeuq guenjsoengqnyouh. Laj naeng dungx muegnyinz caeuq lauzhaj na. Gij noh dungx cujyau miz dungxcizgih, dungxvaisezgih、dungxneisezgih、dungxhwngzgih caeuq yauhsinhgih song mbiengj dungx.

Gij hezvei binghcauq gingnyinz ywbingh cujyau youq aendungx caengzfeuz muegnyinz laj naeng、ndangnoh gizhwnjdin caeuq gwnzsienq giz ietraez de. Bangxdungx caeuq ndangnoh dungx cujyau youz sinzgingh aenndang ceiboiq, de caeuq sinzgingh daepmak ndaw dungx, miz gij lienzhaeh cien diuz fanh diuz. Doiq gij binghcauq cujciz dungx guh gohyoz ywbingh, gawq ndaej mizyauq bae gejcawz gij bingh caengzfeuz aendungx haih daengz ndangvunz cangqheiq, youh ndaej sou daengz gij yaugoj ywbingh daegbied ngeix mbouj daengz (doz 5-26).

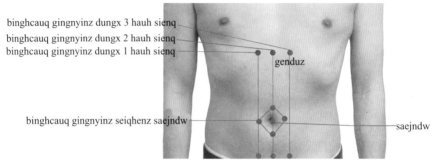

binghcauq gingnyinz dungx 3 hauh sienq
binghcauq gingnyinz dungx 2 hauh sienq
binghcauq gingnyinz dungx 1 hauh sienq

genduz

binghcauq gingnyinz seiqhenz saejndw

saejndw

Doz 5-26　Binghcauq gingnyinz dungx

2. Binghcauq Gingnyinz Aendungx Faenbouh Caeuq Cazcauq Siucauq

（1）Binghcauq sienq cingq cungqgyang aendungx: Gij gezgou sienq cingq cungqgyang aendungx, dwg youz muegnyinznoh 2 diuz dungxcizgih baihswix baihgvaz song mbiengj lienzhab baenz, gwnz yihyoz heuhguh dungxbegsienq, diuz sienq neix daj diuzsienq cingqcungqgyang aendungx coh baihlaj soh daengz ndoknyidhangx. Gij binghcauq byonghroen, lai fat youq cunghvan、 seiqhenz saejndw caeuq diuz sienq cingqcungqgyang laj saejndw.

① Binghcauq cunghvan: Sienq binghcauq lumj diuzlienh nei, co lumj diuz yienzbit, raez 2~4 lizmij, gengndongj、 lumh hwnjdaeuj mingzyienj, gij linzcangz binghyiengh de yienh'ok caeuq bingh dungxin、 dungxraeng doxgaenh, ciengzseiz deng loeng yawj baenz binghdungx, hoeng yungh yw ywbingh yaugoj mbouj ndei. Cim camx ywbingh, yaugoj yienhda, caeuq yungh yw ywbingh doxbeij miz gij yaugoj daegbied. Cim camx seiz, aeu aenfap dingh cauq cim camx daengz binghcauq caengzfeuz、 caengz cungqgyang couh ndaej, mbouj hab camx laeg lai, gimq camx haeuj ndaw dungx, fuengzre guh loenglauq.

186

② Binghcauq seiqhenz saejndw: Hopheux seiqhenz saejndw, binghcauq mbang baenz gaiq, gengndongj、fanjying minjganj, ciengzseiz yungh aenfap leixnyinz siucauq roxnaeuz cim camx siucauq, ndaej faen baez ywbingh.

③ Binghcauq sienq cingqcungqgyang laj saejndw: Dwg dungxbegsienq ietraez, binghcauq baenz benq, in gig haenqrem, ndaej yinxhwnj linzcangz biujyienh binghdungx gip, hoeng hoj doekdingh bingh.

(2) Binghcauq itsienq henz dungx: Ceij mueg nyinznoh dungxcizgih caeuq dungxvaisezgih gyonj huzsen. Gij binghcauq gwnz diuz sienq neix dwg baenz huzhingz, dingzlai youq giz dungx hwngzduz cimcit caz daengz, ciengzseiz buenxriengz bingh menhsingq dungxin, gig lumj binghdungx. Fwngz roxnaeuz cim camx ywbingh, yaugoj yienhda.

(3) Binghcauq ngeihsienq henz dungx: Ngeihsienq henz dungx youq gizdieg cungqgyang bangxhenz aendungx, binghcauq youz muegnyinznoh caengzfeuz dungxvaisezgih guhbaenz, yienghceij baenz diuzsienq roxnaeuz baenz ndaek gaiq mbang. Fatbingh seiz, bouxbingh okyienh mbangjgiz loq in, gwn imq le byaijdoengh binghcingz gyanaek, ndaej yinxhwnj goengnaengz dungxsaej luenhlab、mbouj siengj gwn caeuq siuvaq mbouj ndei.

(4) Binghcauq dungxnoix: Dwg ceij aendungx laj saejndw. Gizneix miz vujcoubi, couhdwg miz gij doxgaiq nyinzgiet 5 diuz yienghceij lumj diuzlienh. Binghcauq lai fat youq diuzsienq cungqgyang roxnaeuz diuzsienq henz, gyazgih caeuq hwetdagih song giz doxgyonj haenx, dingzlai raen mehmbwk guh soujsuz ciedseng le binghgyoebfat caeuq dawzsaeg mbouj hezdiuz, dwg gwnz linzcangz cauxbaenz dungx in menhsingq yienzaen mbouj cingcuj gizdieg lai fat.

(5) Gij binghcauq singqgoengnaengz doekdaemq: Singqgoengnaengz doekdaemq, bingzciengz aeu bouxsai singqgoengnaengz doekdaemq guh cujyau ywbingh doiqsiengq. Cawzliux daengx ndang cazcauq caixvaih, mbangjgiz cazcauq cungdenj dwg genjcaz gij binghcauq nohhwet caengzfeuz caengzlaeg; genjcaz gij binghcauq benqdieg dungxnoix; genjcaz gij binghcauq ndoknyidhangx lienzhab caeuq song henz ndoknyidhangx; genjcaz binghcauq

veinyinh caeuq giuzguenjnyouh; genjcaz binghcauq diemjmegcung ndaw goekga、 souhgih hung iq caeuq noh bangxhenz ndaw dungx; genjcaz binghcauq byaindokhwet; genjcaz binghcauq dungxsaej, daegbied dwg genjcaz gyoenjconh dek menhsingq. Genjcaz fatyienh binghcauq yangzsing aeu guh cunghab diuzyw, daeuj daezsang caetliengh aenndang.

(6) Genjcaz binghcauq dungxvaisezgih: Gij binghcauq dungxvaisezgih, lai fat youq mienh ndoksej henzaek caeuq dungxvaisezgih gwnz diuzlienh lumj naeng. Diuzlienh lumj naeng dungxvaisezgih youq ndoksej henz dungx caeuq gyazciz ndawde, yungh angjfwngzgung aenfap daeznyaenj ndaej daezhwnj binghcauq. Binghcauq lumj lai diuzlienh ndaej noddoengh, dwgliengz roxnaeuz baegnaiq seiz binghcingz gyanaek. Yungh fwngz nu daeuj yw roxnaeuz cim camx, yaugoj doedok.

(7) Gij binghcauq goengnaengz saej luenhlab: Lai fat youq boux dungxsaej lahdawz, boux gwn daihliengh gangswnghsu caeuq boux baenz gveiyangz menhsingq haenx. Genjcaz binghcauq cungdenj dwg gij binghcauq aendungx caengzfeuz; binghcauq aendungx caengzlaeg, couhdwg genjcaz caeuq deudoeng hwetdagih song henz aendungx ndokhwet, genjcaz gij nyinz caengzlaeg caeuq muegnyinz henz hwet, aeu bouxbingh roxnyinh daengz aendungx miz cienzganj couhdwg mizyauq; cazcauq dem deudoeng ndaw gagoek caeuq megcung; swnhseizcim naenxhou cingq cungqgyang aendungx, haeujsim diuzleix cazcauq mbiengjswix hwetdagih duenhlaj gyawj giz caetconq haenx.

(8) Genjcaz binghcauq fugenyenz: Gizdieg cungdenj genjcaz dwg gij binghcauq hwet caengzfeuz、 caengzlaeg, binghcauq caekhaex byaindokhwet, binghcauq dungxnoix, binghcauq megcung caeuq ndaw gagoek, binghcauq ndoknyidhangx lienzhab caeuq noh ndoknyidhangx.

Benq gingnyinz dungx, ciuq aenfap gouj benq dieg vehfaen, faen baenz dungxgwnz、 dungxgyang、 dungxlaj 3 giz. Bouxyw aeu sugrox gij cingzgvang moix giz gingnyinz gaijbouj. Gij binghcauq gingnyinz aendungx ceiq ciengz raen haenx dingzlai youq gingnyinz dungxcizgih、 gingnyinz dungxvaisezgih、 dungxbegsienq caeuq vujcoubiz laj saejndw. Aeu fwngz yw aendungx, ciengzseiz yungh aenfap menh nyaenj、aenfap menh ciethou; henzdungx mizseiz yungh aenfap mbaengqnyaenj; nyinzrungq gizlaeg ciengzseiz aeu mienh lwgfwngzmeh cietbued caeuq ciethou daeuj yw (doz 5-27). Cim camx aendungx ywbingh, dwg doiq gij binghcauq gingnyinz gwnzneix gangj ciengzseiz raen haenx guh doxgek diemj camx, daengx aen dungx diemj camx 5~7 cim, yungh aenfap fwngzgung naenx dingh cauq yungh cim roxnaeuz daez gaem dingh cauq yungh cim. Camx geijlai laeg hanh youq bangxdungx, gimqgeih camx haeuj ndaw dungx. Cim camx le feizgok roxnaeuz heiqgok demgiengz yaugoj ywbingh.

Binghcauq gingnyinz aendungx giz lai fat caeuq faenbouh: Binghcauq gingnyinz aendungx 1 hauh sienq、binghcauq gingnyinz aendungx 2 hauh sienq、binghcauq gingnyinz aendungx 3 hauh sienq、binghcauq gingnyinz saejndw、binghcauq gingnyinz diemj gyauca dungxcizgih ndoksejgung、binghcauq gingnyinz dungxvaisezgih、binghcauq gingnyinz fuguzgouh.

Linzcangz bingh hab'wngq: Dungxin oklaeng hwet、dungxin nyinzsingq、dungxin loih nyinzsingq、binghndokhoz、binghcunghab ndokaek binghdungx、dungx caeuq cibngeihcijcangz gveiyangz、menhsingq bwnzgyanghyenz、singlwngjdan、gwnghnenzgiz binghcunghab、yiengzhaw ndang nit、rongzva gyoet、rongzva daezgonq sainyieg、saejgyaeq saekdimz daengj.

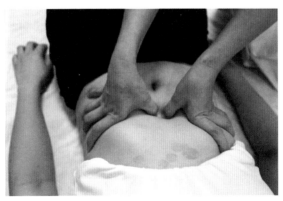

Doz 5-27   Aenfap siucauq benq gingnyinz dungx

189

Ciet Daihgouj　Binghcauq Gingnyinz Diuzgen Faenbouh Caeuq Fuengfap Cazcauq Siucauq

1. Gij Sengleix Gezgou Caeuq Gij Daegdiemj Sengleix Binghleix Diuzgen

Gingnyinz ywbingh dawz binghcauq diuzgen caeuq binghcauq mbaq dem binghcauq hoz dangguh aen dijhi faenduenh ndeu, caemhcaiq aeu aenhoz dangguh suhniuj aen dijhi neix, aenvih gij sinzgingh ceiboiq diuzgen neix oklaeng aenhoz, diuzgen yienznaeuz miz mbangjgiz gingnyinz fatseng binghbienq, hoeng gij sinzgingh fanjying de deng sinzgingh suhniuj aenhoz ceiboiq, neix dwg gingnyinz ywbingh aen gihbwnj ywbingh gvanhdenj daih'it. Aen ywbingh gvanhdenj daihngeih, gij gingnyinz diuzgen fatseng binghbienq seiz, comzgiet caeuq nyinznoh hwnjgeuq sousuk cigciep apbik gij sinzgingh senhveiz satbyai, hoeng gij sinzgingh senhveiz gen dwg daj ngviz ndokhoz daeuj, sinzgingh satbyai ngviz ndokhoz deng apbik, itdingh dawz gij saenqhauh de deng at coh ngviz ndokhoz guh gij cienzsoengq fanjgvei nyigfanj, cungj fanjgveising nyigfanj cienzdaz neix, couh cauxbaenz nohnyinz caeuq sinzgingh binghleix fanjying. Vihneix, siucawz nohnyinz doiq sinzgingh senhveiz apbik bienqbaenz dwkbyoengq sinzgingh ndoksaen binghleixsingq fanjying gij cosih ceiq mizyauq haenx. Gingnyinz ywbingh vihmaz yw bingh'in miz yaugoj ywbingh daegbied, gij gihlij de couh youq gizneix.

Diuzgen dwg ndangvunz hozdung caeuq genga hozdung lienghdoh ceiq hung, youh dwg genga ndangvunz ceiq lingzvued, ndaej heuhguh gij hongdawz guhhong "fajfwngz yienghyiengh ak", gij gaiqlwd diuzgen fatseng nohnyinz menhsingq, comzrom naetsieng gig hung. Diuzgen daj lwgfwngz、gengoenh、gvanhcez gencueg、gvanhcez mbaq daengz hoz, baenz diuz sienq ndeu lizdij gezgou, hoz mbaq gen binghcunghab gig ciengz raen, deng liedbaenz giz cungdenj bingzciengz yw bingh caz bingh. Neix dwg gingnyinz ywbingh supaeu gij gingniemh yihyoz ciuhgonq caeuq Bouxcuengh conzdungj ywbingh, giethab lai bi saedguh, cungjgez ok gij daegdiemj moq sengleix gezgou diuzgen caeuq aen gihci bingh'aen binghleix diuzgen (doz 5-28、doz 5-29).

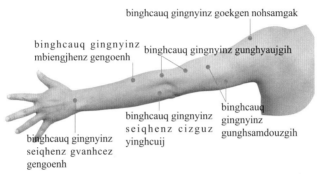

Doz 5-28　Binghcauq gingnyinz diuzgen mienhlaeng

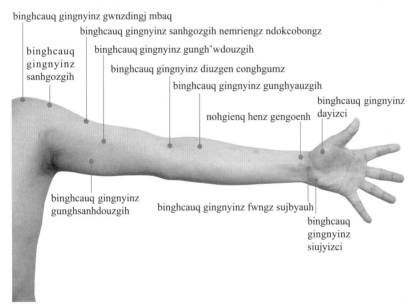

Doz 5-29　Binghcauq gingnyinz diuzgen cingqmienh

2. Gij Binghcauq Gingnyinz Diuzgen Faenbouh Caeuq Cazcauq Siucauq

Cazcauq siucauq benq gingnyinz mbaq gen: Benq gingnyinz mbaq, ceij benq gingnyinz hoz daengz mbaq. Gij nohnyinz benq gingnyinz neix nanwt,

191

dwg gizdieg binghcauq gingnyinz lai fat. Hoeng gizlaeg benq dieg neix miz byaibwt caeuq sailwed youqgaenj, ywbingh seiz aeu gig haeujsim. Ciengzseiz yungh aenfap naenxhou caeuq gen naenx diemjat, aeu aenfap daez nyaenj nep mbaengq bae dingh cauq yungh sim, doiq itsienq 3~4 diemj daj rog coh ndaw camx yw, bietdingh aeu guh seiz yungh aenfap fwngzswix mbaengq baenq, daez nyaenj cienqdoengh gij binghcauq gingnyinz baihnaj mbaq yungh cim camx, yungh aenfap cim camx daj baihlaeng daengz baihnaj cig haeuj cig ok (doz 5-30). Cim camx le aeu feizgok roxnaeuz heiqgok, caiq cat ywhing demgiengz yaugoj ywbingh.

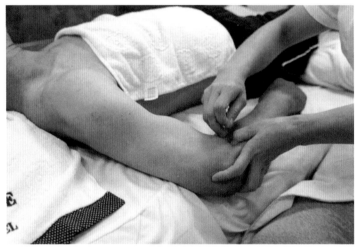

Doz 5-30　Aenfap yungh cim dinghcauq benq gingnyinz gen

　　Cazcauq siucauq benq gingnyinz gen mbaq gencueg: Benq gingnyinz mbaq gencueg, ceij benq gingnyinz mbaq daengz gencueg gengoenh. Gij fanveiz benq gingnyinz neix haemq gvangq, dwg binghcauq gingnyinz gizdieg lai fat, ciengz yungh aenfap fwngz naenxat、nyaenjhou、nyaenjnu、mbaengqnu、ndaekbued daengj, aeu benq gingnyinz gwnz mbaq、naj mbaq、cozduz、gumz gencueg daengj guh cujyau bouhvih cim camx ywbingh, aeu aenfap cim ndeu cig camx, coh binghcauq gingnyinz camx yw, mbouj louz cim. Cim camx leaeu feizgok roxnaeuz heiqgok, yienzhaeuh cat ywhing demgiengz yaugoj ywbingh.

　　Binghcauq gingnyinz baihnaj gen giz lai fat caeuq faenbouh: Binghcauq gingnyinz mbaq gizdoed、binghcauq gingnyinz sanhgozgih、binghcauq gingnyinz sanhgozgih gaenriengz ndok doedok、binghcauq gingnyinz gungh'wdouzgih、binghcauq gingnyinz gumz gencueg、binghcauq gingnyinz gunghyauzgih、binghcauq gingnyinz rog gencueg nohgyoengq gizhainduj、binghcauq gingnyinz gengoenh caeuq yizci hung dem yizci iq gizgoek、binghcauq gingnyinz gak duenh gvanhcez angjfwngz lwgfwngz daengj.

Binghcauq gingnyinz baihlaeng gen giz lai fat caeuq faenbouh: Binghcauq gingnyinz baihlaeng rog mbaq、binghcauq gingnyinz gizdoed seiqhenz gencueg、binghcauq gingnyinz seiqhenz gvanhcez gengoenh gaenriengz, binghcauq gingnyinz mbiengjrog gengoenh donjsinhgih、binghcauq gingnyinz gvanhcez angjfwngz lwgfwngz guzsiujduz caeuq gij seiqhenz de.

Linzcangz bingh hab'wngq: Genhcouhyenz、fwngz maz、vangjgiuz gencueg、binghcunghab vanjguenj (fwngzsujbyauh)、lwgdin roxnaeuz gvanhcez lwgdin nyinz loq fatyienz (lwgfwngz lwgdin danzyiengj) daengj.

Ciet Daihcib   Binghcauq Gingnyinz Dinga Faenbouh Caeuq Aenfap Cazcauq Siucauq

1. Gij Sengleix Gezgou Caeuq Sengleix Binghleix Dinga

Binghcauq gingnyinz dinga faen baenz baihnaj、baihlaeng、baihndaw、baihrog (doz 5-31、doz 5-32). Dinga dwg gij diemjrengznaek ndwn youq gwznamh, aenndang dungdai hozdung liz mbouj ndaej dinga. Vihneix, dinga fatseng gingnyinz sonjsieng gaiqlwd haemq hung, fatseng diemj binghcauq gingnyinz hix haemq lai. Binghcauq gingnyinz dinga miz 3 aen daegdiemj: ① Giz binghcauq gingnyinz gyaeujnyinz haemq nanz ra; ② Binghcauq gingnyinz faenbouh yienh'ok duenhhoh gyae doxlienz gvanhaeh; ③ Ciz gvanhcez lwgdin haemq maedcomz, binghcauq nanz ra, yungh aenfap gingnyinz cienhangh fwngz saujmyauz cazcauq bae caz binghcauq seiz aeu saeqsim naihsim cij ndaej cazok.

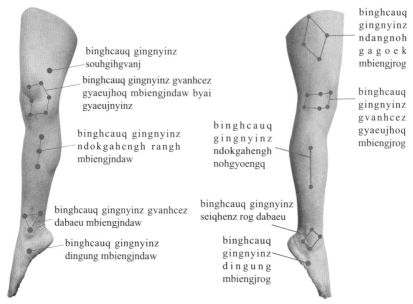

binghcauq gingnyinz souhgihgvanj

binghcauq gingnyinz gvanhcez gyaeujhoq mbiengjndaw byai gyaeujnyinz

binghcauq gingnyinz ndokgahengh rangh mbiengjndaw

binghcauq gingnyinz gvanhcez dabaeu mbiengjndaw

binghcauq gingnyinz dingung mbiengjndaw

binghcauq gingnyinz ndangnoh gagoek mbiengjrog

binghcauq gingnyinz gvanhcez gyaeujhoq mbiengjrog

binghcauq gingnyinz ndokgahengh nohgyoengq

binghcauq gingnyinz seiqhenz rog dabaeu

binghcauq gingnyinz dingung mbiengjrog

Doz 5–31   Binghcauq gingnyinz diuzga mbiengjndaw mbiengjrog

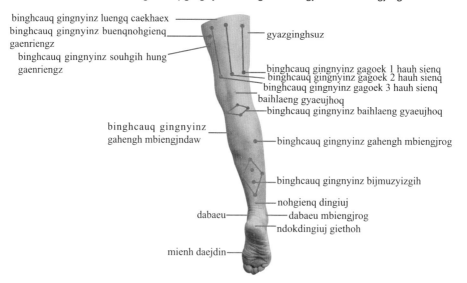

binghcauq gingnyinz luengq caekhaex
binghcauq gingnyinz buenqnohgienq gaenriengz
binghcauq gingnyinz souhgih hung gaenriengz

gyazginghsuz

binghcauq gingnyinz gagoek 1 hauh sienq
binghcauq gingnyinz gagoek 2 hauh sienq
binghcauq gingnyinz gagoek 3 hauh sienq
baihlaeng gyaeujhoq
binghcauq gingnyinz baihlaeng gyaeujhoq

binghcauq gingnyinz gahengh mbiengjndaw

binghcauq gingnyinz gahengh mbiengjrog

binghcauq gingnyinz bijmuzyizgih

nohgienq dingiuj

dabaeu

dabaeu mbiengjrog

ndokdingiuj giethoh

mienh daejdin

194

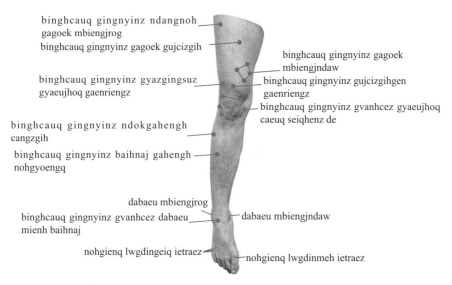

binghcauq gingnyinz ndangnoh
gagoek mbiengjrog
binghcauq gingnyinz gagoek gujcizgih

binghcauq gingnyinz gyazgingsuz
gyaeujhoq gaenriengz

binghcauq gingnyinz ndokgahengh
cangzgih

binghcauq gingnyinz baihnaj gahengh
nohgyoengq

binghcauq gingnyinz gagoek
mbiengjndaw
binghcauq gingnyinz gujcizgihgen
gaenriengz
binghcauq gingnyinz gvanhcez gyaeujhoq
caeuq seiqhenz de

dabaeu mbiengjrog
binghcauq gingnyinz gvanhcez dabaeu
mienh baihnaj

dabaeu mbiengjndaw

nohgienq lwgdingeiq ietraez

nohgienq lwgdinmeh ietraez

Doz 5–32   Binghcauq gingnyinz baihlaeng baihnaj ga

Baihlaeng ga, couhdwg baihlaeng goekga, baihgwnz lienz caekhaex, baihlaj ciep laeng gyaeujhoq, nohgienq dabaeu caeuq lwgdin, dwg gij gezgou duenhhoh daih'it. Ceiboiq gij sinzgingh baihlaeng gagoek dwg sinzgingh ndokbuenz caeuq gij faennga de, ndigah gij binghyiengh ga baihlaeng aeu gij sinzgingh ndokbuenz daj gwnz hwet hainduj haenx dangguh gij duenhhoh daih'it daeuj yw, daihngeih dwg gij doengloh sinzgingh caekhaex, doeklaeng cij dwg baihlaeng gagoek, cigdaengz lajdaej din, guh cienzmienh deudoeng cij dwg gij fuengfap ywbingh dinga cingqdeng. Doengzseiz, aeu yawjnaek dinga dwg aen cingjdaej lizdij ndeu, baihnaj gagoek cujyau youz sinzgingh gagoek ceiboiq, caeuq sinzgingh ndokbuenz, sinzgingh bigungj lienzhab ceiboiq gagoek, baenz sinzgingh vangjloz gagoek, sojmiz nohnyinz dinga cungj dwg youz gij sinzgingh gwnzneix gangj haenx ceiboiq, guhbaenz aen cingjdaej gawq faenhong youh cingjhab. Vihneix, dinga dwg aen cihdij gwnzlaj doxlienz, baihnaj baihlaeng baihswix baihgvaz dox lienzhaeh ndeu. Gingnyinz ywbingh yawjnaek dinga gij sengleix gezgou caeuq gij daegdiemj sengleix binghleix gwnzneix gangj haenx, cungfaen dawz de yungh youq linzcangz, aeundaej gij yaugoj moq yw ndei gij bingh ga ngeiznanz haenx.

195

Gij gezgou baihndaw dinga, mboujlwnh dwg daj yihyoz ciuhgonq guek raeuz gvendaengz lwnhgangj megcung, roxnaeuz daj gij lijlun gezgou iemqhaeuj sinzgingh gingnyinz daeuj gangj, cungj miz yiyi daegbied. Yihyoz ciuhgonq nyinhnaeuz, megcung saeklaengz yaek gazngaih vwnhcuzging laj megcung, okyienh dinga cumxcwk engqlij foeggawh, cieplaeng miz gij bingh dinga mazmwnh. Gingnyinz ywbingh daj sinzgingh ga caeuq nyinzsoeng ga ceiboiq ndaw gagoek haenx hwnjdin, caiqlix baihndaw genga miz gasamgak、 guenjsounoh caeuq gienqdekcongh daengj gezgou daegbied, daj gij gezgou doenghyiengh ndangvunz dinga gazhaep ra daengz gij lijlun baengzgawq ginghsui gezgou gazhaep、 youq linzcangz ywbingh aeundaej cincanj dwkbyoengq. Lumjbaenz gingnyinz ywbingh doenggvaq deudoeng nohnyinz dinga gazhaep, mizyauq yw ndei gij bingh ga unq nyad yienzaen mbouj cingcuj haenx; mizyauq deudoeng megcung, hawj gij hezdangz caeuq nyouhdangz boux binghnyouhdangz hoizfuk cingqciengz.

2. Cazcauq Siucauq Baihlaeng Ga

(1) Genjcaz gij binghcauq baihlaeng gagoek: Dawz gij binghcauq hothoh ndokbuenz baihlaeng gagoek、 gij binghcauq sinzgingh laj naeng caekhaex、 binghcauq laeng gagoek liedhaeuj bingzciengz genjcaz; dawz gij binghcauq nohbuenqgienq、 nohbuenqmueg、 nohga'mbang dangguh gij binghcauq mbouj dwg bingzciengz, cij youq bouxbingh miz gij binghcauq nyinznoh sonjsieng gvangqlangh cij guh cazcauq.

(2) Genjcaz gij binghcauq hothoh ndokbuenz: Gij hothoh ndokbuenz youq cungqgyang baihlaeng caekhaex hwngzvwnz, gizneix dwg nohhenz baihlaeng ndok, nohbuenqgienq caeuq nohbuenqmueg gaenriengz A diemj, dwg giz lai fat binghcauq dinga. Yungh aenfap angjfwngzgung cazcauq, fatyienh mbangjgiz nohnyinz comzgiet、 yienghceij mbouj cingqciengz、 lumhnaenx inget haenx, yawj baenz binghcauq yangzsing, aeu lai siucauq ywbingh, cazmingz binghcauq le, yungh aenfap rengzfwngz doxdoengz doiq baihndaw duenh cungqgyang duenhlaj、 baihrog gagoek caeuq noh baihlaeng ga guh genjcaz.

(3) Genjcaz binghcauq noh baihlaeng ga: Ndokbuenz giethoh caz daengz binghcauq yangzsing le, cienj coh noh baihlaeng henz ga gagoek baihlaeng riengz aen fuengyiengq de hengz bae haenx laebdaeb guh genjcaz. Gij binghcauq gizneix dwg comzgiet baenz 2 diuz lienh, daj duenh goek baihlaeng gagoek faenbied coh baihndaw caeuq baihrog gagoek ietraez, daengz gwnzdingj depgyawj laeng gyaeujhoq seiz cienj coh baihndaw caeuq baihrog henzgyawj gvanhcez gyaeujhoq, gyaeujnyinz baihrog gaenriengz siujdouz ndokgahengh, gij gyaeujnyinz baihndaw gaenriengz ga ndokbuenz. Gij diemj binghcauq baihlaeng noh ga lai fat de youq ndokbuenz giethoh、 cungqgyang baihlaeng gagoek、 baihlaeng noh caekhaex (gaijboujyoz heuhguh gujwdouzgih) daengj. Sonjsieng seiz, gij binghyiengh linzcangz doedok haenx biujyienh baenz yaengx ga dwgrengz.

(4) Genjcaz binghcauq sinzgingh laj naeng caekhaex: Sinzgingh laj naeng caekhaex gvangqlangh faenbouh youq baihlaeng caekhaex caeuq baihlaeng gagoek, gij binghcauq de lai fat youq baihlaj cungqgyang caekhaex hwngzvwnz, binghcauq dwg gij nyinzgiet laj naeng caeuq gij giethoh laj naeng, gizdieg haemq feuz, mingzyienj lumh ndaej daengz, gig lumj gij binghyiengh sinzgingh ndokbuenz inget, yungh aenfap rengz fwngz genjcaz ndaej nyinh'ok.

(5) Genjcaz binghcauq laeng gyaeujhoq: Laeng gyaeujhoq dwg gij bouhvih dinga hozdung haemq hung haenx, hix dwg giz dieg lai fat nyinznoh sonjsieng. Cazcauq laeng gyaeujhoq lied haeuj bingzciengz genjcaz, binghcauq lai fat youq baihndaw、 baihrog、 cungqgyang laeng gyaeujhoq caeuq caengzlaeg gozsen.

① Gij binghcauq baihndaw laeng gyaeujhoq: Ciengzseiz raen youq baihndaw nohgahengh diemj gaenriengz nohnyinz, binghcauq gietcomz baenz diemj caeuq gietcomz baenz diuzsienq, gengndongj, lumh daengz gig mingzyienj, aeu cim camx seiz, fanjying haenqrem, vihneix cim camx aeu habngamj.

② Binghcauq baihrog laeng gyaeujhoq: Youq baihrog laeng gyaeujhoq,

197

dwg baihrog nohgahengh cujciz nohnyinz doxgaiq gaenriengz, depgyawj sinzgingh nohgahengh caengzfeuz caeuq sinzgingh gahengh laeg youz sinzgingh ndokbuenz faen ok. Binghcauq dwg baenz naed, buenx miz gij binghcauq lumj diuzlienh, gengndongj, mingzyienj lumh ndaej daengz, aeu fwngz ndaekbued ndaej okyienh sinzgingh senhveiz cienzdaz fanjying, cienz coh henz gahengh, aeu cim camx ywbingh, binghcauq giet ndongj, mbouj yungzheih camx haeuj, hawj de gag supsou siusanq, mbouj hab gikcoi haenq lai. Aen hezvei neix siucauq dwg aen hezvei youqgaenj ywbingh nyinz noh gahengh inget.

③ Binghcauq cungqgyang laeng gyaeujhoq: Giz neix miz doenghmeg laeng gyaeujhoq, megcingx laeng gyaeujhoq caeuq sinzgingh laeng gyaeujhoq doenggvaq, aeu fwngz lumh caz, doenghmeg laeng gyaeujhoq diuqdoengh mingzyienj, gimq yungh cim camx. Bouxbingh roxnyinh ndaw laeng gyaeujhoq miz gij bengrag haenqrem seiz, aeu fwngz lumh caz, caeuq bouxbingh haeddoiq, cinjdeng nyinhdingh gij cujciz doxgaiq binghcauq le, gvihaeuj cujciz nyinzsingq, yungh aenfap dingh cauq yungh cim bae yw, ywbingh yaugoj yienhda.

④ Binghcauq diuz sienq laeng gyaeujhoq: Laeng gyaeujhoq sienqvang caengzlaeg, miz ndangnoh daj baihndaw ndokgagoek daengz ndokgahengh gizgyawj, dwg giz bouhvih lai fat binghcauq. Gij binghyiengh okyienh gig lumj sinzgingh ndokbuenz bengrag yinxhwnj inget, ndaej yungh byai cim ywbingh, sien cazmingz binghcauq, caiq yungh aenfap dingh cauq yungh cim, byai cim camx daengz binghcauq, binghyiengh gejrungq mingzyienj.

(6) Baihlaeng gahengh noh na, cwngzsw haemq lai, binghbienq lai fat, gawq miz gij binghbienq gahengh bonjndang youq haenx, youh nangqdaengz gij binghbienq caekhaex caeuq dinga bengrag. Gingnyinz ywbingh, cauhlaeb binghcauq baihlaeng gahengh cocaz, saeqcaz caeuq faensienq genjcaz daengj lai cungj fuengfap cazcauq (doz 5-33).

198

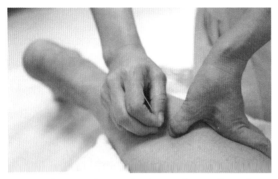

Doz 5-33   Aenfap yungh cim dinghcauq benq gingnyinz gahengh

① Aenfap cocaz baihlaeng gahengh: Yungh aenfap fwngz gaemnyaenj, daeznyaenj gij nohnyinz cungqgyang gahengh, danghnaeuz nohnyinz baihlaeng gahengh comzgiet baenz ndaek, dwg gahengh binghbienq haemq naek, doengzseiz biennaek youq henz gahengh haenx, dwg gij binghbienq bouxbingh biennaek youq sauyangzgingh.

② Aenfap faen duenh genjcaz baihlaeng gahengh: Dawz baihlaeng gahengh faen baenz duenhgwnz caeuq duenhlaj faenbied guh genjcaz. Bingzciengz boux hwet ga in haenx, dwg duenhlaj gahengh binghbienq ceiq yiemzhaenq, hoeng binghcingz dingzlai dwg ndumjyouq, bouxyw giepnoix cihsiz nohnyinz haenx doiq gizneix aiq yawjlawq, cauxbaenz haujlai bouxbingh mbouj ndaejdaengz ywbingh wnggai miz haenx, cauxbaenz linzcangz fuengmienh gij bingh nanz yw haenx, ndigah gahengh faenduenh cazcauq, miz gij yiyi linzcangz yienhsaed.

3. Cazcauq Siucauq Ndaw Ga

(1) Genjcaz binghcauq megcung: Binghcauq youq baihndaw miengndokdungx, dwg gij binghcauq nyinzgiet baihlaj hwetdagih. Sien yungh aenfap rengzfwngz, caz daengz doenghmeg ga diuqdoengh, yienzhaeuh coh baihrog senjdoengh, hamj gvaq megcingx ga caeuq sinzgingh ga, youq miengndokdungx baihlaj, caz ok diemj binghcauq megcung.

(2) Genjcaz binghcauq noh mbiengj ndaw galaj: Binghcauq baenz ndaek roxnaeuz baenz diuzlienh, gengndongj, lumh hwnjdaeuj daegbied mingzyienj,

199

binghcingz naek seiz, binghcauq lumj deih loemq neix, gabnaenx gij megcingx caeuq sinzgingh caengzlaj, cauxbaenz megcingx diuzga lae dauq deng laengz, sinzgingh ndumj fatseng gominj fanjying, okyienh linzcangz diuzga mazmwnh, gvanhcez gyaeujhoq inget haenqrem roxnaeuz ga unq ga gyad.

(3) Genjcaz binghcauq baihndaw gvanhcez gyaeujhoq: Baihndaw gvanhcez gyaeujhoq, faen baenz sam giz dieg. It dwg gij binghcauq gyawj baihndaw ndokgahengh, baihndaw ndokgahengh codoed, gawq miz diemj gaenriengz ndangnoh daj gagoek doekdaemq daeuj haenx (lumjbaenz diemj gaenriengz fungcienggih), youh miz diemj gaenriengz ndangnoh daj baihlaeng gagoek daeuj haenx (lumjbaenz nohbuenqgienq caeuq nohbuenqmueg diemj gaenriengz), lij miz henz gahengh fuyindai caeuq saidaemxcengj diemj gaenriengz, doenghgij diemj gaenriengz nohnyinz neix dwg giz lai fat binghcauq. Yungh aenfap angjfwngzgung genjcaz, ndaej lumh caz daengz. Ngeih dwg gij hezvei binghcauq baihndaw ndokgahengh, baihndaw ndokgahengh, miz gij ndangnoh daj baihndaw laeng gagoek daeuj caeuq gij gezgou luengqgeb dem diemj gaenriengz ndangnoh ndaw gagoek, lumjbaenz fungcienggih、 gujbozgih caeuq buenqnohgienq, comz youq henz ndaw ndokgahengh, baenz diuz gehgaeb ndeu, gizneix miz gij sinzginghndumj gig minjganj haenx ginggvaq, nohnyinz sonjsieng, giethab sinzgingh minjganj, sawj gizneix bienqbaenz gizdieg lai fat baihndaw gyaeujhoq inget. Sam dwg gij hezvei binghcauq baihndaw gyaeujhoq, gij hezvei binghcauq gizneix baizlied baenz diuz sienq ndeu, ndokgagoek gizgyae baihndaw ciengzseiz miz gij binghcauq muegnyinz cujciz fatyienz bienq co bienq na, ndaw ndokgagengh miz gij binghcauq yindai, baihhenz yindai ndokgahengh miz ndaw ga diemj gaenriengz.

(4) Genjcaz gij hezvei binghcauq ndaw gahengh: ① Binghcauq bijmuzyizgih. Binghcauq youq henz ndaw ndokgahengh, lumj diuzlienh, ndawde miz diemj binghcauq "gij cauq ndaw binghcauq", lumh daengz seiz daegbied minjganj, youz sinzgingh ndumj ceiboiq, caeuq gij binghbienq gagoek ndaw doxlienz. ② Binghcauq gizcij cungjgih. Gij ndangnoh neix youq

caengzlaeg ndaw gahengh, noh haemq saeqiq, nohgienq ietraez daengz lwgdin. Genjcaz seiz, yaek nyoengx hai gij nohgahengh cwgoemq youq caengzfeuz haenx, sijsaeq genjcaz caengzlaeg. Gingnyinz ywbingh doiq gij binghlaeh gizcij cungjgih binghbienq cauxbaenz gij dingiuj saenqdaenh guh cim camx ywbingh, aeundaej yaugoj ywbingh yienhda, fukcaz seiz fatyienh gij bingh yangzsing bouxbingh siubae. ③ Genjcaz binghcauq nohgahengh. Nohgahengh sonjsieng youq duenhgyang duenhlaj, dwg gij binghcauq yangzsing yienghceij lumj diuzlienh, nohgahengh duenh ndaw, binghcauq baenz ndaek, lumh naenx daengz minjganj, yungh cim camx roxnaeuz fwngz diuzleix, mbouj ndaej gvaqliengh, mboujne yungzheih cauxbaenz bouxbingh byaijloh dwgrengz.

4. Cazcauq Siucauq Mbiengj Rog Ga

(1) Genjcaz gij binghcauq gozginhmozcanghgih: Binghcauq youq ndaw gozginhmozcanghgih rog ga, binghcauq haemq na, miz song diuz sienq gietcauq, cim camx daengz binghcauq diuzsienq seiz fanjying haenqrem, A diemj giz ndangnoh neix youq gyazcensangciz, B diemj youq rog ndokgahengh, cim camx binghcauq seiz, wnggai doiq A、B diemj lai guh siucauq.

(2) Genjcaz binghcauq ndangnoh rog ga: Gij ndangnoh neix daj ndokgagoek hainduj, doenggvaq binhyindai, dingz youq ndokgahengh codoed, binghcauq dingzlai raen youq gizgyae giz ndangnoh neix, giet baenz ndaek, muegnyinz bienq na, depgyawj giz gvanhcez gyaeujhoq caeuq nyinzndok ndokgagoek miz lienzhaeh, gizneix caz ndaej daengz binghcauq giethoh nyinzsingq, cim camx ywbingh, fanjying minjganj, doiq yw gvanhcez gyaeujhoq binghbienq miz yaugoj ywbingh doedok.

(3) Genjcaz binghcauq rog gahengh: Cungdenj doiq rog ndokgahengh caeuq diemj gaenriengz nyinznoh baihlaj ndokgahengh, gehluengq cangzgih ndokgahengh caeuq donjgih ndokgahengh, song gaiq ndangnoh nohgienq ietraez byaij coh gij daegdiemj gozut guh cazcauq genjcaz. Cazmingz binghcauq yangzsing le, giethab gij binghcauq rog gagoek, binghcauq caekhaex, binghcauq hwet genjcaz gij binghbienq aen dijhi hwet daengz ga, caiq guh

201

siucauq cawqleix.

(4) Genjcaz gij hezvei binghcauq rog gvanhcez gyaeujhoq: Gij binghcauq nohnyinz rog gvanhcez gyaeujhoq lai fat youq fuyindai henz gahengh, ndokgiethoh caeuq gij ndangnoh baihgwnz baihlaj de doxgven haenx. Cujyau binghyiengh dwg mbangjgiz naet、baegnaiq mbouj cwxcaih, hoeng gij inget haenqrem haenx haemq noix. Aeu angjfwngzgung byai lwgfwngzmeh nyoengxbued, ndaej doekdingh cazmingz gij bouhvih binghcauq (doz 5-34).

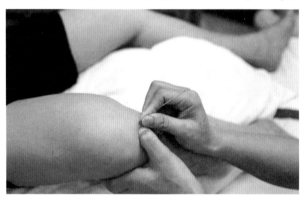

Doz 5-34　Aenfap yungh cim dinghcauq benq gingnyinz gvanhcez gyaeujhoq

Gaengawq aen yienzleix "seiqveiz dingjlawh", gingnyinz ga sonjsieng miz gij daegdiemj dingjgang、lizdij、gvangqlangh lienzhab sonjsieng. Gij binghcauq gingnyinz baihnaj gagoek lai fat youq fuzduhez、ndaw gagoek caeuq cungqgyang nohnyinz rog gagoek caeuq gyaeujnyinz baihlaj de; binghcauq gingnyinz baihlaeng gagoek lai fat youq nohnyinz diuzsienq cungqgyang caeuq diuzsienq baihswix baihgvaz, diuzsienq cungqgyang dwg diuzsienq gingnyinz lai fat, ndaej lumh daengz binghcauq gingnyinz lumj diuzlienh mingzyienj; gij binghcauq gingnyinz baihgwnz gagoek lai fat youq miengndokdungx mbiengj rog doenghmeg ga baihgwnz baihlaj; boux gingnyinz baihlaeng ga deng sonjsieng haenx, byaijloh hojnanz, gij binghcauq gingnyinz de cujyau dwg daj giethoh ndokbuenz daeuj. Gij binghcauq benq gingnyinz seiqhenz gvanhcez gyaeujhoq lai fat youq gyaeujhoq gizdoed、gagoek caeuq gij gaenriengz gingnyinz gahengh; gij binghcauq gingnyinz benq gingnyinz laeng gyaeujhoq, baenz aen samgak dauqdingq faenbouh, song gak gwnz boemz youq gizlaeg song mbiengj laeng gyaeujhoq (mbiengjndaw mbiengjrog nohgahengh), gak laj youq cungqgyang baihlaj laeng gyaeujhoq, lingh aen binghcauq gingnyinz bien youq cungqgyang mbiengj rog (gingnyinz noh lwgdin). Gij binghcauq gingnyinz baihlaeng gahengh baenz cih "Y" bak yiengqcoh baihgwnz, gij gingnyinz song nga gwnz youq cwngzsanhhez doxgyonj coh giujdin ietraez; gij binghcauq gingnyinz baihnaj、baihrog gahengh, lai fat youq baihnaj gahengh caeuq benqdieg ndokgahengh gizfeuz, yienghlaeng dwg gij binghcauq gingnyinz aen bouhvih cungqgyang baihlaj ceiq doedok.

Yw bingh diuzga, aeu fwngz lienzhab guhcawj, doiq binghcauq gingnyinz gak bouhvih cug aen bae yw. Aenfap cim camx gaengawq gij daegdiemj gak bouhvih guh diuzcingj, saedbauj aenfap leixnyinz ciuq bingh bae yw. Cim camx le yungh feizgok roxnaeuz heiqgok daeuj demgiengz yaugoj ywbingh, yienzhaeuh youq baihrog cat ywhing caiq baez demgiengz yaugoj.

Gij binghcauq gingnyinz baihnaj diuzga giz bouhvih lai fat caeuq faenbouh: Gij binghcauq gingnyinz noh baihndaw ga caeuq noh baihrog ga, binghcauq gingnyinz gacizgih、binghcauq gingnyinz gij gvanhcez caeuq seiqhenz gyaeujhoq、binghcauq gingnyinz gyazgingsuz gyaeujhoq gaenriengz、binghcauq gingnyinz baihnaj gahengh nohgyoengq、binghcauq gingnyinz ndokgahengh cangzgih、binghcauq gingnyinz baihnaj gvanhcez dabaeu、binghcauq gingnyinz cangzgih ndokgahengh、binghcauq gingnyinz gvanhcez iq baihlaeng din caeuq gvanhciz lwgdin.

Binghcauq gingnyinz baihlaeng din giz bouhvih lai fat caeuq faenbouh: Binghcauq gingnyinz 1 hauh sienq gagoek、binghcauq gingnyinz 2 hauh sienq gagoek、binghcauq gingnyinz 3 hauh sienq gagoek、binghcauq gingnyinz buenqnohgienq gaenriengz、binghcauq gingnyinz souhgih hung gaenriengz、binghcauq gingnyinz baihlaeng gyaeujhoq、binghcauq gingnyinz baihlaeng gahengh (binghcauq nohgahengh、bijmuzyizgih、nyinzgiuj daengj nohgyoengq gaenriengz).

Binghcauq gingnyinz mbiengjndaw diuzga giz lai fat binghcauq caeuq faenbouh: Binghcauq gingnyinz souhgihgvanj、binghcauq gingnyinz gyaeujnyinz mbiengjndaw gvanhcez gyaeujhoq、binghcauq gingnyinz bangxhenz ndokgahengh、binghcauq gingnyinz baihndaw gvanhcez dabaeu、binghcauq gingnyinz mbiengjndaw laengdin.

Binghcauq gingnyinz rog ga giz bouhvih lai fat caeuq faenbouh: Binghcauq gingnyinz baihrog ga、bingcauq gingnyinz baihrog gvanhcez gyaeujhoq、binghcauq gingnyinz ndokgahengh nohgyoengq、binghcauq gingnyinz seiqhenz dabaeu、binghcauq gingnyinz rog laengdin.

Benq gingnyinz ga binghbienq linzcangz hab'wngq: Sinzgingh naeng rog ga in、ga gyad yienzaen mbouj cingcuj、seiq gyaeuj nyinznoh ga fatyienz、sinzgingh ndokgahengh mazmwnh、sinzgingh ndokbuenz in、gvanhcez gyaeujhoq fatyienz、mauhfung houyizcwng daengj.

204

Cieng Daihroek　Gij Binghyiengh Gingnyinz Ywbingh Ciengz Raen

Ciet Daih'it　Bingh Gingnyinz Neigoh

It. Ninz Mbouj Ndaek

【 Gyoebgangj Binghyiengh Gingnyinz 】

Gij bingh ninz mbouj ndaek ciengzseiz raen haenx dwg hoj ninzndaek, ninz mbouj caem, ninz seizgan gemjnoix, geiqsingq caeuq cuyiliz doekdaemq mingzyienj daengj. 2012 nienz, Cunghvaz Yihyozvei Sinzgingh Bingyoz Fwnhvei Suimenz Cang'ai Yozcuj gaengawq gij saenqsik baengzgawq yihyoz yienhmiz haenx ceiqdingh le《Duenhdingh Vunzchung Cungguek Ninz Mbouj Ndaek Caeuq Dazyinx Ywbingh》, dawz ninz mbouj ndaek dinghngeih baenz cungj cujgvanh daejniemh ndeu, bouxbingh doiq ninzndaek seizgan caeuq (roxnaeuz) caetliengh mbouj habhoz caemhcaiq yingjyangj gij goengnaengz gyangngoenz aenbiengz hozdung.

【 Cekgangj Gij Hamzeiq Gihci Gingnyinz 】

Ninz mbouj ndaek dingzlai dwg aenvih ndangdaej naetnaiq、ngeixnaemj gvaqbouh sieng daengz sim mamx, cauxbaenz lwedheiq mbouj gaeuq、simsaenz saet ciengx、hoenz mbouj youq ndang; roxnaeuz boux baenzbingh nanz haenx cingsaenz mbouj gaeuq, mbouj ndaej gung daengz simdaeuz, raemx mbouj ndaej ndaep feiz, simhuj hoenghhwd, siengsim sieng saenz; roxnaeuz simnyap, feizhuj youq ndang, nyauxluenh simsaenz; roxnaeuz gwnndoet mbouj

miz hanhdoh, mamx dungx mbouj huz, gwn mbouj siuvaq cwkyouq, cauxbaenz
ndaw ndang hwngq, ninz mbouj onj. Yihyoz ciuhneix nyinhnaeuz ninz mbouj
ndaek dwg aenvih aen'uk ciengzgeiz gaenjcieng gvaqbouh、ngeixnaemj
lai、bingh nanz le ndangdaej hawnyieg, cauxbaenz bizciz uk vuenheij caeuq
naenxhaed mbouj bingzyaenx, gij goengnaengz bizciz aen'uk luenhlab.
Gingnyinz ywbingh nyinhnaeuz dwg "gingnyinz naetsieng", daegbied dwg gij
gingnyinz aen'gyaeuj、laenghoz、aendungx、sienq megduk caeuq gyazciz
baihlaeng gaenriengz daengj naetsieng mizok binghcauq nyinzgiet le apbik
sailwed sinzgingh, cauxbaenz cingjdaej gihnwngz ndangvunz diuzcez mbouj
doxdaengh cix yinxhwnj ninz mbouj ndaek.

【 Gingnyinz Linzcangz Biujyienh 】

(1) Cujyau binghyiengh: Simgip yungzheih fatheiq, ciengzseiz mbouj
yungzheih ninzndaek, roxnaeuz seiz ndaek seiz singj, singj le mbouj yungzheih
caiq ninzndaek, boux yiemzhaenq de aiq baenzhwnz mbouj ndaej ninz.
Ciengz buenx miz gij bingh gyaeujngunh、saenz naiq hwet naet、simvueng、
rwzokrumz、lumzlangh daengj.

(2) Cujyau daejcwng: Youq gwnz giekdaej guh ywbingh bingzciengz
cazniemh、yizgi genjcaz, mbouj miz yangzsing daegcwng, mbouj miz
gicising gaijbienq le, yungh gingnyinz cienhangh fwngz saujmyauz cazcauq.
Nyinzgiet binghcauq cujyau youq gizdieg lajneix: ① Gij hezvei binghcauq
gingnyinz coumeizgih hung iq benq gingnyinz najbyak、gvaengzda; ② gij
hezvei binghcauq gingnyinz noh henz rwz benq gingnyinz henz rwz; ③ gij hezvei
binghcauq gingnyinz benq gingnyinz rwz; ④ gij hezvei binghcauq gingnyinz
noh laenggyaeuj benq gingnyinz laenggyaeuj; ⑤ gij hezvei binghcauq
gingnyinz itsienq、ngeihsienq、samsienq benq gingnyinz hoz; ⑥ gij hezvei
binghcauq gingnyinz diemj binghcauq gingnyinz ndokleq dizgih ndokhoz
daihngeih daengz daihseiq hwngzcizduz gaenriengz haenx; ⑦ gij hezvei
binghcauq gingnyinz itsienq、ngeihsienq、samsienq benq gingnyinz mbaq;
⑧ gij hezvei binghcauq gingnyinz gwnz ndoksaen sienqmegduk caeuq henz

gyazciz duenh'aek caengzlaeg sucizgih gaenriengz haenx; ⑨ gizdieg gingnyinz dengsieng haenx lij ndaej mbe'gvangq daengz aek baihlaeng、hwet dungx caeuq genga daengj dieg.

【 Gingnyinz Cienhangh Fwngz Saujmyauz Genjcaz 】

Yungh aenfap fwngz caz binghcauq gingnyinz, caz daengz gij binghcauq yangzsing biujyienh baenz nyinznoh bienq lai gaenjcieng caemhcaiq giet ndongj baenz naed、cocat、baenz ndaek lumj diuzlienh、diuzsienq roxnaeuz baenz benq, naenxat seiz bouxbingh roxnyinh daengz naetraeng、indot、mazmwnh cienzdaz daengj.

【 Gingnyinz Siucauq Ywbingh 】

1. Ywbingh

Gvancez aen fazcwz ywbingh "aeu binghcauq guh hezvei", yungh gingnyinz seiq lienz gaij nyinz daeuj ywbingh.

(1) Lienz daih'it, fwngz leixnyinz siucauq: Yungh aenfap angjfwngzgung、 fwngz gunggimz roxnaeuz fwngznaenx, youq caz binghcauq gingnyinz, doengzseiz doenggvaq aenfap fwngz leixnyinz cobouh soenggej doxnem, cuengqsoeng nyinznoh.

(2) Lienz daihngeih, cim camx gingnyinz siucauq: Doiq giz dieg binghcauq gingnyinz caz daengz haenx yiemzgek siudoeg, cim camx geijlai laeg caeuq geijlai deih aeu habngamj, cim camx ndaej gaengawq gizdieg mbouj doengz yungh diuzcim gveihgwz mbouj doengz haenx.

① Gij binghcauq benq gingnyinz gyaeuj、gvaengzda、henz rwz、rwz yungh cimsaeq gveihgwz dwg 0.18 mm×13 mm, lwgfwngz naenx dingh cauq roxnaeuz naenxat dingh cauq yungh cim; ② benq binghcauq gingnyinz laenghoz、mbaq、baihlaeng duenh aek daengj yungh cimsaeq gveihgwz dwg (0.25~0.3) mm×25 mm, lwgfwngz naenx dingh cauq roxnaeuz mbaengq daez dingh cauq yungh cim; ③ benq binghcauq gingnyinz baihlaeng hwet daengj ndaej yungh cimsaeq gveihgwz dwg (0.25~0.3) mm×40 mm guh naenxat dinghcauq roxnaeuz nyoenxnaenx dingh cauq bae yungh cim, senj bae diemj camx roxnaeuz congh ndeu lai diuz cim, bingzciengz mbouj louz cim, yawj binghcauq caeuq gij cingzgvang bouxbingh ndaej dingjsouh daeuj habliengh ywbingh.

(3) Lienz daihsam, gok gingnyinz: Cim camx siucauq le ndaej youq gizdieg ywbingh ndaej gok haenx yungh heiqgok roxnaeuz feizgok 5~10 faencung, hawj mbangjgiz bienq hoengz cung lwed, coicaenh doeng heiq lwed hoengh, ikleih binghcauq supsou siusanq caeuq cujciz coihfuk.

(4) Lienz daihseiq, ywhing oep gingnyinz: Lienz daihsam ywbingh dawz gok ok le yungh ywhing diuzboiq ndei haenx youq gizdieg ywbingh haenx nucat, goemq baujsenhmoz 10~15 faencung, hawj mbangjgiz naengnoh bienq raeuj、manh roxnaeuz humz daengj gikcoi ndei, daeuj demgya banhfap ywbingh, sukdinj seizgan ywbingh, hawj bingh cienj ndei, doiq ndangdaej miz gij goengyauq doeng naengnoh diuzleix dungxndaw、siu sa raeuj meg、hoengh lwed doeng meg、soeng nyinz sanq giet、vaq cwk dingz in.

2. Liuzcwngz

Yw cungj bingh neix, wnggai gaengawq gij naengzlig dingjsouh bouxbingh caeuq ywbingh aeu guh haenx daeuj diuzcingj, bingzciengz moix ngoenz roxnaeuz gek 1~2 ngoenz ywbingh baez ndeu, 10 baez dwg aen liuzcwngz ndeu.

【Aenfap Bangbouj Ywbingh Gizyawz】

(1) Aenfap Ywcuengh nyupsa ywbingh (Canghywcuengh naeuz bingh dwg daj sa daeuj, ndaej gaengawq bouxbingh fatbingh cingzgvang daeuj cazyawj roensa caiq nyupsa roxnaeuz gvetsa).

(2) Aeu gij yw leixnyinz demgya yaugoj haenx youq rog swiq gizbingh.

(3) Go'ngaih cit gingnyinz.

(4) Gingnyinz canghyw daengq: Son bouxbingh rox gag guh baujgen, youq benq gingnyinz najbyak、gvaengzda、henz rwz、hoz mbaq daengj genjdanh aeu fwngz leixnyinz, daeuj diuzcingj dungdai goengnaengz ndangdaej doxdaengh, gyavaiq ndangdaej fukcangq.

208

【 Binghlaeh Genj Gawj 】

Sung moux, mehmbwk, 48 bi, guh hong caizvu, fanfoek ninz mbouj ndaek 2 bi, ciengzseiz mbouj yungzheih ninzndaek, roxnaeuz seiz ndaek seiz singj, buenx miz gij binghyiengh gyaeujngunh、gyaeujdot、cingsaenz mbouj ndei, mbouj ngah gwn、lumzlangh、hwet naet、linx mizdi hoengzndaem baenz naed hau、mienhlinx henj、meg naiq daengj. Gaenq youq moux aen yihyen guh lai hangh mizgven genjcaz (hamz CT、B cauh、hwzswz gungcin、caz lwed、fugoh、naujdenduz daengj) cungj caengz fatyienh gij binghbienq mizgven gicizsing haenx, caemhcaiq youq yihyen ywbingh 10 ngoenz, binghyiengh bienq ndei le ok yihyen, hoeng bingh lij caengz ndei caez. 2016 nienz 3 nyied, ginggvaq bouxbingh gaenq yw ndei haenx gaisau daeuj guh gingnyinz ywbingh, cazcam le rox de yousim daeglwg youq rog guek doegsaw haenx gangjyoux cix mbouj ciensim doegsaw, ndawsim youheiq. Youq mwh gaeudoeng doiq de guh simleix suhdauj sawj de simcingz soeng'angq, caiq guh gingnyinz cienhangh fwngz saujmyauz cazcauq, gvaengzda、henz rwz、rwz、laenghoz caeuq mbaq sienq megduk caeuq henz gyazciz gaenriengz bouxbingh miz diemj binghcauq gingnyinz baenz naed、baenz diuz cag baenz gaiq, gaengawq gij binghyiengh mbouj siengj gwn genjcaz aendungx, youq diuzsienq baihgwnz saejndw daengz diemj dungx cungqgyang fatyienh miz binghcauq diemj gingnyinz daihgaiq lwggeiq raez、lumj diuzsienq cungdienh soujgih baenzneix hung, naenxat gig minjganj、inget. Yungh aenfap gingnyinz seiq lienz gejnyinz daeuj ywbingh (daengq dingz gwn ywnaed an'onj), baez daihngeih daeuj yawjbingh seiz bouxbingh naeuz baez daih'it ywbingh le danghaemh 11:30 couh ninzndaek, haet daihngeih 7:00 gag ndiusingj, ninzndaek seizgan caeuq caetliengh daezsang haujlai. Ywbingh song aen liuzcwngz, binghyiengh siusaet, ninz ndaej ndei, cingsaenz ndei, gwn ndaej ndei. Cazyawj bi ndeu mbouj raen miz fukfat, yaugoj gyamaenh.

【 Roxyiuj Caeuq Yaenglwnh 】

Gingnyinz ywbingh nyinhnaeuz ninz mbouj ndaek dwg aenvih gingnyinz dengsieng, daegbied dwg gij gingnyinz aen'gyaeuj、mbaq hoz、laenggyaeuj、sienq megduk caeuq baihlaeng Va Doz gyazciz daengj dieg, diemj binghcauq gingnyinz guhbaenz le apbik sailwed sinzgingh seiqhenz mizok rengz bengrag, yinxhwnj daengx aen gihnwngz diuzcez mbouj doxdaengh cix yinxhwnj ninz mbouj ndaek. Doenggvaq aenfap gingnyinz seiq lienz gejnyinz, doiq gij cozyung fukhab baenzgyoengq gapguh ywbingh youq gwnz giekdaej gak aen danhangh ywbingh yauqgoj, daejyienh le daengx ndang caeuq mbangj giz、diuzgih caeuq siucauq、canghyw caeuq bouxbingh dox giethab, siucauq haemq daengzdaej, goengnaengz bingzyaenx diuzcez ndangdaej haemq vaiq, ginggvaq gingnyinz siucauq ywbingh aeundaej yauqgoj mizyauq vaiq、ywbingh yaugoj sang、gyamaenh seizgan haemq nanz. Gingnyinz binghcauq "mbouj doeng couh in" aenfap gingnyinz seiq lienz gejnyinz ywbingh, cienjvaq baenz binghcauq soenggej, hoizfuk le gij "doeng cix mbouj in" heiq hengz meglwed doeng, caemhcaiq haekfug le naengnoh—gij binghyiengh sinzvanz yakrwix daepdungx, ndigah gij bingh ninz mbouj ndaek de ndaej yw ndei.

Ngeih. Sinzgingh Sainyieg

【 Gyoebgangj Binghyiengh Gingnyinz 】

Sinzgingh sainyieg, dwg cungj bingh goengnaengz aen'uk luenh menhsingq youh sienghaih vunzloih ndangcangq youqgaenj ndeu, Meijgoz youq 1869 nienz sien daezok, daengz seizneix gaenq miz 100 lai bi lizsij. Gaengawq 20 sigij 60 nienzdaih seiqgyaiq gauhdwngj yihyoz yozyau ndawde mizgven doengjgeiq, bouxbingh sinzgingh sainyieg ciemq sinzginghgoh、cingsaenz binggoh mwnzcinj yawjbingh cungjvunzsoq 60%, yawj ndaej raen de fatbingh beijlwd gig sang. Hoeng, yawjduenh sinzgingh sainyieg dwg gienh saeh ndeu, hoeng ywbingh dwg lingh gienh saeh, hawj bouxbingh ywbingh yaugoj mbouj ndei, caiqlij mizok gij fucozyung cingzdoh mbouj doengz de. Ndigah, mbouj noix boux baenz sinzgingh sainyieg haenx lai bi mbouj ndei, hawj gyoengqde gwndaenj、guhhong caeuq hagsib daiq daeuj haemzhoj gig hung. Ndigah, damqra gij fuengfap mizyauq yw sinzgingh sainyieg, mboujguenj dwg gingnyinz siucauq ywbingh roxnaeuz dwg conzdungj cimcit giethab ywbingh, couhdwg diuz rapnaek ywbingh boux canghyw.

【Cekgangj Gij Hamzeiq Gihci Gingnyinz】

Sinzgingh sainyieg youq gwnz linzcangz daihgaiq faen baenz 2 cungj loihhingz, hix couhdwg goengnaengzsingq sinzgingh sainyieg caeuq ciepfatsingq sinzgingh sainyieg. Goengnaengzsingq sinzgingh sainyieg dwg gij bingh goengaengz aen'uk luenhlab, genjcaz mbouj miz gicizsing yangzsing binghbienq; ciepfatsingq sinzgingh sainyieg, biujyienh dwg aenvih giciz binghbienq ciepfat, lumjbaenz bingh gveiyangz, ganhyenz menhsingq daengj cungj aiq ciepfat sinzgingh sainyieg, sieng nyinz gyoebgyonj sinzgingh sainyieg gvihaeuj ciepfatsingq sinzgingh sainyieg ndawde cungj ndeu. Vihneix, linzcangz gwnzde miz 2 cungj sinzgingh sainyieg "bingh doxlumj yienzaen mbouj doxdoengz". Gingnyinz siucauq yw goengnaengzsingq sinzgingh sainyieg gvihaeuj ciuq yienzaen ywbingh, dwg daj siucawz nyinzsingq naetnaiq daeuj aeundaej siucawz cingsaenz baegnaiq, ndaej mizok ywbingh yaugoj ndei.

【Gingnyinz Linzcangz Biujyienh】

(1) Cujyau binghyiengh: Gij binghyiengh dingzlai bouxbingh cujyau biujyienh baenz haet lij siengj ninz、mbouj miz rengz、geiqsingq gemjdoiq、gyanghaemh yungzheih vuenheij、yungzheih gikdoengh、ninz mbouj ndaek fangzhwnz lai、simnyap, mehmbwk lij biujyienh baenz dawzsaeg mbouj hezdiuz daengj. Siujsoq bouxbingh cix dwg dingjgyaeuj、cungqgyang bwnda caeuq laenggyaeuj naekgywg roxnaeuz buenx miz ngah ninz guh cujyau biujyienh.

(2) Cujyau daejcwng: Youq gwnz giekdaej yihliuz bingzciengz genjcaz daengj mizgven binghyiengh cijbyauh yienh'ok yaemsingq, caiq guh gingnyinz cienhangh fwngz saujmyauz genjcaz. Binghcauq nyinzgiet cujyau dwg youq giz baihlaj neix.

① Gij hezvei binghcauq gingnyinz coumeizgih hung iq benq gingnyinz aen'gyaeuj gvaengzda; ② gij hezvei binghcauq gingnyinz henz rwz benq gingnyinz henz rwz; ③ gij hezvei binghcauq gingnyinz benq gingnyinz rwz; ④ gij hezvei binghcauq gingnyinz noh laenggyaeuj benq gingnyinz laenggyaeuj; ⑤ gij hezvei binghcauq gingnyinz itsienq、ngeihsienq、samsienq benq gingnyinz hoz; ⑥ gij hezvei binghcauq gingnyinz diemj binghcauq gingnyinz ndokleq dizgih ndokhoz daihngeih daengz daihseiq hwngzcizduz gaenriengz haenx; ⑦ gij hezvei binghcauq gingnyinz itsienq、ngeihsienq、samsienq benq gingnyinz mbaq; ⑧ gizdieg gingnyinz naetsieng haenx lij ndaej mbe'gvangq daengz aek baihlaeng、hwet dungx caeuq genga daengj dieg.

【 Gingnyinz Cienhangh Fwngz Saujmyauz Genjcaz 】

Yungh aenfap fwngz caz binghcauq gingnyinz, caz daengz gij binghcauq yangzsing biujyienh baenz nyinznoh bienq lai gaenjcieng caemhcaiq giet ndongj baenz naed、cocat, baenz ndaek lumj diuzlienh、diuzsienq roxnaeuz baenz benq, naenxat seiz bouxbingh roxnyinh daengz naetraeng、indot、mazmwnh cienzdaz daengj.

【 Gingnyinz Siucauq Ywbingh 】

1. Ywbingh

Gvancez aen fazcwz ywbingh "aeu binghcauq guh hezvei", yungh gingnyinz seiq lienz gaij nyinz daeuj ywbingh.

(1) Lienz daih'it, fwngz leixnyinz siucauq: Yungh aenfap angjfwngzgung、fwngz gunggimz roxnaeuz fwngznaenx, youq caz binghcauq gingnyinz, doengzseiz doenggvaq aenfap fwngz leixnyinz cobouh soenggej doxnem, cuengqsoeng nyinznoh.

(2) Lienz daihngeih, cim camx gingnyinz siucauq: Doiq gizdieg binghcauq gingnyinz caz daengz haenx yiemzgek siudoeg, cim camx geijlai laeg caeuq geijlai deih aeu habngamj, cim camx ndaej gaengawq gizdieg mbouj doengz yungh diuzcim gveihgwz mbouj doengz haenx. ① Gij binghcauq gingnyinz gyaeuj、gvaengzda、henz rwz、rwz yungh cimsaeq gveihgwz dwg 0.18 mm×

13 mm, lwgfwngz naenx dingh cauq roxnaeuz naenxat dingh cauq yungh cim; ② benq binghcauq gingnyinz laenghoz、mbaq、baihlaeng duenh aek daengj yungh cimsaeq gveihgwz dwg (0.25~0.3) mm×25 mm, lwgfwngz naenx dingh cauq roxnaeuz mbaengq daez dingh cauq yungh cim; ③ benq binghcauq gingnyinz hwet baihlaeng daengj ndaej yungh cimsaeq gveihgwz dwg (0.25~0.3) mm×40 mm, guh naenxat dingh cauq roxnaeuz nyoenx naenx dinghcauq bae yungh cim, senj bae diemj camx roxnaeuz congh ndeu lai diuz cim, bingzciengz mbouj louz cim, yawj binghcauq caeuq gij cingzgvang bouxbingh ndaej dingjsouh daeuj habliengh ywbingh.

(3) Lienz daihsam, gok gingnyinz: Cim camx siucauq le ndaej youq gizdieg ywbingh ndaej gok haenx yungh heiqgok roxnaeuz feizgok 5~10 faencung, hawj mbangjgiz bienq hoengz cung lwed, coicaenh doeng heiq lwed hoengh, ikleih binghcauq supsou siusanq caeuq cujciz coihfuk.

(4) Lienz daihseiq, ywhing oep gingnyinz: Lienz daihsam ywbingh dawz gok ok le yungh ywhing diuzboiq ndei haenx youq gizdieg ywbingh haenx nucat, goemq baujsenhmoz 10~15 faencung, hawj mbangjgiz naengnoh bienq raeuj、manh roxnaeuz humz daengj gikcoi ndei, daeuj demgya banhfap ywbingh, sukdinj seizgan ywbingh, hawj bingh cienj ndei, doiq ndangdaej miz gij goengyauq doeng naengnoh diuzleix dungxndaw、siu sa raeuj meg、hoengh lwed doeng meg、soeng nyinz sanq giet、vaq cwk dingz in.

2. Liuzcwngz

Yw cungj bingh neix, wnggai gaengawq gij naengzlig dingjsouh bouxbingh caeuq ywbingh aeu guh haenx daeuj diuzcingj, bingzciengz moix ngoenz roxnaeuz gek 1~2 ngoenz ywbingh baez ndeu, 10 baez dwg aen liuzcwngz ndeu.

【Aenfap Bangbouj Ywbingh Gizyawz】

(1) Aenfap Ywcuengh nyupsa ywbingh (Canghywcuengh naeuz bingh dwg daj sa daeuj, ndaej gaengawq bouxbingh fatbingh cingzgvang daeuj cazyawj roensa caiq nyupsa roxnaeuz gvetsa).

(2) Aeu gij yw leixnyinz demgya yaugoj haenx youq rog swiq gizbingh.

(3) Go'ngaih cit gingnyinz.

(4) Gingnyinz canghyw daengq: Son bouxbingh rox gag guh baujgen, youq benq gingnyinz najbyak、gvaengzda、henz rwz、hoz mbaq daengj genjdanh aeu fwngz leixnyinz, daeuj diuzcingj dungdai goengnaengz ndangdaej doxdaengh, gyavaiq ndangdaej fukcangq.

【 Binghlaeh Genj Gawj 】

Vangh moux, mehmbwk, 50 bi, caengz baenzbingh gaxgonq couh itcig haemq ndangcangq, moux baez aenvih cingzgvang daegbied aeu lienzdaemh guhhong, baeg gvaqbouh cix daengx ndang mbouj cwxcaih, cugciemh ninz mbouj ndaek、gyaeujngunh gyaeujdot、simnyap mbouj onj. Gag lwnh miz aen sibgvenq ndei ndeu, couhdwg maij dawz doxgaiq cuengq youq giz dieg maenhdingh ndeu, hoeng daj mwh fat bingh le fatyienh lumjbaenz mizok daraiz, gij doxgaiq haemh neix cuengq haenx daengz ngoenz daihngeih fatyienh youq giz wnq. Bae yihyen guh genjcaz, deng yawj baenz bingh sinzgingh, ciuq gij vahdaengq canghyw couh laebdaeb gwn ywninzonj cingouj Youcojbizgwzlungz 2 bi, hix gaenq bae guh duihnaz cimcit daengj ywbingh, hoeng binghcingz cix mbouj ndaej gaemhanh. Ginggvaq baengzyoux gaisau daeuj gingnyinzgoh ywbingh, doenggvaq gingnyinz cienhangh fwngz saujmyauz cazcauq, fatyienh bouxbingh benq gingnyinz henz rwz、benq gingnyinz gvaengzda、benq gingnyinz rwz、benq gingnyinz mbaq hoz caeuq laenggyaeuj、megduk baihlaeng caeuq Va Doz gyazciz daengj dieg cungj miz nyinzsieng yangzsing. Yungh gingnyinz seiq lienz gej nyinz daeuj yw (geizgan dawz gij ywninzonj yunghliengh daj song naed gemj daengz buenq naed), danghaemh gig vaiq ninzndaek, daengx haemh cungj ninzndaek. Gingnyinz ywbingh seiz cugbouh dingz gwn ywninzonj, ginggvaq 2 aen liuzcwngz ywbingh, binghyiengh siusaet, itcig ninz haemq ndei, cingsaenz yienghsiengq ndei. Cazyawj bi buenq mbouj caiq fukfat, gyamaenh ywbingh yaugoj.

【 Roxyiuj Caeuq Yaenglwnh 】

Youq mwh guh minzcuz yawjbingh ywbingh nyinz sieng, doiq genjcaz mizgven daepbwt miz binghbienq yaemsingq, caz ndangdaej dandan nyinzsieng dwg yangzsing, ngeixnaemj nyinzsieng aiq ndaej ciepfat sinzgingh sainyieg, sawq yungh aenfap leixnyinz ywbingh, doeklaeng yw ndei nyinzsieng, sinzgingh sainyieg gaenriengz siusaet.

Gwnz linzcangz ciengzseiz fatyienh bouxbingh gyanghwnz yungzheih ninzndaek, hoeng gyanghwnz aenvih gij yienzaen mbouj cingcuj haenx cix sawqmwh ndiusingj, cungj cingzgvang neix aiq ndaej cekgangj dwg gij nyinznoh laeng hoz dengsieng cauxbaenz gingnyinz naetnaiq, mwh bouxbingh simdingh yietnaiq le, aenvih gij gingnyinz laenghoz dengsieng haenx bengrag, nyinznoh mbouj ndaej caiq dingjsouh laebdaeb dinghmaenh diegvih bengrag, bik bouxbingh ndiusingj, gaenriengz bouxbingh cingsingj hozdung le, nyinznoh aenhoz ndaej vuenh dieg cix cuengqsoeng, hoeng bouxbingh mbouj rox gij yienzaen de, ndigah mbouj nyinh dwg sinzgingh sainyieg aenvih gingnyinz cauxbaenz.

Aenfap gingnyinz seiq lienz gejnyinz yw sinzgingh sainyieg yaugoj yienhda yienzaen aiq dwg: ① Faenbied le sinzgingh sainyieg goengnaengzsingq caeuq sinzgingh sainyieg ciepfatsingq, song cungj "bingh doxlumj yienzaen mbouj doengz" neix, haemq yungzheih doxgyaux yungh aenfap "ciuq yienzaen bae ywbingh" beij "yw byai" yungh yw daeuj ywbingh hab saedsaeh. ②Aenfap gingnyinz seiq lienz gaijnyinz youq gwnz giekdaej gak danhangh ywyauq fazveih gij cozyung fukhab baenzgyoengq boiqhab. Doengzseiz youq ndaw gidij saedhengz, daejyienh le daengx ndang caeuq mbangjgiz、diuzgih caeuq siucauq、canghyw caeuq bouxbingh dox giethab, siucauq haemq daengzdaej, goengnaengz aenndang doxdaengh diuzcez haemq vaiq, doenggvaq gingnyinz siucauq ywbingh raen yaugoj vaiq、ywbingh yaugoj sang、gyamaenh seizgan haemq nanz. ③ Gij gihci aen fap ywbingh neix, binghcauq siengnyinz youz "mbouj doeng couh in" cienjvaq baenz binghcauq soenggej, hoizfuk le "doeng couh mbouj in" heiq hengz meglwed doeng, caemhcaiq haekfug le caengznaeng—daepbwt bingh sinzvanz yakrwix, ndigah binghyiengh ndaej yw ndei caiqlij onjdingh.

Gejgangj: ① Gij lwnhgangj "siengnyinz gyoebgyonj sinzgingh sainyieg" gaenq ndaej Lij Sunveij gyausou Bwzgingh Hezhoz Yihyen boux cien'gya mizmingz sinzgingh goh guek raeuz cingqmingz gvaq.

② "Siengnyinz gyonjgyoeb sinzgingh sainyieg" gaenq fatbiuj youq 《Yihyoz Yenzgiu Doengsaenq》 1992 nienz daih 11 geiz, ndaej souhaeuj 《Cungguek Mbouj Yungh Yw Daeuj Ywbingh Linzcwng Cingseuq》 bonj saw neix okbanj fathengz.

③ Gij neiyungz ciet neix gaenq bingzndaej daengz gaiq daih'it gozci "Aenbeih Canghyw Ak" ciengj lunvwnz maenhndei.

Sam. Bingh Mauhfung Louz Roengzdaeuj

【 Gyoebgangj Binghyiengh Gingnyinz 】

Mauhfung Cunghyih youh heuhguh "bien reuqroz", caeuq gij bingh sailwed aen'uk binghbienq yihyoz ciuhneix soj gangj daihdaej doxdoengz. Baudaengz uk ok lwed、baihlaj cuhvangjmoz ok lwed、uk gazsaek caeuq saekseiz uk giepnoix lwed daengj, dwg gij binghyiengh gwnz linzcangz cuj lai fat youh gaenjgip ndeu. Gij bingh mauhfung louz roengzdaeuj dwg ceij mauhfung bi ndeu le lij miz gij binghyiengh ndang gyad roxnaeuz gangjvah gazngaih roxnaeuz bak da mbit daengj.

【 Cekgangj Gij Hamzeiq Gihci Gingnyinz 】

Gij daegdiemj biujyienh mauhfung louz roengzdaeuj, youq sawgeq Cunghyih 《Neigingh》 ndawde gangj le youz swix daengz gvaz、youz gvaz daengz swix gij gvanhaeh "veiz nyinz doxgyau", vixok "daj swix daengz gvaz, baihgvaz mbouj hai, gvaq baihgvaz gak gwnz, heux meg bae, meg swix youq gvaz, sieng gak swix, din gvaz mbouj yungh, heuhguh veiz nyinz doxgyau",

216

gangjmingz le gizdieg binghbienq mauhfung caeuq aenndang yangzsing gij gvanhaeh gyauca, doiq dazyinx linzcangz ywbingh miz yiyi saedyungh. Cunghyih nyinhnaeuz gij bingh mauhfung louz roengzdaeuj, cujyau dwg aenvih baenz mauhfung le heiq haw lwed cwk、megloh cwklaengz dwgliengz laengz meg roxnaeuz daep mak hawnyieg、cinglwed mbouj gaeuq、nyinz ndok saet ciengx cauxbaenz.

【Gingnyinz Linzcangz Biujyienh】

(1) Cujyau binghhyiengh: Gij linzcangz biujyienh bingh mauhfung louz roengzdaeuj de, aenvih gizdieg binghbienq fatseng mbouj doengz caeuq yiemzhaenq cingzdoh mbouj doengz cix miz cengca. ① Mbiengj ndang gyad dwg gij bingh aen'uk lwed cwk louz roengzdaeuj, mbiengj genga ndeu rengz doiq hozdung mbouj fuengbienh roxnaeuz mbouj ndaej hozdung saekdi, ciengzseiz buenx miz bak da mbit、gangjvah mbouj baenz daengj. ② Fanveiz gvangq roxnaeuz lai baez fukfat aiq louz miz cingsaenz roxnaeuz ciliz gazngaih, lumjbaenz doeknaiq、cingsaenz naiqnuek roxnaeuz yungzzheih gikdoengh daengj. ③ Gij binghhyiengh wnq lumjbaenz gyaeujngunh daraiz、ninz mbouj ndaek fangzhwnz lai、simvueng hanh lai、hoz naetin, genga naiqnuek mbouj miz rengz daengj.

(2) Cujyau daejcwng: Youq gwnz giekdaej bingzciengz ywbingh guh gingnyinz cienhangh fwngz saujmyauz genjcaz. Binghcauq nyinzgiet yienh'ok lai mienh faenbouh youq gizdieg lajneix.

① Gij hezvei binghcauq gingnyinz benq gingnyinz henz rwz、benq gingnyinz gvaengzda、benq gingnyinz najbyak、benq gingnyinz naj daengj gaenriengz haenx; ② gij hezvei binghcauq gingnyinz benq gingnyinz laenghoz、benq gingnyinz mbaq caeuq seiqheiz gvanhcez mbaq、benq gingnyinz gen duenh naj caeuq seiqhenz gvanhcez gencueg; ③ gij hezvei binghcauq gingnyinz baihlaeng hwet sucizgih、sezfanghgih、beigozgih、hwetdijgih、hwetdagih daengj gaenriengz haenx; ④ gij hezvei binghcauq gingnyinz caekhaex sam diemj (diemj lizcanggih、diemj gyang noh caekhaex caeuq diemj caekhaex siujgih dem gyazgingsuzgwnh) daengj gaenriengz; ⑤ gij hezvei binghcauq gingnyinz cuzsauyangz gingnyinz—nohgyoengq baihrog gagoek gahengh、cuzsauyinh gingnyinz—nohgyoengq baihndaw gagoek gahengh daengj gaenriengz haenx; ⑥ gij hezvei binghcauq gingnyinz cuzdaiyangz—nohgyoengq baihlaeng gagoek daengj gaenriengz; ⑦ gij hezvei binghcauq gingnyinz cuzyangzmingz— "nyinzrungq", gingnyinz cuzyangzmingz—gagoek gahengh gaenriengz haenx; ⑧ gij hezvei binghcauq gingnyinz laeng gyaeujhoq、gingnyinz gahengh、gingnyinz noh baihnaj gahengh、gingnyinz henz gahengh、gingnyinz dabaeu daengj gaenriengz haenx.

【 Gingnyinz Cienhangh Fwngz Saujmyauz Genjcaz 】

Yungh aenfap fwngz caz binghcauq gingnyinz, caz daengz gij binghcauq yangzsing biujyienh baenz nyinznoh lai gaenjcieng caemhcaiq giet ndongj baenz naed、cocat、baenz ndaek lumj diuzlienh、diuzsienq roxnaeuz baenz benq, naenx seiz bouxbingh roxnyinh daengz naetraeng、indot、mazmwnh cienzdaz roxnaeuz ganjgyoz mbouj lingzminj daengj.

【 Gingnyinz Siucauq Ywbingh 】

1. Ywbingh

Gvancez aen fazcwz ywbingh "aeu binghcauq guh hezvei", yungh gingnyinz seiq lienz gaij nyinz daeuj ywbingh.

(1) Lienz daih'it, fwngz leixnyinz siucauq: Yungh aenfap angjfwngzgung、fwngz gunggimz、lwgfwngz naenx roxnaeuz gencueg leixnyinz, youq caz binghcauq gingnyinz, doengzseiz doenggvaq aenfap fwngz leixnyinz doiq gij binghcauq gingnyinz benq gingnyinz naj、benq gingnyinz hoz mbaq、benq gingnyinz hwet、genga daengj gaenriengz haenx, cobouh soenggej doxnem, cuengqsoeng nyinznoh.

(2) Lienz daihngeih, cim camx gingnyinz siucauq: Doiq gizdieg binghcauq gingnyinz caz daengz haenx yiemzgek siudoeg, cim camx geijlai laeg caeuq geijlai deih aeu habngamj, cim camx ndaej gaengawq gizdieg mbouj doengz yungh cim gveihgwz mbouj doengz haenx. ① Gij binghcauq gingnyinz hwet、

218

caekhaex、gagoek daengj gaenriengz haenx yungh cimsaeq gveihgwz dwg (0.25~0.3) mm×25 mm, lwgfwngz naenx dingh cauq, naenxat dingh cauq roxnaeuz nyoengx naenx dingh cauq yungh cim; ② benq binghcauq gingnyinz naj、laenghoz、genga daengj gaenriengz haenx yungh cimsaeq gveihgwz dwg (0.25~0.3) mm×25 mm lwgfwngz naenxat dingh cauq roxnaeuz mbaengq gaem daez nyaenj dingh cauq yungh cim, senj bae diemj camx roxnaeuz congh ndeu lai diuz cim, bingzciengz mbouj louz cim, yawj binghcauq caeuq gij cingzgvang bouxbingh ndaej dingjsouh daeuj habliengh ywbingh.

(3) Lienz daihsam, gok gingnyinz: Cim camx siucauq le ndaej youq gizdieg ywbingh ndaej gok haenx yungh heiqgok roxnaeuz feizgok 5~10 faencung, hawj mbangjgiz bienq hoengz cung lwed, coicaenh doeng heiq lwed hoengh, ikleih binghcauq supsou siusanq caeuq cujciz coihfuk.

(4) Lienz daihseiq, ywhing oep gingnyinz: Lienz daihsam ywbingh dawz gok ok le yungh ywhing diuzboiq ndei haenx youq gizdieg ywbingh nucat, goemq baujsenhmoz 10~15 faencung, hawj mbangjgiz naengnoh bienq raeuj、manh roxnaeuz humz daengj gikcoi ndei, daeuj demgya banhfap ywbingh, sukdinj seizgan ywbingh, hawj bingh cienj ndei, doiq ndangdaej miz gij goengyauq doeng naengnoh diuzleix dungxndaw、siu sa raeuj meg, hoengh lwed doeng meg、soeng nyinz sanq giet、vaq cwk dingz in.

2. Liuzcwngz

Yw cungj bingh neix, wnggai gaengawq gij naengzlig dingjsouh bouxbingh caeuq ywbingh aeu guh haenx daeuj diuzcingj, bingzciengz moix ngoenz roxnaeuz gek 1~2 ngoenz ywbingh baez ndeu, 10 baez dwg aen liuzcwngz ndeu.

【Aenfap Bangbouj Ywbingh Gizyawz】

(1) Aenfap Ywcuengh nyupsa ywbingh (Canghywcuengh naeuz bingh dwg daj sa daeuj, ndaej gaengawq bouxbingh fatbingh cingzgvang daeuj cazyawj roensa caiq nyupsa roxnaeuz gvetsa).

(2) Aeu gij yw leixnyinz demgya yaugoj haenx youq rog swiq gizbingh.

(3) Go'ngaih cit gingnyinz.

(4) Gingnyinz canghyw daengq: Son bouxbingh roxnaeuz vunzranz de rox gag guh baujgen, youq benq gingnyinz genga caeuq hwet baihlaeng daengj genjdanh aeu fwngz leixnyinz roxnaeuz guh yindung ndangdaej fukcangq haenx, daeuj diuzcingj dungdai goengnaengz ndangdaej doxdaengh, gyavaiq ndangdaej fukcangq.

【 Binghlaeh Genj Gawj 】

Hij moux, bouxsai, baenz uk ok lwed mbiengj ndang gyad 4 bi. Cawz gangjvah mbouj swnh caixvaih, genswix sou haeuj baihndaw youqgaenj, byaijloh gunnanz. Gaenq yungh gij fuengfap gauhyazyangj、 cimcit daengj fukcangq ywbingh, yaugoj mbouj yienhda. Genjcaz gingnyinz, gij gingnyinz baihgvaz henz rwz bouxbingh baenz gij yienghceij binghcauq nyinz giet baenz gep netswd, ndawde, gij gingnyinz baihnaj henz rwz caeuq baihlaeng henz rwz noh giet baenz gaiq, lumh daengz diemj binghcauq nyinz giet gig in (hoeng bouxbingh cix mbouj naeuz mbiengjgyaeuj ndeu in), hoz mbiengjswix ndongj, noh gwnz mbaq baihswix caeuq noh laj ndokleq comzgiet, gij nyinznoh gen swix baihgwnz caeuq ga swix ndongj gyad buenq noh giet ndaek gyoebgyonj. Yungh gingnyinz seiq lienz gejnyinz cunghab ywbingh, cungdenj doiq benq gingnyinz henz rwz baihgvaz、 benq gingnyinz hoz、 benq gingnyinz noh gwnz mbaq caeuq noh laj ndokleq guh soeng nyinz hoengh meg ywbingh, couhdwg youq gizgyawj ywbingh, caemhcaiq doiq ga gyad haenx naenx meg soeng nyinz. Ginggvaq aen liuzcwngz ndeu ywbingh le, gij yienghceij bouxbingh bienq ndei haujlai. Benq gingnyinz henz rwz nyinz soeng caemhcaiq meglwed doengswnh, gen swix ndaej hozdung, ndaej yaengx gvaq gwnz gyaeuj caeuq guh yindung baenqcienq, byaijloh mingzyienj gaijndei, ndaej gag hwnj laeuz roengz laeuz (mbouj gaemhdwngx), gwndaenj daihdaej ndaej gag leix.

【 Roxyiuj Caeuq Yaenglwnh 】

Gij bingh mauhfung louz roengzdaeuj, gawq miz gij vwndiz mauhfung ce caeuq vut, youh miz gij vwndiz mauhfung caeuq binghlaeng caez mizyouq.

Linzcangz yawjnaek gij vwndiz gwnzneix gangj haenx miz giz mbouj doengz de, daj ndawde mingzbeg doekdingh: ① Gij binghyiengh mauhfung aen'uk deng sonjsieng lij mizyouq, gij hong yw bingh aen'uk fukcangq wnggai laebdaeb guh; ② mauhfung gvaqlaeng, aen'uk sonjsieng daihdaej hoizfuk roxnaeuz hoizfuk caez, cix cujyau yw bingh laeng; ③ aen'uk dengsieng laebdaeb yingjyangj binghlaeng, song yiengh aeu doengzseiz yw, aeu yw aen'uk fukcangq daeuj gejcawz bingh laeng. Bingzciengz daeuj gangj, gij binghlaeng aen'uk gaenq fukcangq haenx yienznaeuz mbouj rox gag fukcangq, hoeng gij hong yw ndei yinvu couh mbaeu haujlai. Gingnyinz ywbingh doiq yw binghlaeng mauhfung gij gihbwnj yenzcwz ywbingh, dwg aeu soeng nyinz hoengh meg daeuj diuzcingj aen'uk fukcangq, hoeng daiqdoengh binghlaeng fukcangq, doengzseiz doiq ndanggyad caeuq genga gyad mauhfung cauxbaenz haenx doengzyiengh aeu aenfap ywbingh cunghab soeng nyinz gej giet, coicaenh bouxbingh caeux di fukcangq, gapbaenz gij soujduenh ywbingh gwnz laj gyoeb yw, yw uk caeuq yw genga gyad caez guh.

　　Youq gij gihbwnj yenzcwz gwnzneix gangj haenx dazyinx lajde, daj aen yenzcwz gingnyinz ywbingh daeuj gaujcaz, gingnyinz ywbingh damqra gij gihbwnj fuengfap yw ndang gyad youq lajneix. ① Gij fap aen'uk fukcangq: Aeu soeng nyinz gyaeuj、hoz、mbaq caeuq Va Doz gyazciz daeuj coicaenh uk fukcangq, heuhguh aenfap gizgyawj soeng nyinz cangq uk. Gizgyawj soeng nyinz cangq uk, daegbied aeu gij hezvei gingnyinz henz rwz guh gizdieg cujyau ywbingh, ndawde henz rwz 7 cim ywbingh yaugoj ceiq ndei.Youq gizgyawj cangq uk doengzseiz, doiq din fwngz 6 diuz nyinz gij hezvei fwngz din gizgyae guh diuzcez megloh ywbingh, guhbaenz aenfap gyae gyawj diuzcez megloh. ② Aenfap genga canzfeiq fukcangq: Gaengawq gij yienzleix "veiz nyinz doxgyau", fuk cangq ywbingh mbiengj genga gyad sien yw gij hezvei binghcauq benq gingnyinz gyaeuj henz rwz doiqwngq haenx; doiq gij genga gyad bienroz haenx gij yaem yiengz 6 diuz gingnyinz guh cienzmienh cazcauq, dawz gij binghcauq gingnyinz caz ok haenx faenbied guh diemj、sienq、

221

mienh cug giz gej nyinz ywbingh, hawj lwed meg nyinz cienzmienh doengrat, coicaenh genga gyad fukcangq. Daegbied dwg gij gingnyinz sam yaem ga, gij bouhvih gizgyawj haemq laeg, ciuq conzdungj cimcit cangzgveih cikconq aeu hezvei ywbingh, dingzlai mbouj ndaej dabdaengz gij iugouz moix diuz gingnyinz cungj ndaej soenggej caez. Lumjbaenz ga gyad baenz mauhfung louz roengzdaeuj haenx, dwg aenvih byai gingnyinz dinsauyinh mbouj ndaej gibseiz yw caeuq cingjleix, vihneix doiq roek diuz gingnyinz cug diuz bae cazcauq, caemhcaiq guh baenzroix gejnyinz caeuq lai mienh gej suj ywbingh, ndaej daezsang linzcangz ywbingh yaugoj yienhda.

Seiq. Binghsimdaeuz Loih Nyinzsingq

【 Gyoebgangj Binghyiengh Gingnyinz 】

Gij binghyiengh gvanhcang doenghmeg binghbienq cauxbaenz simdaeuz gunglwed mbouj gaeuq, okyienh gag roxnyinh aek swix in、simvueng caeuq aek apbik daengj binghyiengh, sinzvanzhi mizgven genjcaz sim giepnoix lwed yangzsing, linzcangz heuhguh binghgvansinh. Hoeng gwnz linzcangz cij miz gij biujyienh binghgvansinh, sinzvanzhi gak cungj genjcaz caengz fatyienh gij binghlaeh mbouj cingqciengz hix mbouj dwg noix raen. Cungj bingh baihlaeng youh heuhguh bingh sinzgingh simdaeuz.

【 Cekgangj Gij Hamzeiq Gihci Gingnyinz 】

Gaenh geij bi daeuj, Travell daengj fatyienh aek baihlaeng mbangjgiz boux baenz bingh simdaeuz sinzgingh okyienh diemj gominj, daihgaiq miz dingz ndeu baihlaeng gominj haenx, ndaej aenvih apbik cix yaeuhfat ok aek gagrox; Louz Saugunh baudauj sim geujin; Hij Yinzyungz baugau anmoh yw binghgvansinh nyinzsingq 2 laeh. Cunghab linzcangz ywbingh, gij vwndiz gijmaz yienzaen cauxbaenz guzsing caeuq yunjcujcizsing loih binghgvansinh gaenq deng biengjloh. Loih binghgvansinh nyinzsingq dwg cungj bingh lumj nyinzsingq youz nyinzsingq cauxbaenz, bouxsij youq guh saedhengz linzcangz gingnyinz ywbingh haenx fatyienh, couhdwg gij binghyiengh bingh linzcangz lumj daepbwt saedcaet binghbienq gingnyinz binghbienq okyienh haenx. Aenvih gingnyinz gvangqlangh faenbouh youq ndaw ndang, gij bingh lumj nyinzsingq haenx miz gij hamzngeih gvangqlangh, yaek faenbied youq mizgven bingh lumj nyinzsingq ndawde lai guh lwnhgangj.

【 Gingnyinz Linzcangz Biujyienh 】

(1) Cujyau binghyiengh: Ndokhoz mbouj cwxcaih、mbaq naet baihlaeng in、genga maz naet、aek naj inget、simvueng、aek apbik、aek moen heiq gaenj, aeu ciengzseiz supheiq nanz cijndaej hoizsoeng, mizseiz okyienh gij binghyiengh simlwd mbouj gvilwd、youheiq gaenjcieng、ninz mbouj ndaek、rwzokrumz、daengx ndang naetnaiq daengj.

(2) Cujyau daejcwng: Youq gwnz giekdaej ywbingh bingzciengz cazniemh、sinhdenduz daengj mizgven genjcaz mbouj miz yangzsing gaijbienq le, guh gingnyinz cienhangh fwngz saujmyauz genjcaz. Gij binghcauq nyinzgiet cujyau dwg youq giz lajneix.

① Gij hezvei binghcauq gingnyinz gvanhcez aek baihswix diuz ndoksej daihhaj, aek dagih gaenriengz; ② gij hezvei binghcauq gingnyinz muegnohnyinz seiqhenz ndoksej baihswix gaenriengz haenx; ③ gij hezvei binghcauq gingnyinz gaenzndok baihswix gizbyai caeuq ndoksej daih'it doxgyonj, baihlaj duenhgyang ndokgvaengzgiengz; ④ gij hezvei binghcauq gingnyinz baihlaeng gvanhcez ndokaek daihhaj sienqcingqgyang bangxhenz baihswix hai sam conq duenh'aek gyazlwzgih gihciz roxnaeuz gij muegnyinz gaenriengz de; ⑤ gij hezvei binghcauq gingnyinz buenxriengz gij binghyiengh gizdieg cazok haenx, lumjbaenz hoz mbaq、lingzhingzgih、ndokaek daihhaj cizduz baihlaj bangxhenz hai simyiz、ndokaek daihcaet cizduz baihlaj bangxhenz hai gwzyiz cungj miz gij binghcauq nyinz giet hung iq mbouj doengz haenx.

【 Gingnyinz Cienhangh Fwngz Saujmyauz Genjcaz 】

Yungh aenfap fwngz caz binghcauq gingnyinz, caz daengz gij binghcauq yangzsing biujyienh baenz nyinznoh lai gaenjcieng caemhcaiq giet ndongj baenz naed、cocat、baenz ndaek lumj diuzlienh、diuzsienq roxnaeuz baenz benq, naenx seiz bouxbingh roxnyinh daengz naetraeng、indot、mazmwnh cienzdaz daengj.

【 Gingnyinz Siucauq Ywbingh 】

1. Ywbingh

Gvancez aen fazcwz ywbingh "aeu binghcauq guh hezvei", yungh gingnyinz seiq lienz gaij nyinz daeuj ywbingh.

(1) Lienz daih'it, fwngz leixnyinz siucauq: Yungh aenfap angjfwngzgung、fwngz gunggimz、lwgfwngz naenx roxnaeuz gencueg caeuq byai gencueg bae leixnyinz, youq caz binghcauq gingnyinz, doengzseiz doenggvaq aeu fwngz leixnyinz doiq gij binghcauq gingnyinz gij gvanhcez naj aek daihhaj ndokaek、aek dagih diemj gaenriengz、ndokleq baihswix nyinzmueg seiqhenz、gaenzndokaek、ndokgvaengzgiengz duenhgyang daengj gaenriengz, cobouh soenggej doxnem, cuengqsoeng nyinznoh.

(2) Lienz daihngeih, cim camx gingnyinz siucauq: Doiq gizdieg binghcauq gingnyinz caz daengz haenx yiemzgek siudoeg, cim camx geijlai laeg caeuq geijlai deih aeu habngamj, cim camx ndaej gaengawq gizdieg mbouj doengz yungh diuzcim gveihgwz mbouj doengz haenx. ① Benq binghcauq gingnyinz gvanhcez najaek daihhaj ndokaek、aek dagih diemj gaenriengz、ndokleq baihswix muegnyinznoh seiqhenz、gaenzndokaek、ndokgvaengzgiengz duenhgyang gaenriengz haenx, yungh cimsaeq gveihgwz dwg (0.25～0.3) mm× 25 mm, lwgfwngz naenx dingh cauq, naenxat dingh cauq roxnaeuz nyoengx naenx dingh cauq yungh cim; ② benq binghcauq gingnyinz duenh mbaq baihlaeng hwet yungh cimsaeq gveihgwz dwg (0.25～0.3) mm×40 mm, lwgfwngz naenxat dingh cauq roxnaeuz nyoengx naenx dingh cauq yungh cim, senj bae diemj camx roxnaeuz congh ndeu lai diuz cim, bingzciengz mbouj louz cim, yawj binghcauq caeuq gij cingzgvang bouxbingh ndaej dingjsouh daeuj habliengh ywbingh.

Gij saehhangh aeu haeujsim: Doiq gij binghcauq gingnyinz najaek, yungh gingnyinz cienhangh fwngz saujmyauz genjcaz caeuq cim camx ywbingh, ceiq youqgaenj dwg baujcwng bouxbingh ancienz. Cim camx gingnyinz siucauq itdingh aeu youq gwnz mienh ndok guh, cim camx mbouj ndaej laeg lai, caemhcaiq yiemzgek saedhengz aenfap dinghcauq yungh cim, cijaeu mbouj famh gij gveihcwngz de, lij dwg ancienz ywbingh.

(3) Lienz daihsam, gok gingnyinz: Cim camx siucauq le ndaej youq gizdieg ywbingh ndaej gok haenx yungh heiqgok roxnaeuz feizgok 5~10 faencung, hawj mbangjgiz bienq hoengz cung lwed, coicaenh doeng heiq lwed hoengh, ikleih binghcauq supsou siusanq caeuq cujciz coihfuk.

(4) Lienz daihseiq, ywhing oep gingnyinz: Lienz daihsam ywbingh dawz gok ok le yungh ywhing diuzboiq ndei haenx youq gizdieg ywbingh haenx nucat, goemq baujsenhmoz 10~15 faencung, hawj mbangjgiz naengnoh bienq raeuj、manh roxnaeuz humz daengj gikcoi ndei, daeuj demgya banhfap ywbingh, sukdinj seizgan ywbingh, hawj bingh cienj ndei, doiq ndangdaej miz gij goengyauq doeng naengnoh diuzleix dungxndaw、siu sa raeuj meg、hoengh lwed doeng maeg、soeng nyinz sanq giet、vaq cwk dingz in.

2. Liuzcwngz

Yw cungj bingh neix, wnggai gaengawq gij naengzlig dingjsouh bouxbingh caeuq ywbingh aeu guh haenx daeuj diuzcingj, bingzciengz moix ngoenz roxnaeuz gek 1~2 ngoenz ywbingh baez ndeu, 10 baez dwg aen liuzcwngz ndeu.

【 Aenfap Bangbouj Ywbingh Gizyawz 】

(1) Aenfap Ywcuengh nyupsa ywbingh (Canghhywcuengh naeuz bingh dwg daj sa daeuj, ndaej gaengawq bouxbingh fatbingh cingzgvang daeuj cazyawj roensa caiq nyupsa roxnaeuz gvetsa).

(2) Aeu gij yw leixnyinz demgya yaugoj haenx youq rog swiq gizbingh.

(3) Go'ngaih cit gingnyinz.

(4) Gingnyinz canghhyw daengq: Son bouxbingh roxnaeuz vunzranz de rox

gag guh baujgen, youq benq gingnyinz najaek genjdanh aeu fwngz leixnyinz roxnaeuz guh yindung gingnyinz mbe'gvangq aek haenx, daeuj diuzcingj dungdai goengnaengz ndangdaej doxdaengh, gyavaiq ndangdaej fukcangq.

【 Binghlaeh Genj Gawj 】

Vangz moux, mehmbwk, 48 bi, bingzciengz ndangcangq, sawqmwh roxnyinh najaek in yaek dai, aen aek roxnyinh miz apbik, in song ngoenz, guh sinzvanzhi gak hangh genjcaz mbouj fatyienh miz maz mbouj cingqciengz, gij yw cim mbe'gvangq sailwed mbouj ndaej gaemhanh binghcingz. Bouxsij yawjbingh seiz raen bouxbingh gyangzww, bingzciengz cingzgvang haemq ndei, daepbwt caz mbouj miz maz daegbied. Bouxbingh cujyau biujyienh baenz aek in caeuq genga naet, ninz mbonq mbouj hwnq. Ginggvaq gingnyinz cienhangh fwngz saujmyauz genjcaz giethab binghcingz duenhdingh dwg binghsimdaeuz loih nyinzsingq. Yungh gingnyinz seiq lienz gejnyinz soujsuz daeuj yw, aeundaej daengx ndang cwxcaih yienhda, yw sat le, bouxbingh sikhaek hoizfuk cingqciengz. Gyaepcaz song bi mbouj raen miz fukfat, yaugoj gyamaenh.

【 Roxyiuj Caeuq Yaenglwnh 】

(1) Gij gihbwnj yienzaen bingh simdaeuz loih nyinzsingq dwg gingnyinz binghbienq, hoeng gij binghyiengh de ndumjyouq, doedok biujyienh baenz binghyiengh gig lumj binghgvansinh, cwgoemq le gij saedcaet binghbienq de. Vihneix, sinzvanzhi gak hangh genjcaz mbouj raen miz maz mbouj cingqciengz, sinhdenduz genjcaz duenh ST-T dohmbaeu haemq daemq. Neix dwg binghsimdaeuz loih nyinzsingq gij gihbwnj daegdiemj ndawde aen ndeu.

(2) Boux baenz bingh cungj gag rox binghyiengh maqhuz youqgaenj, hoeng sijsaeq guh gij genjcaz doxwngq, yaek fatyienh binghyiengh caeuq saedcaet gi'gvanh binghbienq faenliz. Lumjbaenz bouxbingh gagrox simvueng haenqrem, hoeng simlwd caeuq cietlwd dingzlai mbouj miz gij ciudaeuz simdaeuz saedcaet binghbienq yiemzhaenq; danghnaeuz bouxbingh biujyienh baenz diemheiq gunnanz, lumjnaeuz sim sainyieg cix cauxbaenz bwt foegraemx,

hoeng dingq caz song aen bwt cingcuj. Gyonj daeuj gangj, yienghsiengq caeuq daejcwng faenliz, dwg binghsimdaeuz bingzciengz lingh aen daegdiemj.

(3) Binghsimdaeuz loih nyinzsingq bingzciengz binghlaeh giepnoix gij binghsij binghgvansinh noix lwed yangzsing daejcwng cunzdangj, hoeng dingzlai cungj miz gij binghsij dengsieng caeuq mbaq naet hwet in、 genga maz naet daengj gij biujyienh nyinz dengsieng. Vihneix, guh gingnyinz cienhangh fwngz saujmyauz genjcaz binghcauq, doiq doekdingh loih binghsimdaeuz nyinzsingq gizdieg cauxbaenz bingh haenx miz bangcoh.

(4) Youq gwnz giekdaej faensik gij daegdiemj binghyiengh, youq sinzvanzhi gak hangh genjcaz caemhcaiq mbouj fatyienh gijmaz mbouj cingqciengz, hab doiq bouxbingh guh ciengzsaeq gingnyinz cienhangh fwngz saujmyauz genjcaz. Youq canghyw neigoh linzcangz bingzciengz ndawde, aenvih ciengzgeiz doxdaeuj yihyoz fuengmienh giepnoix haeujlaeg yenzgiu gij gainen binghsimdaeuz nyinzsingq cauxbaenz, dingzlai mbouj yawjnaek genjcaz gingnyinz, couhcinj dwg bouxbingh saekseiz youq canghyw genjcaz seiz lumh daengz gij hezvei bouxbingh nyinhnaeuz ceiq cwxcaih, canghyw lij nyinhnaeuz dwg gij vwndiz iq mbouj cigndaej gangj. Vihneix, laebguh gij yawjfap gingnyinz cienhangh fwngz saujmyauz genjcaz daeuj duenhbingh caeuq yw bingh gingnyinz, cix dwg gij vwndiz cungj bingh neix sien aeu gaijgez. Gangh Yauhoz youq bien lunvwnz yenzgiu diemj gominj baihlaeng bouxbingh naeuz, cingq lumj Travell daengj vunz cazyawj daengz ityiengh, dandan doenggvaq baez ywbingh ndeu, lai baez fatyienh aek in ca mbouj geijlai siusaet, gij gihlij ciengzsaeq de dangqnaj lij caengz cingcuj, caj baezlaeng caenh'itbouh yenzgiu.

(5) Gingnyinz ywbingh youq linzcangz damqra fatyienh, gij binghlaeh binghsimdaeuz loih nyinzsingq miz song cuj binghcauq nyinzgiet daegbied, cuj ndeu aeu gizdieg doxdoiq maenhdingh faenbouh youq baihlaeng aek caeuq najaek baihswix, baenz binghcauq diemj gingnyinz binghsimdaeuz loih nyinzsingq fatbingh, heuhguh diemj binghcauq loih binghsimdaeuz; lingh cuj gizdieg binghcauq, aenvih bouxbingh fanjying mbouj doengz, gij diemj

fanjying de dingzlai mbouj maenhdingh, dwg binghsimdaeuz loih nyinzsingq buenxriengz diemj binghcauq gingnyinz, caemhcaiq dingzlai buenxriengz gizdieg binghyiengh doxwngq okyienh haenx caz ok.

(6) Gikfat diemj binghcauq gingnyinz binghsimdaeuz loih nyinzsingq caeuq diemj binghcauq buenxriengz sim aek doxyinx haenx, gvihaeuj Cunghyih "heiqgai" binghyiengh ndawde "aek heiqgai" linzcangz biujyienh. Sawgeq Cunghyih doiq "aek heiqgai" geiqsij le gij fuengfap genjcaz caeuq fuengfap ywbingh haemq mingzbeg, lumjbaenz 《Lingzsuh · Veigi》naeuz: "…… heiq aek miz gai, heiq dungx miz gai, heiq gyaeuj miz gai, heiq ga miz gai. Ndigah heiq youq ndaw gyaeuj, dingz youq ndaw uk; heiq youq ndaw aek, dingz youq ndaw aek caeuq baihlaeng…… yaek dawz ok, yungh cimsaeq, sien naenx youq ndaw fwngz, caiq yungh cim dawz ok."

Haj. Dungxin Loih Nyinzsingq

【 Gyoebgangj Binghyiengh Gingnyinz 】

Dungxin dwg cungj bingh aendungx baihgwnz caeuq cibngeihcijcangz youq giz diegvih caeuq gizdieg gingnyinz doxwngq haenx fanjfuk in.

【 Cekgangj Gij Hamzeiq Gihci Gingnyinz 】

Nyinzsingq cauxbaenz aendungx baihgwnz inget, aeu gij yw dungxsaej daeuj ywbingh, yw mbouj deng. Gingnyinz ywbingh gvancez gij fuengfap ywbingh dingh cauq yungh cim "aeu cauq guh hezvei", miz gij daegdiemj cig daengz dieg bingh, siucauq gej giet hawj de coihfuk supsou, ndaejdaengz gij yaugoj "doeng cix mbouj in". Daj goekgaen biengjloh gij daegdiemj gingnyinz binghbienq ndumjyouq, saedyienh gij muzdiz ywbingh aeu caz goek.

【 Gingnyinz Linzcangz Biujyienh 】

(1) Cujyau binghyiengh: Aendungx、baihlaj ndoksejgung in、dungxraeng、 dungx mazin roxnaeuz ndumjin、wij、goengnaengz siuvaq doekdaemq, dingzlai youq aenndang deng liengz、baegnaet、gwnndoet roxnaeuz cingsaenz

mbouj swnh seiz okyienh; aiq dwg gij naengnoh caeuq gingnyinz aendungx binghbienq yingjyangj dungxsaej bwtdaep cix cauxbaenz.

(2) Cujyau daejcwng: Youq gwnz giekdaej ywbingh bingzciengz cazniemh daengj mizgven genjcaz, guh gingnyinz cienhangh fwngz saujmyauz genjcaz. Gij binghcauq nyinz giet cujyau dwg youq giz baihlaj neix.

① Gij hezvei binghcauq gingnyinz song mbiengj najaek daihhaj daengz diuz daihcaet ndoksej biujmienh dungxcizgih gaenriengz; ② gij hezvei binghcauq gingnyinz dungxcizgih henz baihndaw caeuq ndoksejgung baenz gak gyauca diemj gaenriengz; ③ gij hezvei binghcauq gingnyinz giz cunghvan; ④ gij hezvei binghcauq gingnyinz ndoksejgung baihgvaz sienqvehgienq diuzdaihngeih gaenriengz; ⑤ gij hezvei binghcauq gingnyinz cizguz byaisoem (byaigenduz); ⑥ gij hezvei binghcauq gingnyinz baihlaeng daihgouj daengz cibngeih houcizduz caeuq bangxhenz hai sucizgih dem muegnohhwet gaenriengz.

Gij hezvei binghcauq gingnyinz, mboujlwnh dwg dungxin loih nyinzsingq roxnaeuz dwg dungx cibngeihcijcangz binghbienq, bingzciengz cungj ndaej caz daengz gij yienghsiengq yangzsing de. Vihneix, doiq gij hezvei binghcauq neix ywbingh, miz gij goengyauq yw dungxin loih nyinzsingq、dungx caeuq cibngeihcijcangz gveiyangz、menhsingq veiyenz、genduz binghcunghab、daep (mamx) goz binghcunghab daengj.

【 Gingnyinz Cienhangh Fwngz Saujmyauz Genjcaz 】

Yungh aenfap fwngz caz binghcauq gingnyinz, caz daengz gij binghcauq yangzsing biujyienh baenz nyinznoh lai gaenjcieng caemhcaiq giet ndongj baenz naed、cocat、baenz ndaek lumj diuzlienh、diuzsienq roxnaeuz baenz benq, naenx seiz bouxbingh roxnyinh daengz naetraeng、indot、mazmwnh cienzdaz daengj.

【 Gingnyinz Siucauq Ywbingh 】

1. Ywbingh

Gvancez aen fazcwz ywbingh "aeu binghcauq guh hezvei", yungh gingnyinz seiq lienz gej nyinz daeuj ywbingh.

(1) Lienz daih'it, fwngz leixnyinz siucauq: Yungh aenfap angjfwngzgung、 fwngz gunggimz、lwgfwngz naenx roxnaeuz gencueg caeuq byai gencueg bae leixnyinz, youq caz binghcauq gingnyinz, doengzseiz doenggvaq aeu fwngz leixnyinz doiq gij binghcauq gingnyinz song mbiengj najaek daihhaj daengz daihcaet ndoksej biujmienh、dungx cunghvan、seiqhenz saejndw caeuq baihlaeng daengj gaenriengz haenx, cobouh soenggej doxnem, cuengqsoeng nyinznoh.

(2) Lienz daihngeih, cim camx gingnyinz siucauq: Doiq gizdieg binghcauq gingnyinz caz daengz haenx yiemzgek siudoeg, cim camx geijlai laeg caeuq geijlai deih aeu habngamj, cim camx ndaej gaengawq gizdieg mbouj doengz yungh diuzcim gveihgwz mbouj doengz haenx. ① Benq binghcauq gingnyinz song mbiengj najaek daihhaj daengz daihcaet ndoksej biujmienh、dungx cunghvan、seiqhenz saejndw caeuq baihlaeng daengj gaenriengz ndaej yungh cimsaeq gveihgwz (0.25~0.3) mm×25 mm, lwgfwngz naenx dingh cauq、naenxat dingh cauq roxnaeuz nyoengx naenx dingh cauq yungh cim; ② benq binghcauq gingnyinz baihlaeng ndaej yungh cimsaeq gveihgwz dwg (0.25~0.3) mm×40 mm, lwgfwngz naenxat dingh cauq roxnaeuz nyoengxnaenx dingh cauq yungh cim, senj bae diemj camx roxnaeuz congh ndeu lai diuz cim, bingzciengz mbouj louz cim, yawj binghcauq caeuq gij cingzgvang bouxbingh ndaej dingjsouh daeuj habliengh ywbingh.

Gij saehhangh aeu haeujsim: Doiq gij binghcauq gingnyinz genduz caeuq ndoksej, yungh gingnyinz cienhangh fwngz saujmyauz genjcaz caeuq cim camx ywbingh, ceiq youqgaenj dwg baujcwng bouxbingh ancienz. Cim camx gingnyinz siucauq itdingh aeu youq gwnz mienh ndok guh, cim camx mbouj ndaej laeg lai, caemhcaiq yiemzgek saedhengz aenfap dinghcauq yungh cim, cijaeu mbouj famh gij gveihcwngz de, lij dwg ancienz ywbingh.

(3) Lienz daihsam, gok gingnyinz: Cim camx siucauq le ndaej youq gizdieg ywbingh ndaej gok haenx yungh heiqgok roxnaeuz feizgok 5~10

230

faencung, hawj mbangjgiz bienq hoengz cung lwed, coicaenh doeng heiq lwed hoengh, ikleih binghcauq supsou siusanq caeuq cujciz coihfuk.

(4) Lienz daihseiq, ywhing oep gingnyinz: Lienz daihsam ywbingh dawz gok ok le yungh ywhing diuzboiq ndei haenx youq gizdieg ywbingh haenx nucat, goemq baujsenhmoz 10~15 faencung, hawj mbangjgiz naengnoh bienq raeuj、manh roxnaeuz humz daengj gikcoi ndei, daeuj demgya banhfap ywbingh, sukdinj seizgan ywbingh, hawj bingh cienj ndei, doiq ndangdaej miz gij goengyauq doeng naengnoh diuzleix dungxndaw、siu sa raeuj meg、hoengh lwed doeng meg、soeng nyinz sanq giet、vaq cwk dingz in.

2. Liuzcwngz

Yw cungj bingh neix, wnggai gaengawq gij naengzlig dingjsouh bouxbingh caeuq ywbingh aeu guh haenx daeuj diuzcingj, bingzciengz moix ngoenz roxnaeuz gek 1~2 ngoenz ywbingh baez ndeu, 10 baez dwg aen liuzcwngz ndeu.

【 Aenfap Bangbouj Ywbingh Gizyawz 】

(1) Aenfap Ywcuengh nyupsa ywbingh (Canghywcuengh naeuz bingh dwg daj sa daeuj, ndaej gaengawq bouxbingh fatbingh cingzgvang daeuj cazyawj roensa caiq nyupsa roxnaeuz gvetsa).

(2) Aeu gij yw leixnyinz demgya yaugoj haenx youq rog swiq gizbingh.

(3) Go'ngaih cit gingnyinz.

(4) Gingnyinz canghyw daengq: Son bouxbingh roxnaeuz vunzranz de gag guh baujgen, youq benq gingnyinz aek dungx, hwet baihlaeng daengj genjdanh aeu fwngz leixnyinz, daeuj diuzcingj dungdai goengnaengz ndangdaej doxdaengh, gyavaiq ndangdaej fukcangq.

【 Binghlaeh Genj Gawj 】

Yauz moux, bouxsai, 36 bi, boux gunghyinz raemj faex, gwnz dungx aensim gizgumz (genduz) baihlaj ndumj in 10 bi. Youq mwh hwnq ninz inget gyanaek, daegbied dwg gyanghwnz ninz seiz, youq mwh ninzdaengjhai aenndang iet soh caeuq gyanghaet hwnq ninz seiz, mbangjgiz lienzdaemh ndumj in 1~2 aen cungdaeuz. Aenvih aensim ndumj in denjhingz, deng dangguh dungxin bae gwn yw, hoeng yaugoj mbouj ndei, guh veiging cig yawj genjcaz, ngeiz dwg veiyenz gizfeuz menhsingq, ciuq veiyenz bae ywbingh, binghcingz mbouj gemj. Ginggvaq gaisau cienj bae ra gingnyinz goh ywbingh, ginggvaq gingnyinz cienhangh fwngz saujmyauz genjcaz, youq aek baihgvaz ndoksej daihhaj gingnyinz diemj gaenriengz caeuq henz baihndaw fudizgih dem ndoksejgung gyauca baenz gak diemj gizhaenx fatyienh binghcauq gingnyinz gak miz aen ndeu. Aenfap gingnyinz seiq lienz gejnyinz ywbingh song baez, binghhyiengh siucawz. Gyaepriz cazyawj song bi, mbouj raen binghcingz fukfat.

【 Roxyiuj Caeuq Yaenglwnh 】

Gingnyinz ywbingh daj gij gvanhaeh nyinznoh biujmienh aenndang caeuq dungxndaw linzcangz damqra nyinhnaeuz, gizdieg dungx in, doiq benqdieg neix gij gvanhaeh baihndaw baihrog daeuj gangj, miz sam cungj binghhyiengh cingzgvang: ① Dungx caeuq cibngeihcijcangz binghbienq youq gwnz naengnoh fanjying; ② gij gingnyinz binghbienq dungx caeuq cibngeihcijcangz dem naengnoh caezyouq; ③ gij binghhyiengh nyinznoh dungxin loih nyinzsingq dwg lai yiengh nyinzsingq binghbienq, lumj daepbwt binghhyiengh biujyienh gij binghhyiengh daegbied ndawde yiengh ndeu. Yw cungj bingh neix gvancez gij fuengfap ywbingh cingjdaej diuzleix caeuq mbangjgiz binghcauq doengzseiz guh. Gangj naeuz cingjdaej diuzleix, doiq cungj bingh neix cix dwg doenggvaq cunghab leixnyinz daeuj siucawz gij yinhsu yingjyangj goengnaengz ndangdaej mbouj doxdaengh; doiq cungj bingh neix gidij cingjdaej diuzcez ywbingh fuengmienh, daj "aek heiqgai" aenndang faenduenh gaemguenj gihci roengzfwngz, dawz baihlaeng caeuq aek dungx, daegbied dwg gij gingnyinz Va Doz gyazciz gaenriengz haenx bae diuzcingj gij gihnwngz doq cazcauq doq siucauq daeuj ywbingh. Yw aek dungx, gij youqgaenj dwg cazmingz binghcauq gingnyinz faenbouh youq gizlawz, vih ywbingh daezhawj gij hezvei ywbingh cinjdeng, baujcwng ywbingh yw ndaej deng. Neix dwg gij gihbwnjdenj gingnyinz ywbingh caeuq gizyawz ywbingh mbouj doengz haenx.

Roek. Bingh Ndokhozaek Binghdungx Cunghab

【 Gyoebgangj Binghyiengh Gingnyinz 】

Bingh cunghab ndokhozaek dwg ndokhoz、ndokaek gikcoi duenhhoz gyauhganj sinzgingh gihnwngz, doengzseiz fanjse cauxbaenz dungx gyauhganj sinzgingh gihnwngz demsang, cix okyienh binghyiengh ndokhoz, binghyiengh ndokaek caeuq binghdungx cunghab. Linzcangz ciengzseiz raen gij bingh yienghgyauhganj binghndokhoz、gvanhcez iq ndokaek luenhlab yinxhwnj, gij binghyiengh gyauhganj sinzgingh hoz、aek caeuq dungx caez miz.

【 Cekgangj Gij Hamzeiq Gihci Gingnyinz 】

Yw gij binghcunghab ndokhozaek binghdungx, dwg aeu aenfap gingnyinz seiq lienz gejnyinz daeuj siucawz gej giet, guh daengz nyinz soeng meg hoengh. Ywbingh cungdenj youq binghndokhoz、binghndokaek, yw hoz、aek daeuj diuzleix dungx, couhdwg yw ndokhoz、ndokaek guh goek, yw dungx guh byai; hoz dungx caez yw, cix dwg goek byai caez yw.

【 Gingnyinz Linzcangz Biujyienh 】

(1) Cujyau binghyiengh: Cungj binghyiengh gyauhganj sinzgingh hoz dwg roxnyinh aen'gyaeuj naekgywd, buenx gyaeujngunh gyaeujdot、hoz genggyaengj、yungzheih naetnaiq, simnyap simgip、aekmoen、simvueng、simdiuq、mizseiz ninz mbouj ndaek fangzhwnz lai, ndaej miz lwgda raeng、da hawsaep、yawj mbouj cingcuj、rwz dingq mbouj cingcuj、rwzokrumz、mbiengj genga gyad roxnaeuz okhanh daengj; gij binghyiengh gyauhganj sinzgingh dungxsaej dwg gwnz dungx raeng in、dungxfan、rueg、bak hawq、bak haemz、haexgaz、mienhlinx henj roxnaeuz niuhenj、daep dungx ndat.

(2) Cujyau daejcwng: Youq gwnz giekdaej bingzciengz ywbingh cazniemh genjcaz le, guh gingnyinz cienhangh fwngz saujmyauz genjcaz. Gij binghcauq nyinzgiet cujyau dwg youq giz baihlaj neix.

① Nyinznoh hoz gaenjcieng, lumh daengz doenghyiengh lumj diuzlienh, guh sawqniemh ngiengxgyaeuj dauqlaeng baenz yangzsing, guh sawqniemh ngiengxgyaeuj dauqlaeng cienq hoz hix dwg yangzsing, ciengzseiz raen gij hezvei binghcauq gingnyinz gyaeuj gyazgih、gyaeuj bancizgih、hoz gyazgih、hoz cuicangzgih daengj gaenriengz; ② gij hezvei binghcauq gingnyinz ndokleq dizgih daengj gaenriengz;③ gij hezvei binghcauq gingnyinz ndokgvaengzgiengz yujduzgih caeuq gij sezfanghgih hoz;④ gij hezvei binghcauq gingnyinz gwnz mbaq、laj ndokleq gaenriengz;⑤ gij hezvei binghcauq gingnyinz sucizgih baihlaeng duenh aek caeuq lingzhingzgih;⑥ gij hezvei binghcauq gingnyinz aek diuz ndoksej daihngeih duenhgyang biujmienh gaenriengz;⑦ ndokaek duenh daihngeih daengz daihcaet douzcizduz miz gij binghcauq nyinzgiet hung lumj naed haeux daengz naed duhhenj roxnaeuz binghcauq nyinzgiet baenz gep haenx;⑧ gij hezvei binghcauq gingnyinz aendungx caengzfeuz dungx cizgih muegnyinz caeuq ndoksejgung baenz diemj samgak caeuq diemj cunghvan gaenriengz, gij hezvei binghcauq gingnyinz, aendungx caengzlaeg dungxnyinzrungq, yungh aenfap gingnyinz dungx yawjbingh, ciengzseiz youq laj saejndw、rog dungx gaenriengz haenx.

【 Gingnyinz Cienhangh Fwngz Saujmyauz Genjcaz 】

Yungh aenfap fwngz caz binghcauq gingnyinz, caz daengz gij binghcauq yangzsing biujyienh baenz nyinznoh lai gaenjcieng caemhcaiq giet ndongj baenz naed、cocat、baenz ndaek lumj diuzlienh、diuzsienq roxnaeuz baenz gep, naenx seiz bouxbingh roxnyinh daengz naetraeng、indot、mazmwnh cienzdaz daengj.

【 Gingnyinz Siucauq Ywbingh 】

1. Ywbingh

Gvancez aen fazcwz ywbingh "aeu binghcauq guh hezvei", yungh gingnyinz seiq lienz gaij nyinz daeuj ywbingh.

(1) Lienz daih'it, fwngz leixnyinz siucauq: Yungh aenfap angjfwngzgung、fwngz gunggimz、lwgfwngz naenx roxnaeuz gencueg caeuq byai gencueg bae leixnyinz, youq caz binghcauq gingnyinz, doengzseiz doenggvaq aeu fwngz

leixnyinz doiq gij binghcauq gingnyinz hoz mbaq、baihlaeng、dungx diemj cunghvan caeuq seiqhenz saejndw daengj gaenriengz, cobouh soenggej doxnem, cuengqsoeng nyinznoh.

(2) Lienz daihngeih, cim camx gingnyinz siucauq: Doiq gizdieg binghcauq gingnyinz caz daengz haenx yiemzgek siudoeg, cim camx geijlai laeg caeuq geijlai deih aeu habngamj, cim camx ndaej gaengawq gizdieg mbouj doengz yungh diuzcim gveihgwz mbouj doengz haenx. ① Benq binghcauq gingnyinz hoz、gwnz dungx cunghvan、seiqhenz saejndw gaenriengz ndaej yungh cimsaeq gveihgwz (0.25~0.3) mm×25 mm, lwgfwngz naenx dingh cauq, naenxat dingh cauq roxnaeuz nyoengx naenx dingh cauq yungh cim; ② benq binghcauq gingnyinz baihlaeng ndaej yungh cimsaeq gveihgwz dwg (0.25~0.3) mm×40 mm, lwgfwngz naenxat dingh cauq roxnaeuz nyoengxnaenx dingh cauq yungh cim, senj bae diemj camx roxnaeuz congh ndeu lai diuz cim, bingzciengz mbouj louz cim, yawj binghcauq caeuq gij cingzgvang bouxbingh ndaej dingjsouh daeuj habliengh ywbingh.

Gij saehhangh aeu haeujsim: Doiq gij binghcauq gingnyinz biujmienh ndoksej, yungh gingnyinz cienhangh fwngz saujmyauz genjcaz caeuq cim camx ywbingh, ceiq youqgaenj dwg baujcwng bouxbingh ancienz. Cim camx gingnyinz siucauq itdingh aeu youq gwnz mienh ndok guh, cim camx mbouj ndaej laeg lai, caemhcaiq yiemzgek saedhengz aenfap dinghcauq yungh cim, cijaeu mbouj famh gij gveihcwngz de, lij dwg ancienz ywbingh.

(3) Lienz daihsam, gok gingnyinz: Cim camx siucauq le ndaej youq gizdieg ywbingh ndaej gok haenx yungh heiqgok roxnaeuz feizgok 5~10 faencung, hawj mbangjgiz bienq hoengz cung lwed, coicaenh doeng heiq lwed hoengh, ikleih binghcauq supsou siusanq caeuq cujciz coihfuk.

(4) Lienz daihseiq, ywhing oep gingnyinz: Lienz daihsam ywbingh dawz gok ok le yungh ywhing diuzboiq ndei haenx youq gizdieg ywbingh haenx nucat, goemq baujsenhmoz 10~15 faencung, hawj mbangjgiz naengnoh bienq raeuj、manh roxnaeuz humz daengj gikcoi ndei, daeuj demgya banhfap

235

ywbingh, sukdinj seizgan ywbingh, hawj bingh cienj ndei, doiq ndangdaej miz gij goengyauq doeng naengnoh diuzleix dungxndaw、siu sa raeuj meg、hoengh lwed doeng meg、soeng nyinz sanq giet、vaq cwk dingz in.

2. Liuzcwngz

Yw cungj bingh neix, wnggai gaengawq gij naengzlig dingjsouh bouxbingh caeuq ywbingh aeu guh haenx daeuj diuzcwngj, bingzciengz moix ngoenz roxnaeuz gek 1~2 ngoenz ywbingh baez ndeu, 10 baez dwg aen liuzcwngz ndeu.

【 Aenfap Bangbouj Ywbingh Gizyawz 】

(1) Aenfap Ywcuengh nyupsa ywbingh (Canghywcuengh naeuz bingh dwg daj sa daeuj, ndaej gaengawq bouxbingh fatbingh cingzgvang daeuj cazyawj roensa caiq nyupsa roxnaeuz gvetsa).

(2) Aeu gij yw leixnyinz demgya yaugoj haenx youq rog swiq gizbingh.

(3) Go'ngaih cit gingnyinz.

(4) Gingnyinz canghyw daengq: Son bouxbingh roxnaeuz vunzranz rox gag guh baujgen, youq benq gingnyinz mbaq caeuq dungx genjdanh aeu fwngz leixnyinz, daeuj diuzcingj dungdai goengnaengz ndangdaej doxdaengh, gyavaiq ndangdaej fukcangq.

【 Binghlaeh Genj Gawj 】

Lij moux, mehmbwk, 30 bi, nungzminz, hoz baihgvaz genggyaengj buenx miz gen gvaz naet, aendungx baihgwnz raeng in, buenx miz fanfoek dungxfan rueg daengj 3 bi. Ndokhoz X gvanghben duenhbingh dwg ndokhoz demmaj; veiging cigyawj genjcaz dwg veiyenz gizfeuz menhsingq. Gaenq youq dangdieg gwn yw dajcim caeuq lijliuz daengj lai cungj fuengsik ywbingh, binghcingz mbouj raen cienj ndei. Baegnaiq caeuq gihou bienqvaq seiz binghcingz gyanaek, ginggvaq vunzsug gaisau daengz gingnyinz goh yawjbingh. Ginggvaq gingnyinz cienhangh fwngz saujmyauz genjcaz, raen gij gingnyinz caengzfeuz caengzlaeg hoz, daegbied dwg hoz baihgvaz sezfanghgih、gyaeuj gyazgih、hoz gyazgih、hoz cuicangzgih、ndokgvaengzgiengz yujduzgih、ndokleq

236

dizgih daengj cungj dwg bengrag, gij hezvei binghcauq gingnyinz hoz sam sienq mingzyienj; gij gingnyinz gwnz mbaq、laj ndokleq caeuq baihlaeng duenh aek yienh'ok nangqdaengz naetsieng fanjying; gij hezvei binghcauq gingnyinz aendungx diemj cunghvan、baihgvaz dungxcizgih mbiengjrog caeuq ndoksejgung diemj baenz gak caeuq gij gaenriengz daihhaj ndoksej haenx dwg baenz naed; dungxnyinzrungq gietndongj baenz gaiq, naenx seiz daegbied in. Yungh aenfap gingnyinz seiq lienz gejnyinz daeuj ywbingh, bouxbingh roxnyinh gig cwxcaih; ywbingh 3 baez, binghcingz gemjmbaeu dingz ndeu; yw rim 2 aen liuzcwngz, bingh ndei caez. Gyaepcaz bi ndeu, mbouj raen miz fukfat.

【 Roxyiuj Caeuq Yaenglwnh 】

Yungh aenfap gingnyinz seiq lienz gej nyinz, faen baenz benq gingnyinz hoz, benq gingnyinz ndokaek caeuq benq gingnyinz dungx 3 giz guh faen baez ywbingh. Ywbingh cungdenj dwg yw binghndokhoz roxnaeuz ndokhoz demmaj, doenggvaq yw aek、hoz daeuj diuzleix dungx, couhdwg yw hoz guh goek, yw dungx guh byai, hoz dungx caez yw, cix goek byai caez yw.

Caet. Dungx Caeuq Cibngeihcijcangz Gveiyangz

【 Gyoebgangj Binghyiengh Gingnyinz 】

Dungx caeuq cibngeihcijcangz giuzbu gveiyangz dwg gij bingh ciengzseiz raen, gyonj heuhguh binghgveiyangz, dwg gij fancouz Cunghyih bingh dungx in. Gij yienzaen cungj bingh neix mbouj caengz cienzbouh lwnhgangj cingcuj, yozsoz haemq lai. Gaenh bi daeuj veiging cigyawj genjcaz bujgiz, doiq daezsang gij suijbingz yw cungj bingh neix miz yiyi cikgig, hoeng lij giepnoix gij fuengfap ywbingh daegbied mizyauq. Guek raeuz conzdungj yihyoz doiq bingh gveiyangz yungh gij fuengfap bencwng ywbingh, yaugoj yienhda, dwg gij fuengfap mizyauq yw cungj bingh neix, ndawde cimcit、duihnaz anmoh daengj gij fuengfap mbouj dwg yungh yw daeuj ywbingh haenx, vih yw cungj bingh neix cwkrom linzcangz gingniemh fungfouq.

【 Cekgangj Gij Hamzeiq Gihci Gingnyinz 】

Gingnyinz ywbingh aeu diuzcez gij dungdai goengnaengz ndangdaej doxdaengh guh gihbwnj swhsiengj dazyinx, aeu soeng nyinz gej giet daeuj doengrat gingmeg gazsaek, hawj gingmeg riuzdoeng, heiq doengswnh, yingzvei huzdiuz, daepbwt an'onj, fazveih gij goengnaengz gag guh coihfuk, coicaenh binghgveiyangz cienj ndei. Gingnyinz ywbingh dawz aen gihci ywbingh neix heuhguh aenfap ywbingh "aeu doeng guh bouj". Linzcangz saedguh cwngmingz, gij soujduenh ywbingh gingnyinz siucauq、soeng nyinz gej giet ndaej dawz gij binghcauq nyinzgiet cauxbaenz gingmeg gazsaek cigciep mizyauq soenggej, hawj gingmeg heiqlwed yinhhengz cingqciengz, cungfaen fazveih gij cozyung diuzhuz daepbwt.

【 Gingnyinz Linzcangz Biujyienh 】

(1) Cujyau binghhyiengh: Ciengz raen dwg mbiengj gwnz dungx in、aek in、genduz in (ciengzseiz dwg loq in roxnaeuz indot)、dungxraeng、dungxfan、simhwngq、wij、mbouj siengj gwn、siuvaq mbouj ndei daengj.

(2) Cujyau daejcwng: Youq gwnz giekdaej bingzciengz genjcaz、siuvaq hidungj mizgven genjcaz, guh gingnyinz cienhangh fwngz saujmyauz genjcaz. Binghcauq nyinz giet cujyau dwg youq giz baihlaj neix.

① Gij hezvei binghcauq gingnyinz song mbiengj aeknaj daihhaj daengz daihcaet ndoksej biujmienh dungxcizgih gaenriengz haenx; ② gij hezvei binghcauq gingnyinz baihndaw henz dungxcizgih caeuq ndoksejgung baenzgak diemj gyauca gaenriengz; ③ gij hezvei binghcauq gingnyinz giz cunghvan; ④ gij hezvei binghcauq gingnyinz byaisoem gizguz (byai genduz) song mbiengj caeuq seiqhenz saejndw; ⑤ gij hezvei binghcauq gingnyinz aendungx buenqyezsienq、dungxbegsienq、ndangnoh dungx gienhveh muegsingq cujciz daengj gaenriengz; ⑥ gij hezvei binghcauq gingnyinz diemj henz saejndw dungxnyinzrungq、diemj miengndokdungx、diemj "fanjdouhau" henz hwet、diemj hwet sam gak daengj gaenriengz; ⑦ gizdieg gingnyinz cuzyangzmingz caeuq gingnyinz cuzdaiyinh hengzbae ginggvaq haenx, lumjbaenz gij binghcauq gingnyinz hoz、mbaq、hwet、baihlaeng、ga daengj moix duenh gaenriengz haenx.

【 Gingnyinz Cienhangh Fwngz Saujmyauz Genjcaz 】

Yungh aenfap fwngz caz binghcauq gingnyinz, caz daengz gij binghcauq yangzsing biujyienh baenz nyinznoh lai gaenjcieng caemhcaiq giet ndongj baenz naed、cocat、baenz ndaek lumj diuzlienh、diuzsienq roxnaeuz baenz gep、naenx seiz bouxbingh roxnyinh daengz naetraeng、indot、mazmwnh cienzdaz daengj.

【 Gingnyinz Siucauq Ywbingh 】

1. Ywbingh

Gvancez aen fazcwz ywbingh "aeu binghcauq guh hezvei", yungh gingnyinz seiq lienz gaij nyinz daeuj ywbingh.

(1) Lienz daih'it, fwngz leixnyinz siucauq: Yungh aenfap angjfwngzgung、fwngz gunggimz、lwgfwngz naenx roxnaeuz gencueg caeuq byai gencueg bae leixnyinz, youq caz binghcauq gingnyinz, doengzseiz doenggvaq aeu fwngz leixnyinz gij binghcauq gingnyinz gingnyinz cuzyangzmingz caeuq gingnyinz cuzdaiyinh hengzbae ginggvaq haenx, lumjbaenz dungx、hoz、mbaq、hwet、ga daengj moix duenh gaenriengz haenx, cobouh soenggej doxnem, cuengqsoeng nyinznoh.

(2) Lienz daihngeih, cim camx gingnyinz siucauq: Doiq gizdieg binghcauq gingnyinz caz daengz haenx yiemzgek siudoeg, cim camx geijlai laeg caeuq geijlai deih aeu habngamj, cim camx ndaej gaengawq gizdieg mbouj doengz yungh diuzcim gveihgwz mbouj doengz haenx. ① Benq binghcauq gingnyinz dungx、hoz daengj gaenriengz ndaej yungh cimsaeq gveihgwz (0.25~0.3) mm× 25 mm, lwgfwngz naenx dingh cauq, naenxat dingh cauq roxnaeuz nyoengx naenx dingh cauq yungh cim; ② benq binghcauq gingnyinz hwet baihlaeng、ga daengj ndaej yungh cimsaeq gveihgwz dwg (0.25~0.3) mm×40 mm, lwgfwngz naenxat dingh cauq roxnaeuz nyoengxnaenx dingh cauq yungh cim,

239

senj bae diemj camx roxnaeuz congh ndeu lai diuz cim, bingzciengz mbouj louz cim, yawj binghcauq caeuq gij cingzgvang bouxbingh ndaej dingjsouh daeuj habliengh ywbingh.

Gij saehhangh aeu haeujsim: Doiq gij binghcauq gingnyinz biujmienh ndoksej, yungh gingnyinz cienhangh fwngz saujmyauz genjcaz caeuq cim camx ywbingh, ceiq youqgaenj dwg baujcwng bouxbingh ancienz. Cim camx gingnyinz siucauq itdingh aeu youq gwnz mienh ndok guh, cim camx mbouj ndaej laeg lai, caemhcaiq yiemzgek saedhengz aenfap dinghcauq yungh cim, cijaeu mbouj famh gij gveihcwngz de, lij dwg ancienz ywbingh.

(3) Lienz daihsam, gok gingnyinz: Cim camx siucauq le ndaej youq gizdieg ywbingh ndaej gok haenx yungh heiqgok roxnaeuz feizgok 5~10 faencung, hawj mbangjgiz bienq hoengz cung lwed, coicaenh doeng heiq lwed hoengh, ikleih binghcauq supsou siusanq caeuq cujciz coihfuk.

(4) Lienz daihseiq, ywhing oep gingnyinz: Lienz daihsam ywbingh dawz gok ok le yungh ywhing diuzboiq ndei haenx youq gizdieg ywbingh haenx nucat, goemq baujsenhmoz 10~15 faencung, hawj mbangjgiz naengnoh bienq raeuj、 manh roxnaeuz humz daengj gikcoi ndei, daeuj demgya banhfap ywbingh, sukdinj seizgan ywbingh, hawj bingh cienj ndei, doiq ndangdaej miz gij goengyauq doeng naengnoh diuzleix dungxndaw、 siu sa raeuj meg、 hoengh lwed doeng meg、 soeng nyinz sanq giet、 vaq cwk dingz in.

2. Liuzcwngz

Yw cungj bingh neix, wnggai gaengawq gij naengzlig dingjsouh bouxbingh caeuq ywbingh aeu guh haenx daeuj diuzcingj, bingzciengz moix ngoenz roxnaeuz gek 1~2 ngoenz ywbingh baez ndeu, 10 baez dwg aen liuzcwngz ndeu.

【Aenfap Bangbouj Ywbingh Gizyawz 】

(1) Aenfap Ywcuengh nyupsa ywbingh (Canghywcuengh naeuz bingh dwg daj sa daeuj, ndaej gaengawq bouxbingh fatbingh cingzgvang daeuj cazyawj roensa caiq nyupsa roxnaeuz gvetsa).

240

(2) Aeu gij yw leixnyinz demgya yaugoj haenx youq rog swiq gizbingh.

(3) Go'ngaih cit gingnyinz.

(4) Gingnyinz canghyw daengq: Son bouxbingh roxnaeuz vunzranz de rox gag guh baujgen, youq benq gingnyinz dungx genjdanh aeu fwngz leixnyinz roxnaeuz guh yindung gingnyinz hwet, daeuj diuzcingj dungdai goengnaengz ndangdaej doxdaengh, gyavaiq ndangdaej fukcangq.

【 Binghlaeh Genj Gawj 】

Vangz moux, bouxsai, 62 bi, baenz cibngeihcijcangz giuzbu gveiyangz buenx nemmueg aendungx luet duengqroengz, baenz bingh 10 bi, binghcingz fanfoek. Aendungx laebdaeb indot, dungxraeng yiemzhaenq caeuq ninz mbouj ndaek fanfoek youq yihyen ywbingh gaenh bi ndeu, youq yihyen seiz, binghcingz mbouj ndaej gaemhanh, caemhcaiq buenx miz dungx ok lwed baez ndeu, ndangdaej mingzyienj sainyieg, ndangnaek doekdaemq 12 ciengwz. Ginggvaq gaisau daeuj gingnyinz goh ywbingh (dingz yungh yw), ginggvaq gingnyinz seiq lienz gejnyinz ywbingh ndwen ndeu, aendungx duenhgwnz in siucawz, bienq ngah gwn, ninz ndaej ndei. Lienzdaemh ywbingh sam ndwen, ngah gwn cingqciengz, ninz ndaej onj, ndangdaej fukcangq, ndangnaek daj 45 ciengwz swng daengz 68 ciengwz, binghcingz onjdingh. Buenq bi le veiging cigyawj fukcaz, raen cibngeihcijcangz gveiyangz gaenq ndei. Gyaepcaz sam bi, mbouj raen fukfat.

【 Roxyiuj Caeuq Yaenglwnh 】

Gingnyinz cienhangh fwngz saujmyauz hidungj genjcaz binghgveiyangz, muzdiz dwg cienzmienh liujgaij binghcauq gingnyinz daengx ndang doiq goengnaengz diuzcez ndangdaej miz maz yingjyangj, daj ndawde faensik gij binghcauq gingnyinz binghgveiyangz baenz sinzvanz yakrwix gij cujyau goekgaen de, mingzbeg doekdingh aenfap caeuq bouhloh yw bingh gingnyinz cunghab hawj gij binghleix ndaej nyigcienj.

Binghgveiyangz gingnyinz gazsaek dingzlai fatseng youq gingnyinz cuzyangzmingz caeuq gingnyinz cuzdaiyinh, ndigah hab doiq gij binghcauq gingnyinz gizdieg henzsienq gingnyinz gaenriengz gingnyinz yangzmingz hengzbae haenx, lumjbaenz gij gingnyinz aendungx caengzfeuz caeuq caengzlaeg guh genjcaz. Gij binghcauq gingnyinz aendungx caengzfeuz lai fat youq mueg nyinznoh dungxbegsienq、buenqyezsienq caeuq gienqvehsienq dungxcizgih baihgvaz, gij binghcauq baenz diuzlienh ceiq ciengzseiz raen; siujsoq binghlaeh ndaej youq gij noh gienqvehsienq dungxcizgih baihgvaz lumh daengz gij binghcauq baenz ndaek roxnaeuz baenz naed gihsingq sousuk, giz binghbienq youq caengz bangxdungx. Danghnaeuz ngeiz dwg gij binghbienq yakrwix caengzlaeg roxnaeuz binghbienq yakrwix bangxdungx cienjok, wnggai guh binghbienq yakrwix mizgven baizcawz genjcaz, doekdingh gij singqcaet binghbienq. Gij fazcwz ywbingh: ① Geizcaeux ywbingh aeu soeng nyinz gej giet、siucawz megloh gazsaek saedyienh "doeng cix mbouj in" guh muzbyauh ywbingh, ndaej dingz in le, aeu diuzcingj gij goengnaengz daengx ndang, daezsang suciz ndangdaej guh cungsim. ② Doiq gij binghlaeh yiengh hujcumx, hab yungh siuhuj gaijdoeg caeuq siu cumx guh yw bangbouj ywbingh, daeuj demgiengz gij yaugoj ywbingh. ③ Danghnaeuz seiz gveiyangz gyoebgyonj oklwed, wnggai camhdingz gingnyinz ywbingh. ④ Gvancez mbangjgiz binghcauq caeuq diuzcingj goengnaengz ndangdaej dox giethab.

Bet. Heiq Daep Giet Loih Nyinzsingq

【 Gyoebgangj Bingyiengh Gingnyinz 】

Heiq daep giet dwg ceij gij bingh linzcangz aenvih sim nyapnyuk roxnaeuz gij bingh siuhauq menhsingq gizyawz yinxhwnj simcingz fubfab haemq hung, cauxbaenz gij yienhsiengq aendaep mbouj cwxcaih, binghcauq gingnyinz ciengzseiz fatseng youq baihgvaz aen'aek, aekmoen、loq in caeuq aendaep mbouj cwxcaih daengj gig lumj aendaep saedcaet binghbienq, hoeng daepmbei gak hangh genjcaz mbouj raen miz maz mbouj cingqciengz. Cungj binghyiengh neix heuhguh heiq daep giet loih nyinzsingq, lai fat youq mehmbwk、

mehmbwk gwnghnenzgiz Cunghyih heuhguh aendaep yungzheih gietndongj haenx, boux cizyez yindung haenqrem caeuq boux giengzbik guhhong daengj, binghcingz dingzlai dwg menhmenh baenz.

【 Cekgangj Gij Hamzeiq Gihci Gingnyinz 】

Cunghyih lijlun nyinhnaeuz aendaep cujyau guenj baizok doxgaiq, aeu diuz heiq guhcawj.

【 Gingnyinz Linzcangz Biujyienh 】

(1) Cujyau binghhyiengh: Linzcangz binghyiengh aeu aendaep loq in biujyienh youqgaenj, seiz mbaeu seiz naek, guhhong baeg、dienheiq fwt bienq、simcingz nyapnyuk seiz bingh gyanaek.

(2) Cujyau daejcwng: Youq gwnz giekdaej ywbingh bingzciengz cazniemh daengj mizgven genjcaz, guh gingnyinz cienhangh fwngz saujmyauz genjcaz. Binghcauq nyinz giet cujyau youq gizdieg lajneix.

① Gij hezvei binghcauq ndoksej aek baihgvaz caeuq ndoksej baihgvaz biujmienh nohnyinz gaenriengz; ② gij hezvei binghcauq nyup noh aek ndoksej ietraez, ndoksej ndongj、ndoksej gyaed giz hamzciep, nohnyinz unq caeuq ndoksejgung ndongj gizgyauca haenx; ③ aek ndokgvaengzgiengz baihgvaz ndoksejgung biujmienh caeuq daihcaet daengz daihbet ndoksej dungx vaisezgih gaenriengz youq song diuz ndoksej neix gwnz mienh ndoksej, lumh daengz gij hezvei binghcauq gingnyinz gij iq lumj naed duhhenj、gij hung lumj naed maklaeq, naenxat in dangqmaz, ronzcamx haeujbae miz lwedcwk lae ok; ④ baihnaj lajeiq ndoksej ndawde, ciengzseiz lumh daengz gij binghcauq gingnyinz lumj diuzlienh; ⑤ mbangj binghcauq ndaej ietraez daengz mbaq caeuq baihlaeng duenh aek hwet haenx.

【 Gingnyinz Cienhangh Fwngz Saujmyauz Genjcaz 】

Yungh aenfap fwngz caz binghcauq gingnyinz, caz daengz gij binghcauq yangzsing biujyienh baenz nyinznoh lai gaenjcieng caemhcaiq giet ndongj baenz naed、cocat、baenz ndaek lumj diuzlienh、diuzsienq roxnaeuz baenz gep, naenx seiz bouxbingh roxnyinh daengz naetraeng、indot、mazmwnh

243

cienzdaz daengj.

【 Gingnyinz Siucauq Ywbingh 】

1. Ywbingh

Gvancez aen fazcwz ywbingh "aeu binghcauq guh hezvei", yungh gingnyinz seiq lienz gaij nyinz daeuj ywbingh.

(1) Lienz daih'it, fwngz leixnyinz siucauq: Yungh aenfap angjfwngzgung、 fwngz gunggimz、 lwgfwngz naenx roxnaeuz gencueg caeuq byai gencueg bae leixnyinz, youq caz binghcauq gingnyinz, doengzseiz doenggvaq aeu fwngz leixnyinz doiq gij binghcauq gingnyinz aek ndoksej baihgvaz caeuq ndoksej biujmienh mbiengjgvaz baihlaj、 nyupnoh aek ndoksej ietraez、 ndoksej ndongj unq giz hamzciep, ndoksejgung biujmienh aek ndokgvaengzgiengz sienqgyang baihgvaz, baihnaj lajeiq ndoksej ndawde nyinznoh gaenriengz haenx, cobouh soenggej doxnem, cuengqsoeng nyinznoh.

(2) Lienz daihngeih, cim camx gingnyinz siucauq: Doiq gizdieg binghcauq gingnyinz caz daengz haenx yiemzgek siudoeg, cim camx geijlai laeg caeuq geijlai deih aeu habngamj, cim camx ndaej gaengawq gizdieg mbouj doengz yungh diuzcim gveihgwz mbouj doengz haenx. ① Benq binghcauq gingnyinz baihgvaz aek ndoksej caeuq baihlaj ndoksej biujmienh、 nyupnoh aek ndoksej ietraez, ndoksej ndongj unq gizhamzciep, ndoksejgung biujmienh baihgvaz aek ndokgvaengzgiengz sienqgyang, baihnaj lajeiq ndoksej ndawde nohnyinz gaenriengz haenx, ndaej yungh cimsaeq gveihgwz (0.25~0.3) mm×25 mm, lwgfwngz naenx dingh cauq、 naenxat dingh cauq roxnaeuz nyoengx naenx dingh cauq yungh cim; ② benq binghcauq gingnyinz baihlaeng, ga daengj ndaej yungh cimsaeq gveihgwz dwg (0.25~0.3) mm×40 mm, lwgfwngz naenxat dingh cauq roxnaeuz nyoengxnaenx dingh cauq yungh cim, senj bae diemj camx roxnaeuz congh ndeu lai diuz cim, bingzciengz mbouj louz cim, yawj binghcauq caeuq gij cingzgvang bouxbingh ndaej dingjsouh daeuj habliengh ywbingh.

Gij saehhangh aeu haeujsim: Doiq gij binghcauq gingnyinz aek, yungh gingnyinz cienhangh fwngz saujmyauz genjcaz caeuq cim camx ywbingh, ceiq youqgaenj dwg baujcwng bouxbingh ancienz. Cim camx gingnyinz siucauq itdingh aeu youq gwnz mienh ndok guh, cim camx mbouj ndaej laeg lai, caemhcaiq yiemzgek saedhengz aenfap dinghcauq yungh cim, cijaeu mbouj famh gij gveihcwngz de, lij dwg ancienz ywbingh.

(3) Lienz daihsam, gok gingnyinz: Cim camx siucauq le ndaej youq gizdieg ywbingh ndaej gok haenx yungh heiqgok roxnaeuz feizgok 5~10 faencung, hawj mbangjgiz bienq hoengz cung lwed, coicaenh doeng heiq lwed hoengh, ikleih binghcauq supsou siusanq caeuq cujciz coihfuk.

(4) Lienz daihseiq, ywhing oep gingnyinz: Lienz daihsam ywbingh dawz gok ok le yungh ywhing diuzboiq ndei haenx youq gizdieg ywbingh haenx nucat, goemq baujsenhmoz 10~15 faencung, hawj mbangjgiz naengnoh bienq raeuj、manh roxnaeuz humz daengj gikcoi ndei, daeuj demgya banhfap ywbingh, sukdinj seizgan ywbingh, hawj bingh cienj ndei, doiq ndangdaej miz gij goengyauq doeng naengnoh diuzleix dungxndaw、siu sa raeuj meg、hoengh lwed doeng meg、soeng nyinz sanq giet、vaq cwk dingz in.

2. Liuzcwngz

Yw cungj bingh neix, wnggai gaengawq gij naengzlig dingjsouh bouxbingh caeuq ywbingh aeu guh haenx daeuj diuzcingj, bingzciengz moix ngoenz roxnaeuz gek 1~2 ngoenz ywbingh baez ndeu, 10 baez dwg aen liuzcwngz ndeu.

【 Aenfap Bangbouj Ywbingh Gizyawz 】

(1) Aenfap Ywcuengh nyupsa ywbingh (Canghywcuengh naeuz bingh dwg daj sa daeuj, ndaej gaengawq bouxbingh fatbingh cingzgvang daeuj cazyawj roensa caiq nyupsa roxnaeuz gvetsa).

(2) Aeu gij yw leixnyinz demgya yaugoj haenx youq rog swiq gizbingh.

(3) Go'ngaih cit gingnyinz.

(4) Gingnyinz canghyw daengq: Son bouxbingh roxnaeuz vunzranz de rox gag guh baujgen, youq benq gingnyinz dungx duenhgwnz caeuq mbaq

baihlaeng daengj genjdanh aeu fwngz leixnyinz, daeuj diuzcingj dungdai goengnaengz ndangdaej doxdaengh, gyavaiq ndangdaej fukcangq.

【 Binghlaeh Genj Gawj 】

Sung moux, mehmbwk, 36 bi, gag roxnyinh daep in, gonqlaeng baenz 2 bi, gaenq gonqlaeng bae aen yihyen diegyouq, Nanzningz Si moux aen yihyen ywbingh, aenvih bingh caengz caz cingcuj, bingh hoizsoeng ok yihyen. Ok yihyen mbouj daengz ndwen ndeu, binghcingz fukfat, ginggvaq gingnyinz cienhangh fwngz saujmyauz genjcaz, fatyienh lajeiq baihgvaq ndoksej ndawde miz gij binghcauq gingnyinz lumj diuzlienh, baihgvaz biujmienh daihcaet ndoksej miz aen binghcauq gingnyinz, yungh aenfap gingnyinz seiq lienz gejnyinz yw 2 baez, binghyiengh siucawz. Cazyawj 2 bi, mbouj raen fukfat.

Danz moux, gag roxnyinh laj aek baihgvaz daep loq in hojsouh bi ndeu, yienznaeuz lai baez genjcaz、ywbingh, hoeng yienzaen mbouj cingcuj, binghnyangq caz mbouj ok. 2013 nienz 5 nyied 16 hauh yiengq gingnyinz goh gouzyw, ginggvaq gingnyinz cienhangh fwngz saujmyauz genjcaz fatyienh, bouxbingh baihgvaz aek ndoksej daihhaj biujmienh miz aen binghcauq gingnyinz ndeu. Dangngoenz ywbingh, fukcaz seiz bingh gemjmbaeu dingz ndeu; caiq baez ywbingh, binghnyangq siucawz.

【 Roxyiuj Caeuq Yaenglwnh 】

Gizdieg binghbienq aendaep gietndongj nyinzsingq youq aendaep henz aek, couhdwg gij binghcauq sonjsieng mienh ndoksej aendaep. Aenvih binghcauq gingnyinz caeuq gizdieg aendaep gwnz dungx doxdaeb, yungzheih doxgyaux, cauxbaenz yawjloeng. Vihneix, mwh bouxbingh naeuz aendaep miz bingh, aendaep gak hangh genjcaz cungj dwg yaemsingq biujyienh seiz, daegbied dwg mizgven X gvangh、B cauh、CT daengj bingzciengz genjcaz mbouj raen miz maz mbouj cingqciengz, canghyw youh mbouj ndaej gangj ok gij bingh doekdingh haenx seiz, bouxbingh cingsaenz rapdawz gyanaek, vihneix ngeiz dwg baenz binghcied, yingjyangj ndangsim bouxbingh. Neix baenzlawz cungj mbouj dandan dwg cingsaenz cozyung, ceiq cujyau dwg gij bingh bouxbingh mbouj ndaej gaijgez, daj cungj bingh neix caeuq gij simleix yinhsu bouxbingh gvanhaeh maedcaed diemj neix daeuj ngeixnaemj, yw heiq daep giet loih nyinzsingq engq miz yiyi. Gingnyinz ywbingh yw heiq daep giet loih nyinzsingq yaugoj haemq ndei, gij binghlaeh bingzciengz yw 1~2 baez, ndaej daengz yaugoj habhoz.

Gouj. Gingnyinz Dungxin

【 Gyoebgangj Binghhyiengh Gingnyinz 】

Aendungx dwg ceij aendungx ndangdaej aek ndoksej doxroengz, ndoknyidhangx doxhwnj, gij gi'gvanh saedcaet ndaw dungx haemq lai, miz siuvaq hidungj saihoz、dungx、cibngeihcijcangz、saejhoengq、gezcangz、veizcangz、saejgeiq、caetconq、daep、mamx、yizsen、saimbei, caeuq aenmak、sinsangsen、mak、sainyouh laj dungx daengj. Gij yienzaen cauxbaenz dungx in ciengzseiz raen haenx dwg gij binghbienq dungxndaw gwnzneix gangj haenx yinxhwnj, neix youq ndaw saw yihyoz ciuhneix gaenq miz faenloih lwnhgangj haemq ciengzsaeq. Gij neihanz gingnyinz dungxin soj gangj haenx dwg ceij gingnyinz aendungx binghbienq cauxbaenz dungx in, neix dwg gij neiyungz youq ndaw yihyoz ciendaez lwnhgangj haemq noix raen.

【 Cekgangj Gij Hamzeiq Gihci Gingnyinz 】

Daj gij cujciz gezgou naeng、noh、nyinz、meg daengj daeuj gangj, aendungx yinznaeuz mbouj gvihaeuj gij gi'gvanh saedcaet doglaeb, hoeng de mbouj miz ngeizvaeg dwg cingjdaej cujciz gezgou ndawde aen gapbaenz bouhfaenh, caiqlix caeuq dungxndaw miz gij gvanhaeh swnghvuz hozsing cien diuz fanh geuj. Dungxndaw binghbienq yienznaeuz doiq gingnyinz miz yingjyangj, hoeng nyinznoh bonjndang hix doengzyiengh miz binghbienq, caemhcaiq doiq dungxndaw mienx mbouj ndaej miz yingjyangj. Vihneix, cawzliux gij dungxndaw binghbienq linzcangz biujyienh aeu lai nyinh'ok, lij aeu nyinh'ok gij linzcangz biujyienh aendungx gingnyinz binghbienq.

【 Gingnyinz Linzcangz Biujyienh 】

(1) Cujyau binghyiengh: Gak boux mbouj doxdoengz, aenvih gingnyinz dengsieng naekmbaeu mbouj doengz cix miz faenbied, bingzciengz lai fat youq aendungx duenhgwnz laj conghsim diemj maenhdingh、aendungx duenhgwnz diemj cunghvan、seiqhenz saejndw roxnaeuz laj dungx moux giz indot, yienh'ok gij indot gaenjsuk、ciengzseiz fatbingh hoeng seiz fatbingh mbouj miz gvilwd, aendungx yunghrengz、simcingz mbouj ndei roxnaeuz dienheiq bienqvaq cix yaeuhfat.

(2) Cujyau daegcing: Youq gwnz giekdaej ywbingh bingzciengz genjcaz baizcawz binghbienq, gingnyinz cienhangh fwngz saujmyauz genjcaz. Nyinz giet binghcauq cujyau dwg youq giz baihlaj neix.

① Gij hezvei binghcauq gingnyinz song mbiengj baihnaj aek daihhaj daengz daihcaet ndoksej biujmienh dungxcizgih gaenriengz; ② gij hezvei binghcauq gingnyinz dungxcizgih henzndaw caeuq ndoksejgung baenz gak gyauca diemj gaenriengz; ③ gij hezvei binghcauq gingnyinz giz cunghvan; ④ gij hezvei binghcauq gingnyinz gizguz byaisoem (byaisoem genduz) song mbiengj caeuq henz saejndw gaenriengz; ⑤ gij hezvei binghcauq gingnyinz aendungx buenqyezsiengq、dungxbegsiengq、gienqveh muegsingq cujciz noh dungx daengj gaenriengz; ⑥ gij hezvei binghcauq gingnyinz baihlaeng hwet Va Doz gyazciz youq daih cibngeih ndokaek daengz daih'it ndokhwet sucizgih gaenriengz haenx.

【 Gingnyinz Cienhangh Fwngz Saujmyauz Genjcaz 】

Yungh aenfap fwngz caz binghcauq gingnyinz, caz daengz gij binghcauq yangzsing biujyienh baenz nyinznoh lai gaenjcieng caemhcaiq giet ndongj baenz naed、cocat、baenz ndaek lumj diuzlienh、diuzsienq roxnaeuz baenz gep, naenx seiz bouxbingh roxnyinh daengz naetraeng、indot、mazmwnh cienzdaz daengj.

【 Gingnyinz Siucauq Ywbingh 】

1. Ywbingh

Gvancez aen fazcwz ywbingh "aeu binghcauq guh hezvei" , yungh gingnyinz seiq lienz gaij nyinz daeuj ywbingh.

(1) Lienz daih'it, fwngz leixnyinz siucauq: Yungh aenfap angjfwngzgung、 fwngz gunggimz、 lwgfwngz naenx roxnaeuz gencueg caeuq byai gencueg bae leixnyinz, youq caz binghcauq gingnyinz, doengzseiz doenggvaq aeu fwngz leixnyinz doiq gij binghcauq gingnyinz aendungx duenhgwnz、 aendungx cungqgyang、 laj dungx caeuq hwet baihlaeng Va Doz gyazciz daih cibngeih ndokaek caeuq daih'it ndokhwet sucizgih daengj gaenriengz haenx, cobouh soenggej doxnem, cuengqsoeng nyinznoh.

(2) Lienz daihngeih, cim camx gingnyinz siucauq: Doiq gizdieg binghcauq gingnyinz caz daengz haenx yiemzgek siudoeg, cim camx geijlai laeg caeuq geijlai deih aeu habngamj, cim camx ndaej gaengawq gizdieg mbouj doengz yungh diuzcim gveihgwz mbouj doengz haenx. ① Benq binghcauq gwnz dungx、 cungqgyang dungx、 baihlaj dungx daengj gaenriengz haenx, ndaej yungh cimsaeq gveihgwz $(0.25\sim0.3)$ mm×25 mm, lwgfwngz naenx dingh cauq, naenxat dingh cauq roxnaeuz nyoengx naenx dingh cauq yungh cim; ② benq binghcauq gingnyinz hwet baihlaeng gyazciz, ndaej yungh cimsaeq gveihgwz dwg $(0.25\sim0.3)$ mm×40 mm naenxat dingh cauq roxnaeuz nyoengxnaenx dingh cauq yungh cim, senj bae diemj camx roxnaeuz congh ndeu lai diuz cim, bingzciengz mbouj louz cim, yawj binghcauq caeuq gij cingzgvang bouxbingh ndaej dingjsouh daeuj habliengh ywbingh.

Gij saehhangh aeu haeujsim: Doiq gij binghcauq gingnyinz biujmienh ndoksej, yungh gingnyinz cienhangh fwngz saujmyauz genjcaz caeuq cim camx ywbingh, ceiq youqgaenj dwg baujcwng bouxbingh ancienz. Cim camx gingnyinz siucauq itdingh aeu youq gwnz mienh ndok guh, cim camx mbouj ndaej laeg lai, caemhcaiq yiemzgek saedhengz aenfap dinghcauq yungh cim, cijaeu mbouj famh gij gveihcwngz de, lij dwg ancienz ywbingh.

(3) Lienz daihsam, gok gingnyinz: Cim camx siucauq le ndaej youq gizdieg ywbingh ndaej gok haenx yungh heiqgok roxnaeuz feizgok 5~10 faencung, hawj mbangjgiz bienq hoengz cung lwed, coicaenh doeng heiq lwed hoengh, ikleih binghcauq supsou siusanq caeuq cujciz coihfuk.

(4) Lienz daihseiq, ywhing oep gingnyinz: Lienz daihsam ywbingh dawz gok ok le yungh ywhing diuzboiq ndei haenx youq gizdieg ywbingh haenx nucat, goemq baujsenhmoz 10~15 faencung, hawj mbangjgiz naengnoh bienq raeuj、manh roxnaeuz humz daengj gikcoi ndei, daeuj demgya banhfap ywbingh, sukdinj seizgan ywbingh, hawj bingh cienj ndei, doiq ndangdaej miz gij goengyauq doeng naengnoh diuzleix dungxndaw、siu sa raeuj meg、hoengh lwed doeng meg、soeng nyinz sanq giet、vaq cwk dingz in.

2. Liuzcwngz

Yw cungj bingh neix, wnggai gaengawq gij naengzlig dingjsouh bouxbingh caeuq ywbingh aeu guh haenx daeuj diuzcingj, bingzciengz moix ngoenz roxnaeuz gek 1~2 ngoenz ywbingh baez ndeu, 10 baez dwg aen liuzcwngz ndeu.

【 Aenfap Bangbouj Ywbingh Gizyawz 】

(1) Aenfap Ywcuengh nyupsa ywbingh (Canghywcuengh naeuz bingh dwg daj sa daeuj, ndaej gaengawq bouxbingh fatbingh cingzgvang daeuj cazyawj roensa caiq nyupsa roxnaeuz gvetsa).

(2) Aeu gij yw leixnyinz demgya yaugoj haenx youq rog swiq gizbingh.

(3) Go'ngaih cit gingnyinz.

(4) Gingnyinz canghyw daengq: Son bouxbingh roxnaeuz vunzranz de rox gag guh baujgen, youq benq gingnyinz dungx genjdanh aeu fwngz leixnyinz roxnaeuz guh yindung gingnyinz hwet, daeuj diuzcingj dungdai goengnaengz ndangdaej doxdaengh, gyavaiq ndangdaej fukcangq.

【 Binghlaeh Genj Gawj 】

Nungz moux, bouxsai, 47 bi, nungzminz, aendungx fanfoek in baenz 21 bi. 1996 nienz seizcou youq baez ndeu muh haeux sawqmwh roxnyinh gwnz dungx cingq cungqgyang in, dwg gaenjsuk indot, ginggvaq yietnaiq binghcingz gag gemjmbaeu, gvaqlaeng ngoenznaengz saedceij ndawde yienznaeuz mbouj miz saej siuvaq binghbienq, hoeng laj simdaeuz baihlaj miz giz ndeu ciengzseiz in, moix ndwen fatbingh 1~2 baez, fatbingh seizgan mbouj miz gvilwd, lai caeuq aendungx yunghrengz yinxhwnj nyinz suk mizgven. 20 lai bi giz in mbouj siubae, dauqfanj fatbingh seizgan yied daeuj yied raez, gaenq guh siuhvadau caeuq daepmamx gi'gvanh genjcaz, mbouj fatyienh miz yangzsing binghbienq, deng lied baenz gij yienzaen dungx in caj caz, yawj bingh daeuj yw, gaemhanh indot, hoeng dungx in mbouj ndaej gaemhanh. 2003 nienz 2 nyied, dungx in seiz, youq dangdieg yihyen guh B cauh genjcaz, ngeiz dwg saimbei gietsig, soengq daengz Gvangjsih Yihyozyen (seizneix Gvangjsih Yihgoh Dayoz) dajsuenq guh saimbei soujsuz, fukcaz doekdingh le baizcawz saimbei gietsig, ok yihyen ginggvaq vunzsug gaisau daeuj gingnyinz goh ywbingh. Ginggvaq gingnyinz cienhangh fwngz saujmyauz genjcaz, fatyienh aendungx gwnz saejndw seiq conq gizhaenx, miz diuz binghcauq gingnyinz lumj diuzlienh, raez daihgaiq 2.5 lizmij, hung lumj diuz dawh, gengndongj, lumh caz seiz gig minjganj, indot hojsouh, yawj baenz gingnyinz dungx in. Yungh gingnyinz seiq lienz gejnyinz ywbingh, cungdenj doiq binghcauq nyinzgiet cim camx siucauq, ngoenz yw baez ndeu, lienzdaemh caet ngoenz, binghcauq siusanq, binghcingz gejcawz. Gyaepcaz song bi, mbouj raen binghcingz fukfat.

【Roxyiuj Caeuq Yaenglwnh】

Bingzciengz daeuj gangj, gij indot gingnyinz dungxin, caeuq gij singqcaet dungxndaw indot denjhingz haenx miz faenbied, gingnyinz dungxin aeu aendungx deng liengz guh laeh, cujyau dwg aendungx gingnyinz sousuk, yienznaeuz aiq buenx miz dungxsaej noddoengh dem'ak, hoeng dingzlai mbouj yienh'ok gij binghyienh biujyienh denjhingz dungxsaej fatyienz gipsingq, caemhcaiq mizgven genjcaz mbouj miz yangzsing daejcwng. Gij gihbwnj daegdiemj gingnyinz dungxin: ① Gizdieg indot haemq maenhdingh, dingzlai fanfoek in; ② cujyau biujyienh dwg mazin, caeuq gihou bienqvaq、guhhong daejvih gaijbienq roxnaeuz guhhong baeg gvanhaeh maedcaed, caeuq gwnndoet mbouj miz geijlai gvanhaeh; ③ ndaej youq gizdieg indot haenx lumh caz daengz binghcauq gingnyinz, mwh canghyw lumh daengz binghcauq gingnyinz, caeuq bouxbingh roxnyinh daengz mbouj cingqciengz doengzbouh fanjying; ④ yungh aenfap gingnyinz seiqlienz gejnyinz ywbingh ndaej gejcawz indot, caemhcaiq yaugoj gyamaenh. Diemj binghcauq gingnyinz gingnyinz dungx in yienh'ok gij hingzsik ginghhez baenz diuzsai, hoeng caeuq sai ginghhez doz genjcaz miz song diemj cabied yienhda, it dwg gij hezvei binghcauq gingnyinz daj aek baihlaeng coh gij hezsienq aendungx ngeng bae, fukdoh haemq hung; ngeih dwg gij hezvei binghcauq gingnyinz aendungx youq aendungx cawzliux dwg gij gezgou vang bae faenbouh, lij miz baihswix baihgvaz faenbouh aeu sienq megnyaemh guh suggyang、sienqhenz baenz huzsen, gapbaenz dohraeh hezvei faenbouh aeu saejndw guh huzsim. Gingnyinz dungx in ciuq gij fuengfap ywbingh aendungx heiqgai daezok haenx daeuj yw.《Lingzsuh · Veigi》 naeuz: "Heiq youq ndaw dungx dingz youq baihlaeng, caeuq megcung youq gij doenghmeg saejndw baihswix baihgvaz." Neix dwg naeuz, gingnyinz dungxin gizdieg ywbingh ndawde giz ndeu dwg gij hezvei baihlaeng, daihngeih dwg gij hezvei aendungx, gapbaenz gij fuengfap ywbingh diemj、sienq、mienh caeuq lai mienh. Ndawde gij fuengfap ywbingh ceiq youqgaenj dwg youq baihlaeng Va Doz gyazciz yungh gij fuengfap doq cazcauq doq soengnyinz, dingzlai youq sucizgih daih cibngeih ndokaek daengz daih'it ndokhwet caz daengz gij binghcauq gingnyinz gietndongj, vihneix guh mbangjgiz siucauq, hawj gij binghcauq heiq cwk caeuq lwed cwk hwet baihlaeng guhbaenz haenx ndaej soenggej, hawj gij heiqyiengz hwet baihlaeng doengrat, ikleih doidoengh heiqlwed nyinzmeg aendungx ndaej doengswnh, daddaengz gij muzdiz baihlaeng baihnaj doengrat、baihndaw baihrog diuzleix、yaugoj gyamaenh.

Cib. Binghcunghab Baegnaiq Menhsingq

【 Gyoebgangj Binghyiengh Gingnyinz 】

Binghcunghab baegnaiq dwg gij bingh dangqnaj yienzaen mbouj cingcuj, ciengzseiz dwg gij binghyiengh lumj liuzganj sawqmwh fatbingh, gvaqlaeng okyienh laebdaeb naetnaiq yiemzhaenq, binghcingz senjnod, dingzlai fat youq samcib bi boux mehmbwk rengzhoengh haenx. Gaengawq Meijgoz Cizbing Gungci Cunghsinh naeuz, cungj bingh neix dangqnaj vayensiz genjcaz mbouj miz gijmaz yangzsing biujyienh. Ndigah doiq cungj binghcunghab neix itcig miz cenglwnh. Dingh Wjmung bozsw ceijok, gij vunzsoq baenz cungj bingh neix mbouj cingcuj. Meijgoz Cizbing Gungci Cunghsinh doiq binghcunghab naetnaiq menhsingq duenqbingh byauhcunj dwg gij bingh sawqmwh lumj liuzganj, cieplaeng okyienh naetnaiq, laebdaeb roxnaeuz fanfoek ceiqnoix roek ndwen, naetnaiq yiemzhaenq cingzdoh ceiqnoix gaeuq bouxbingh gemjnoix hozdung dingz ndeu doxhwnj. Linghvaih, lij miz gij binghyiengh gizyawz lumjbaenz gyaeujdot、gvanhcez in caeuq gak cungj simleix biujyienh, lumjbaenz simnyap、ninz mbouj ndaek daengj.

【 Cekgangj Gij Hamzeiq Gihci Gingnyinz 】

Gingnyinz ywbingh bencwng nyinhnaeuz, binghcunghab naetnaiq menhsingq miz gij binghyiengh "lai diuz megloh gyoebbaenz bingh" daengj. Gij binghyiengh seiz liuzganj dwg heiqrwix ciemqhaeuj sieng nyinz, cauxbaenz nohnyinz mizok fanjying gvangqlangh, cauxbaenz nyinznoh gaenjcieng, heiq cwk cauxbaenz lwed cwk. Fatseng gij bingh nyinznoh miz binghyiengh daegbied ndawde yiengh ndeu dwg naetnaiq gvaqbouh. Aenvih mbouj ndaej soengnyinz hoengh meg soenggej ywbingh, aen dijhi gingnyinz (hamz naengnoh baihndaw) sousuk haepsaek, okyienh daengx ndang mbouj cwxcaih, gvanhcez indot、gyaeujin ninz mbouj ndaek daengj binghyiengh. Aenvih naetnaiq nyinzsingq gvangqlangh, ndigah fatseng naetnaiq gvaqbouh buenx cingsaenz naetnaiq.

【 Gingnyinz Linzcangz Biujyienh 】

(1) Cujyau binghyiengh: Fatbingh haidaeuz miz gij binghyiengh naek mbaeu cingzdoh mbouj doengz, gaenlaeng okyienh naetnaiq haenq, buenx miz simnyap、ninz mbouj ndaek fangzhwnz lai、ngah ninz、cingzgamj damh daengj, hoeng lai hangh mizgven genjcaz yienh'ok yaemsingq.

(2) Cujyau daejcwng: Youq gwnz giekdaej guh ywbingh bingzciengz genjcaz vaqniemh, mizgven bingh cijbyauh yienh'ok yaemsingq, caiq guh gingnyinz cienhangh fwngz saujmyauz genjcaz. Binghcauq nyinzgiet cujyau dwg youq giz baihlaj neix.

① Gij hezvei binghcauq gingnyinz coumeizgih hung iq aen'gyaeuj gvaengzda; ② gij hezvei binghcauq gingnyinz ndangnoh henz rwz benq gingnyinz henz rwz; ③ gij hezvei binghcauq gingnyinz ndangnoh rwz benq gingnyinz rwz; ④ gij hezvei binghcauq gingnyinz ndangnoh laenggyaeuj benq gingnyinz laenggyaeuj; ⑤ gij binghcauq gingnyinz itsienq、ngeihsienq、samsienq benq gingnyinz hoz caeuq gij hezvei binghcauq gingnyinz gyazgih hoz、gyazgih gyaeuj、buenqcizgih gyaeuj daengj gaenriengz; ⑥ diemj binghcauq gingnyinz ndokleq dizgih ndokhoz daihngeih daengz daihseiq hwngzcizduz gaenriengz caeuq gij hezvei binghcauq gingnyinz ndokleq baihndaw gok gwnz gaenriengz; ⑦ gij binghcauq gingnyinz itsienq、ngeihsienq、samsienq benq gingnyinz mbaq caeuq gij hezvei binghcauq gingnyinz gwnz mbaq、laj ndokleq gaenriengz; ⑧ gij hezvei binghcauq gingnyinz sucizgih baihlaeng、genga ietraez caeuq "gyaeujnyinz" seiqhenz gvanhcez ndangdaej daengj gaenriengz.

【 Gingnyinz Cienhangh Fwngz Saujmyauz Genjcaz 】

Yungh aenfap fwngz caz binghcauq gingnyinz, caz daengz gij binghcauq yangzsing biujyienh baenz nyinznoh lai gaenjcieng caemhcaiq giet ndongj baenz naed、cocat、baenz ndaek lumj diuzlienh、diuzsienq roxnaeuz baenz gep, naenx seiz bouxbingh roxnyinh daengz naetraeng、indot、mazmwnh cienzdaz daengj.

254

【Gingnyinz Siucauq Ywbingh】

1. Ywbingh

Gvancez aen fazcwz ywbingh "aeu binghcauq guh hezvei", yungh gingnyinz seiq lienz gaij nyinz daeuj ywbingh.

(1) Lienz daih'it, fwngz leixnyinz siucauq: Yungh aenfap angjfwngzgung, fwngz gunggimz, lwgfwngz naenx roxnaeuz gencueg caeuq byai gencueg bae leixnyinz, youq caz binghcauq gingnyinz doengzseiz doenggvaq aeu fwngz leixnyinz doiq gij binghcauq gingnyinz mbangjgiz roxnaeuz daengx ndang, cobouh soenggej doxnem, cuengqsoeng nyinznoh.

(2) Lienz daihngeih, cim camx gingnyinz siucauq: Doiq gizdieg bingcauq gingnyinz caz daengz haenx yiemzgek siudoeg, cim camx geijlai laeg caeuq geijlai deih aeu habngamj, cim camx ndaej gaengawq gizdieg mbouj doengz yungh diuzcim gveihgwz mbouj doengz haenx. ① Benq binghcauq gingnyinz gyaeuj, gvaengzda, henz rwz, rwz, ndaej yungh cimsaeq gveihgwz 0.18 mm×13 mm, lwgfwngz naenx dingh cauq, naenxat dingh cauq roxnaeuz nyoengx naenx dingh cauq yungh cim; ② benq binghcauq gingnyinz laenghoz, mbaq daengj, ndaej yungh cimsaeq gveihgwz dwg (0.25~0.3) mm×25 mm, lwgfwngz naenx at dingh cauq roxnaeuz mbaengq gaem daez nyaenj dingh cauq yungh cim; ③ benq binghcauq gingnyinz sucizgih hwet baihlaeng daengj ndaej yungh cimsaeq (0.25~0.3) mm×40 mm naenxat dinghcauq roxnaeuz nyoengx naenx dingh cauq yungh cim, senj bae diemj camx roxnaeuz congh ndeu lai diuz cim, bingzciengz mbouj louz cim, yawj binghcauq caeuq gij cingzgvang bouxbingh ndaej dingjsouh daeuj habliengh ywbingh.

(3) Lienz daihsam, gok gingnyinz: Cim camx siucauq le ndaej youq gizdieg ywbingh ndaej gok haenx yungh heiqgok roxnaeuz feizgok 5~10 faencung, hawj mbangjgiz bienq hoengz cung lwed, coicaenh doeng heiq lwed hoengh, ikleih binghcauq supsou siusanq caeuq cujciz coihfuk.

(4) Lienz daihseiq, ywhing oep gingnyinz: Lienz daihsam ywbingh dawz gok ok le yungh ywhing diuzboiq ndei haenx youq gizdieg ywbingh haenx

nucat, goemq baujsenhmoz 10~15 faencung, hawj mbangjgiz naengnoh bienq raeuj、manh roxnaeuz humz daengj gikcoi ndei, daeuj demgya banhfap ywbingh, sukdinj seizgan ywbingh, hawj bingh cienj ndei, doiq ndangdaej miz gij goengyauq doeng naengnoh diuzleix dungxndaw、siu sa raeuj meg、hoengh lwed doeng meg、soeng nyinz sanq giet、vaq cwk dingz in.

2. Liuzcwngz

Yw cungj bingh neix, wnggai gaengawq gij naengzlig dingjsouh bouxbingh caeuq ywbingh aeu guh haenx daeuj diuzcingj, bingzciengz moix ngoenz roxnaeuz gek 1~2 ngoenz ywbingh baez ndeu, 10 baez dwg aen liuzcwngz ndeu.

【 Aenfap Bangbouj Ywbingh Gizyawz 】

(1) Aenfap Ywcuengh nyupsa ywbingh (Canghywcuengh naeuz bingh dwg daj sa daeuj, ndaej gaengawq bouxbingh fatbingh cingzgvang daeuj cazyawj roensa caiq nyupsa roxnaeuz gvetsa).

(2) Aeu gij yw leixnyinz demgya yaugoj haenx youq rog swiq gizbingh.

(3) Go'ngaih cit gingnyinz.

(4) Gingnyinz canghyw daengq: Son bouxbingh roxnaeuz vunzranz de rox gag guh baujgen, youq benq gingnyinz najbyak、gvaengzda、henz rwz、hoz daengj genjdanh aeu fwngz leixnyinz, daeuj diuzcingj dungdai goengnaengz ndangdaej doxdaengh, gyavaiq ndangdaej fukcangq.

【 Binghlaeh Genj Gawj 】

Liengz moux, mehmbwk, 30 bi, nungzminz. Baenz gij binghyiengh lumj liuzganj, daengx ndang gig naetnaiq buenx naet in、gvanhcez inget、genga mbouj miz rengz, hoeng mbouj miz gij yienghsiengq gvanhcez hoengzfoeg hwngq in, fatbingh le buenx miz gyaeujdot gyaeujin、ninz mbouj ndaek roxnaeuz ninz le fangzhwnz lai、simnyap, baenz 2 bi. Gaenq dauqcawq gouz yw, vaqniemh caeuq mizgven genjcaz cungj dwg yaemsingq, bouxbingh dingzlai yawj baenz sinzgingh sainyieg daeuj ywbingh, hoeng binghcingz mbouj bienq, aenvih ciengzgeiz mbouj guhhong, vunzranz daidu damh, yiengq caencik

256

gouz bangcoh. Yawjbingh seiz, fukcaz mizgven vaqniemh genjcaz, gezgoj cungj dwg yaemsingq; ginggvaq gingnyinz cienhangh fwngz saujmyauz genjcaz, youq ndangdaej bouxbingh caeuq mbangjgiz cungj caz daengz gij binghcauq diemj gingnyinz hung iq mbouj doxdoengz, yungh aenfap gingnyinz seiq lienz gejnyinz ywbingh 12 baez, gonqlaeng ndwen buenq nanz, binghyiengh siucawz. Gyaepcaz 2 bi, mbouj raen bingh fukfat.

【 Roxyiuj Caeuq Yaenglwnh 】

Yaek doekdingh binghcunghab naetnaiq menhsingq, aeu miz gij gihbwnj daegdiemj lajneix. Daih'it, lienzdaemh 6 ndwen doxhwnj naetnaiq haenqrem, yietnaiq mbouj ndaej gejrungq; daihngeih, binghyiengh lumj liuzganj, baugvat loq fatndat、gvanhcez ndangnoh in、conghhoz coegin roxnaeuz humz、hoz roxnaeuz linzbahgez lajeiq foeghung caeuq naenx in、aen'gyaeuj naekgywg, caemhcaiq sawqmwh baenzbingh; daihsam, gij binghyiengh sinzgingh cingsaenz, lumjbaenz lumzlangh、gangjvah hojnanz、cuyiliz mbouj ndaej caebcomz、lijgaij naengzlig ca caeuq mbouj baenz ninz. Doenghgij daegdiemj neix doiq faenbied binghcunghab naetnaiq menhsingq caeuq gij binghyiengh naetnaiq bingzciengz mizleih.

Binghcunghab naetnaiq menhsingq ciengzseiz buenx miz simnyap, hoeng caeuq yienzfatsingq simnyap youq bonjcaet fuengmienh miz cabied. Yienghgonq ndaej cikgig gouzyw, doiq coglaeng miz maqmuengh; yienghlaeng cix roxnyinh gadog、ciedmuengh, miz gij baeyiengq yaek gaggaj. Gij canghyw cingsaenz goh ciennieb haenx ndaej doenggvaq gij cijbyauh cingsaenz swnghlijyoz daeuj faenbied. Binghcunghab naetnaiq menhsingq dingzlai dwg gij bwzlingj hawsingz souh gvaq son'gyauq haemq ndei haenx, aiq caeuq guhhong rapdawz naek、simleix atlig naek、gwndaenj fuengsik mbouj cangqheiq、gij goengnaengz menjyiz doekdaemq mizgven. Dangqnaj, binghcunghab naetnaiq menhsingq lij caengz miz gij baugau daivunz, hoeng danghnaeuz okyienh gij binghyiengh doxwngq, wnggai gibseiz yawjbingh, mbouj ndaej nyinhnaeuz dwg "gij yienghsiengq yagengangh" cix mbouj dawz haeujsim.

Sihyih doiq binghcunghab naetnaiq menhsingq lij caengz miz gij fuengfap ywbingh mizyauq, yungh aenfap gingnyinz seiq lienz gejnyinz doiq binghcunghab naetnaiq menhsingq guh cunghab ywbingh dwg diuz roen mizyauq ndeu. Gaengawq gij cingzgvang gak boux bingh, yungh aenfap gingnyinz cienhangh fwngz saujmyauz cazcauq、cim camx gingnyinz gej nyinz siucauq、gok gingnyinz、ywhing oep daengj gij fuengsik vuzlij diuzcez gohyoz, cigciep cozyung youq aen hidungj nyinznoh gij gezgou ndangdaej ceiq hungloet haenx, doiq nyinznoh、couleix miz cingqmienh yingjyangj, dawz gij yienghsiengq gaenjgiet、heiq lwed saeklaengz binghleixsingq haenx nyigcienj baenz gij yienghceij sengleixsingq, caemhcaiq sawj heiqlwed doengrat, doengzseiz gejcawz nyinznoh sousuk doiq cujciz seiqhenz mizok bengrag、apbik, hawj gingnyinz aenndang caeuq cujciz seiqhenz hoizfuk swnghdai doxdaengh, daddaengz gij muzdiz rex cingq cawz yak、boujciengx heiqlwed、diuzleix daepbwt, daezsang menjyizliz, demgiengz gij suciz ndangndaej, doeksat coicaenh ndangdaej fukcangq.

Cib'it. Hawnyieg Yiengh Yiengzhaw
(Gij Bingh Nitcaep Yiengzhaw)

【Gyoebgangj Binghyiengh Gingnyinz】

Boux baenz binghnit yiengzhaw gag rox din fwngz、dungx laj、hwet daengj gyoet, dwg cungj bingh buenx miz daengx ndang hawnyieg. Cungj bingh neix dingzlai dwg ndang haw nit lai, heiq dungx haw nyieg、yingzvei mbouj huz dwg linzcangz cujyau biujyienh, lai fat youq mehmbwk bouxcoz, hoeng bouxsai caeuq bouxlaux hix miz. Sihyih nyinhnaeuz dwg aenvih gij gizsu suijbingz sinsangsen iemqok daemq yinxhwnj. Daj gij yienzleix gingnyinz doiq bingh yiengzhaw ndang nit guh bencwng ywbingh, sou ndaej yaugoj yienhda.

【 Cekgangj Gij Hamzeiq Gihci Gingnyinz 】

Gingnyinz ywbingh yw gij bingh yiengzhaw ndang gyoet yauqgoj hawj vunz habhoz, gaengawq gij yienzleix gingnyinzyoz, de caeuq gij yinhsu lajneix mizgven: ① Gingnyinz cujciz faenbouh youq ndaw ndang fanveiz gig gvangq, gij satbyai genga sinzvanz、byai fwngz byai din nitcaep mboujlwnh dwg gij yinhsu sailwed roxnaeuz dwg gij yinhsu sinzgingh diuzcez mbouj doxdaengh, gvangqlangh guh leixnyinz soeng nyinz cungj miz gij goengnaengz diuzcez ndei, mizok yaugoj ywbingh; caiqlix siengdoiq yungh yw daeuj ywbingh daeuj gangj, mbouj miz gij fanjying mbouj ndei yungh yw haenx, mbouj miz gij yienhsiengq fanjdiuq, mbouj deng gij yinhsu geizmizyauq yungh yw yingjyangj, gvihaeuj aenfap swyenz ywbingh daeuj diuzcez goengnaengz ndangdaej doxdaengh, yaugoj onjdingh cix mbouj fanfoek. ② Gij soujduenh siucauq gejgiet gingnyinz ywbingh "aeu cauq guh hezvei" miz gij daegdiemj cigciep ywbingh cig daengz gizbingh, saedyienh binghcauq nyinzgiet soenggej, gij binghleix heiqlwed cwk aeundaej gaijbienq, neix dwg gij goengnaengz yungh yw ywbingh caeuq gij fuengfap ywbingh bingzciengz mbouj miz haenx, ndigah ywbingh yaugoj daegbied. ③ Gij soujduenh gingnyinz ywbingh seiq lienz gejnyinz cunghab ywbingh fukhab haenx hab gij fazcwz Cunghyih bencwng ywbingh, lumjbaenz boux baenz bingh yiengzhaw ndang nit aenvih veigi hawnyieg, biujyienh ok gij goengnaengz "aenled" cwdangj doekdaemq, yungzheih gamjsouh daengz heiqrwix baihrog, heiqrwix cauxbaenz naengnoh deng haeplaengz, cauxbaenz baihndaw heiq giet ndang hwngq, gingnyinz ywbingh ndaej cimcoiq aen gihci binghleix neix, yungh aenfap gingnyinz caeuq cim dingh yiengz gaij biuj roxnaeuz aenfap feizgok, dawz gij heiqyak haenx daj naengnnoh soenggej, fuengfap lingzvued, yaugoj cinjdeng. ④ Aenfap gingnyinz seiq lienz gejnyinz cunghab ywbingh miz gij goengyauq daezsang cingjdaej gihnwngz ndangvunz, lumjbaenz ywbingh gvaqlaeng bouxbingh aeundaej gij yaugoj daengx ndang cwxcaih、ninz ndaej ndei、siengj gwn, ndangdaej ngoenz beij ngoenz cangq.

259

【 Gingnyinz Linzcangz Biujyienh 】

(1) Cujyau binghyiengh: ① Din fwngz liengzyau caeuq nitcaep dwg gij binghyiengh doedok bingh nit yiengzhaw; ② rog nit ndaw ndat dwg boux baenz bingh ndang nit yiengzhaw gij binghyiengh biujyienh linzcangz ndawde cungj ndeu, cawzliux biujyienh ndaw ndat hozhat cix mbouj gwn raemx、linx hoengz, maeg diuq vaiq caixvaih, haw hwngq seiz lij okyienh gij binghyiengh gyaeujngunh、gyaeuj hoz okhanh daengj; ③ gij linzcangz biujyienh heiqlwed cwk dwg ga caeuq dungx heiqlwed cwk haemq ciengz raen, ndigah boux baenz bingh nit yiengzhaw haenx dingzlai bouxbingh okyienh dawzsaeg mbouj diuz、 dawzsaeg in、nyouh deih、haexgaz caeuq gyoenjconh daengj binghcunghhab; ④ bouxbingh ciengzseiz okyienh gyaeujngunh daraiz、rwzokrumz、hozhat daengj; ⑤ heiqyak cwk youq naengnoh, biujyienh baen nyinznoh indot、genga naetnaiq, dwg gij binghyiengh boux baenz ndangnit yiengzhaw ciengzseiz raen.

(2) Cujyau Daejcwng: Youq gwnz giekdaej ywbingh bingzciengz vaqniemh daengj mizgven bingh cijbyauh dwg yaemsingq, caiq guh gingnyinz cienhangh fwngz saujmyauz genjcaz.

① Genjcaz naengnoh: Bouxbingh ciengzseiz roxnyinh byai din byai fwngz liengz, seiznit ciengzseiz okyienh sienq raiz aeuj, naj hoengz、hoz najbyak beij vunz bingzciengz lai okhanh; mizmbangj bouxbingh mbiengj genga ndeu miz hanh, youq gyanghwnz ninz seiz okyienh. Sihyih cekgangj dwg gij goengnaengz sinzgingh gag guhcawj luenhlab, Cunghyih aeu yingzvei mbouj huz guh cekgangj.

② Gij daejcwng heiqlwed cwk caeuq ciyangzsing binghcauq: Comzrom dwg heiqlwed cwk ceiq doeklaeng cauxbaenz, ndaej youq naengnoh、nyinznoh caeuq mbangj dungxndaw fatseng, dwg gij yienzaen cigciep cauxbaenz lai cungj binghyiengh mbouj doengz.

③ Binghcauq nyinzgiet cujyau youq gizdieg lajneix: Gij hezvei binghcauq gingnyinz benq gingnyinz dingjgyaeuj caeuq henz rwz; gij hezvei binghcauq gingnyinz itsienq、ngeihsienq、samsienq benq gingnyinz; gij hezvei binghcauq gingnyinz mbaq itsienq、ngeihsienq、samsienq benq gingnyinz; sienq gingnyinz megduk baihlaeng caeuq sienq gingnyinz cuzdaiyangz cungj genjcaz daengz gij hezvei binghcauq gingnyinz hung iq mbouj doengz、yienghsiengq mbouj doengz; aendungx boux baenz bingh nit yiengzhaw ciengzseiz ndaej caz daengz gij hezvei binghcauq nyinzgiet "sam sienq" "vujcoubiz", mbangj bouxbingh buenx miz fugoh fugen fatyienz、gij bingh gvet rongzva gvaqlaeng fanjying; bingh nit yiengzhaw ndaej mbe'gvangq daengz gizdieg hwet caeuq ndangdaej daengj.

【 Gingnyinz Cienhangh Fwngz Saujmyauz Genjcaz 】

Yungh aenfap fwngz caz binghcauq gingnyinz, caz daengz gij binghcauq yangzsing biujyienh baenz nyinznoh lai gaenjcieng caemhcaiq giet ndongj baenz naed、cocat、baenz ndaek lumj diuzlienh、diuzsienq roxnaeuz baenz gep, naenx seiz bouxbingh roxnyinh daengz naetraeng、indot、mazmwnh cienzdaz daengj.

【 Gingnyinz Siucauq Ywbingh 】

1. Ywbingh

Gvancez aen fazcwz ywbingh "aeu binghcauq guh hezvei", yungh gingnyinz seiq lienz gaij nyinz daeuj ywbingh.

(1) Lienz daih'it, fwngz leixnyinz siucauq: Yungh aenfap angjfwngzgung、fwngz gunggimz、lwgfwngz naenx roxnaeuz gencueg caeuq byai gencueg bae leixnyinz, youq caz binghcauq gingnyinz, doengzseiz doenggvaq aeu fwngz leixnyinz doiq gij binghcauq gingnyinz mbangjgiz roxnaeuz daengx ndang, cobouh soenggej doxnem, cuengqsoeng nyinznoh.

(2) Lienz daihngeih, cim camx gingnyinz siucauq: Doiq gizdieg binghcauq gingnyinz caz daengz haenx yiemzgek siudoeg, cim camx geijlai laeg caeuq geijlai deih aeu habngamj, cim camx ndaej gaengawq gizdieg mbouj doengz yungh diuzcim gveihgwz mbouj doengz haenx. ① Benq binghcauq gingnyinz gyaeuj、gvaengzda、henz rwz, ndaej yungh cimsaeq gveihgwz 0.18 mm×13 mm, lwgfwngz naenx dingh cauq, naenxat dinghcauq roxnaeuz nyoengx naenx

dingh cauq yungh cim; ② benq binghcauq gingnyinz mbaq hoz、dungx daengj, ndaej yungh cimsaeq gveihgwz dwg (0.25~0.3) mm×40 mm, yungh lwgfwngz naenxat dingh cauq roxnaeuz mbaengq gaem daez nyaenj dingh cauq yungh cim; ③ benq binghcauq gingnyinz sienq megduk baihlaeng、sienq gingnyinz cuzdaiyangz daengj ndaej yungh cimsaeq (0.25~0.3) mm×40 mm guh naenxat dingh cauq roxnaeuz nyoengx naenx dingh cauq yungh cim, senj bae diemj camx roxnaeuz congh ndeu lai diuz cim, bingzciengz mbouj louz cim, yawj binghcauq caeuq gij cingzgvang bouxbingh ndaej dingjsouh daeuj habliengh ywbingh.

(3) Lienz daihsam, gok gingnyinz: Cim camx siucauq le ndaej youq gizdieg ywbingh ndaej gok haenx yungh heiqgok roxnaeuz feizgok 5~10 faencung, hawj mbangjgiz bienq hoengz cung lwed, coicaenh doeng heiq lwed hoengh, ikleih binghcauq supsou siusanq caeuq cujciz coihfuk.

(4) Lienz daihseiq, ywhing oep gingnyinz: Lienz daihsam ywbingh dawz gok ok le yungh ywhing diuzboiq ndei haenx youq gizdieg ywbingh haenx nucat, goemq baujsenhmoz 10~15 faencung, hawj mbangjgiz naengnoh bienq raeuj、manh roxnaeuz humz daengj gikcoi ndei, daeuj demgya banhfap ywbingh, sukdinj seizgan ywbingh, hawj bingh cienj ndei, doiq ndangdaej miz gij goengyauq doeng naengnoh diuzleix dungxndaw、siu sa raeuj meg、hoengh lwed doeng meg、soeng nyinz sanq giet、vaq cwk dingz in.

2. Liuzcwngz

Yw cungj bingh neix, wnggai gaengawq gij naengzlig dingjsouh bouxbingh caeuq ywbingh aeu guh haenx daeuj diuzcingj, bingzciengz moix ngoenz roxnaeuz gek 1~2 ngoenz ywbingh baez ndeu, 10 baez dwg aen liuzcwngz ndeu.

【Aenfap Bangbouj Ywbingh Gizyawz】

(1) Aenfap Ywcuengh nyupsa ywbingh (Canghywcuengh naeuz bingh dwg daj sa daeuj, ndaej gaengawq bouxbingh fatbingh cingzgvang daeuj cazyawj roensa caiq nyupsa roxnaeuz gvetsa).

(2) Aeu gij yw leixnyinz demgya yaugoj haenx youq rog swiq gizbingh.

(3) Go'ngaih cit gingnyinz.

(4) Gingnyinz canghyw daengq: Son bouxbingh roxnaeuz vunzranz de rox gag guh baujgen, youq benq gingnyinz najbyak、gvaengzda、henz rwz、hoz、dungx daengj genjdanh aeu fwngz leixnyinz, daeuj diuzcingj dungdai goengnaengz ndangdaej doxdaengh, gyavaiq ndangdaej fukcangq.

【Binghlaeh Genj Gawj】

Leiz moux, mehmbwk, baenz bingh nit yiengzhaw 5 bi lai, gagrox byai din byai fwngz nit, buenx miz gyaeujngunh、gyaeujdot、ninz mbouj ndaek、bak haemz、mbouj siengj gwn, aenndang ngoenz beij ngoenz byom, daengx ndang naetnaiq, hoeng gaenq guh lai hangh genjcaz gvaq (CT、B cauh、hwzswzgungcin、caz lwed、fugoh、sinhdenduz daengj) cungj caengz fatyienh gij binghbienq gicizsing. Gij yw nyinhbouj haenx dingj mbouj ndaej, daj lwedmok danbwz seiz, ndaej lai soeng 2~3 ngoenz, gij yaugoj yw gvaq le gak cungj bingh dauqcungz fanjdauq. Doeklaeng ginggvaq bouxbingh ndaej yw ndei haenx gaisau, daeuj guh gingnyinz ywbingh. Gaengawq binghsij caeuq ginggvaq gingnyinz cienhangh fwngz saujmyauz cazcauq, fatyienh bouxbingh miz binghcauq yangzsing, yawj baenz naetnaiq yiengzhaw (binghnit yiengzhaw)、yingzvei mbouj huz. Yungh aenfap gingnyinz seiq lienz gejnyinz faen baez ywbingh, ginggvaq aen liuzcwngz ndeu ywbingh le binghnit siusaet, naengnoh bienq raeuj, binghyiengh siucawz, siengj gwn, ndangdaej fukcangq, ndangnaek demgya song ciengwz. Gyaepcaz bi ndeu, mbouj raen fukfat.

【Roxyiuj Caeuq Yaenglwnh】

Cunghyih nyinhnaeuz caengzrog naengnoh dwg gizdieg veigi boemzyouq caeuq sinzvanz.《Lingzsuh · Dungxndaw》naeuz: "Veigi huz cix faennoh gej leih. Ndigah vunz cix gyaeunanz, bak bi mbouj nyieg." Aenvih gij gihnwngz veigi "ndangnoh" mbouj doxdaengh, ndigah gij ndangnoh byai din byai fwngz gyoet. ①Binghnit: Rog nit ndaw ndat, dwg gij biujyienh linzcangz binghyiengh cungj bingh neix ndawde yiengh ndeu. Neix dwg veigi ndangdaej haw, "led" ndangdaej cwdangj mbouj maenhdingh, gij heiqrwix baihrog swngz haw ciemqhaeuj, cauxbaenz yingzvei mbouj huz.《Lingzsuh · Bak Bingh Hainduj Maj》naeuz: "Gij heiqyak youq ndawndang, hainduj youq naengnoh, naengnoh soeng heiqlwed couh hai, heiqlwed hai heiqyak daj bwn'gyaeuj ciemqhaeuj, haeuj daengz gizlaeg ndangvunz…… heiqyak yied daeuj yied lai, vunz dingj mboujndaej." Aenvih veigi hawnyieg, heiqrwix daj naengnoh ciemqhaeuj, haeuj daengz gizlaeg, gaujcauj yingzvei, yingzvei mbouj huz, yingzgi bienq hoengh, okyienh gij bingh hwngq; cawzliux biujyienh ndawndat hozhat cix mbouj gwn raemx, linx hoengz, meg diuq vaiq caixvaih, ndawndat seiz lij okyienh gij binghyiengh gyaeujngunh, gyaeuj hoz okhanh daengj. ② Heiqlwed cwk: Gij yingzvei ndangdaej mbouj huz cauxbaenz din ga aenndang caeuq aendungx heiqlwed cwk haemq ciengz raen.

Cibngeih. Bingh Gyaeujngunh Daraiz Nyinzsingq

【 Gyoebgangj Binghyiengh Gingnyinz 】

Bingh gyaeujngunh daraiz dwg ceij cungj bingh aenvih gingnyinz binghbienq, linzcangz mizok yiengh bingh daraiz gyaeujngunh lumj caen haenx, dwg seizneix raen miz 29 cungj bingh lumj nyinzsingq ndawde cungj ndeu.

Daraiz, dwg gij binghyiengh dava ndawde cungj ndeu, ngunh, dwg gyaeujngunh, gij bingh aen'uk baenqcienq mbouj dingh ndawde cungj ndeu. Yihyoz fuengmienh, ciengzseiz dawz gij binghyiengh biujyienh song cungj bingh neix gyoebgyonj hwnjdaeuj, gyonj heuhguh daraiz gyaeujngunh. Conzdungj yihyoz dingzlai nyinhnaeuz dwg aenvih yaem haw、daep yiengz swngsang gvaqbouh cauxbaenz. Yihyoz ciuhneix soj gangj gyaeujngunh daraiz, nyinhnaeuz dwg aenvih bienqdaiq fanjying、raemx lawhvuenh luenhlablab、sailwed ndaw rwz sousuk daengj, ndaw rwz loengroen foegraemx cij yinxhwnj, heuhguh caen daraiz.

【 Cekgangj Gij Hamzeiq Gihci Gingnyinz 】

Baenz bingh gyaeujngunh daraiz, aiq dwg aenvih gingnyinz aenhoz deng bengrag ietsuk mbouj doxdaengh roxnaeuz gij cienglig ndangnoh demgiengz, cauxbaenz sailwed loengroen sinzvanz haepsaek, yinxhwnj loengroen foegraemx. Hoeng gij bingh gingnyinz ciemq diegvih dazyinx, loengroen foegraemx ciemq diegvih daihngeih, ndigah bingh gyaeujngunh daraiz nyinzsingq okyienh daraiz baenqcienq; baenzroix bingh loengroen fanjying, lumjbaenz dungxfan rueg、genga nit daengj mbouj raen geijlai.

【 Gingnyinz Linzcangz Biujyienh 】

(1) Cujyau binghyiengh: Bingh gyaeujngunh daraiz nyinzsingq, bouxcoz hauxseng ndangdaej maenghcoek haenx baenz lai, ciengzseiz youq deng liengz roxnaeuz saidiemheiq gwnz lahdawz fatbingh, dava daraiz doedok. Gyaeujngunh cujyau ganjgyoz dwg aenvih aen'gyaeuj ngauzdoengh caeuq ndangdaej ngauzdoengh cix roxnyinh mbouj doxdaengh, hoeng mbouj roxnyinh daengz ndang baenq、mbouj miz dungxfan rueg、ngveihda saenqdaenh daengj, baenz bingh nanz, geij ndwen engqlij buenq bi, bingh mbouj ndaej gag ndei. Hong danghnaeuz caen dwg bingh gyaeujngunh daraiz, baenzbingh seiz fatbingh sawqmwh, miz gij biujyienh binghyiengh denjhingz rwzokrumz、ngveihda saenqdaenh、dungxfan、rueg、roxnyinh baenqcienq、genga nit、ok hanhheu daengj, bingzciengz geij aen cungdaeuz daengz buenq ngoenz hoizfuk cingqciengz, hoeng yungzheih fukfat, gij yw dingj ngunh bingzciengz, yaugoj mbouj ndei, dwg gij bingh ngeiznanz hoj yw gwnz linzcangz ndawde cungj ndeu.

(2) Cujyau daejcwng: Youq gwnz giekdaej ywbingh bingzciengz cazniemh daengj mizgven genjcaz, caiq guh gingnyinz cienhangh fwngz saujmyauz genjcaz. Gij binghcauq nyinzgiet cungj bingh neix cujyau dwg youq gizdieg lajneix.

① Bet aen hezvei binghcauq gingnyinz benq gingnyinz gyaeuj gvaengzda; ② gij hezvei binghcauq gingnyinz noh baihnaj henz rwz、noh baihlaeng henz rwz、coumeizgih iq benq gingnyinz henz rwz gaenriengz haenx; ③ gij hezvei binghcauq gingnyinz benq nyinz rwz gaenriengz; ④ gij hezvei binghcauq gingnyinz henzhoz ndokgvaengzgiengz yujduzgih、gyaeujgyazgih、hozgyazgih daengj gaenriengz; ⑤ mbangj binghlaeh baihnaj aek caeuq mbaq baihlaeng hix ndaej caz daengz gij hezvei binghcauq gingnyinz doxwngq haenx.

【 Gingnyinz Cienhangh Fwngz Saujmyauz Genjcaz 】

Yungh aenfap fwngz caz binghcauq gingnyinz, caz daengz gij binghcauq yangzsing biujyienh baenz nyinznoh lai gaenjcieng caemhcaiq giet ndongj baenz naed、cocat、baenz ndaek lumj diuzlienh、diuzsienq roxnaeuz baenz gep、naenx seiz bouxbingh roxnyinh daengz naetraeng、indot、mazmwnh cienzdaz daengj.

【 Gingnyinz Siucauq Ywbingh 】

1. Ywbingh

Gvancez aen fazcwz ywbingh "aeu binghcauq guh hezvei", yungh gingnyinz seiq lienz gaij nyinz daeuj ywbingh.

(1) Lienz daih'it, fwngz leixnyinz siucauq: Yungh aenfap angjfwngzgung、fwngz gunggimz roxnaeuz lwgfwngz naenx bae leixnyinz, youq caz binghcauq gingnyinz doengzseiz doenggvaq aeu fwngz leixnyinz doiq gij binghcauq gingnyinz benq gingnyinz gvaengzda、henz rwz、henzhoz aekyujduzgih、gyaeujgyazgih、hozgyazgih、hozcangzgih daengj gaenriengz, cobouh soenggej doxnem, cuengqsoeng nyinznoh.

(2) Lienz daihngeih, cim camx gingnyinz siucauq: Doiq gizdieg binghcauq gingnyinz caz daengz haenx yiemzgek siudoeg, cim camx geijlai laeg caeuq geijlai deih aeu habngamj, cim camx ndaej gaengawq gizdieg mbouj doengz yungh diuzcim gveihgwz mbouj doengz haenx. ① Benq binghcauq gingnyinz gyaeuj、gvaengzda、henz rwz、rwz, ndaej yungh cimsaeq gveihgwz 0.18 mm× 13 mm, lwgfwngz naenx dingh cauq roxnaeuz naenxat dingh cauq; ② benq binghcauq gingnyinz henzhoz aekyujduzgih、gyaeujgyazgih、hozgyazgih、hozcangzgih daengj gaenriengz, ndaej yungh cimsaeq gveihgwz dwg (0.25~0.3)

266

mm×25 mm, lwgfwngz naenxat dingh cauq roxnaeuz mbaengq gaem daez nyaenj dingh cauq yungh cim; ③ benq binghcauq gingnyinz mbaq baihlaeng ndaej yungh cimsaeq (0.25~0.3) mm×40 mm mbaengq gaem daez naenx dinghcauq yungh cim, yungh cinginh faen camx、menh diemj camx meg、faen duenh siucauq、lwnz camx liz nyinz daengj cim camx siucauq gej giet, bingzciengz mbouj louz cim, yawj binghcauq caeuq gij cingzgvang bouxbingh ndaej dingjsouh daeuj habliengh ywbingh.

(3) Lienz daihsam, gok gingnyinz: Cim camx siucauq le ndaej youq gizdieg ywbingh ndaej gok haenx yungh heiqgok roxnaeuz feizgok 5~10 faencung, hawj mbangjgiz bienq hoengz cung lwed, coicaenh doeng heiq lwed hoengh, ikleih binghcauq supsou siusanq caeuq cujciz coihfuk.

(4) Lienz daihseiq, ywhing oep gingnyinz: Lienz daihsam ywbingh dawz gok ok le yungh ywhing diuzboiq ndei haenx youq gizdieg ywbingh haenx nucat, goemq baujsenhmoz 10~15 faencung, hawj mbangjgiz naengnoh bienq raeuj、manh roxnaeuz humz daengj gikcoi ndei, daeuj demgya banhfap ywbingh, sukdinj seizgan ywbingh, hawj bingh cienj ndei, doiq ndangdaej miz gij goengyauq doeng naengnoh diuzleix dungxndaw、siu sa raeuj meg、hoengh lwed doeng meg、soeng nyinz sanq giet、vaq cwk dingz in.

2. Liuzcwngz

Yw cungj bingh neix, wnggai gaengawq gij naengzlig dingjsouh bouxbingh caeuq ywbingh aeu guh haenx daeuj diuzcingj, bingzciengz moix ngoenz roxnaeuz gek 1~2 ngoenz ywbingh baez ndeu, 10 baez dwg aen liuzcwngz ndeu.

【 Aenfap Bangbouj Ywbingh Gizyawz 】

(1) Aenfap Ywcuengh nyupsa ywbingh (Canghywcuengh naeuz bingh dwg daj sa daeuj, ndaej gaengawq bouxbingh fatbingh cingzgvang daeuj cazyawj roensa caiq nyupsa roxnaeuz gvetsa).

(2) Aeu gij yw leixnyinz demgya yaugoj haenx youq rog swiq gizbingh.

(3) Go'ngaih cit gingnyinz.

(4) Gingnyinz canghyw daengq: Son bouxbingh roxnaeuz vunzranz de gag guh baujgen, youq benq gingnyinz gvaengzda、henz rwz、hoz daengj genjdanh aeu fwngz leixnyinz, daeuj diuzcingj dungdai goengnaengz ndangdaej doxdaengh, gyavaiq ndangdaej fukcangq.

【 Binghlaeh Genj Gawj 】

Nungz moux, bouxsai, 20 bi, nungzminz. Moux baez roengz ndaw suijgu bae youzraemx le, baenz bingh dwgliengz naek, buenx miz bingh gyaeujngunh daraiz nyinzsingq. Ginggvaq dangdieg ywbingh, bingh dwgliengz naek gaenq gaemhanh, hoeng aen'gyaeuj mbouj doxdaengh roxnyinh laebdaeb buenq bi mbouj siusaet, yungh yw daeuj ywbingh hix mbouj miz yaugoj, daeuj gingnyinz goh ywbingh. Ywbingh bingzciengz cazniemh caeuq mizgven genjcaz cungj dwg yaemsingq, ginggvaq gingnyinz cienhangh fwngz saujmyauz genjcaz, fatyienh benq gingnyinz gvaengzda、benq gingnyinz henz rwz caeuq benq gingnyinz hoz baihlaeng bouxbingh yienh'ok nyinznoh gaenjcieng gvangqlangh. 8 aen hezvei gingnyinz benq gingnyinz gvaengzda、sienq gwnz henz rwz、sienq rwz、muegnyinz henz rwz benq gingnyinz henz rwz、gij nyinznoh henz hoz、laeng hoz caeuq gwnz mbaq gizgumz, caz ok binghcauq gingnyinz 24 aen. Gingnyinz goh duenhbingh dwg gyaeujngunh daraiz nyinzsingq, ciuq aenfap gingnyinz seiq lienz gejnyinz cunghab ywbingh, yw ndaej ndei. Gyaepcaz 2 bi, mbouj raen fukfat.

【 Roxyiuj Caeuq Yaenglwnh 】

Cungj bingh neix aeu aenfap gingnyinz seiq lienz gej nyinz daeuj ywbingh, cungdenj doiq benq gingnyinz gyaeuj、hoz、mbaq baihlaeng caeuq genga, yungh gencueg leixnyinz、angjfwngzgung、fwngz gunggimz roxnaeuz lwgfwngz naenx daeuj guh soengnyinz doeng meg gvangqlangh、gej suj ywbingh, hawj gij binghcauq gingnyinz haepsaek yinxhwnj heiqlwed cwk haenx ndaej soenggej, guhbaenz gij gugmienh moq lwedmeg doengswnh, coicaenh heiqlwed caeuq nyinzmeg diuzhuz, hawj megloh caeuq nyinzmeg doengswnh mbouj gaz, ciengx nyinznoh, nyinznoh unqswnh, cawzbae gietndongj, daddaengz gij gihnwngz cingjdaej daihdaej doxdaengh.

Cibsam. Gyaeujngunh Gyaeujdot Nyinzsingq

【 Gyoebgangj Binghyiengh Gingnyinz 】

Gyaeujngunh gyaeujdot nyinzsingq, yihyoz ciuhneix youh heuhguh naenggyaeuj lajnaeng gyoengq megcingx fatyienz, dwg gij bingh nyinzmeg naengnoh aen'gyaeuj ciengz raen ndawde cungj ndeu. Mehmbwk gwnghnenzgiz、boux guhhong atlig hung、swiqgyaeuj cix mbouj uet hawq、byoemgyaeuj mbaeq bae ninz haenx lai fat, bouxsai mehmbwk cungj aiq baenz cungj bingh neix.

【 Cekgangj Gij Hamzeiq Gihci Gingnyinz 】

Aenvih mbaeqcumx cwk youq gyaeuj, haemh cix nit giet, yinxhwnj heiq lwed cwk, megloh haepsaek, heiq giet baenz bingh, roxnaeuz ciengzgeiz yousim, heiq giet baenz huj, yinxdoengh heiq daep, baihgwnz gaujcauj aen'gyaeuj, bienqbaenz binghgyaeuj. Ngamq baenz bingh, mbangjgiz cwk cix loq roxnyinh mazmwnh, giz lai fat haenx dwg dingjgyaeuj, buenx miz roxnyinh daengz mazmwnh haemq mingzyienj, roxnaeuz biujyienh baenz mbiengj gyaeuj ndeu in hoeng ciengzseiz dwg gij yienghsiengq binghleix yawj mbouj raen、caz mbouj ok haenx.

【 Gingnyinz Linzcangz Biujyienh 】

(1) Cujyau binghyiengh: Boux baenzbingh ciengzseiz dwg gyaeujngunh gyaeujdot bae ra canghyw. Sihyih genjcaz ndangdaej, bangbouj genjcaz cungj mbouj miz gicizsing binghbienq, bienqbaenz gyaeujngunh gyaeujdot yienzaen mbouj mingz ndawde cungj ndeu. Boux baenzbingh haemq naek haenx, okyienh aen'gyaeuj mazmwnh roxnaeuz raeng in.

(2) Cujyau daejcwng: Youq gwnz giekdaej ywbingh bingzciengz cazniemh daengj mizgven genjcaz cingqciengz, guh gingnyinz cienhangh fwngz saujmyauz genjcaz. Binghcauq nyinzgiet cujyau dwg youq giz baihlaj neix.

① Gij hezvei binghcauq gingnyinz henzgyawj swsinzcungh aeu bwzveihez dingjgyaeuj guh cungsim; ② gij hezvei binghcauq gingnyinz geh gvancang ndokgyaeuj; ③ gij hezvei binghcauq gingnyinz geh sijcang ndokgyaeuj; ④ gij hezvei binghcauq gingnyinz geh cihvunz ndokgyaeuj; ⑤ gij hezvei binghcauq gingnyinz gwnzdingj giethoh; ⑥ gij hezvei binghcauq gingnyinz noh laenggyaeuj benq gingnyinz laenggyaeuj; ⑦ gij hezvei binghcauq gingnyinz itsienq、ngeihsenq、samsienq benq gingnyinz hoz; ⑧ gij hezvei binghcauq gingnyinz itsienq、ngeihsienq、samsienq daengj benq gingnyinz mbaq.

【 Gingnyinz Cienhangh Fwngz Saujmyauz Genjcaz 】

Yungh aenfap fwngz caz binghcauq gingnyinz, caz daengz binghcauq yangzsing biujyienh baenz ngamq fatbingh mbangjgiz naenggyaeuj bienq na bienq co; binghcauq lwed cwk haemq haenq, lumh daengz seiz roxnyinh daengz fubfeb, hoeng mbouj miz fat hoengz caeuq ndatfoeg mingzyienj; gij binghcauq haemq hung, yienghceij lumj maklaeq, fubfeb haemq mingzyienj. Bouxbingh dingzlai mbouj ndaej roxnyinh daengz binghcauq youq gizlawz, bouxyw lumh seiz, bouxbingh cij roxnyinh daengz binghcauq mbouj cingqciengz, caemhcaiq caeuq bouxbingh roxnyinh doengzbouh. Ndaej lumh daengz gij binghcauq nyinzgiet nyinznoh naenggyaeuj lai gaenjcieng caemhcaiq giet ndongj baenz hoh、baenz diuzlienh, lumh naenx seiz bouxbingh miz gij ganjying naetnaiq、indot、mazmwnh cienzdaz.

【 Gingnyinz Siucauq Ywbingh 】

1. Ywbingh

Gvancez aen fazcwz ywbingh "aeu binghcauq guh hezvei", yungh gingnyinz seiq lienz gaij nyinz daeuj ywbingh.

(1) Lienz daih'it, fwngz leixnyinz siucauq: Yungh aenfap angjfwngzgung、fwngz gunggimz roxnaeuz lwgfwngz naenx, youq caz binghcauq gingnyinz, doengzseiz doenggvaq aeu fwngz leixnyinz doiq gij binghcauq gingnyinz benq gingnyinz gyaeuj、hoz、mbaq cobouh soenggej doxnem, cuengqsoeng nyinznoh.

(2) Lienz daihngeih, cim camx gingnyinz siucauq: Doiq gizdieg binghcauq gingnyinz caz daengz haenx yiemzgek siudoeg, cim camx geijlai laeg caeuq geijlai deih aeu habngamj, cim camx ndaej gaengawq gizdieg mbouj doengz yungh diuzcim gveihgwz mbouj doengz haenx. ① Benq binghcauq gingnyinz gyaeuj ndaej yungh cimsaeq gveihgwz 0.18 mm×13 mm, lwgfwngz naenx dingh cauq roxnaeuz naenxat dingh cauq; ②benq binghcauq gingnyinz laenghoz ndaej yungh cimsaeq gveihgwz dwg (0.25~0.3) mm×25 mm, aeu fwngz naenxat dingh cauq yungh cim; ③ benq binghcauq gingnyinz mbaq ndaej yungh cimsaeq (0.25~0.3) mm×40 mm mbaengq gaem daez naenx dingh cauq yungh cim, senj bae diemj camx roxnaeuz congh ndeu lai diuz cim, bingzciengz mbouj louz cim, yawj binghcauq caeuq gij cingzgvang bouxbingh ndaej dingjsouh daeuj habliengh ywbingh; ④ yw gij binghcauq lwed cwk haenx, ndaej yungh cimsaeq gveihgwz 0.3 mm×25 mm roxnaeuz gyaeujcim ceiq iq, youq giekdaej lwed cwk fubfeb haenx camx haeuj bae hawj lwed iemq ok, uet lwed, miz gij cozyung siu foeg gemj at.

(3) Lienz daihsam, gok gingnyinz: Cim camx siucauq le ndaej youq gizdieg ywbingh ndaej gok haenx yungh heiqgok roxnaeuz feizgok 5~10 faencung, hawj mbangjgiz bienq hoengz cung lwed, coicaenh doeng heiq lwed hoengh, ikleih binghcauq supsou siusanq caeuq cujciz coihfuk.

(4) Lienz daihseiq, ywhing oep gingnyinz: Lienz daihsam ywbingh dawz gok ok le yungh ywhing diuzboiq ndei haenx youq gizdieg ywbingh haenx nucat, goemq baujsenhmoz 10~15 faencung, hawj mbangjgiz naengnoh bienq raeuj、manh roxnaeuz humz daengj gikcoi ndei, daeuj demgya banhfap ywbingh, sukdinj seizgan ywbingh, hawj bingh cienj ndei, doiq ndangdaej miz gij goengyauq doeng naengnoh diuzleix dungxndaw、siu sa raeuj meg、hoengh lwed doeng meg、soeng nyinz sanq giet、vaq cwk dingz in.

2. Liuzcwngz

Yw cungj bingh neix, wnggai gaengawq gij naengzlig dingjsouh bouxbingh caeuq ywbingh aeu guh haenx daeuj diuzcingj, bingzciengz moix ngoenz roxnaeuz gek 1~2 ngoenz ywbingh baez ndeu, 10 baez dwg aen liuzcwngz ndeu.

【 Aenfap Bangbouj Ywbingh Gizyawz 】

(1) Aenfap Ywcuengh nyupsa ywbingh (Canghywcuengh naeuz bingh dwg daj sa daeuj, ndaej gaengawq bouxbingh fatbingh cingzgvang daeuj cazyawj roensa caiq nyupsa roxnaeuz gvetsa).

(2) Aeu gij yw leixnyinz demgya yaugoj haenx youq rog swiq gizbingh.

(3) Go'ngaih cit gingnyinz.

(4) Gingnyinz canghyw daengq: Son bouxbingh roxnaeuz vunzranz de rox gag guh baujgen, youq benq gingnyinz gyaeuj、 hoz daengj genjdanh aeu fwngz leixnyinz, daeuj diuzcingj dungdai goengnaengz ndangdaej doxdaengh, gyavaiq ndangdaej fukcangq.

【 Binghlaeh Genj Gawj 】

Se moux, mehmbwk, 40 bi, gag roxnyinh dingjgyaeuj mazmwnh bi ndeu, haujlai yw ywbingh mbouj miz yaugoj. 1991 nienz 8 nyied, camgya aenban bujgiz gingnyinz ywbingh hagsib, cazraen bwzhezvei miz gietcauq, yungh aenfap gingnyinz seiq lienz gej nyinz ywbingh, binghyiengh gemjmbaeu yienhda, ywbingh 2 baez, binghyiengh siucawz. Cazyawj bi ndeu, mbouj raen fukfat.

Vangz moux, mehmbwk, 46 bi, nungzminz, miz gij sibgvenq swiq gyaeuj le mbouj uet hawq. Bouxbingh naeuz gwnz dingjgyaeuj mbangjgiz mazmwnh. Caz raen bwzveihez mbangjgiz doedok, yienghsiengq lumj maklaeq, bien'gyaiq cingcuj, bungqdeng seiz fubfab hwnjroengz mingzyienj, mbouj ndat, naeng mbouj bienq saek, mbouj miz byoengq naeuh biujyienh, baenz bingh 3 bi lai. Sien aeu cimsaeq camx gij giekdaej seiq congh, hawj gij lwedcwk binghcauq iemqok, 2 singhgiz gvaqlaeng, yungh aenfap gingnyinz seiq lienz gej nyinz, gonqlaeng ywbingh 3 baez, bingh ndei caez. Cazyawj 2 bi, mbouj raen fukfat.

【 Roxyiuj Caeuq Yaenglwnh 】

Boux baenz gyaeujngunh gyaeujdot nyinzsingq, gwnz linzcangz cawzliux mbangjgiz binghlaeh ciengz raen caixvaih, hix ciengzseiz miz gij binghlaeh sanqfat. Boux baenz cungj bingh neix dingzlai dwg boux ndangdaej gominj haenx, doiq dienheiq bienqvaq haemq minjganj, gij megcingx henz rwz beij boux bingzciengz haemq gaenj; nyinznoh gyaeuj、nyinznoh hoz ciengzseiz dwg gaenjcieng, gyoebgyonj saidiemheiq gwnz lahdawz seiz, binghcingz gyanaek, youq benq gingnyinz henz rwz、gingnyinz sauyangz hengzbae daengz gwnzgyaeuj daengj, gizdieg ginggvaq haenx ciengzseiz caz raen gij binghcauq lwedcwk sanqfat, neix cungj dwg gij yienzaen cauxbaenz gyaeujngunh gyaeujdot nyinzsingq、gyaeujngunh gyaeujdot menhsingq ciengzseiz raen haenx ndawde aen ndeu, youq guh gingnyinz cienhangh fwngz saujmyauz cazcauq seiz, wnggai saeqnaeh bae dijvei gij daegcwng binghcauq laj fwngz.

Cibseiq. Mbiengj Gyaeuj Indot

【 Gyoebgangj Binghyiengh Gingnyinz 】

Mbiengj gyaeujdot menhsingq dwg gij bingh gwnz linzcangz ciengz raen, ndawde gyaeujdot nyinz sousuk (youh heuhguh sinzginghsing gyaeujdot) ceiq ciengz raen. Cungj bingh neix gvihaeuj bingh Cunghyih sauyangzgingh, dingzlai dwg aenvih gingnyinz aenhoz laebdaeb sousuk, cauxbaenz gij heiq sauyangzgingh gihsuh cienj mbouj doxdaengh、lwedheiq cwk、gingmeg saeklaengz, fatseng gij linzcangz biujyienh "mbouj doeng cix in". Lai fat youq gwnz giekdaej heiqlwed gvihaw fanfoek roxnyinh heiqyak ciemqhaeuj, daegbied dwg gamjsouh daengz rumz、nit、cumx sam yiengh yakrwix, roxnaeuz aenvih naetnaiq gvaqbouh、simcingz gaenjcieng、dawzsaeg daeuj daengj yinxfat.

【 Cekgangj Gij Hamzeiq Gihci Gingnyinz 】

Aen'gyaeuj ndangvunz, cawz fwngz samyangzgingh caeuq rog gvaengzda, lij miz cuz samyangzgingh daj din daengz gyaeuj, guhbaenz gwnzmuengx caeuq lajmuengx rog gvaengzda, gapbaenz gizdieg yangzgingh gietcomz. ① Din fwngz hozdung seiz, giz wngqlig sienqgingnyinz bengrag yinxlig ndaej youq gwnzgyaeuj fatseng binghcauq gingnyinz. ② Sauyangzgingh youq daiyangzgingh caeuq mingzyangzgingh ndawde, baenz gij suhniuj baihndaw caeuq baihrog heiqgingh, hengz youq henz gyaeuj, suhniuj yinhcienj mbouj doxdaengh seiz, cauxbaenz binghbienq, cujyau biujyienh youq henz gyaeuj, ndigah mbiengj gyaeuj indot. ③ Yangzgingh gvihaeuj yiengz, bungz nit sieng yiengz, bungz cumx meg cwk, bungz rumz sieng rumz, ndigah heiqyak ciemqhaeuj seiz, couh baenzbingh. ④ Aenvih binghbienq seiz gingmeg gazcwk、 heiqlwed cwk、megloh saek, it dwg cauxbaenz gij bingh linzcangz "mbouj doeng cix in", ngeih dwg cauxbaenz binghcauq gingnyinz, miz gij binghcauq yangzsing lumh caz ndaej daengz. ⑤ Aenvih gij nyinzmeg gwnzgyaeuj fungfouq, caiqlix de feuz mbang youh gaenj, ndigah fatseng binghbienq seiz, inget dangqmaz.

【 Gingnyinz Linzcangz Biujyienh 】

(1) Cujyau binghyiengh: Gyaeujdot dingzlai bien coh mbiengj ndeu, benq gingnyinz henz rwz indot daegbied haenqrem. Youqgaenj seiz, aen'gyaeuj lumj deng haedndaet、in dingj mbouj ndaej、simnyap mbouj onj, buenx miz mbangjgiz ndat、raemxda rih、gyaeujngunh、hoz genggyaengj daengj, mbiengj gyaeuj in haenx, naengnoh hoengzfwg, saimeg raeng.

(2) Cujyau daejcwng: Youq gwnz giekdaej ywbingh bingzciengz cazniemh daengj mizgven genjcaz, guh gingnyinz cienhangh fwngz saujmyauz genjcaz. Binghcauq nyinz giet cujyau dwg youq giz baihlaj neix.

① Gij hezvei binghcauq gingnyinz gij gingnyinz benq gingnyinz gvaengzda baihndaw gak gwnz, coumeizgih hung henz gvaengzda caeuq congh gwnz gvaengzda gaenriengz; ② gij hezvei binghcauq gingnyinz byai gvaengzda coumeizgih iq gaenriengz; ③ gij hezvei binghcauq gingnyinz henz rwz baihnaj、cungqgyang、baihlaeng caeuq nyinzmueg gaenriengz, noh henz rwz mbangj binghlaeh miz noh giet ndaek; ④ sienq gwnz henz rwz caz daengz 3 aen binghcauq gingnyinz, lij ndaej caz daengz gij hezvei binghcauq lumj diuzlienh iq; ⑤ benq gingnyinz sanggvanh suhez caeuq ya'gvanh suhez, dingzlai caz daengz gij hezvei binghcauq gaenjcieng baenz ndaek; ⑥ gij hezvei binghcauq gingnyinz noh gwnz rwz、 noh baihnaj rwz caeuq noh baihlaeng rwz benq gingnyinz yienh'ok gutgoz; ⑦ gij hezvei binghcauq gingnyinz benq gingnyinz laenghoz caeuq mbaq、 sezfanghgih、 hozgyazgih、 gyaeujcangzgih daengj yienh'ok baenz diuzlienh, mbangj binghlaeh naj aek caeuq baihlaeng aek, hix ndaej caz daengz gij hezvei binghcauq gingnyinz doxwngq.

【 Gingnyinz Cienhangh Fwngz Saujmyauz Genjcaz 】

Yungh aenfap fwngz caz binghcauq gingnyinz, caz daengz gij binghcauq yangzsing biujyienh baenz nyinznoh lai gaenjcieng caemhcaiq giet ndongj baenz naed、 cocat、 baenz ndaek lumj diuzlienh、 diuzsienq roxnaeuz baenz benq, naenx seiz bouxbingh roxnyinh daengz naetraeng、 indot、 mazmwnh cienzdaz daengj.

【 Gingnyinz Siucauq Ywbingh 】

1. Ywbingh

Gvancez aen fazcwz ywbingh "aeu binghcauq guh hezvei", yungh gingnyinz seiq lienz gaij nyinz daeuj ywbingh.

(1) Lienz daih'it, fwngz leixnyinz siucauq: Yungh aenfap angjfwngzgung、 fwngz gunggimz、 lwgfwngz naenx roxnaeuz gencueg caeuq byai gencueg bae leixnyinz, youq caz binghcauq gingnyinz doengzseiz doenggvaq aeu fwngz leixnyinz doiq gij binghcauq gingnyinz benq gingnyinz gvaengzda、 henz rwz、 laenghoz caeuq sezfanghgih、 hozgyazgih、 gyaeujcangzgih daengj gaenriengz, cobouh soenggej doxnem, cuengqsoeng nyinznoh.

(2) Lienz daihngeih, cim camx gingnyinz siucauq: Doiq gizdieg binghcauq gingnyinz caz daengz haenx yiemzgek siudoeg, cim camx geijlai laeg caeuq geijlai deih aeu habngamj, cim camx ndaej gaengawq gizdieg mbouj doengz yungh diuzcim gveihgwz mbouj doengz haenx. ① Benq binghcauq gingnyinz gvaengzda、 henz rwz、 rwz ndaej yungh cimsaeq gveihgwz dwg 0.18 mm×13

mm, lwgfwngz naenx dingh cauq, naenxat dinghcauq roxnaeuz nyoengx naenx dingh cauq yungh cim; ② benq binghcauq gingnyinz laenghoz、hozgyazgih、gyaeujcangzgih gaenriengz haenx, ndaej yungh cimsaeq gveihgwz dwg (0.25~0.3) mm×25 mm, fwngz naenxat dingh cauq yungh cim; ③ benq binghcauq gingnyinz mbaq ndaej yungh cimsaeq (0.25~0.3) mm×40 mm mbaengq gaem daez naenx dingh cauq yungh cim, yungh cinginh faen camx、menh diemj camx megloh、faen duenh siucauq、lwnz camx liz nyinz daengj aenfap cim camx daeuj siucauq gej giet, bingzciengz mbouj louz cim, yawj binghcauq caeuq gij cingzgvang bouxbingh ndaej dingjsouh daeuj habliengh ywbingh.

(3) Lienz daihsam, gok gingnyinz: Cim camx siucauq le ndaej youq gizdieg ywbingh ndaej gok haenx yungh heiqgok roxnaeuz feizgok 5~10 faencung, hawj mbangjgiz bienq hoengz cung lwed, coicaenh doeng heiq lwed hoengh, ikleih binghcauq supsou siusanq caeuq cujciz coihfuk.

(4) Lienz daihseiq, ywhing oep gingnyinz: Lienz daihsam ywbingh dawz gok ok le yungh ywhing diuzboiq ndei haenx youq gizdieg ywbingh haenx nucat, goemq baujsenhmoz 10~15 faencung, hawj mbangjgiz naengnoh bienq raeuj、manh roxnaeuz humz daengj gikcoi ndei, daeuj demgya banhfap ywbingh, sukdinj seizgan ywbingh, hawj bingh cienj ndei, doiq ndangdaej miz gij goengyauq doeng naengnoh diuzleix dungxndaw、siu sa raeuj meg、hoengh lwed doeng meg、soeng nyinz sanq giet、vaq cwk dingz in.

2. Liuzcwngz

Yw cungj bingh neix, wnggai gaengawq gij naengzlig dingjsouh bouxbingh caeuq ywbingh aeu guh haenx daeuj diuzcingj, bingzciengz moix ngoenz roxnaeuz gek 1~2 ngoenz ywbingh baez ndeu, 5 baez dwg aen liuzcwngz ndeu.

【Aenfap Bangbouj Ywbingh Gizyawz】

(1) Aenfap Ywcuengh nyupsa ywbingh (Canghywcuengh naeuz bingh dwg daj sa daeuj, ndaej gaengawq bouxbingh fatbingh cingzgvang daeuj cazyawj roensa caiq nyupsa roxnaeuz gvetsa).

(2) Aeu gij yw leixnyinz demgya yaugoj haenx youq rog swiq gizbingh.

(3) Go'ngaih cit gingnyinz.

(4) Gingnyinz canghyw daengq: Son bouxbingh roxnaeuz vunzranz de rox gag guh baujgen, youq benq gingnyinz gyaeuj gvaengzda、 benq gingnyinz henz rwz、 rwz caeuq mbaq daengj genjdanh aeu fwngz leixnyinz haenx, daeuj diuzcingj dungdai goengnaengz ndangdaej doxdaengh, gyavaiq ndangdaej fukcangq.

【 Binghlaeh Genj Gawj 】

Gvanh moux, mehmbwk, 43 bi, giyez ganbu. Baenz henz rwz baihgvaz gyaeujdot 3 bi, binghcingz fanfoek, lai youq seizcin geizgoek、 seizcou satbyai roxnaeuz wngqcouz baegnaiq seiz fatbingh. Daeuj yawjbingh baez fatbingh gaxgonq baenz bingh ndwen lai gyanaek buenq ngoenz, gag gwn yw, inget mbouj gemj. Gaenq guh vujgvanh goh genjcaz caeuq gyaeuj hoz CT ingjben, baizcawz ciemqvih binghbienq, ginggvaq baengzyoux gaisau daeuj gingnyinz goh yawjbingh. Youq gwnzroen daeuj yawjbingh seiz mbiengj gyaeuj indot, daengz ranzywbingh seiz gyaeujdot yaek dek bae, ginggvaq muenghyawj fatyienh henz rwz baihgvaz caeuq naj hoz bouxbingh bienqhoengz, megcingx benq gingnyinz henz rwz raeng aj. Gingnyinz cienhangh fwngz saujmyauz genjcaz fatyienh: ① Meizgih hung iq benq gingnyinz gvaengzda yienh'ok binghcauq gingnyinz baenz naed; ② gij binghcauq gingnyinz noh henz rwz caeuq nyinzmueg henz rwz gaenriengz giet ndongj baenz ndaek, buenx miz 5 aen diemj binghcauq gingnyinz; ③ binghcauq gingnyinz benq gingnyinz laenggyaeuj fungzcizhez gaenriengz haenx giet ndongj; ④ gij binghcauq henzhoz aekyujduzgih duenhgyang、 hozgyazgih、 gyaeujgyazgih daengj gaenriengz haenx giet ndongj baenz naed; ⑤ gij binghcauq gingnyinz ndokleqdizgih aenhoz duenh hainduj caeuq baihndaw gak gwnz mbaq ndokleq de ietraez gaenriengz haenx; ⑥ gij binghcauq gingnyinz gwnz mbaq gaenriengz giet ndongj baenz gaiq. Yungh aenfap gingnyinz seiq lienz gej nyinz, yw baez daih'it, binghcingz ndaej gejrungq yienhda; ywbingh 2 aen liuzcwngz, binghnyangq siucawz. Gyaepriz cazyawj bi ndeu, yaugoj gyamaenh.

【Roxyiuj Caeuq Yaenglwnh 】

Gyoengqvunz doiq gyaeujdot gingnyinzsingq miz yawjfap doxdoengz, lumjbaenz Meijgoz uk gohyoz cien'gya Bijdwzswnh ceijok: "Gyaeujdot dwg aenvih gij ndangnoh caeuq senhveiz aenhoz gaenjgyaengj yinxhwnj", de cauh'ok "aenfap beng hoz" bae yw gyaeujdot, dingqgangj genhciz ywbingh 3 ndwen ndaej yw ndei. JK Grwa daengj youq yenzgiu gij gvanhaeh ndangnoh gaenjcieng caeuq indot seiz, fatyienh ndangnoh lienzdaemh sousuk yinxhwnj indot, daezok "aen yozsoz gaenjcieng indot"; Taylor daengj gangj daengz gaenh geij bi daeuj Meijgoz daih'iek miz 1/3 vunzbingh, gyaeujdot caeuq gaenjcieng mizgven (SRDS). Daj neix ndaej raen, gingnyinzsingq indot caeuq gaenjcieng youq ndaw vunzlai maqhuz bujben. Gvangjcouh Daih'it Ginhyih Dayoz (seizneix Nanzfangh Yihgoh Dayoz) yenzgiu cingqsaed ndokndang ndangnoh ndaej yinxhwnj caiqseng sinzgingh senhveiz doenggvaq gizdieg sinzgingh dengsieng, miz gij goengnaengz cienzdaz caeuq coicaenh sinzgingh caiqseng, caemhcaiq ndaej vih sinzgingh caiqseng daezhawj yingzyangj caeuq vanzging lawhvuenh ndei. Aenfap gingnyinz ywbingh seiq lienz gej nyinz cunghab siucauq, gejcawz gij binghcauq gingnyinz laebdaeb sousuk, doiq indot nyinzsingq miz gij yaugoj beij yungh yw ndei.

Ciet Daihngeih　Bingh Gingnyinz Vujgvanh

It. Ginsiyenj

【 Gyoebgangj Binghyiengh Gingnyinz 】

Ginsiyenj, dwg ceij lwgda gizgvangh dohsoq hung lai roxnaeuz dohraez cungcouz haemq hung, mwh gij rongh bingzhingz haeuj ndaw ngveihda le, youq baihnaj sivangjmoz baenz siengq, vihneix yawj gij doxgaiq gyae seiz haemq moengzloengz, hoeng yawj gij doxgaiq gyawj seiz haemq cingcuj, ndigah heuhguh ginsiyenj.

【 Cekgangj Gij Hamzeiq Gihci Gingnyinz 】

Cunghyihyoz nyinhnaeuz cungj bingh neix caeuq daepdungx miz gvanhaeh. Lumj《Lingzsuh · Daihyaeuh》naeuz: "Gij cingheiq dungxsaej cungj comz youq lwgda", ndigah gij siliz lwgda, caeuq dungxsaej hawsaed gvanhaeh maedcaed, lwgda dwg gij suhniuj gingnyinz, gaengawq sawgeq geiqsij, cibngeih gingnyinz ndawde, gij gingnyinz fwngz din sam yiengz cungj caeuq lwgda miz lienzhaeh, ndawde cuzdaiyangz caeuq cuzyangzmingz faenbied youq ndaw da guhbaenz muengx gwnz da caeuq muengx laj da. Ginsiyenj caeuq gij gingnyinz seiqhenz dengsieng gvanhaeh maedcaed. Bouxcoz nyezrauh youq hagdangz hagsib, yungh uk yungh lwgda lai. Uk caeuq lwgda doxbouj doxbang, siliz doekdaemq yingjyangj uk; uk doekdaemq yingjyangj lwgda. Vihneix, diuzcez uk caeuq lwgda, aeu doengzbouh guh.

【 Gingnyinz Linzcangz Biujyienh 】

(1) Cujyau binghhyiengh: ① Siliz, yawj mbouj raen gij gyae, hoeng yawj gizgyawj cingqciengz; ② siliz baegnaiq, daegbied dwg ginsiyenj dohdaemq ciengz raen, dwg diuzcez caeuq doxcomz mbouj hezdiuz cauxbaenz; ③ mbangj boux ginsi dohsang haenx buenx miz gyaeujngunh gyaeujdot、 hoz gyaengjgaenj.

(2) Cujyau daejcwng: Youq gwnz giekdaej bingzciengz cazniemh daengj mizgven genjcaz, guh gingnyinz cienhangh fwngz saujmyauz genjcaz. Binghcauq nyinz giet cujyau dwg youq giz baihlaj neix.

① Meizgih hung iq caeuq henzsienq benq gingnyinz aen'gyaeuj gvaengzda gungh miz 8 aen hezvei binghcauq gingnyinz; ② gij hezvei binghcauq gingnyinz noh henz rwz benq gingnyinz najbyak、 henz rwz; ③ gij hezvei binghcauq gingnyinz noh rwz benq gingnyinz rwz; ④ gij hezvei binghcauq gingnyinz noh laenggyaeuj benq gingnyinz laenggyaeuj; ⑤ gij hezvei binghcauq gingnyinz itsienq、ngeihsienq、samsienq benq gingnyinz hoz; ⑥ diemj binghcauq gingnyinz ndokleq dizgih ndokhoz daihngeih daengz daihseiq hwngzcizduz gaenriengz caeuq gij hezvei binghcauq gingnyinz ndaw gwnz ndokleq gaenriengz haenx; ⑦ gij hezvei binghcauq gingnyinz itsienq、ngeihsienq、samsienq benq gingnyinz mbaq daengj.

【 Gingnyinz Cienhangh Fwngz Saujmyauz Genjcaz 】

Yungh aenfap fwngz caz binghcauq gingnyinz, caz daengz gij binghcauq yangzsing biujyienh baenz nyinznoh lai gaenjcieng caemhcaiq giet ndongj baenz naed、cocat、baenz ndaek lumj diuzlienh、diuzsienq roxnaeuz baenz benq, naenx seiz bouxbingh roxnyinh daengz naetraeng、indot、mazmwnh cienzdaz daengj.

【 Gingnyinz Siucauq Ywbingh 】

1. Ywbingh

Gvancez aen fazcwz ywbingh "aeu binghcauq guh hezvei", yungh gingnyinz seiq lienz gaij nyinz daeuj ywbingh.

(1) Lienz daih'it, fwngz leixnyinz siucauq: Yungh aenfap angjfwngzgung、fwngz gunggimz roxnaeuz lwgfwngz naenx, youq caz binghcauq gingnyinz, doengzseiz doenggvaq aeu fwngz leixnyinz doiq gij hezvei binghcauq gingnyinz benq gingnyinz aen'gyaeuj、gvaengzda、najbyak、laenghoz、mbaq、henz rwz、rwz daengj gaenriengz, cobouh soenggej doxnem, cuengqsoeng nyinznoh.

(2) Lienz daihngeih, cim camx gingnyinz siucauq: Doiq gizdieg binghcauq gingnyinz caz daengz haenx yiemzgek siudoeg, cim camx geijlai laeg caeuq geijlai deih aeu habngamj, cim camx ndaej gaengawq gizdieg mbouj doengz yungh diuzcim gveihgwz mbouj doengz haenx. ① Benq binghcauq gingnyinz najbyak、gvaengzda、henz rwz、rwz ndaej yungh cimsaeq gveihgwz dwg 0.18 mm×13 mm, lwgfwngz naenx dingh cauq roxnaeuz naenxat dingh cauq; ② benq binghcauq gingnyinz laenghoz、mbaq ndaej yungh cimsaeq gveihgwz dwg (0.25~0.3) mm×25 mm lwgfwngz naenx dingh cauq、naenxat dingh cauq roxnaeuz nyoengxnaenx dinghcauq yungh cim, senj bae diemj camx roxnaeuz

congh ndeu lai diuz cim, bingzciengz mbouj louz cim, yawj binghcauq caeuq gij cingzgvang bouxbingh ndaej dingjsouh daeuj habliengh ywbingh.

(3) Lienz daihsam, gok gingnyinz: Cim camx siucauq le ndaej youq gizdieg ywbingh ndaej gok haenx yungh heiqgok roxnaeuz feizgok 5~10 faencung, hawj mbangjgiz bienq hoengz cung lwed, coicaenh doeng heiq lwed hoengh, ikleih binghcauq supsou siusanq caeuq cujciz coihfuk.

(4) Lienz daihseiq, ywhing oep gingnyinz: Lienz daihsam ywbingh dawz gok ok le yungh ywhing diuzboiq ndei haenx youq gizdieg ywbingh haenx nucat, goemq baujsenhmoz 10~15 faencung, hawj mbangjgiz naengnoh bienq raeuj、manh roxnaeuz humz daengj gikcoi ndei, daeuj demgya banhfap ywbingh, sukdinj seizgan ywbingh, hawj bingh cienj ndei, doiq ndangdaej miz gij goengyauq doeng naengnoh diuzleix dungxndaw、siu sa raeuj meg、hoengh lwed doeng meg、soeng nyinz sanq giet、vaq cwk dingz in.

2. Liuzcwngz

Yw cungj bingh neix, wnggai gaengawq gij naengzlig dingjsouh bouxbingh caeuq ywbingh aeu guh haenx daeuj diuzcingj, bingzciengz moix ngoenz roxnaeuz gek 1~2 ngoenz ywbingh baez ndeu, 10 baez dwg aen liuzcwngz ndeu.

【 Aenfap Bangbouj Ywbingh Gizyawz 】

(1) Aenfap Ywcuengh nyupsa ywbingh (Canghywcuengh naeuz bingh dwg daj sa daeuj, ndaej gaengawq bouxbingh fatbingh cingzgvang daeuj cazyawj roensa caiq nyupsa roxnaeuz gvetsa).

(2) Aeu gij yw leixnyinz demgya yaugoj haenx youq rog swiq gizbingh.

(3) Go'ngaih cit gingnyinz.

(4) Gingnyinz canghyw daengq: Son bouxbingh roxnaeuz vunzranz de rox gag guh baujgen, youq benq gingnyinz najbyak、gvaengzda、henz rwz、rwz、laenghoz caeuq mbaq daengj guh fwngz leixnyinz genjdanh haenx, daeuj diuzcingj dungdai goengnaengz ndangdaej doxdaengh, gyavaiq ndangdaej fukcangq.

【 Binghlaeh Genj Gawj 】

Vangz moux, boux hagseng moux aen gauhyau, haeuj hagdangz daengz ngeih nienzgaep seiz, baenz sinzgingh sainyieg naek buenx miz ginsiyenj dohsang dengbik dingzhag. Ginggvaq baengzyoux gaisau daeuj gingnyinz goh ywbingh 2 aen liuzcwngz, gaenriengz ninz mbouj ndaek gaijndei, cingsaenz cienj ndei, siliz daj gaxgonq 0.1 doh daezsang daengz mbouj dwg niujcingq 0.8 doh, gig vaiq couh ndaej dauqcungz haeuj hagdangz hagsib.

【 Roxyiuj Caeuq Yaenglwnh 】

Bouxcoz nyezrauh cingq youq seiz majhung, gij rengznoh cezcanggih ndaw ngveihda hoenghhwd, hoeng danghnaeuz gij sibgvenq yungh lwgda mbouj gohyoz, cauxbaenz cezcanggih naetnaiq engqlij hwnjgeuq, cinghcangdij doedok gyadaih, bingzhingz gvanghsen ciuhdenj couh senj daengz baihnaj sivangjmoz, neix couh baenz gyajsing ginsi, dwg bouxcoz nyezrauh geizcaeux ginsiyenj. Gyajsing ginsi danghnaeuz mbouj gibseiz fuengzyw, roxnaeuz fuengzyw mbouj habdangq, cezcanggih hwnjgeuq aiq fazcanj baenz ngveihda daicangzsing bienq raez, couhdwg cienq baenz caen ginsi.

Ginsi mbaeu (-200 D doxroengz, couhdwg fu 2 gizgvanghdoh doxroengz), gij siliz de bingzciengz youq 0.1 doxhwnj; fu 3~fu 6 gizgvanghdoh doxhwnj dwg ginsi dohgyangq; fu 6 gizgvanghdoh doxhwnj dwg ginsi dohsang. Boux baenz ginsi dohsang, gij siliz gyae'gyawj cungj mingzyienj doekdaemq, caemhcaiq buenx miz lwgda naetnaiq、 ngveihda ngeng okrog, engqlij lajdaej da miz gij binghbienq wnq. Gingnyinz swliuzyoz yw gij bingh ginsiyenj bouxcoz nyezrauh, dwg yungh aenfap gingnyinz seiq lienz gejnyinz guhcawj, caemhcaiq doiq bouxbingh gij binghyiengh doedok gizyawz, habdangq boiqhab gyagiengz ywbingh.

Geizlaeng cujyau dwg son bouxbingh rox cingqdeng yungh aenfap fwngz gunggimz ywbingh, cungfaen fazveih gij goengnaengz rengzgap lwgfwngz hezdiuz aeu lwgfwngzmeh caeuq byai fwngz diuzleix, gvancez gij fazcwz ywbingh "aeu binghcauq guh hezvei", gaengawq gizdieg binghcauq youq haenx, fazveih aenfap fwngz gunggimz seiq lwgfwngz maenhdingh fuengyiengq caeuq byai lwgfwngzmeh yunghrengz, gij fuengfap gwnzneix gangj haenx aeu gaenriengz ywbingh aeu yungh cix lingzvued bienq yungh. Lumjbaenz, doiq gvaengzda 1 hauh hezvei ywbingh seiz, hab dawz seiq lwgfwngz doxgyoeb youq gwnz gemjnaj bouxbingh, aeu byai lwgfwngzmeh naenxat、cietbued; ywbingh 2 hauh hezvei seiz, aeu seiq lwgfwngz doxgyoeb cuengq youq gwnz najbyak bouxbingh, byai lwgfwngzmeh daj ndaw gakgwnz gvaengzda coh ndaw baihgwnz guh cietbued fuengyiengq doxfanj haenx, mbouj ndaej coh aen fuengyiengq ngveihda cietnaenx. Genhciz guh diuzleix, genhciz mbouj dingz, lai guh lai onj. Aenvih bouxcoz nyezrauh ginsi cujyau dwg gihsing naetnaiq cauxbaenz, yw ndei le, yungh lwgda gvaqbouh caeuq goengnaengz ndangdaej bienqvaq aiq fukfat, dangqnaj mbouj miz gij fuengfap ywbingh dwgrengz mbat ndeu, cwxcaih baenz ciuh, vihneix aeu hag rox gag guh diuzyw, caemhcaiq genhciz guh. Demgiengz suciz ndangdaej, miz gij cozyung fuengzre bouxcoz nyezrauh baenz ginsi, vihneix, bouxcoz nyezrauh youq gwnz giekdaej dijyuz lienhndang、demgiengz yingzyangj、haeujsim guhhong yietnaiq giethab、 gohyoz yungh uk daengj, hagrox gij fuengfap genjdanh gag guh diuzleix goengnaengz ndangdaej, doiq yawhfuengz ginsi miz bangcoh.

Ngeih. Conghhoz Fatyienz Menhsingq

【 Gyoebgangj Binghyiengh Gingnyinz 】

Conghhoz fatyienz menhsingq hix heuhguh meizhwzgi nyinzsingq, dwg ceij aenvih simcingz mbouj ndei, heiq daep cwk, myaiz heiq doxgiet dingz youq conghhoz, gij linzcangz ciengzseiz raen dwg conghhoz miz meizhwz saeklaengz, gawq ae mbouj ok, youh ndwnj mbouj roengz, seiz baenz seiz ndei gij binghyiengh daegbied cix anmingz, mehmbwk lai baenz gij bingh neix. Cungj bingh neix youq ndaw sawgeq Cunghyih caeux miz geiqsij, dwg gij binghheiq Cunghyih ndawde cungj ndeu, lumj yihyoz ciuhneix conghhoz fatyienz menhsingq roxnaeuz lumjnaeuz conghhoz miz doxgaiq gaz.

【 Cekgangj Gij Hamzeiq Gihci Gingnyinz 】

Doiq conghhoz fatyienz menhsingq (meizhwzgi nyinzsingq), Cunghyih nyinhnaeuz dwg heiq cwk cauxbaenz, binghhaw caeuq binghsaed cungj miz. Gij saw yihyoz doenghbaez nyinhnaeuz cungj bingh neix dwg cingsaenz yinhsu cauxbaenz, gaenh geij bi miz baudauj nyinhnaeuz conghhoz fatyienz menhsingq miz song cungj yienzaen, it dwg cingsaenz yinhsu, ngeih dwg giciz yinhsu.

【 Gingnyinz Linzcangz Biujyienh 】

(1) Cujyau binghyiengh: Linzcangz aenvih conghhoz mbouj cwxcaih, lumjbaenz myaizniu、roxnyinh daengz lumj moed raih、hwngqndat、gazsaek、roxnyinh miz doxgaiq gaz daengj, hoeng daegcwng dwg mbouj yingjyangj gwn doxgaiq.

(2) Cujyau daejcwng: Youq gwnz giekdaej bingzciengz cazniemh daengj mizgven genjcaz guh gingnyinz cienhangh fwngz saujmyauz genjcaz. Gij binghcauq nyinzgiet cungj bingh neix, cujyau dwg youq giz baihlaj de.

① Aenhoz, cujyau raen youq gij hezvei binghcauq gingnyinz ndangnoh ndokaek sezguz gaenriengz; ② gwnz ndokaek, cujyau raen youq gij hezvei binghcauq gingnyinz ndangnoh gwnz aek laj ndokgvaengzgiengz caeuq noh ndokaek gaenriengz; ③ aendungx, dingzlai raen youq "dungxnyinzrungq" couhdwg gij hezvei binghcauq gingnyinz caengzlaeg aendungx; ④ mbangj binghlaeh lij ndaej raen youq gij hezvei binghcauq gingnyinz hoz mbaq baihlaeng gaenriengz.

【 Gingnyinz Cienhangh Fwngz Saujmyauz Genjcaz 】

Yungh aenfap fwngz caz binghcauq gingnyinz, caz daengz gij binghcauq yangzsing biujyienh baenz nyinznoh lai gaenjcieng caemhcaiq giet ndongj baenz naed、cocat、baenz ndaek lumj diuzlienh、diuzsienq roxnaeuz baenz benq, naenxat seiz bouxbingh roxnyinh daengz naetraeng、indot、mazmwnh cienzdaz daengj.

【 Gingnyinz Siucauq Ywbingh 】

1. Ywbingh

Gvancez aen fazcwz ywbingh "aeu binghcauq guh hezvei", yungh gingnyinz seiq lienz gej nyinz daeuj ywbingh.

(1) Lienz daih'it, fwngz leixnyinz siucauq: Yungh aenfap angjfwngzgung、 fwngz gunggimz roxnaeuz lwgfwngz naenx, youq caz binghcauq gingnyinz, doengzseiz doenggvaq aeu fwngz leixnyinz doiq gij hezvei binghcauq gingnyinz benq gingnyinz ndangnoh ndokaek sezguz、ndangnoh gwnz aek laj ndokgvaengzgiengz caeuq ndangnoh ndokaek、aendungx caengzlaeg daengj gaenriengz, cobouh soenggej doxnem, cuengqsoeng nyinznoh.

(2) Lienz daihngeih, cim camx gingnyinz siucauq: Doiq gizdieg binghcauq gingnyinz caz daengz haenx yiemzgek siudoeg, cim camx geijlai laeg caeuq geijlai deih aeu habngamj, cim camx ndaej gaengawq gizdieg mbouj doengz yungh diuzcim gveihgwz mbouj doengz haenx. ① Benq binghcauq gingnyinz ndangnoh ndokaek sezguz、ndangnoh gwnz aek laj ndokgvaengzgiengz caeuq ndangnoh ndokaek, ndaej yungh cimsaeq gveihgwz dwg 0.18 mm×13 mm, fwngz naenx dingh cauq roxnaeuz naenxat dinghcauq; ② benq binghcauq gingnyinz hoz caeuq "dungxnyinzrungq" ndaej yungh cimsaeq gveihgwz dwg (0.25~0.3) mm×25 mm, aeu lwgfwngz naenx dingh cauq、naenxat dingh cauq roxnaeuz nyoengxnaenx dinghcauq yungh cim; ③ benq binghcauq gingnyinz mbaq ndaej yungh cimsaeq gveihgwz dwg (0.25~0.3) mm×40 mm naenxat roxnaeuz nyoengxnaenx dingh cauq yungh cim, senj bae diemj camx roxnaeuz congh ndeu lai diuz cim, bingzciengz mbouj louz cim, yawj binghcauq caeuq gij cingzgvang bouxbingh ndaej dingjsouh daeuj habliengh ywbingh; ④ ndaej yungh cimsaeq gveihgwz dwg (0.25~0.3) mm×25 mm youq benq gingnyinz najbyak sienqgyang riengz najbyak daengz din'gyaeujbyoem giz lwgfwngz vang ndeu camx cim, byaicim coh aen fuengyiengq hezvei yindangz bingz camx cim ndeu, song henz hai haj faen caiq bingz camx gak giz cim ndeu.

(3) Lienz daihsam, gok gingnyinz: Cim camx siucauq le ndaej youq

gizdieg ywbingh ndaej gok haenx yungh heiqgok roxnaeuz feizgok 5~10 faencung, hawj mbangjgiz bienq hoengz cung lwed, coicaenh doeng heiq lwed hoengh, ikleih binghcauq supsou siusanq caeuq cujciz coihfuk.

(4) Lienz daihseiq, ywhing oep gingnyinz: Lienz daihsam ywbingh dawz gok ok le yungh ywhing diuzboiq ndei haenx youq gizdieg ywbingh haenx nucat, goemq baujsenhmoz 10~15 faencung, hawj mbangjgiz naengnoh bienq raeuj、manh roxnaeuz humz daengj gikcoi ndei, daeuj demgya banhfap ywbingh, sukdinj seizgan ywbingh, hawj bingh cienj ndei, doiq ndangdaej miz gij goengyauq doeng naengnoh diuzleix dungxndaw、siu sa raeuj meg、hoengh lwed doeng meg、soeng nyinz sanq giet、vaq cwk dingz in.

2. Liuzcwngz

Yw cungj bingh neix, wnggai gaengawq gij naengzlig dingjsouh bouxbingh caeuq ywbingh aeu guh haenx daeuj diuzcingj, bingzciengz moix ngoenz roxnaeuz gek 1~2 ngoenz ywbingh baez ndeu, 10 baez dwg aen liuzcwngz ndeu.

【 Aenfap Bangbouj Ywbingh Gizyawz 】

(1) Aenfap Ywcuengh nyupsa ywbingh (Canghywcuengh naeuz bingh dwg daj sa daeuj, ndaej gaengawq bouxbingh fatbingh cingzgvang daeuj cazyawj roensa caiq nyupsa roxnaeuz gvetsa).

(2) Aeu gij yw leixnyinz demgya yaugoj haenx youq rog swiq gizbingh.

(3) Go'ngaih cit gingnyinz.

(4) Gingnyinz canghyw daengq: Son bouxbingh roxnaeuz vunzranz de rox gag guh baujgen, youq benq gingnyinz ndangnoh ndokaek sezguzgih、ndangnoh gwnz aek laj ndokgvaengzgiengz、hoz caeuq mbaq daengj guh fwngz leixnyinz genjdanh haenx, daeuj diuzcingj dungdai goengnaengz ndangdaej doxdaengh, gyavaiq ndangdaej fukcangq.

【 Binghlaeh Genj Gawj 】

Vangz moux, mehmbwk, 18 bi, roxnyinh conghhoz miz doxgaiq gaz daddaengz 2 bi. Vujgvanh goh genjcaz, aekdaeuq genjcaz, beicanh genjcaz daengj ndaej baizcawz gicizsing binghbienq. Yungh yw daeuj ywbingh, ywbingh yaugoj mbouj ndei, dauqcawq gouz yw, hoeng binghcingz lumj gaeuq. Ginggvaq bouxwnq gaisau daeuj gingnyinz goh ywbingh. Ginggvaq gingnyinz cienhangh fwngz saujmyauz genjcaz, fatyienh gij ndangnoh ndokaek sezguzgih ajgvangq, gihsuz ndawde miz gij binghcauq gingnyinz baenz naed; ndangnoh aek gwnz laj ndokgvaengzgiengz miz gij fanjying ndangnoh ndok gaenjcieng; henz gwnz ndokaek miz binghcauq gingnyinz naed iq. Yungh aenfap gingnyinz seiq lienz gejnyinz, doiq gij binghcauq gwnzneix gangj haenx dinghcauq yungh cim, siucauq gejgiet. Baeznduj ywbingh le bouxbingh roxnyinh conghhoz cwxcaih soenggej, lienzdaemh gek ngoenz ywbingh aen liuzcwngz ndeu, binghyiengh gejcawz. Gyaepcaz 2 bi, mbouj raen fukfat.

【 Roxyiuj Caeuq Yaenglwnh 】

　Bouxsij youq mwh haiguh gingnyinz ywbingh ndawde, fatyienh binghcauq gingnyinz dwg gij yienzaen baenz meizhwzgi fatbingh ciengzseiz raen haenx. Meizhwzgi nyinzsingq, cawzliux miz gij binghyiengh biujyienh bingzciengz meizhwzgi caixvaih, cujyau daegdiemj dwg binghyiengh yienh'ok lienzdaemh mizyouq, dwgliengz seiz binghyiengh gyanaek, hoeng mbouj yingjyangj gwn doxgaiq. Faenbied guh gij gingnyinz cienhangh fwngz saujmyauz genjcaz hoz、 aek、 dungx, ndaej caz daengz gij binghcauq yangzsing "nyinzgiet" .

Ciet Daihsam　Bingh'in Nyinzsingq

It. Sinzgingh Naj Mazmwnh (Najgyad)

【 Gyoebgangj Binghyiengh Gingnyinz 】

　Sinzgingh naj mazmwnh dwg cungj bingh fwtfat ndeu, ciengzseiz youq haetromh swiq naj riengx bak lwgda mbit、 buengzda duengqroengz、 naj mazmwnh daengj. Lai fat youq mbiengj naj ndeu, caeuq "bakmbit" Cunghyihyoz doxlumj, dwg seiqhenz sinzgingh naj mbiengj ndeu mazmwnh cauxbaenz binghbienq, caeuq najgyad cunghsuhsing mauhfung mbouj doengz. Mbangj bingh fatbingh gaxgonq youq ndaw rwz、vanzguz (yujduz) caeuq naj inget. Fatbingh le danghnaeuz mbouj gibseiz ywbingh, ndaej cauxbaenz binghlaeh menhsingq hoj yw ndei.

【 Cekgangj Gij Hamzeiq Gihci Gingnyinz 】

Gij bingh gingnyinz sauyangz deng saeklaengz, megloh saek mbouj doeng, gij lwedmeg gaenriengz nyinznoh caeuq sinzgingh deng nyinznoh gaenjcieng sousuk apbik cauxbaenz.

【 Gingnyinz Linzcangz Biujyienh 】

(1) Cujyau binghhyiengh: Bak mbit, da laep hai mbouj liux, buengzda mbiengj miz bingh haenx duengqroengz, yenjlez bienq gvangq, gij naj miz bingh haenx saetbae goengnaengz yindung, miengndaeng bienq feuz roxnaeuz siusaet, bongz gemj roxnaeuz riu seiz naj mbit, bak leg haep mbouj ndaej; aiq buenx miz gij binghhyiengh raemxda rih、naj bienq gaenj、mbiengj gyaeuj in、naetnaiq、gij nyaeuq gwnz najbyak siubae、da foeg daengj.

(2) Cujyau daejcwng: Youq gwnz giekdaej bingzciengz cazniemh daengj mizgven genjcaz, guh gingnyinz cienhangh fwngz saujmyauz genjcaz. Gij binghcauq nyinzgiet cujyau dwg youq giz baihlaj neix.

① Gungh miz 8 aen hezvei binghcauq gingnyinz coumeizgih hung iq caeuq henzsienq benq gingnyinz gvaengzda gaenriengz haenx; ② gij hezvei binghcauq gingnyinz nyinznoh najbyak、henz rwz、rwz、ndaeng gaenriengz; ③ gij hezvei binghcauq gingnyinz dizsangcunzgih、gyangyacunzgih gaenriengz haenx; ④ gij hezvei binghcauq gingnyinz bak lunzcazgih、gemjnaj、yaujgih、gyanggoujgozgih、wfugih baihlaeng dungx daengj nyinznoh gaenriengz haenx; ⑤ gij hezvei binghcauq gingnyinz laenghoz、mbaq baihlaeng daengj gaenriengz.

【 Gingnyinz Cienhangh Fwngz Saujmyauz Genjcaz 】

Yungh aenfap fwngz caz binghcauq gingnyinz, caz daengz gij binghcauq yangzsing biujyienh baenz nyinznoh lai gaenjcieng caemhcaiq giet ndongj baenz naed、 cocat, baenz ndaek lumj diuzlienh、 diuzsienq roxnaeuz baenz benq, naenxat seiz bouxbingh roxnyinh daengz naetraeng、 indot、 mazmwnh cienzdaz daengj.

【 Gingnyinz Siucauq Ywbingh 】

1. Ywbingh

Gvancez aen fazcwz ywbingh "aeu binghcauq guh hezvei", yungh gingnyinz seiq lienz gej nyinz daeuj ywbingh.

(1) Lienz daih'it, fwngz leixnyinz siucauq: Yungh aenfap angjfwngzgung、 fwngz gunggimz roxnaeuz lwgfwngz naenx, youq caz binghcauq gingnyinz doengzseiz doenggvaq aeu fwngz leixnyinz doiq gij binghcauq gingnyinz aen'gyaeuj gvaengzda、 najbyak、 laenghoz、 mbaq、 henz rwz、 rwz、 dizsangcunzgih、 gyangyacunzgih、 bak lunzcazgih、 naj、 yaujgih、 gyanggoujgozgih、 wfugih baihlaeng dungx, cobouh soenggej doxnem, cuengqsoeng nyinznoh.

(2) Lienz daihngeih, cim camx gingnyinz siucauq: Doiq gizdieg binghcauq gingnyinz caz daengz haenx yiemzgek siudoeg, cim camx geijlai laeg caeuq geijlai deih aeu habngamj, cim camx ndaej gaengawq gizdieg mbouj doengz yungh diuzcim gveihgwz mbouj doengz haenx. ① Benq binghcauq gingnyinz najbyak、 gvaengzda、 henz rwz、 rwz ndaej yungh cimsaeq gveihgwz dwg 0.18 mm×13 mm, fwngz naenx dingh cauq roxnaeuz naenxat dinghcauq; ② benq binghcauq gingnyinz aen'gyaeuj laenghoz、 dizsangcunzgih、 gyangyacunzgih、 bak lunzcazgih、 gemjnaj、 yaujgih、 gyanggoujgozgih、 wfugih baihlaeng dungx ndaej yungh cimsaeq gveihgwz dwg (0.25~0.3) mm×25 mm lwgfwngz naenx dingh cauq、 naenxat dingh cauq roxnaeuz nyoengxnaenx dingh cauq yungh cim; ③ benq binghcauq gingnyinz mbaq baihlaeng ndaej yungh cimsaeq gveihgwz dwg (0.25~0.3) mm×40 mm naenxat roxnaeuz nyoengxnaenx

dingh cauq yungh cim, senj bae diemj camx roxnaeuz congh ndeu lai diuz cim, bingzciengz mbouj louz cim, yawj binghcauq caeuq gij cingzgvang bouxbingh ndaej dingjsouh daeuj habliengh ywbingh.

(3) Lienz daihsam, gok gingnyinz: Cim camx siucauq le ndaej youq gizdieg ywbingh ndaej gok haenx yungh heiqgok roxnaeuz feizgok 5~10 faencung, hawj mbangjgiz bienq hoengz cung lwed, coicaenh doeng heiq lwed hoengh, ikleih binghcauq supsou siusanq caeuq cujciz coihfuk.

(4) Lienz daihseiq, ywhing oep gingnyinz: Lienz daihsam ywbingh dawz gok ok le yungh ywhing diuzboiq ndei haenx youq gizdieg ywbingh haenx nucat, goemq baujsenhmoz 10~15 faencung, hawj mbangjgiz naengnoh bienq raeuj、 manh roxnaeuz humz daengj gikcoi ndei, daeuj demgya banhfap ywbingh, sukdinj seizgan ywbingh, hawj bingh cienj ndei, doiq ndangdaej miz gij goengyauq doeng naengnoh diuzleix dungxndaw、 siu sa raeuj meg、 hoengh lwed doeng meg、 soeng nyinz sanq giet、 vaq cwk dingz in.

2. Liuzcwngz

Yw cungj bingh neix, wnggai gaengawq gij naengzlig dingjsouh bouxbingh caeuq ywbingh aeu guh haenx daeuj diuzcingj, bingzciengz moix ngoenz roxnaeuz gek 1~2 ngoenz ywbingh baez ndeu, 10 baez dwg aen liuzcwngz ndeu.

【 Aenfap Bangbouj Ywbingh Gizyawz 】

(1) Aenfap Ywcuengh nyupsa ywbingh (Canghywcuengh naeuz bingh dwg daj sa daeuj, ndaej gaengawq bouxbingh fatbingh cingzgvang daeuj cazyawj roensa caiq nyupsa roxnaeuz gvetsa).

(2) Aeu gij yw leixnyinz demgya yaugoj haenx youq rog swiq gizbingh.

(3) Go'ngaih cit gingnyinz.

(4) Gingnyinz canghyw daengq: Son bouxbingh roxnaeuz vunzranz de rox gag guh baujgen, youq benq gingnyinz najbyak、 gvaengzda、 henz rwz、 rwz、 laenghoz caeuq mbaq daengj guh fwngz leixnyinz genjdanh haenx, daeuj diuzcingj dungdai goengnaengz ndangdaej doxdaengh, gyavaiq ndangdaej

fukcangq.

【 Binghlaeh Genj Gawj 】

Cangh moux, bouxsai, 40 bi, baenz gij bingh sinzgingh naj mbiengjswix mazmwnh, baenzbingh bi ndeu, gaenq youq dangdieg moux yihyen ganghfuz goh guh gvaq cimcit, anmoh duihnaz caeuq gwn ywdoj daengj ywbingh, hoeng bingh nyangq, yaugoj mbouj ndei. Ginggvaq bouxbingh wnq gaisau cienj bae gingnyinz goh ywbingh, yenjlez baihswix bouxbingh bienq gvangq, da swix caeuq naj baihswix haemq foeg, mbouj ndaej nyaeuq bwnda, gij nyaeuq najbyak baihgvaz siubae, bongz naj seiz, naengbak gwnz laj haep mbouj ndaej, naj coh mbiengjgvaz mbit, mbaq hoz baihswix naetin mingzyienj. Ginggvaq gingnyinz cienhangh fwngz saujmyauz genjcaz fatyienh, fajnaj swix bouxbingh gietndongj, coumeizgih baihswix caeuq ndangnoh henz rwz baihswix mbe'gvangq, nyinznoh dujrwz baihswix naenx seiz inget mingzyienj; dizsangcunzgih、naj、yaujgih、wfugih daengj cungj yienh'ok gingnyinz binghcauq gietndaek. Yungh aenfap gingnyinz seiq lienz gejnyinz song baez le, aenda caeuq fajnaj baihswix siucawz foeggawh, bak mbit mingzyienj niujcingq, lienzdaemh ywbingh 2 aen liuzcwngz, lai cungj binghyiengh siucawz.

【 Roxyiuj Caeuq Yaenglwnh 】

Gij sinzgingh byai najbyak mazmwnh, youh heuhguh Bell si najgyad. Ndawde miz mbangj binghlaeh seiz gaenjgip ndaej doenggvaq fuengfap bingzciengz yw ndei, hoeng hix raen siujsoq binghlaeh nyangq, yungh banhfap bingzciengz ywbingh nanz ndaej siucawz. Daj gingnyinz fuengmienh daeuj yawj, de lumjbaenz dwg cungj bingh sauyangzgingh nyinzsingq, cawzliux sauyangzgingh, cawzliux gij binghyiengh naj biujyienh doedok caixvaih, gyaeuj hoz caeuq mbaq, cungj raen miz nyinzsingq binghbienq mingzyienj. Aenvih gingnyinz sauyangz deng saeklaengz, megloh haep mbouj doeng, gij lwedmeg caeuq sinzgingh gaenriengz nyinznoh deng nyinznoh gaenjcieng sousuk apbik. Vihneix soeng nyinz siucauq gej giet, cungj sawj gij meglwed caeuq sinzgingh nyinznoh ndaej fukcangq. Gingnyinz ywbingh saedcaet dwg gij fuengfap diuzcez ndangdaej "aeu doeng guh bouj", miz gij bingh hab'wngq gvangqlangh, gingnyinz ywbingh doiq gij binghlaeh sinzgingh naj mazmwnh menhsingq gipsingq miz yaugoj ywbingh yienhda, dwg gij fuengfap mizyauq linzcangz ndawde aen ndeu.

Ngeih. Sinzgingh Vaicanj Mazmwnh

【 Gyoebgangj Binghyiengh Gingnyinz 】

Sinzgingh vaicanj mazmwnh, dwg gij bingh lai fat gwnz linzcangz ciengzseiz raen. Miz canghyw nyinhnaeuz, sinzgingh vaicanj youq ndaw gyaeuj haemq raez, haemq yungzheih deng sonjsieng, cauxbaenz vaicizgih lwgda mazmwnh, okyienh gij yienhsiengq lwgda mazmwnh coh baihndaw comzyawj, vaicanj yindung deng hanhhaed, gwnz linzcangz mbiengj ndeu roxnaeuz song mbiengj cungj ndaej raen miz binghbienq. Cungj bingh neix dwg gij bingh maz ndaw Cunghyih. Cangh Gingjyoz naeuz: "Binghmaz, dwg haep, eiqsei dwg haepsaek." 《Lingzsuh · Binghmaz》naeuz: "Boux baenz binghmaz, itdingh aeu sien yawj roek diuz megloh de, yawj haw saed, dwg lwed ndaw megloh giet mbouj doeng, aenvih ndang haw meg loemqhoengq cix diuzleix, oepndat hawj de doengrat." Daj neix ndaej rox, sinzgingh vaicanj mazmwnh ndaej yungh gij fuengfap diuzleix、oep、cienjyinx、camx daengj ywbingh, hawj roenloh deudoeng, hawsaed diuzhuz, yaemyiengz doxdaengh, doeklaeng yw ndei.

【 Cekgangj Gij Hamzeiq Gihci Gingnyinz 】

Binghcauq gingnyinz sousuk, gingnyinz saeklaengz caeuq heiqlwed cwk, cauxbaenz nyinznoh lwgda mbouj ndaej ciengx, gij goengnaengz nyinz ietsuk deng gazngaih, dwg vaicizgih mazmwnh cigciep biujyienh; linghvaih, lij yaek cauxbaenz ngveihda coh baihndaw comzyawj, vaicanj yindung deng hanhhaed.

【 Gingnyinz Linzcangz Biujyienh 】

(1) Cujyau binghyiengh: Henz ngveihda coh baihndaw comzyawj, coh baihrog yindung gazngaih, song henz ngveihda coh gingnyinz baihrog

doengzseiz fatseng binghbienq seiz, song aen ngveihda cungj ndaej coh baihndaw comzyawj, vahsug heuhguh "dalengq". Dandan dwg sinzgingh baihrog lwgda mazmwnh, dan dwg ngveihda yindung gazngaih guhcawj, mbangj binghlaeh buenx miz gij binghyiengh yawj mbouj cingcuj, song ngaeuz, gij yienghceij ngveihda bingzciengz mbouj okyienh gaijbienq daegbied. Aenvih ngveihda coh baihndaw cimyawj maenhdingh, gij vaigungjmoz ngveihda baihhenz (vahsug heuhguh mueghau) doedok mingzyienj, ndigah ndawbiengz youh heuhguh "binghdahau".

(2) Cujyau daejcwng: Youq gwnz giekdaej bingzciengz cazniemh daengj mizgven genjcaz, guh gingnyinz cienhangh fwngz saujmyauz genjcaz. Binghcauq nyinzgiet cujyau dwg youq giz baihlaj neix.

① 8 aen hezvei binghcauq gingnyinz benq gingnyinz aen'gyaeuj gvaengzda; ② gij hezvei binghcauq gingnyinz najbyak; ③ gij hezvei binghcauq gingnyinz laenghoz、mbaq; ④ gij hezvei binghcauq gingnyinz henz rwz、rwz.

【Gingnyinz Cienhangh Fwngz Saujmyauz Genjcaz】

Yungh aenfap fwngz caz binghcauq gingnyinz, caz daengz gij binghcauq yangzsing biujyienh baenz nyinznoh lai gaenjcieng caemhcaiq giet ndongj baenz naed、cocat、baenz ndaek lumj diuzlienh、diuzsienq roxnaeuz baenz benq, naenxat seiz bouxbingh roxnyinh daengz naetraeng、indot、mazmwnh cienzdaz daengj.

【Gingnyinz Siucauq Ywbingh】

1. Ywbingh

Gvancez aen fazcwz ywbingh "aeu binghcauq guh hezvei", yungh gingnyinz seiq lienz gej nyinz daeuj ywbingh.

(1) Lienz daih'it, fwngz leixnyinz siucauq: Yungh aenfap angjfwngzgung、fwngz gunggimz roxnaeuz lwgfwngz naenx, youq caz binghcauq gingnyinz doengzseiz doenggvaq aeu fwngz leixnyinz doiq gij binghcauq gingnyinz benq gingnyinz gvaengzda、najbyak、laenghoz、mbaq、henz rwz、rwz daengj, cobouh soenggej doxnem, cuengqsoeng nyinznoh.

(2) Lienz daihngeih, cim camx gingnyinz siucauq: Doiq gizdieg binghcauq gingnyinz caz daengz haenx yiemzgek siudoeg, cim camx geijlai laeg caeuq geijlai deih aeu habngamj, cim camx ndaej gaengawq gizdieg mbouj doengz yungh diuzcim gveihgwz mbouj doengz haenx. ① Benq binghcauq gingnyinz najbyak、gvaengzda、henz rwz、rwz ndaej yungh cimsaeq gveihgwz dwg 0.18 mm×13 mm, fwngz naenx dingh cauq roxnaeuz naenxat dingh cauq yungh cim; ② benq binghcauq gingnyinz laenghoz、mbaq ndaej yungh cimsaeq gveihgwz dwg (0.25~0.3) mm×25 mm, lwgfwngz naenx dingh cauq、naenxat dingh cauq roxnaeuz nyoengxnaenx dingh cauq yungh cim, senj bae diemj camx roxnaeuz congh ndeu lai diuz cim, bingzciengz mbouj louz cim, yawj binghcauq caeuq gij cingzgvang bouxbingh ndaej dingjsouh daeuj habliengh ywbingh.

(3) Lienz daihsam, gok gingnyinz: Cim camx siucauq le ndaej youq gizdieg ywbingh ndaej gok haenx yungh heiqgok roxnaeuz feizgok 5~10 faencung, hawj mbangjgiz bienq hoengz cung lwed, coicaenh doeng heiq lwed hoengh, ikleih binghcauq supsou siusanq caeuq cujciz coihfuk.

(4) Lienz daihseiq, ywhing oep gingnyinz: Lienz daihsam ywbingh dawz gok ok le yungh ywhing diuzboiq ndei haenx youq gizdieg ywbingh haenx nucat, goemq baujsenhmoz 10~15 faencung, hawj mbangjgiz naengnoh bienq raeuj、manh roxnaeuz humz daengj gikcoi ndei, daeuj demgya banhfap ywbingh, sukdinj seizgan ywbingh, hawj bingh cienj ndei, doiq ndangdaej miz gij goengyauq doeng naengnoh diuzleix dungxndaw、siu sa raeuj meg、hoengh lwed doeng meg、soeng nyinz sanq giet、vaq cwk dingz in.

2. Liuzcwngz

Yw cungj bingh neix, wnggai gaengawq gij naengzlig dingjsouh bouxbingh caeuq ywbingh aeu guh haenx daeuj diuzcingj, bingzciengz moix ngoenz roxnaeuz gek 1~2 ngoenz ywbingh baez ndeu, 10 baez dwg aen liuzcwngz ndeu.

【Aenfap Bangbouj Ywbingh Gizyawz 】

(1) Aenfap Ywcuengh nyupsa ywbingh (Canghywcuengh naeuz bingh dwg

daj sa daeuj, ndaej gaengawq bouxbingh fatbingh cingzgvang daeuj cazyawj roensa caiq nyupsa roxnaeuz gvetsa).

(2) Aeu gij yw leixnyinz demgya yaugoj haenx youq rog swiq gizbingh.

(3) Go'ngaih cit gingnyinz.

(4) Gingnyinz canghyw daengq: Son bouxbingh roxnaeuz vunzranz de rox gag guh baujgen, youq benq gingnyinz najbyak、gvaengzda、henz rwz、rwz、laenghoz caeuq mbaq daengj guh fwngz leixnyinz genjdanh haenx, daeuj diuzcingj dungdai goengnaengz ndangdaej doxdaengh, gyavaiq ndangdaej fukcangq.

【 Binghlaeh Genj Gawj 】

Cangh moux, bouxsai, aenvih cihux uk dengsieng cix ngunhmaez, yw ndei le binghlaeng sinzgingh vaicanj lwgda baihswix mazmwnh ngveihda coh baihndaw comzyawj, gaenq dauqcawq gouzyw, hoeng yaugoj mbouj ndei, binghcingz lienzdaemh 8 ndwen lai. Ciepsouh gingnyinz ywbingh, ywbingh aen liuzcwngz ndeu, binghcingz bienq ndei, da swix cienqdoengh cingqciengz, gij yienhsiengq yawjraen song ngaeuz siubae.

Cinz Dazvwnz, bouxsai, 4 bi, doekseng doxdaeuj song ngveihda coh baihndaw comzyawj baenz "dalengq", ginggvaq dauqcawq ywbingh, binghcingz lumj gaeuq. Yungh gingnyinz ywbingh yw song aen lwgda, ginggvaq 2 aen liuzcwngz, gij bingh song da mazmwnh yawj coh ndaw ndaej niujcingq, song da coh lai aen fuengyiengq cienqdoengh gig swhyienz.

【 Roxyiuj Caeuq Yaenglwnh 】

Gij binghlaeh sinzgingh vaicanj mazmwnh mbaeu, lwgda coh baihrog yindung dandan dwg deng hanhhaed mbaeu; gij binghlaeh cungdoh, ngveihda miz bingh de cij daengz lwgda suggyang; gij binghlaeh naek, ngveihda miz bingh haenx saetbae goengnaengz cienqdoengh. Binghcauq cujyau faenbouh youq gvaengzda baihndaw gak gwnz、henz gvaengzda baihgwnz、byai gvaengzda, sienq gingnyinz hengzbae gizsatbyai youq muzsangvangj byai bwnda gingnyinz cuzdangyangz caeuq muzyavangj baihrog yenjlez gizgumz gingnyinz cuzdaiyangz, gij yienghsiengq binghcauq cujyau dwg baenz naed, hix raen miz gij binghcauq baenz benq caeuq binghcauq baenz diuzsienq. Aenfap gingnyinz seiq lienz gejnyinz doiq sinzgingh vaicanj mazmwnh yaugoj yienhda, doiq cihux uk deng siengrog、gij bingh uk foeg guh soujsuz gvaqlaeng caeuq sengcingz lwgda lengq coh baihndaw yaugoj haemq ndei.

Sam. Doekswiz

【Gyoebgangj Binghyiengh Gingnyinz】

Doekswiz youh heuhguh loengswiz, seizdoeng、seizcin lai raen, ciengzseiz raen fatbingh ginggvaq dwg haeujninz gaxgonq mbouj miz gijmaz yienghsiengq, hwnqmbonq le cix roxnyinh aenhoz roxnaeuz baihlaeng inget mingzyienj, aenhoz hozdung deng hanhhaed.

【Cekgangj Gij Hamzeiq Gihci Gingnyinz】

Cujyau yienzaen baenz bingh: ① Lumjbaenz ciengzgeiz gyanghwnz ninz mbouj ndei, gyaeujhoz bien yiengq mbiengj ndeu nanz lai; roxnaeuz aenvih ninz seiz swiz sang mbouj habngamj, sang lai、daemq lai roxnaeuz ndongj lai, cauxbaenz nyinz gyaeuj hoz deng iet roxnaeuz ut gvaqbouh, cungj ndaej yinxhwnj gij nyinznoh mbiengj hoz mbaq ndeu gaenjcieng, sawj gij gvanhcez iq ndokhoz baenqniuj, seizgan haemq nanz ndaej mizok gingnyinz dengsieng binghbienq, binghcauq cwkdimz, sawj gingnyinz dengsieng haenx gengndongj mbouj huz、heiqlwed yinh bae mbouj swnh、mbangjgiz inget mbouj cwxcaih、yindung mingzyienj deng hanhhaed daengj. ② Deng rumznit, lumjbaenz ninz seiz, seizhwngq dam liengz, cauxbaenz heiqlwed aenhoz baihlaeng cwkyouq、nyinz meg maz saek、cauxbaenz gyaengjndongj inget, niujcienq mbouj bienh. ③ Boux soqlaiz miz bingh ndokhoz daengj gingnyinz mbaq dengsieng, loq roxnyinh dwgliengz roxnaeuz ninz mbouj ndei, hix aiq yinxfat cungj bingh neix, engqlij aiq fanfoek doekswiz.

【 Gingnyinz Linzcangz Biujyienh 】

(1) Cujyau binghyiengh: Bingzciengz biujyienh baenz hwnqmbonq le baihlaeng hoz、 baihlaeng inget mbouj cwxcaih, cienqndang mbouj lingzvued, dingzlai dwg mbiengj ndeu in, roxnaeuz miz boux song mbiengj cungj in. Aenvih ndangdaej daj ninz bingz gaijbaenz ndwn soh, gij rengz gyoengq gingnyinz hoz fatseng gaijbienq, ndaej yinxhwnj bengrag gyanaek, engqlij nangqdaengz mbaq caeuq aek baihlaeng, binghcingz naekmbaeu mbouj doxdoengz, saekseiz buenx miz daengx ndang naetnaiq roxnaeuz loq fatndat.

(2) Cujyau daejcwng: Youq gwnz giekdaej bingzciengz cazniemh daengj mizgven genjcaz, guh gingnyinz cienhangh fwngz saujmyauz genjcaz. Binghcauq nyinzgiet cujyau dwg youq giz baihlaj neix.

① Gij hezvei binghcauq gingnyinz ndangnoh laenggyaeuj benq gingnyinz laenggyaeuj; ② gij hezvei binghcauq gingnyinz itsienq、 ngeihsienq、 samsienq benq gingnyinz aenhoz; ③ gij diemj binghcauq gingnyinz ndokleq dizgih ndokhoz daihngeih daengz daihseiq hwngzcizduz gaenriengz caeuq gij hezvei binghcauq gingnyinz ndokleq gak gwnz baihndaw gaenriengz; ④ gij hezvei binghcauq gingnyinz itsienq、 ngeihsienq、 samsienq benq gingnyinz mbaq; ⑤ gij hezvei binghcauq gingnyinz youq hoz、 mbaq、 baihlaeng, gij sezfanghgih baenz lingzhingz faenbouh gaenriengz haenx.

【 Gingnyinz Cienhangh Fwngz Saujmyauz Genjcaz 】

Yungh aenfap fwngz caz binghcauq gingnyinz, caz daengz gij binghcauq yangzsing biujyienh baenz nyinznoh lai gaenjcieng caemhcaiq giet ndongj baenz naed、 cocat、 baenz ndaek lumj diuzlienh、 diuzsienq roxnaeuz baenz benq, naenxat seiz bouxbingh roxnyinh daengz naetraeng、 indot、 mazmwnh cienzdaz daengj.

【 Gingnyinz Siucauq Ywbingh 】

1. Ywbingh

Gvancez aen fazcwz ywbingh "aeu binghcauq guh hezvei", yungh gingnyinz seiq lienz gej nyinz daeuj ywbingh.

(1) Lienz daih'it, fwngz leixnyinz siucauq: Yungh aenfap angjfwngzgung、fwngz gunggimz roxnaeuz lwgfwngz naenx, youq caz binghcauq gingnyinz, doengzseiz doenggvaq aeu fwngz leixnyinz doiq gij binghcauq gingnyinz laenghoz、mbaq baihlaeng、ndokleq dizgih、sezfanghgih daengj gaenriengz, cobouh soenggej doxnem, cuengqsoeng nyinznoh.

(2) Lienz daihngeih, cim camx gingnyinz siucauq: Doiq gizdieg binghcauq gingnyinz caz daengz haenx yiemzgek siudoeg, cim camx geijlai laeg caeuq geijlai deih aeu habngamj, cim camx ndaej gaengawq gizdieg mbouj doengz yungh diuzcim gveihgwz mbouj doengz haenx. ① Benq binghcauq gingnyinz laenghoz daengj gaenriengz ndaej yungh cimsaeq gveihgwz dwg (0.25~0.3) mm×25 mm, fwngz naenx dingh cauq yungh cim; ② benq binghcauq gingnyinz mbaq baihlaeng、sezfanghgih daengj gaenriengz ndaej yungh cimsaeq gveihgwz dwg (0.25~0.3) mm×40 mm mbaengq gaem daez nyaenj dingh cauq yungh cim, yungh gij fuengfap cinginh faen camx、mbaeu diemj camx meg、faen duenh siucauq、lwnz camx liz nyinz daengj cim camx siucauq gej giet, bingzciengz mbouj louz cim, yawj binghcauq caeuq gij cingzgvang bouxbingh ndaej dingjsouh daeuj habliengh ywbingh.

(3) Lienz daihsam, gok gingnyinz: Cim camx siucauq le ndaej youq gizdieg ywbingh ndaej gok haenx yungh heiqgok roxnaeuz feizgok 5~10 faencung, hawj mbangjgiz bienq hoengz cung lwed, coicaenh doeng heiq lwed hoengh, ikleih binghcauq supsou siusanq caeuq cujciz coihfuk.

(4) Lienz daihseiq, ywhing oep gingnyinz: Lienz daihsam ywbingh dawz gok ok le yungh ywhing diuzboiq ndei haenx youq gizdieg ywbingh haenx nucat, goemq baujsenhmoz 10~15 faencung, hawj mbangjgiz naengnoh bienq raeuj、manh roxnaeuz humz daengj gikcoi ndei, daeuj demgya banhfap ywbingh, sukdinj seizgan ywbingh, hawj bingh cienj ndei, doiq ndangdaej miz gij goengyauq doeng naengnoh diuzleix dungxndaw、siu sa raeuj meg、hoengh lwed doeng meg、soeng nyinz sanq giet、vaq cwk dingz in.

298

2. Liuzcwngz

Yw cungj bingh neix, wnggai gaengawq gij naengzlig dingjsouh bouxbingh caeuq ywbingh aeu guh haenx daeuj diuzcingj, bingzciengz moix ngoenz roxnaeuz gek 1~2 ngoenz ywbingh baez ndeu, ywbingh 2~5 baez cix ndei, mizmbangj binghlaeh ywbingh baez ndeu cix ndei.

【 Aenfap Bangbouj Ywbingh Gizyawz 】

(1) Aenfap Ywcuengh nyupsa ywbingh (Canghywcuengh naeuz bingh dwg daj sa daeuj, ndaej gaengawq bouxbingh fatbingh cingzgvang daeuj cazyawj roensa caiq nyupsa roxnaeuz gvetsa).

(2) Aeu gij yw leixnyinz demgya yaugoj haenx youq rog swiq gizbingh.

(3) Go'ngaih cit gingnyinz.

(4) Gingnyinz canghyw daengq: Son bouxbingh roxnaeuz vunzranz de rox gag guh baujgen, youq benq gingnyinz laenghoz caeuq mbaq daengj guh fwngz leixnyinz genjdanh haenx, daeuj diuzcingj dungdai goengnaengz ndangdaej doxdaengh, gyavaiq ndangdaej fukcangq.

【 Binghlaeh Genj Gawj 】

Huz moux, bouxsai, 43 bi, hoz baihgvaz fanfoek indot, youq dangdieg si yihyen ywbingh geizgan, guh CT genjcaz, fatyienh hoz daihhaj daengz daihcaet ndokhoz demmaj, youq yihyen ywbingh ndwen lai, gaenq yungh fuengfap cim yw caeuq denliuz daengj ywbingh, binghcingz mbouj ndaej gejrungq mingzyienj. Bouxbingh ngoenz ndeu banhaet hwnqmbonq le fatyienh aenhoz baenqcienj mbouj bienh, youz aen gohsiz yawjbingh gaisau daengz gingnyinz goh ywbingh. Gij nyinznoh baihgvaz caengzlaeg bouxbingh gyaengjgaenj, gij gyaeujgyazgih baihgvaz caeuq hoz cuicangzgih gietndongj yienhda, binghbienq nangqdaengz ndangnoh gwnz mbaq baihgvaz daengj. Yungh aenfap gingnyinz seiq lienz gejnyinz ywbingh baez ndeu, binghcingz gejrungq, caiq laebdaeb gyamaenh ywbingh 5 baez, yaugoj mingzyienj. Gyaepcaz geizgyae yaugoj ywbingh, bi buenq mbouj raen fukfat.

【 Roxyiuj Caeuq Yaenglwnh 】

Linzcangz gaengawq binghcingz naekmbaeu, ndaej dawz doekswiz faen baenz yiengh gughanh caeuq yiengh gvangqlangh. Yiengh gughanh, ngamq youq caengz feuz hoz mbaq, caz daengz mbangjgiz naengnoh gyaengjgaenj roxnaeuz binghcauq gingnyinz lumj diuzlienh saeq, naenx seiz inget, hoeng aeu aenfap fwngz leixnyinz roxnaeuz nyaenj yw seiz roxnyinh cwxcaih. Gij binghlaeh yiengh gvangqlangh, gij fanveiz binghbienq haemq gvangq, ndaej nangqdaengz caengz nyinznoh feuz、 laeg mbiengj hozmbaq, mizok nangqdaengz mbiengj hoz ndeu indot, cauxbaenz gij binghyiengh biujyienh sauyangzgingh nyinzsingq. Gij binghlaeh yiengh gvangqlangh, cawzliux haeujsim bouxbingh bingzciengz gihbwnj suciz、 dwg mbouj dwg gyoeb miz gij binghsij ndokhoz demmaj caeuq guhhong naetsieng, lij aeu haeujsim bouxbingh gaenhgeiz heuj、 nohheuj miz mbouj miz binghbienq. Liujgaij cingjdaej cingzgvang bouxbingh, doiq yw cungj bingh neix miz saedsaeh yiyi. Gingnyinz cienhangh fwngz saujyauz genjcaz muzdiz dwg cazmingz binghcauq gingnyinz faenbouh youq gizlawz, gij gvanhaeh yienzfat binghcauq caeuq ciepfat nangqdaengz binghcauq, aeundaej dinghvih cinjdeng, yawhbienh "aeu binghcauq guh hezvei" ywbingh. Cigndaej giengzdiuh dwg, cazcauq seiz, hab faenbied youq binghcauq gingnyinz caengzfeuz、 caengzlaeg guh genjcaz. Haujlai binghcauq bouxbingh doekswiz yiengh gughanh youq sezfanghgih caengzfeuz, sezfanghgih youq hoz、 mbaq、 baihlaeng, baenz lingzhingz faenbouh, youq caengzfeuz, yungzheih deng rumz caeuq nit ciemqhaeuj, dwg gij gingnyinz doekswix yiengh gughanh deng sonjhaih ceiq ciengzseiz raen, gij binghcauq de dingzlai dwg baenz diuzlienh saeq. Caz mingz binghcauq, gvancez gij fazcwz ywbingh "aeu binghcauq guh hezvei" daeuj dinghcauq yungh cim, camx yw cig daengz giz bingh, bingzciengz dwg ywbingh baez ndeu, binghyiengh gemjmbaeu mingzyienj, mbaet seizgan guh ndaej ngaih. Gij binghlaeh yiengh gvangqlangh, gij yienzaen dingzlai binghlaeh haemq fukcab, ciengzseiz dwg caengzfeuz、 caengzlaeg song caengz gingnyinz sonjsieng caez lixyouq, hab faen cingcuj cwngzsw, caz cingcuj dinghvih binghcauq, caiq ywbingh.

Seiq. Binghhozngeng

【 Gyoebgangj Binghyiengh Gingnyinz 】

Binghhozngeng, dwg ceij gij bingh mbiengj ndokgvaengzgiengz yujduzgih sousuk roxnaeuz ndokhoz sengmaj mbouj cingqciengz, cauxbaenz aen'gyaeuj ngeng coh mbiengj ndeu, lwgnding lwgnomj lai baenz cungj bingh neix.

【 Cekgangj Gij Hamzeiq Gihci Gingnyinz 】

Cungj bingh neix gij yienzaen yozsoz de miz haujlai, hoeng dingzlai baeyiengq aen yozsoz dengsieng. Bouxbingh youq gwnz linzcangz raen haenx, dingzlai miz youq ndawdungx mbouj cingq、 senglwg dengsieng、 senglwg aen'gyaeuj mbouj cingq、 hoj seng yinjcanj daengj, aiq ndaej cauxbaenz mbiengj ndokgvaengzgiengz yujduzgih ndeu dengsieng roxnaeuz lwed lae camhseiz dingzcwk、 sailwed deng saek daengj, cauxbaenz lwgndawdungx doekseng le aenhoz lwed cwk, ndangnoh foeggawh, senhveiz sibauh aekyujduzgih demlai caeuq noh senhveiz bienqsingq, doeklaeng bienqbaenz gezdi cujciz baenz diuzlienh sousuk gietndongj, cauxbaenz binghhozngeng.

【 Gingnyinz Linzcangz Biujyienh 】

(1) Cujyau binghyiengh: ① Lwgnding doekseng le ndaej fatyienh aen'gyaeuj bouxbingh coh mbiengj miz bingh de ngeng, naj coh mbiengj cangqheiq de cienq, lajhangz vix coh mbiengj mbaq cangqheiq; ② bingzciengz youq doekseng le roxnaeuz doekseng 2 aen singhgiz dauqndaw ndaej fatyienh aenhoz miz gaiqfoeg nyinzsingq baenz lingzhingz, naenx mbouj in, bingzciengz youq 1~2 ndwen dabdaengz ceiq hung, gvaqlaeng menhmenh sukiq daengz cienzbouh siubae, cungj bouxbingh neix ndawde miz mbangj gaiqfoeg mbouj siubae caemhcaiq mizok nyinznoh bienqbaenz senhveiz roxnaeuz sousuk yinxhwnj hoz ngeng mbouj cingqciengz; ③ binghhozngeng sengcingz baenz

danghnaeuz geizcaeux mbouj ndaej yw ndei, 2 bi le couh okyienh fajnaj mbouj cingqciengz.

(2) Cujyau daejcwng: Youq gwnz giekdaej bingzciengz cazniemh daengj mizgven genjcaz, guh gingnyinz cienhangh fwngz saujmyauz genjcaz. Gij binghcauq nyinz giet cujyau dwg youq giz baihlaj neix.

① Gij hezvei binghcauq gingnyinz ndokgvaengzgiengz yujduzgih duenhgyang duenhlaj; ② gij hezvei binghcauq gingnyinz gingnyinz laenghoz gaenriengz; ③ gij hezvei binghcauq gingnyinz gwnz mbaq、laj ndokleq caeuq henzaek gaenriengz; ④ gij hezvei binghcauq gingnyinz senhveizsuz ndangnoh baihrog duenh hoz sezfanghgih gaenriengz; ⑤ gij hezvei binghcauq gingnyinz ndokleq dizgih gaenriengz.

【 Gingnyinz Cienhangh Fwngz Saujmyauz Genjcaz 】

Yungh aenfap fwngz caz binghcauq gingnyinz, caz daengz gij binghcauq yangzsing biujyienh baenz nyinznoh lai gaenjcieng caemhcaiq giet ndongj baenz naed、cocat、baenz ndaek lumj diuzlienh、diuzsienq roxnaeuz baenz benq, naenxat seiz bouxbingh roxnyinh daengz naetraeng、indot、mazmwnh cienzdaz daengj.

【 Gingnyinz Siucauq Ywbingh 】

1. Ywbingh

Gvancez aen fazcwz ywbingh "aeu binghcauq guh hezvei", yungh gingnyinz seiq lienz gej nyinz daeuj ywbingh.

(1) Lienz daih'it, fwngz leixnyinz siucauq: Yungh aenfap angjfwngzgung、fwngz gunggimz roxnaeuz lwgfwngz naenx, youq caz binghcauq gingnyinz、doengzseiz doenggvaq aeu fwngz leixnyinz doiq gij binghcauq gingnyinz laenghoz、ndokgvaengzgiengz yujduzgih、mbaq baihlaeng、ndokleq dizgih、sezfanghgih daengj gaenriengz, cobouh soenggej doxnem, cuengqsoeng nyinznoh.

(2) Lienz daihngeih, cim camx gingnyinz siucauq: Doiq gizdieg binghcauq gingnyinz caz daengz haenx yiemzgek siudoeg, cim camx geijlai laeg caeuq

geijlai deih aeu habngamj, cim camx ndaej gaengawq gizdieg mbouj doengz yungh diuzcim gveihgwz mbouj doengz haenx. ① Benq binghcauq gingnyinz laenghoz、ndokleq dizgih daengj gaenriengz ndaej yungh cimsaeq gveihgwz dwg (0.25~0.3) mm×25 mm, naenxat dingh cauq yungh cim; ②benq binghcauq gingnyinz mbaq baihlaeng、sezfanghgih daengj gaenriengz ndaej yungh cimsaeq gveihgwz dwg (0.25~0.3) mm×40 mm mbaengq gaem daez nyaenj dingh cauq yungh cim, yungh cinginh faen camx、mbaeu diemj camx meg、faen duenh siucauq、lwnz camx liz nyinz daengj fuengfap cim camx siucauq gej giet, bingzciengz mbouj louz cim, yawj binghcauq caeuq gij cingzgvang bouxbingh ndaej dingjsouh daeuj habliengh ywbingh.

(3) Lienz daihsam, gok gingnyinz: Cim camx siucauq le ndaej youq gizdieg ywbingh ndaej gok haenx yungh heiqgok roxnaeuz feizgok 5~10 faencung, hawj mbangjgiz bienq hoengz cung lwed, coicaenh doeng heiq lwed hoengh, ikleih binghcauq supsou siusanq caeuq cujciz coihfuk.

(4) Lienz daihseiq, ywhing oep gingnyinz: Lienz daihsam ywbingh dawz gok ok le yungh ywhing diuzboiq ndei haenx youq gizdieg ywbingh haenx nucat, goemq baujsenhmoz 10~15 faencung, hawj mbangjgiz naengnoh bienq raeuj、manh roxnaeuz humz daengj gikcoi ndei, daeuj demgya banhfap ywbingh, sukdinj seizgan ywbingh, hawj bingh cienj ndei, doiq ndangdaej miz gij goengyauq doeng naengnoh diuzleix dungxndaw、siu sa raeuj meg、hoengh lwed doeng meg、soeng nyinz sanq giet、vaq cwk dingz in.

2. Liuzcwngz

Yw cungj bingh neix, wnggai gaengawq gij naengzlig dingjsouh bouxbingh caeuq ywbingh aeu guh haenx daeuj diuzcingj, bingzciengz moix ngoenz roxnaeuz gek 1~2 ngoenz ywbingh baez ndeu, cib baez dwg aen liuzcwngz ndeu.

【Aenfap Bangbouj Ywbingh Gizyawz】

Gingnyinz canghyw daengq: Son vunzranz bouxbingh rox youq benq gingnyinz laenghoz caeuq mbaq daengj guh fwngz leixnyinz genjdanh, daeuj diuzcingj dungdai goengnaengz ndangdaej doxdaengh, gyavaiq ndangdaej fukcangq.

【 Binghlaeh Genj Gawj 】

Vangz moux, bouxsai, 9 bi. Mwh doekseng deng gazsaek, 9 bi neix daeuj hoz coh baihswix ngenglaemx, mbaq baihswix sang, diuzgen baihswix ut haeujndaw gvaqbouh. Hoz ngeng coh baihgvaz, gyaeuj ngeng coh baihswix, ca mbouj lai caeuq mbaq doxbingz, mbouj ndaej ngiengxgyaeuj enjaek, guh X gvangh、CT genjcaz, mbouj raen ndok binghleix gaijbienq, gaenq dauqcawq gouzyw, yaugoj mbouj mingzyienj. Ginggvaq gingnyinz cienhangh fwngz saujmyauz genjcaz, fatyienh bouxbingh ndokgvaengzgiengz yujduzgih baihswix miz binghcauq gingnyinz dwg lingzhingz gietndongj, bengrag caeuq naenxat indot mingzyienj; hoz baihswix sezfanghgih cenzsuz, miz binghcauq gingnyinz diuzlienh gietndongj; gwnz mbaq baihswix caengzlaeg, miz binghcauq gingnyinz gietndongj lumj diuzlienh, laj ndokleq miz binghcauq gingnyinz baenzndaek gietndongj; gij nyinznoh hoz caengzfeuz, caengzlaeg gaenjcieng cingzdoh mbouj doengz. Yungh aenfap gingnyinz seiq lienz gejnyinz ywbingh 2 baez, bouxbingh ndaej enjaek ngiengx hoz, gyaeuj hoz ngeng ndaej gaijndei haujlai, ginggvaq 3 aen liuzcwngz ywbingh aeundaej yaugoj habhoz.

【 Roxyiuj Caeuq Yaenglwnh 】

Binghhozngeng cujyau binghyiengh yawj binghcingz naek mbaeu cix mbouj doxdoengz. Gij binghlaeh mbaeu haenx, bingzciengz dandan biujyienh baenz nyinznoh hoz gyaengjndongj, maij guh gij dungcoz ngauz hoz mbouj dinghgeiz, daeuj demgya nyinznoh aenhoz cwxcaih, ciengzseiz youq dwgliengz、baegnaet daengj cingzgvang lajde, hoz mbouj cwxcaih gyanaek, soengndang、oepndat caeuq demgiengz aenhoz hozdung, roxnyinh cwxcaih mingzyienj. Aenhoz mizseiz loq ngeng, ngeng coh mbiengj miz bingh haenx. Bouxbingh naek haenx, gyaeuj caeuq hoz coh mbiengj miz bingh haenx ngeng mingzyienj, mbouj ndaej gag niujcingq gizdieg hoz ngeng, giengzbik niujcingq hoz ngeng seiz, aenhoz inget. Boux baenz bingh hoz ngeng gig haenq haenx, hoz coh mbiengj miz bingh haenx ngenglaemx, gij fanveiz binghbienq nangqdaengz gij nyinznoh laenghoz、gwnz mbaq、laj ndokleq caeuq henzaek, bouxbingh aenhoz baenqcienq haemq hojnanz, aenhoz inget, hozdung seiz inget gyahaenq, diuzgen mbiengj miz bingh haenx deng yienlienz, song aen mbaq sang daemq mbouj doxdaengh. Lwgnyez ngawz hozngeng, caeuq aen'uk sonjsieng gvanhaeh maedcaed, gyaeuj hoz coh mbiengj miz bingh haenx ngenglaemx, ngiengx gyaeuj ngiengx hoz gannanz, simcingz gaenjcieng roxnaeuz ndwn seiz mbiengj miz bingh haenx diuz gen mbouj cingqciengz.

Haj. Genhcouhyenz

【 Gyoebgangj Binghcauq Gingnyinz 】

Genhcouhyenz genjheuh seiqhenz gvanhcez mbaq fatyienz, bingzciengz fat bingh nienzgeij gihbwnj dwg youq 50 bi baedauq, youh heuhguh 50 mbaq roxnaeuz rumz laeuh mbaq, dwg gij bingh ciengzseiz raen cujyau daegcwng dwg mbaq indot caeuq yindung gazngaih, dingzlai dwg raen gingnyinz mbaq hoz naetsieng、mbaq niujsieng、gij binghsij daemj sieng haenx roxnaeuz aenvih mbaq ciengzseiz deng liengz haenx.

【 Cekgangj Gij Hamzeiq Gihci Gingnyinz 】

Baenz genhcouhyenz caeuq gij daegdiemj swnghlij gezgou gingnyinz dem mbaq hoz hozdung gvanhaeh maedcaed. Gij gingnyinz mbaq hoz, cungj youz gij ginghsen daj lwgfwngz hengz hwnj gwnz bae gyoebbaenz. Ndawde, gingnyinz fwngzsamyaem hengz bae daengz lajeiq le, faenbouh youq aek caeuq ndokgvaengzgiengz; gingnyinz fwngzsamyiengz hamj gvaq mbaq hoz, coh gwnzgyaeuj hengz bae, dingz youq mienh gyaeuj; gingnyinz fwngzyangzmingz daj gwnz mbaq faen okdaeuj le, coh gingnyinz baihlaeng duenh'aek hengzbae dingz youq ndokaek ndoksaen. Gij baeyiengq gingnyinz gwnzneix gangj haenx caeuq faenbouh daegsingq gangjmingz gij gezgou mbaq hoz baugvat hoz daengz gyoengqsienqlig angjfwngz lwgfwngz、hoz aek baihlaeng samgak ligsienq caeuq gvanhcez mbaq doxcomz ligsienq. Aenvih gij sienqlig mbaq caebcomz, caiqlix gvanhcez mbaq hozdung lai, rapdawz naek, gij gaiqlwd deng sonjsieng haemq hung daengj, vihneix, genhcouhyenz baenz gij bingh linzcangz ciengzseiz raen.

【 Gingnyinz Linzcangz Biujyienh 】

(1) Cujyau binghyiengh: Mbaq naet inget, gyanghwnz roxnaeuz seizdoeng engq mingzyienj, aenhoz mbouj cwxcaih, gvanhcez mbaq hozdung mbouj bienh, roxnyinh gengndongj、fwngz maz、mbangj giz lau nit daengj, daez mbaq yaengx fwngz、roi byoem、daenj duet buh、capeiq daengj haemq gunnanz.

(2) Cujyau daejcwng: Youq gwnz giekdaej bingzciengz cazniemh daengj mizgven genjcaz, guh gingnyinz cienhangh fwngz saujmyauz genjcaz. Gij binghcauq nyinzgiet dwg lai mienh faenbouh cujyau youq giz baihlaj neix.

① Gij hezvei binghcauq gingnyinz itsienq、ngeihsienq、samsienq benq gingnyinz mbaq caeuq gij hezvei binghcauq gingnyinz seiqhenz mbaq gaenriengz; ② gij hezvei binghcauq gingnyinz itsienq、ngeihsienq、 samsienq benq gingnyinz hoz; ③ gij hezvei binghcauq gingnyinz henz hoz ndokgvaengzgiengz yujduzgih duenhgyang baihlaeng caengzlaeg gaenriengz; ④ gij hezvei binghcauq gingnyinz benq gingnyinz laenghoz ndangnoh laenghoz; ⑤ gij hezvei binghcauq gingnyinz gwnz aek ndokgvaengzgiengz sienqgyang daihngeih ndoksej biujmienh gaenriengz; ⑥ gij hezvei binghcauq gingnyinz duenh haidaeuz ndokleq dizgih (ndokhoz daihngeih daengz daihseiq hwngzcizduz)、henzsienq caeuq diemj gaenriengz satbyai (ndokleq baihndaw gakgwnz); ⑦ gij hezvei binghcauq gingnyinz gwnz mbaq gaenriengz (caengz cungqgyang gietndongj lumj diuzlienh cocat, hozdungdoh mingzyienj doekdaemq); ⑧ gij hezvei binghcauq gingnyinz laj ndokleq gaenriengz (boemz laeg gaenjgiet, angjfwngzgung naenx lumh caz seiz, ciengzseiz roxnyinh mbouj cingqciengz cienzdaz coh lwgfwngzgeiq cienzsoengq); ⑨ aekdagih、dasiuj yenzgih、sanhgozgih、goekgen giethoh hung iq diemj gingnyinz gaenriengz daengj.

【 Gingnyinz Cienhangh Fwngz Saujmyauz Genjcaz 】

Yungh aenfap fwngz caz binghcauq gingnyinz, caz daengz gij binghcauq yangzsing biujyienh baenz nyinznoh lai gaenjcieng caemhcaiq giet ndongj baenz naed、cocat、baenz ndaek lumj diuzlienh、diuzsienq roxnaeuz baenz benq, naenxat seiz bouxbingh roxnyinh daengz naetraeng、indot、mazmwnh cienzdaz daengj.

【 Gingnyinz Siucauq Ywbingh 】

1. Ywbingh

Gvancez aen fazcwz ywbingh "aeu binghcauq guh hezvei", yungh gingnyinz seiq lienz gej nyinz daeuj ywbingh.

(1) Lienz daih'it, fwngz leixnyinz siucauq: Yungh aenfap angjfwngzgung、fwngz gunggimz roxnaeuz lwgfwngz naenx, youq caz binghcauq gingnyinz, doengzseiz doenggvaq aeu fwngz leixnyinz doiq gij binghcauq gingnyinz hoz、mbaq、gwnz mbaq、laj ndokleq、dasiuj yenzgih daengj gaenriengz, cobouh soenggej doxnem, cuengqsoeng nyinznoh.

(2) Lienz daihngeih, cim camx gingnyinz siucauq: Doiq gizdieg binghcauq gingnyinz caz daengz haenx yiemzgek siudoeg, cim camx geijlai laeg caeuq geijlai deih aeu habngamj, cim camx ndaej gaengawq gizdieg mbouj doengz yungh diuzcim gveihgwz mbouj doengz haenx. ① Benq binghcauq gingnyinz hozgyazgih、gyaeujgyazgih、sezfanghgih daengj gaenriengz ndaej yungh cimsaeq gveihgwz dwg (0.25~0.3) mm×25 mm, fwngz naenx dingh cauq、naenx at dingh cauq roxnaeuz nyoengxnaenx dingh cauq yungh cim; ② gij hezvei binghcauq gingnyinz itsienq、ngeihsienq、samsienq benq gingnyinz mbaq caeuq gij binghcauq gingnyinz seiqhenz mbaq gaenriengz ndaej yungh cimsaeq gveihgwz dwg (0.25~0.3) mm×40 mm naenx at dingh cauq roxnaeuz mbaengq gaem daez nyaenj dingh cauq yungh cim, senj bae diemj camx roxnaeuz congh ndeu lai diuz cim, bingzciengz mbouj louz cim, yawj binghcauq caeuq gij cingzgvang bouxbingh ndaej dingjsouh daeuj habliengh ywbingh.

(3) Lienz daihsam, gok gingnyinz: Cim camx siucauq le ndaej youq gizdieg ywbingh ndaej gok haenx yungh heiqgok roxnaeuz feizgok 5~10 faencung, hawj mbangjgiz bienq hoengz cung lwed, coicaenh doeng heiq lwed hoengh, ikleih binghcauq supsou siusanq caeuq cujciz coihfuk.

(4) Lienz daihseiq, ywhing oep gingnyinz: Lienz daihsam ywbingh dawz gok ok le yungh ywhing diuzboiq ndei haenx youq gizdieg ywbingh haenx nucat, goemq baujsenhmoz 10~15 faencung, hawj mbangjgiz naengnoh bienq raeuj、manh roxnaeuz humz daengj gikcoi ndei, daeuj demgya banhfap ywbingh, sukdinj seizgan ywbingh, hawj bingh cienj ndei, doiq ndangdaej miz gij goengyauq doeng naengnoh diuzleix dungxndaw、siu sa raeuj meg、hoengh lwed doeng meg、soeng nyinz sanq giet、vaq cwk dingz in.

2. Liuzcwngz

Yw cungj bingh neix, wnggai gaengawq gij naengzlig dingjsouh bouxbingh caeuq ywbingh aeu guh haenx daeuj diuzcingj, bingzciengz moix ngoenz roxnaeuz gek 1~2 ngoenz ywbingh baez ndeu, 10 baez dwg aen liuzcwngz ndeu.

【 Aenfap Bangbouj Ywbingh Gizyawz 】

(1) Aenfap Ywcuengh nyupsa ywbingh (Canghywcuengh naeuz bingh dwg daj sa daeuj, ndaej gaengawq bouxbingh fatbingh cingzgvang daeuj cazyawj roensa caiq nyupsa roxnaeuz gvetsa).

(2) Aeu gij yw leixnyinz demgya yaugoj haenx youq rog swiq gizbingh.

(3) Go'ngaih cit gingnyinz.

(4) Gingnyinz canghyw daengq: Son bouxbingh rox gag guh baujgen, youq benq gingnyinz hoz mbaq daengj guh fwngz leixnyinz roxnaeuz guh yindung gingnyinz mbe'gvangq aek daengj, daeuj diuzcingj dungdai goengnaengz ndangdaej doxdaengh, gyavaiq ndangdaej fukcangq.

【 Binghlaeh Genj Gawj 】

Liz moux, mehmbwk, 52 bi. Mbaq baihgvaz fanfoek inget 1 bi lai, gyanaek buenq ndwen, fatbingh seiz itcig gwn ywdingzin, gaenq guh cimcit、ywdoj daengj ywbingh hoeng yaugoj mbouj mingzyienj, ginggvaq baengzyoux gaisau daeuj gingnyinz goh ywbingh. Mbaq hoz bouxbingh inget hojsouh, bingzciengz yaengxfwngz doxhwnj gunnanz, mbouj ndaej roi gyaeuj, ninz mbouj ndaej cienqndang, gwndaenj mbouj fuengbienh. Yungh gingnyinz cienhangh fwngz saujmyauz caz binghcauq, youq bouxbingh benq binghcauq gingnyinz aenhoz hozgyazgih、mbaq ngeihsienq ganghsanggih、sanhgozgih codoed daengj gaenriengz, fatyienh binghcauq baenz naed roxnaeuz baenz diuzsienq, naenxat inget dangqmaz, yungh aenfap gingnyinz seiq lienz gejnyinz ywbingh, baeznduj ywbingh inget couh gemjmbaeu, ndaej yaengxfwngz hwnjdaeuj, ginggvaq 6 baez ywbingh, bouxbingh indot yw ndei, yaugoj ywbingh gig yienhda. Gvaq 2 bi riengzcunz, mbouj raen miz fukfat.

【 Roxyiuj Caeuq Yaenglwnh 】

Gingnyinz daj byai fwngz gizgyae coh aensim hengz bae, biujmingz daj angjfwngz、gengoenh、gencueg、mbaq daengz hoz, youq ndangdaej dungdai hozdung seiz, miz gij cozyung yinxlig gyoengqsienqlig cohsim. Neix caeuq diuzgen hozdung saedsaeh goengnaengz doxhab, lumjbaenz gij rengzgaem lwgfwngz angjfwngz, hoeng saedsaeh diemjwngqlig doeksat youq ndokhoz caeuq ndokaek, diuz lienzsienq neix aen vanzcez lawz gatduenh, gij goengnaengz lwgfwngz angjfwngz couh cienzbouh saetbae. Vihneix, genhcouhyenz (roxnaeuz heuhguh binghcunghab hozmbaq) dwg hoz daengz fwngz doenghlig lienzsienq fwngz binghbienq, hoeng binghcingz naek mbaeu, miz faenduenh mbouj doengz.

Hoz aek baihlaeng samgak ligsienq caeuq gvanhcez mbaq caebcomz ligsienq gezgou. Aeu ndokhoz caeuq ndokaek guh sugsoh, guh gatmienh lumj naq, aek youq baihnaj、baihlaeng youq laeng, guhbaenz song diuz bien sanhgozhingz; mbaq, youq baihlaj mbiengj rog sanhgozhingz, gapbaenz diuzbien baihlaj sanhgozhingz, neix couhdwg gij gezgou samgak hoz aek baihlaeng aenndang duenhgwnz (genjdanh heuhguh hozsamgak). Hozsamgak yienznaeuz dwg samgak diuzbien raez mbouj doengz, hoeng mboujlwnh dwg nyinznoh giciz faenbouh roxnaeuz dwg sienqgingnyinz gezgou faenbouh, cungj gwzgvanh miz cungj yiengh gezgou neix, lumjbaenz daj hoz coh baihnaj aek ngeng hengz bae, miz sezfanghgih、ndokleq dizgih daengj; daj hoz coh naj aek ngeng hengz bae haenx, miz ndokgvaengzgiengz yujduzgih、gwnz sezfanghgih、gyang sezfanghgih、laj sezgozgih, faenbied daengx youq gvanhcez ndokgvaengzgiengz caeuq daih'it、daihngeih ndoksej biujmienh. Gij gingnyinz yangzmingz faennga gwnzneix gangj haenx coh baihlaeng caeuq gingnyinz fwngz samyaem coh aek faenbouh mbouj miz ngeizvaeg biujmingz, sienqgingnyinz faenbouh gezgou hix dwg sanhgozhingz. Gij gezgou sanhgozhingz aekgwnz dwg ndangvunz swyenz gezgou, miz gij cozyung sienfaenlig, neix couhdwg hoz aek baihlaeng samgak sienqfaenlig. Ciuq sanhgozhingz dinghlwd, sanhgozhingz mboujlwnhh diuz bien lawz miz bienqvaq, doiq song diuzbien gizyawz cungj miz yingjyangj. Vihneix, hozsamgak mboujlwnh gijmaz hozdung, cungj dox lienzhaeh.

Sienqlig gvanhcez mbaq caebcomz oklaeng: ① Sienqhozmbaq, cujyau nyinznoh miz sezfanghgih; ② sienqaekmbaq, cujyau nyinznoh miz aekdagih、aeksiujgih caeuq ndangnoh goekgen daengj; ③ sienqbaihlaeng mbaq, cigciep oklaeng mbaq (youz noh gwnz mbaq、noh laj ndokleq、dasiuj yenzgih caeuq ndokleqyagih gyoebbaenz), ganciep oklaeng sezfanghgih、ndokleqdizgih、lingzhingzgih、cezgigih daengj; ④ gizgyae, couhdwg gij sienqyinxlig diuzgen gizgyae.

Roek. Binghcunghab Byaindoksej

【Gyoebgangj Binghcauq Gingnyinz】

Gij neihanz binghcunghab byaindoksej, couhdwg gizbyai ndoksej binghbienq, dingzlai fatseng youq bakaek. Bi 1975 binghcunghab byaindoksej baeznduj baudau, deng heuhguh gij bingh noix raen、mbouj rox yienzaen haenx. Guek raeuz yihyozgyaiq doiq cungj bingh neix haeujsim, yihganh gaenq fatbiuj gvaq gij baudau yw siujliengh binghlaeh, dingzlai lwnhgangj caeuq gij yawjfap faen cieng baihnaj doxdoengz, hoeng binghcingz bomzyouq, gig yungzheih saemjloeng, mehmbwk lai baenz cungj bingh neix. Doenggvaq gingnyinz cienhangh fwngz saujmyauz genjcaz, fatyienh cungj binghcingz neix miz binghcauq gingnyinz yangzsing aek gingnyinz naetsieng yinxfat, caemhcaiq soqliengh haemq lai.

【 Cekgangj Gij Hamzeiq Gihci Gingnyinz 】

Daj gij yienzleix sienqyinxlig gingnyinz daeuj yawj vwndiz, gingnyinz fwngzsamyaem cungj dwg daj byai fwngz hainduj, riengz diuzgen hengz hwnjbae, faenbouh caemhcaiq gietcomz youq aek. Mwh diuzgen dingjsouh rengznaek, sienqgingnyinz cienzdaz diemjwngqlig doeksat youq bakaek, rapnaek "mauhgvaq hanhdoh" seiz, bakaek diemjwngqlig couh ndaej fatseng binghleixsingq binghcauq. Cawzliux biujyienh ok linzcangz binghyiengh doxwngq caixvaih, lij miz gij binghcauq yangzsing gingnyinz miz yienghceij ndaej caz, neix couhdwg gij gihci gingnyinz baenz binghcunghab byaindoksej.

【 Gingnyinz Linzcangz Biujyienh 】

(1) Cujyau binghyiengh: Aekmoen aek loq in mbouj cwxcaih、sim nyap youheiq、ninz mbouj ndaek fangzhwnz lai, ciengzseiz raen miz "seiq gag roxnyinh", couhdwg heiq dungx nyig hwnj、aekmoen heiqgaenj、simvueng saekseiz caeuq conghhoz gaz daengj.

(2) Cujyau daejcwng: Youq gwnz giekdaej bingzciengz cazniemh daengj mizgven genjcaz, guh gingnyinz cienhangh fwngz saujmyauz genjcaz. Binghcauq nyinzgiet cujyau youq gizdieg lajneix.

① Gij hezvei binghcauq gingnyinz gvanhcez ndokgvaengzgiengz、aek ndoksej daih'it daengz daihngeih ndoksej gvanhcez、ndoksej ndokndongj caeuq ndokunq giz hamzciep gaenriengz; ② gij hezvei binghcauq gingnyinz "gyaeujnyinz" noh laj ndokgvaengzgiengz、aekdagih、aeksiujgih gaenriengz, diemj binghcauq gingnyinz bakaek dungxcizgih gaenriengz caeuq hezvei binghcauq gingnyinz doekroengz dem ndoksejgung guhbaenz gyaugak gaenriengz; ③ gij hezvei binghcauq gingnyinz "gyaeujnyinz" dungxvaisezgih gaenriengz ndoksej biujmienh; ④ gij hezvei binghcauq gingnyinz ndokaek sienqgyang biujmienh、ndokgvaengzgiengz sienqgyang daihngeih ndoksej biujmienh gaenriengz; ⑤ mbangj binghlaeh ndaej youq mbaq、baihlaeng、ndokaek houzcizduz genjcaz miz gij hezvei binghcauq gingnyinz.

【 Gingnyinz Cienhangh Fwngz Saujmyauz Genjcaz 】

Yungh aenfap fwngz caz binghcauq gingnyinz, caz daengz gij binghcauq yangzsing biujyienh baenz nyinznoh lai gaenjcieng caemhcaiq giet ndongj baenz naed、cocat、baenz ndaek lumj diuzlienh、diuzsienq roxnaeuz baenz gep, naenx seiz bouxbingh roxnyinh daengz naetraeng、indot、mazmwnh cienzdaz daengj.

【 Gingnyinz Siucauq Ywbingh 】

1. Ywbingh

Gvancez aen fazcwz ywbingh "aeu binghcauq guh hezvei", yungh gingnyinz seiq lienz gaij nyinz daeuj ywbingh.

(1) Lienz daih'it, fwngz leixnyinz siucauq: Yungh aenfap angjfwngzgung、fwngz gunggimz、lwgfwngz naenx roxnaeuz gencueg leixnyinz, youq caz binghcauq gingnyinz, doengzseiz doenggvaq aeu fwngz leixnyinz doiq binghcauq gingnyinz gvanhcez ndokgvaengzgiengz、noh laj ndokgvaengzgiengz、aekdagih caeuq aeksiujgih、hoz mbaq roxnaeuz baihlaeng gaenriengz, cobouh soenggej doxnem, cuengqsoeng nyinznoh.

(2) Lienz daihngeih, cim camx gingnyinz siucauq: Doiq gizdieg binghcauq gingnyinz caz daengz haenx yiemzgek siudoeg, cim camx geijlai laeg caeuq geijlai deih aeu habngamj, cim camx ndaej gaengawq gizdieg mbouj doengz yungh diuzcim gveihgwz mbouj doengz haenx. ① Benq binghcauq gingnyinz gvanhcez ndokgvaengzgiengz、noh laj ndokgvaengzgiengz、aekdagih caeuq aeksiujgih、hoz daengj gaenriengz, ndaej yungh cimsaeq gveihgwz (0.25~0.3) mm×25 mm, lwgfwngz naenx dingh cauq、naenxat dinghcauq roxnaeuz nyoengx naenx dingh cauq yungh cim; ② benq binghcauq gingnyinz baihlaeng

ndaej yungh cimsaeq gveihgwz dwg (0.25~0.3) mm×40 mm naenxat dingh cauq roxnaeuz nyoengxnaenx dingh cauq yungh cim, senj bae diemj camx roxnaeuz congh ndeu lai diuz cim, bingzciengz mbouj louz cim, yawj binghcauq caeuq gij cingzgvang bouxbingh ndaej dingjsouh daeuj habliengh ywbingh.

Gij saehhangh aeu haeujsim: Doiq gij binghcauq gingnyinz biujmienh ndoksej, yungh gingnyinz cienhangh fwngz saujmyauz genjcaz caeuq cim camx ywbingh, ceiq youqgaenj dwg baujcwng bouxbingh ancienz. Cim camx gingnyinz siucauq itdingh aeu youq gwnz mienh ndok guh, cim camx binghcauq gingnyinz aek dungx mbouj ndaej laeg lai, caemhcaiq yiemzgek saedhengz aenfap dinghcauq yungh cim, cijaeu mbouj famh gij gveihcwngz de, lij dwg ancienz ywbingh.

(3) Lienz daihsam, gok gingnyinz: Cim camx siucauq le ndaej youq gizdieg ywbingh ndaej gok haenx yungh heiqgok roxnaeuz feizgok 5~10 faencung, hawj mbangjgiz bienq hoengz cung lwed, coicaenh doeng heiq lwed hoengh, ikleih binghcauq supsou siusanq caeuq cujciz coihfuk.

(4) Lienz daihseiq, ywhing oep gingnyinz: Lienz daihsam ywbingh dawz gok ok le yungh ywhing diuzboiq ndei haenx youq gizdieg ywbingh haenx nucat, goemq baujsenhmoz 10~15 faencung, hawj mbangjgiz naengnoh bienq raeuj、manh roxnaeuz humz daengj gikcoi ndei, daeuj demgya banhfap ywbingh, sukdinj seizgan ywbingh, hawj bingh cienj ndei, doiq ndangdaej miz gij goengyauq doeng naengnoh diuzleix dungxndaw、siu sa raeuj meg、hoengh lwed doeng meg、soeng nyinz sanq giet、vaq cwk dingz in.

2. Liuzcwngz

Yw cungj bingh neix, wnggai gaengawq gij naengzlig dingjsouh bouxbingh caeuq ywbingh aeu guh haenx daeuj diuzcingj, bingzciengz moix ngoenz roxnaeuz gek 1~2 ngoenz ywbingh baez ndeu, 10 baez dwg aen liuzcwngz ndeu.

【 Aenfap Bangbouj Ywbingh Gizyawz 】

(1) Aenfap Ywcuengh nyupsa ywbingh (Canghywcuengh naeuz bingh dwg

daj sa daeuj, ndaej gaengawq bouxbingh fatbingh cingzgvang daeuj cazyawj roensa caiq nyupsa roxnaeuz gvetsa).

(2) Aeu gij yw leixnyinz demgya yaugoj haenx youq rog swiq gizbingh.

(3) Go'ngaih cit gingnyinz.

(4) Gingnyinz canghyw daengq: Son bouxbingh roxnaeuz vunzranz de rox gag guh baujgen, youq benq gingnyinz aek duenhgwnz、hoz mbaq daengj genjdanh aeu fwngz leixnyinz roxnaeuz guh yindung gingnyinz mbe'gvangq aek, daeuj diuzcingj dungdai goengnaengz ndangdaej doxdaengh, gyavaiq ndangdaej fukcangq.

【Binghlaeh Genj Gawj】

Liuz moux, mehmbwk, 40 bi, siujyoz lauxsae. "Seiq cungj roxnyinh" (heiq dungx nyig hwnj、aekmoen heiq gaenj、simvueng saek seiz caeuq roxnyinh conghhoz miz doxgaiq gaz) buenx miz ninz mbouj ndaek fangzhwnz lai, gaenq guh gvaq ndangdaej cienzmienh genjcaz, mbouj raen miz gicizsing binghbienq, deng yawj baenz sinzgingh sainyieg. Gvaqlaeng 15 bi guh lai baez Cunghsihyih dajcim gwnyw ywbingh, hoeng yaugoj mbouj mingzyienj. Doeklaeng ciepsouh gingnyinz seiq lienz gejnyinz ywbingh, baeznduj ywbingh, bouxbingh roxnyinh gig cwxcaih, bak haenh mbouj dingz, dang haemh couh ninz ndaej gig an'onj lai bi daeuj caengz miz gvaq haenx. Ywbingh 4 baez, binghyiengh siucawz dingz ndeu, gungh ywbingh 12 baez, yungh ndwen buenq nanz, binghnyangq siucawz. Gyaepcaz 2 bi lai, caengz raen binghcingz fukfat.

【Roxyiuj Caeuq Yaenglwnh】

Gij binghcauq gingnyinz binghcunghab byaindoksej miz ndoksingq caeuq nyinzsingq 2 cungj loihhingz. Binghcauq ndoksingq, ciengzseiz raen youq gvanhcez ndokgvaengzgiengz、gvanhcez aek ndoksej、ndoksej ndokndongj caeuq ndokunq gizhamzciep, ndaej lumh caz daengz mbangjgiz cocat、demna、giethoh roxnaeuz gietciet iq in. Binghcauq gingnyinz, lai fat youq "gyaeujnyinz" noh laj ndokgvaengzgiengz、aekdagih caeuq aeksiujgih, diemj gaenriengz bakaek dungxcizgih caeuq gij doekroengz dem ndokgung guhbaenz diemjgyaugak. "Gyaeujnyinz" dungx vaisezgih gaenriengz ndoksej biujmienh, dwg gij binghcauq gingnyinz binghcunghab byaindoksej ceiq ciengz raen haenx, cigndaej dwen dwg gij binghcauq "gyaeujnyinz" baihgvaz ndoksejgung, cawzliux baenz gij yienzaen aek in yienzaen mbouj cingcuj haenx caj caz caixvaih, ciengzseiz dwg gij yienzaen cauxbaenz binghcunghab daepmbei doxgyaux nyinzsingq.

Gaengawq binghcauq gingnyinz fatseng youq gizdieg mbouj doengz, gij binghcauq binghcunghab byaindoksej lij ndaej faen baenz yiengh aekgwnz、 yiengh aeklaj caeuq yiengh gvangqlangh 3 cungj loihhingz. Gizneix cungdenj lwnhgangj gij binghcauq aeklaj, cungj binghcauq neix ndojbomz haemq laeg, caiqlix haujlai canghyw giepnoix gij gingniemh gingnyinz cienhangh fwngz saujmyauz genjcaz, caemhcaiq seizneix yihliuz genjcaz lumjbaenz X gvangh、 CT、 hwzswzgungcin daengj doiq gingnyinz binghbienq caengz guhbaenz gij goengnaengz cazbingh daegbied cungj cingzgvang lajde, gingnyinz cienhangh fwngz saujmyauz genjcaz cix ndaej caz ok gij binghcauq yinxhwnj gingnyinz binghbienq, neix cingqcaen dwg mbouj yungzheih guh ndaej.

Caet. Muegnyinznoh Baihlaeng Fatyienz

【 Gyoebgangj Binghyiengh Gingnyinz 】

Muegnyinznoh baihlaeng fatyienz youh heuhguh noh baihlaeng naetsieng, dwg gingnyinz ndangnoh hwet baihlaeng naetsieng gapbaenz bouhfaenh, caeuq ndangnoh hwet naetsieng gapbaenz ndangdaej goetganq gingnyinz naetsieng cungj fanjying. Ndangvunz aeu ndoksaen guh sugmeh, hwet baihlaeng dwg duenh sugmeh suggyang ceiq raez, daemxcengj ndangdaej dungdai hozdung daengx gocwngz. Ndangnoh baihlaeng comzyouq ndangdaej baihlaeng duenhgwnz, gizdieg swnghlij gezgou de daegbied, baihgwnz ciep gyaeuj hoz, baihlaj lienz hwet ga, ndangdaej dungdai caeuq cingdai hozdung cungj liz mbouj ndaej nyinznoh baihlaeng, de dangrap lizyoz rapdawz daemxcengj cingzdoh mbouj doengz. Vihneix, muegnyinznoh baihlaeng fatyienz, gwnz linzcangz dwg gij bingh lai fat ciengz raen ndawde cungj ndeu.

【 Cekgangj Gij Hamzeiq Gihci Gingnyinz 】

Gij lijlun gingnyinz ywbingh sawgeq Cunghyih geiqsij, cawzliux sienqgingnyinz cuzdaiyangz dwg ronzgvaq baihlaeng ndangvunz, caeuq megduk guhbaenz sienqyinxlig goetganq ndangdaej boihyiengq caixvaih, roxnaeuz ndangvunz dungdai hozdung cienjvuenh daemxcengj suhniuj youqgaenj, biugeiq miz gij fuengyiengq sienqyinxlig gingnyinz hengz bae; duenhgwnz aek baihlaeng, aenvih benq dieg neix caeuq gen lienzciep, dwg gij suhniuj youqgaenj daemxcengj diuzgen dungdai hozdung, youq gingnyinz fwngzyangzmingz gwnz sienq hengzbae, daegbied dwg gwnz mbaq, biu miz gij sienqyinxlig gij faennga de, oklaeng gij gyazciz ndaw ndok ndokleq. Daj gij yienzleix swnghvuz lizyoz daeuj gaujcaz gij cozyung sienqgingnyinz, mbouj nanz lijgaij gij gihci yienzaen cauxbaenz gingnyinz baihlaeng naetsieng yinxfat muegnyinz fatyienz.

【 Gingnyinz Linzcangz Biujyienh 】

(1) Cujyau binghhyiengh: Mbangjgiz inget (inget lienzdaemh)、naetnaiq naekgywg、inmaz、genggyaengj caeuq hozdung denghanh, mbangj binghlaeh aiq okyienh fwngz maz, ndaej aenvih gij yinhsu simcingz fubfab、baegnaiq、 dienheiq bienqvaq、dwgliengz、deng cumx daengj gikcoi cix gyanaek.

(2) Cujyau daejcwng: Youq gwnz giekdaej ywbingh bingzciengz genjcaz caeuq baizcawz daepbwt binghbienq, guh gingnyinz cienhangh fwngz saujmyauz genjcaz. Binghcauq nyinzgiet cujyau dwg youq giz baihlaj neix.

① Gij hezvei binghcauq gingnyinz senhveiz sezhingzgih hoz baihlaeng sezfanghgih aek duenh laj (couhdwg daih cibngeih ndokaek cizduz daengz senhveiz ndokleq) gaenriengz; ② gij hezvei binghcauq gingnyinz henzgyawj ndokleq ndangnoh aek ndoksej caeuq muegnyinz noh gaenriengz; ③ gij hezvei binghcauq gingnyinz dasiuj lingzhingzgih gaenriengz; ④ gij hezvei binghcauq gingnyinz baihlaeng beigozgih、duenh aek cizgih caeuq cuicangzgih gaenriengz.

【 Gingnyinz Cienhangh Fwngz Saujmyauz Genjcaz 】

Yungh aenfap fwngz caz binghcauq gingnyinz, caz daengz gij binghcauq yangzsing biujyienh baenz nyinznoh lai gaenjcieng caemhcaiq giet ndongj baenz naed、cocat、baenz ndaek lumj diuzlienh、diuzsienq roxnaeuz baenz gep, naenx seiz bouxbingh roxnyinh daengz naetraeng、indot、mazmwnh cienzdaz daengj.

【 Gingnyinz Siucauq Ywbingh 】

1. Ywbingh

Gvancez aen fazcwz ywbingh "aeu binghcauq guh hezvei", yungh gingnyinz seiq lienz gej nyinz daeuj ywbingh.

(1) Lienz daih'it, fwngz leixnyinz siucauq: Yungh aenfap angjfwngzgung, fwngz gunggimz、lwgfwngz naenx roxnaeuz gencueg leixnyinz, youq caz binghcauq gingnyinz doengzseiz doenggvaq aeu fwngz leixnyinz doiq binghcauq gingnyinz hoz baihlaeng beigozgih、sezfanghgih、ndokleq henzgyawj ndangnoh aek ndoksej caeuq muegnyinz noh、lingzhingzgih hung iq、baihlaeng duenh aek cizgih caeuq cuicangzgih gaenriengz, cobouh soenggej doxnem, cuengqsoeng nyinznoh.

(2) Lienz daihngeih, cim camx gingnyinz siucauq: Doiq gizdieg binghcauq gingnyinz caz daengz haenx yiemzgek siudoeg, cim camx geijlai laeg caeuq geijlai deih aeu habngamj, cim camx ndaej gaengawq gizdieg mbouj doengz yungh diuzcim gveihgwz mbouj doengz haenx. ① Benq binghcauq gingnyinz hoz baihlaeng sezfanghgih、ndokleq henzgyawj ndangnoh aek ndoksej caeuq muegnyinz noh、lingzhingzgih hung iq daengj gaenriengz, ndaej yungh cimsaeq gveihgwz (0.25~0.3) mm×25 mm, lwgfwngz naenx dingh cauq、naenxat dingh cauq roxnaeuz nyoengx naenx dingh cauq yungh cim; ② benq binghcauq gingnyinz baihlaeng beigozgih、duenh aek cizgih caeuq cuicangzgih ndaej yungh cimsaeq gveihgwz dwg (0.25~0.3) mm×40 mm naenxat dingh cauq roxnaeuz nyoengxnaenx dingh cauq yungh cim, senj bae diemj camx

roxnaeuz congh ndeu lai diuz cim, bingzciengz mbouj louz cim, yawj binghcauq caeuq gij cingzgvang bouxbingh ndaej dingjsouh daeuj habliengh ywbingh.

(3) Lienz daihsam, gok gingnyinz: Cim camx siucauq le ndaej youq gizdieg ywbingh ndaej gok haenx yungh heiqgok roxnaeuz feizgok 5~10 faencung, hawj mbangjgiz bienq hoengz cung lwed, coicaenh doeng heiq lwed hoengh, ikleih binghcauq supsou siusanq caeuq cujciz coihfuk.

(4) Lienz daihseiq, ywhing oep gingnyinz: Lienz daihsam ywbingh dawz gok ok le yungh ywhing diuzboiq ndei haenx youq gizdieg ywbingh haenx nucat, goemq baujsenhmoz 10~15 faencung, hawj mbangjgiz naengnoh bienq raeuj 、 manh roxnaeuz humz daengj gikcoi ndei, daeuj demgya banhfap ywbingh, sukdinj seizgan ywbingh, hawj bingh cienj ndei, doiq ndangdaej miz gij goengyauq doeng naengnoh diuzleix dungxndaw 、 siu sa raeuj meg 、 hoengh lwed doeng meg 、 soeng nyinz sanq giet 、 vaq cwk dingz in.

2. Liuzcwngz

Yw cungj bingh neix, wnggai gaengawq gij naengzlig dingjsouh bouxbingh caeuq ywbingh aeu guh haenx daeuj diuzcingj, bingzciengz moix ngoenz roxnaeuz gek 1~2 ngoenz ywbingh baez ndeu, 10 baez dwg aen liuzcwngz ndeu.

【 Aenfap Bangbouj Ywbingh Gizyawz 】

(1) Aenfap Ywcuengh nyupsa ywbingh (Canghywcuengh naeuz bingh dwg daj sa daeuj, ndaej gaengawq bouxbingh fatbingh cingzgvang daeuj cazyawj roensa caiq nyupsa roxnaeuz gvetsa).

(2) Aeu gij yw leixnyinz demgya yaugoj haenx youq rog swiq gizbingh.

(3) Go'ngaih cit gingnyinz.

(4) Gingnyinz canghyw daengq: Son bouxbingh rox gag guh baujgen, youq benq gingnyinz hoz mbaq daengj aeu fwngz guh genjdanh leixnyinz roxnaeuz guh yindung gingnyinz mbe'gvangq aek, daeuj diuzcingj dungdai goengnaengz ndangdaej doxdaengh, gyavaiq ndangdaej fukcangq.

318

【 Binghlaeh Genj Gawj 】

Cwng moux, bouxsai, 45 bi, gag roxnyinh dacuihhez daengz baihlaeng duenh aek gwnz inget hojsouh, baenz ndaej 4 bi. Vihliux gaijcawz gij bingh'in neix, gaenq youq dangdieg caeuq Gvangjcouh Si lai aen yihyen hung guh X gvangh、CT、hwzswzgungcin daengj genjcaz gvaq, yienzaen mbouj caengz caz cingcuj, guh leixyw caeuq dajcim gwn yw daeuj ywbingh, hoeng yaugoj gig noix, caemhcaiq cienzyw gaenq yungh fanh lai maenz. Gvaqlaeng gaij bae gingnyinz goh ywbingh. Ginggvaq gingnyinz cienhangh fwngz saujmyauz genjcaz, fatyienh lingzhingzgih caeuq sucizgih duenh aek gwnz bouxbingh miz binghcauq gingnyinz naetsieng. Yungh aenfap gingnyinz seiq lienz gejnyinz daeuj ywbingh, baeznduj ywbingh, bouxbingh haenh ywbingh daengz gizdieg, roxnyinh inget gemj dingz ndeu. Lienzdaemh ywbingh 2 aen liuzcwngz, binghnyangq gaijcawz, habhoz maranz.

Liuz moux, mehmbwk, 39 bi. Bi ndeu seizcou guhsat gij yinvu gvaq seizdoeng gvej nywj cwkrom le, cugciemh roxnyinh aek caeuq song mbiengj ndoksej bengrag in, gonqlaeng youq dangdieg yihyen youqyen genjcaz ywbingh, yw 2 ndwen lai. Guh X gvangh、B cauh daengj ndoksieng goh、simbwt、lwed genjcaz, cungj mbouj raen miz maz mbouj cingqciengz, dajcim gwn yw ywbingh, inget mbouj dingz. Doenggvaq vunzsug gaisau, daeuj gingnyinz goh ywbingh. Gingnyinz cienhangh fwngz saujmyauz genjcaz fatyienh, benq nyinz lingzhingz baihlaeng gizfeuz、laeg bouxbingh miz nyinznoh naetsieng gvangqlangh, lingzhingzgih、sezfanghgih、beigozgih caeuq sucizgih cungj dwg ajgvangq, miz gij binghcauq gingnyinz baenz diuzlienh bienqyiengh caeuq sanqfat, linzcangz duenqbingh dwg muegnyinz noh fatyienz. Yungh aenfap gingnyinz seiq lienz gej nyinz faen baez ywbingh, gek ngoenz yw baez ndeu, lienzdaemh ywbingh 13 baez, gonqlaeng yw 40 ngoenz, bingh ndei caez. Gyaepcaz bi ndeu, mbouj raen fukfat.

【 Roxyiuj Caeuq Yaenglwnh 】

Gij bingh bengyinx cienzdaz muegnyinznoh baihlaeng fatyienz cauxbaenz haenx, lumjbaenz gij bingh sim aek doxyinx: ① Binghyiengh yienznaeuz biujyienh youq najaek, hoeng gingnyinz baihlaeng naetsieng guhbaenz gij binghgoek bomzndumj, gwnz linzcangz biujyienh baenz bingh nyinzndumj, hawj ywbingh yawjbingh daiq daeuj gunnanz; ② gij gezgou gingnyinz baihlaeng vangraeh fukcab, gij fuengfap daihgaiq caz nyinz bingzciengz mbouj yungzheih yawjok; ③ gij bingh ndumjin yienznaeuz youq baihlaeng, hoeng guh X gvangh、CT、hwzswzgungcin daengj genjcaz seiz cix hoj nyinh'ok, duenqbingh mbouj daiq cingcuj, hoeng boux miz gingniemh linzcangz gingnyinz ywbingh cix ndaej genjcaz ok binghcauq gingnyinz, neix couhdwg gijndei gingnyinz cienhangh fwngz saujmyauz caz binghcauq.

Gij nyinznoh baihlaeng aek naetsieng, dingzlai fat youq benqdieg lingzhingz baihlaeng, couhdwg aeu gwnzdingj lingzgoz daihcaet ndokhoz houcizduz guh gyaiq, coh baihrog baihlaj song mbiengj aeu henz baihndaw ndokleq guh gyaiq, gakdaej lingzhingz aeu gij houcizduz daih cibngeih ndokaek guh gyaiq. Benq dieg neix faenbied miz sezfanghgih、lingzhingzgih hung iq、sucizgih gij cujciz gihsing caeuq cujciz muegnyinz deihyaenz. Linghvaih, youq mienhndok faenbouh miz gwnzlaj hougigih daengj. Gij yinvu genjcaz gingnyinz, dwg youq gwnz giekdaej cungfaen nyinhrox gij swnghlij gezgou baihlaeng, doenggvaq gij fuengfap cingq caeuq mbouj doengz doxbeij, cazmingz binghcauq gingnyinz guhbaenz gizdieg cinjdeng de, daezhawj ywbingh diuzgen doekdingh. Caz lumh binghcauq gingnyinz, bouxbingh ganjgyoz miz gij daegdiemj lajneix: ① Bouxyw lumh daengz binghcauq seiz roxnyinh mbouj cingqciengz caeuq bouxbingh roxnyinh doengzbouh. ② Binghcingz youq seiz minjganj、seiz mazmwnh caemh bouxbingh ndeu miz fanjying mbouj doengz, seiz mazmwnh, bouxbingh fanjying nguhlaeng; seiz minjganj, bouxbingh daegbied minjganj. Seiz mazmwnh ginggvaq ywbingh le, minjganjdoh daezsang, ndaej yawj baenz dwg gij daegcwng binghcingz cienj ndei ndawde aen ndeu.

320

Bet. Bingh Ndokhwet Demmaj

【 Gyoebgangj Binghyiengh Gingnyinz 】

Bingh ndokhwet demmaj, linzcangj biujyienh baenz hwet naet in、raeng in、gyaengjndongj caeuq naetnaiq, engqlij gungjhwet deng hanhhaed, engq nangqdaengz caekhaex ga, saekseiz diuzga mazmwnh roxnaeuz fangsesing inget, X gvanghben yienjsi henzbien diuzndok hwet miz ndok maj roxnaeuz ndokiq, geh ndok bienq gaeb daengj. Bouxcungnienz bouxlaux baenz lai, Cunghyih dingzlai nyinhnaeuz aenvih heiqmak siednoix yinxhwnj, aeu cangq yiengz bouj mak caeuq maengh nyinz cangq ndok daengj ywbingh, yienznaeuz linzcangz aeundaej mbangjdi camhseiz yaugoj ywbingh, hoeng ciengzgeiz ywbingh yaugoj mbouj habhoz.

【 Cekgangj Gij Hamzeiq Gihci Gingnyinz 】

Gij gingnyinz hwet ndangvunz, cujyau gvihaeuj gingnyinz cuzdaiyangz. Daj cingjdaej bencwng daeuj yawj: ① Gingnyinz cuzdaiyangz daj din hainduj, riengz ga、caekhaex、hwet、ndoksaen、hoz hwnjbae, dingz youq mienh gyaeuj. Gij gingnyinz hwet, cij dwg mbangjgiz nyinznoh gingnyinz cuzdaiyangz, gij binghbienq de caeuq gingnyinz cingjdaej miz gvanhaeh maedcaed. ② Gingnyinz cuzsauyinh caeuq gingnyinz cuzdaiyangz dox baenz rog ndaw, hainduj youq lwgdingeiq, hengz hwnjbae giet youq giujdin, caemhcaiq caeuq gingnyinz cuzdaiyangz doxgyonj, caiq ginggvaq diuzga mbiengj ndaw, hengz youq mbiengj yaem giet youq yinhgi, yienzhaeuh riengz nyinznoh henz gyazciz ndoksaen, baihgwnz daengz laenghoz, giet youq ndok laenggyaeuj caiq caeuq gingnyinz cuzdaiyangz doxgyonj. Daj neix ndaej rox, laenghwet henz hwet gvihaeuj gingnyinz cuzdaiyangz, henzdungx hwet gvihaeuj gingnyinz cuzsauyinh. Yinhgingh caeuq yangzgingh guhbaenz gij gezgou dox hezdiuz, youh dox dingjgang hanhhaed. ③ Diuzhwet mbiengj rog dwg aen bouhvih gingnyinz cuzsauyangz hengz bae. ④ Baihnaj caeuq hwet doiqwngq (nyinzlaeg aendungx) dwg gingnyinz cuzyangzmingz hengzbae ginggvaq. Vihneix hwet iet baenaj roxnaeuz gungj dauqlaeng roxnaeuz baenqcienj roxnaeuz gungj gvaq henz, cungj caeuq 4 diuz sienqgingnyinz gwnzneix gangj haenx mizgven, cungj ndaej cauxbaenz gingnyinz sonjsieng. Ndigah gij binghyiengh linzcangz ndokhwet demmaj, mbouj hab cij aeu gingnyinz cuzdaiyangz guh cekgangj, linzcangz ywbingh, mbouj ndaej dan yawjnaek diemj ndeu (giz ndeu), cix dwg gij lohnaemj daj diemj daengz sienq、daj sienq daengz mienh, caiq youz mienh daengz lai mienh daeuj yawjbingh ywbingh.

【 Gingnyinz Linzcangz Biujyienh 】

(1) Cujyau binghyiengh: Aeu hwet raeng、hwet naet、hwet in guh cujyau linzcangz yienghsiengq. Binghlaeh youqgaenj, hwet in nangqdaengz caekhaex ga、hwet daengjsoh、ut gyaeujhoq、cienqndang gunnanz.

(2) Cujyau daejcwng: Youq gwnz giekdaej ywbingh bingzciengz cazniemh daengj mizgven genjcaz, guh gingnyinz cienhangh fwngz saujmyauz genjcaz. Binghcauq nyinzgiet lai mienh cujyau dwg youq giz baihlaj neix.

① Gij gingnyinz hwetcizgih、cuicangzgih、gyazleigih duenhgyang duenhlaj hwet baihlaeng daengj gaenriengz, yienh'ok gij hezvei binghcauq gingnyinz baenz diuzlienh gaenjndaet; ② gij hezvei binghcauq gingnyinz gwnz hwet hwetdagih、hwetfanghgih caeuq muegnyinz aek byaihwet gaenriengz; ③ gij hezvei binghcauq gingnyinz byaihwet gaenriengz; ④ gij hezvei binghcauq gingnyinz caekhaex baihlaeng sam diemj (diemj lizcanggih、diemj dunzcunghgih caeuq diemj dunzsiujgih dem gyazgingsuzgwnh) gaenriengz; ⑤ gij gingnyinz cungqgyang baihrog fugujgouh gingnyinz cungqgyang baihrog (rog doenghmeg ga) gaenriengz, gij hezvei binghcauq gingnyinz yienghceij lumj diuzlienh; ⑥ mbangj bouxbingh ut ga ndaej youq aendungx caz daengz nyinzrungq caengzlaeg aendungx (binghcauq gingnyinz hwetdagih aendungx diemj gaenriengz); ⑦ iet ga soh daiz sang sawqniemh dwg yangzsing.

Gij baengzgawq duenhbingh: Cujyau aeu X gvangh、CT、hwzswzgungcin duenhbingh guh baengzgawq. Youq gij cingzgvang baizcawz ndoksaen binghbienq gizyawz lumjbaenz ndokhwet doedok, ndoksaengung luetok, gvanhcez iq ndokhwet luenhlab, ndoksaen giengzsoh fatyienz, ndokhwet gezhwz, ndokngviz apbik daengj saemjdingh.

【 Gingnyinz Cienhangh Fwngz Saujmyauz Genjcaz 】

Yungh aenfap fwngz caz binghcauq gingnyinz, caz daengz binghcauq yangzsing biujyienh baenz nyinznoh lai gaenjcieng, engqlij giet ndongj baenz naed、cocat、baenz diuzlienh giet ndaek、diuzsienq roxnaeuz baenz benq, lumh naenx seiz bouxbingh miz gij ganjying naetnaiq、indot、mazmwnh cienzdaz daengj.

【 Gingnyinz Siucauq Ywbingh 】

1. Ywbingh

Gvancez aen fazcwz ywbingh "aeu binghcauq guh hezvei", yungh aenfap gingnyinz seiq lienz gej nyinz daeuj ywbingh.

(1) Lienz daih'it, fwngz leixnyinz siucauq: Yungh aenfap angjfwngzgung、fwngz gunggimz roxnaeuz lwgfwngz naenx, youq caz binghcauq gingnyinz, doengzseiz doenggvaq aeu fwngz leixnyinz doiq gij binghcauq gingnyinz hwet sucizgih、hwetdagih、hwetfanghgih、nyinzmueg henz hwet、daejhwet、nyinzrungq dungx daengj gaenriengz haenx, cobouh soenggej doxnem, cuengqsoeng nyinznoh.

(2) Lienz daihngeih, cim camx gingnyinz siucauq: Doiq gizdieg binghcauq gingnyinz caz daengz haenx yiemzgek siudoeg, cim camx geijlai laeg caeuq geijlai deih aeu habngamj, cim camx ndaej gaengawq gizdieg mbouj doengz yungh diuzcim gveihgwz mbouj doengz haenx. ① Benq binghcauq gingnyinz hwet sucizgih、hwetdagih、hwetfanghgih、nyinzmueg henz hwet、daejhwet、nyinzrungq dungx daengj gaenriengz ndaej yungh cimsaeq gveihgwz (0.25~0.3) mm×40 mm, lwgfwngz naenx dingh cauq naenxat dingh cauq roxnaeuz nyoengxnaenx dingh cauq yungh cim; ② benq binghcauq gingnyinz nyinzrungq aendungx、miengndokdungx hwetdagih diemj gaenriengz ndaej yungh cimsaeq gveihgwz dwg (0.25~0.3) mm×25 mm, fwngz naenxat dingh cauq roxnaeuz

mbaengq gaem daez nyaenj dinghcauq yungh cim, senj bae diemj camx roxnaeuz congh ndeu lai diuz cim, bingzciengz mbouj louz cim, ciuq binghcauq gij cingzgvang bouxbingh dingj ndaej haenx habdangq yungh yw.

(3) Lienz daihsam, gok gingnyinz: Cim camx siucauq le ndaej youq gizdieg ywbingh ndaej gok haenx yungh heiqgok roxnaeuz feizgok 5~10 faencung, hawj mbangjgiz bienq hoengz cung lwed, coicaenh doeng heiq lwed hoengh, ikleih binghcauq supsou siusanq caeuq cujciz coihfuk.

(4) Lienz daihseiq, ywhing oep gingnyinz: Lienz daihsam ywbingh dawz gok ok le yungh ywhing diuzboiq ndei haenx youq gizdieg ywbingh haenx nucat, goemq baujsenhmoz 10~15 faencung, hawj mbangjgiz naengnoh bienq raeuj、 manh roxnaeuz humz daengj gikcoi ndei, daeuj demgya banhfap ywbingh, sukdinj seizgan ywbingh, hawj bingh cienj ndei, doiq ndangdaej miz gij goengyauq doeng naengnoh diuzleix dungxndaw、 siu sa raeuj meg、 hoengh lwed doeng meg、 soeng nyinz sanq giet、 vaq cwk dingz in.

2. Liuzcwngz

Yw cungj bingh neix, wnggai gaengawq gij naengzlig dingjsouh bouxbingh caeuq ywbingh aeu guh haenx daeuj diuzcingj, bingzciengz moix ngoenz roxnaeuz gek 1~2 ngoenz ywbingh baez ndeu, 10 baez dwg aen liuzcwngz ndeu.

【 Aenfap Bangbouj Ywbingh Gizyawz 】

(1) Aenfap Ywcuengh nyupsa ywbingh (Canghywcuengh naeuz bingh dwg daj sa daeuj, ndaej gaengawq bouxbingh fatbingh cingzgvang daeuj cazyawj roensa caiq nyupsa roxnaeuz gvetsa).

(2) Aeu gij yw leixnyinz demgya yaugoj haenx youq rog swiq gizbingh.

(3) Go'ngaih cit gingnyinz.

(4) Gingnyinz canghyw daengq: Son bouxbingh rox gag guh baujgen, youq benq gingnyinz hwet dungx daengj guh fwngz leixnyinz genjdanh roxnaeuz guh hwet yindung, daeuj diuzcingj dungdai goengnaengz ndangdaej doxdaengh, gyavaiq ndangdaej fukcangq.

【 Binghlaeh Genj Gawj 】

Ganh moux, bouxsai, 49 bi, hwet ga in 9 bi. 1990 nienz seizcou, bingh gyanaek cauxbaenz hwet gungj ga gut, X gvanghben fatyienh diuzndok hwet 3~5 demmaj gig haenq, hwet ga inget haenqrem, gwn lai cungj yw mbouj miz yungh, gyanghwnz mbouj ndaej ninz, moix haemh aeu dajcim 1 ci dulwngjdingh cij ndaej ninz, fatbingh seiz laebdaeb dajcim 77 ci dulwngjdingh, hoeng binghcingz ciuqyiengh lumj gaeuq. Youz vunzranz buenx, daeuj gingnyinz goh gouzyw. Yungh aenfap gingnyinz seiq lienz gej nyinz cunghab siucauq—aenfap lai mienh gejsuj ywbingh, baeznduj ywbingh gyanghaemh dingz dajcim gwn yw, gaenq ndaej ninz onj. Laebdaeb ywbingh 17 baez, hwet ga inget dingzdaengx, hwet gungj ga ut ndaej niujcingq, linzcangz yw ndei. Guhhhong bi ndeu fukcaz, ywbingh gvaqlaeng doenggvaq X gvanghben ndaej raen ndok demmaj aeundaej sousup coihfuk yienhda, cingcuj habhoz.

【 Roxyiuj Caeuq Yaenglwnh 】

Ndokhwet demmaj fatbingh menh, gij binghyiengh geizcaeux haemq mbaeu mbouj yungzheih haeujsim, dandan biujyienh baenz hwet ga naetin, seiz mbaeu seiz naek, daegbied dwg naengh nanz, hong baeg roxnaeuz gyanghaet hwnq seiz inget mingzyienj, habdangq hozdung roxnaeuz yietnaiq gvaqlaeng gemjmbaeu. Guh gingnyinz ywbingh seiz, yungh aenfap gingnyinz cienhangh fwngz saujmyauz genjcaz cazbingh seiz, wnggai saeqnaeh cienzmienh bae aeu gij lohnaemj daj diemj daengz sienq、sienq daengz mienh, caiq youz mienh daengz lai mienh guh baizcaz caeuq ywbingh, yawhbienh aeundaej yaugoj engq ndei.

Gouj. Bingh Hwet Ga Dungx Sam Lienz

【 Gyoebgangj Binghyiengh Gingnyinz 】

Gwnz linzcangz, hwet ga in dwg cungj bingh ciengz raen ndeu, yienznaeuz miz mbouj noix danhvei ywbingh laebnda conhgoh duenhbingh ywbingh, hoeng vanzlij miz haujlai vwndiz ngeiznanz. Bouxsij gaengawq cibngeih gingnyinz linzcangz binghyiengh biujyienh Cunghyih ginghdenj 《Lingzsuh · Gingnyinz》 lwnhgangj haenx, giethab gij daegdiemj swnghlij yienghsiengq ndoksaen ndangvunz, ginggvaq nyinhcaen yenzgiu damqcaz le fatyienh, aenvih ndoksaen duenh "hwetgoz" coh baihnaj goz haemq hung, gingnyinz cuzsauyangz—henz hwet cizsanhgih (hwetdagih、 hwetsiujgih caeuq hwetfanghgih), gingnyinz cuzdaiyangz—hwet baihlaeng sanhgih (hwet gyazleigih、 hwet cuicangzgih caeuq cizgih), lizcanggih caekhaex, gingnyinz cuzyangzmingz—nyinzrungq aendungx (hwetdagih diemj gaenriengz), sam yiengh doengzcaez gapbaenz "hwet、 dungx、 ga" gij gvanhaeh sanhgozhingz bien raez mbouj doengz, caeuq binghyiengh guhbaenz gij gvanhaeh dox lienzhaeh youh dox hanhhaed, ndigah heuh de guh bingh hwet dungx ga sam lienz.

【 Cekgangj Gij Hamzeiq Gihci Gingnyinz 】

Gaengawq gij lijlun megloh caeuq gingnyinz, cujyau nyinhnaeuz dwg gingnyinz giet saep caeuq gingmeg "gietcomz" yinxhwnj "gingmeg mbouj doeng" "mbouj doeng couh in"; cawz cuzsamyaem、 cuzsamyiengz roek diuz meg "yaem yiengz mbouj bingzyaenx" caixvaih, lij caeuq "megcung" gizgingh bet meg daj gwnz daengz laj gij goengnaengz "vwnhcuzgingh" mbouj hezdiuz mizgven. Gij "suhniuj" gingnyinz cuzsauyangz (gingnyinz), hengz youq henz ndang, gij goengnaengz diuz meg neix "suhcienj" saetdiuz, dwg gij yienzaen yinxhwnj bingh hwet dungx ga sam lienz ceiq ciengz raen.

"Suhcienj" mbouj hezdiuz, caiqlix ndangdaej "seiq mienh dingjlawh" baujhoh fanjse, cauxbaenz gingnyinz duenhgwnz ndangdaej coh baihlaj senj suk、 gingnyinz diuzga coh baihgwnz sousuk, gij binghyiengh "seiq veiz" hwet ga caeuq dungx laebdaeb okyienh, neix couhdwg gij gihci sengleix binghleix guhbaenz gij bingh hwet dungx ga sam lienz.

【 Gingnyinz Linzcangz Biujyienh 】

(1) Cujyau binghyiengh: Gij binghyiengh hwet aeu hwet naet、 hwet in mbouj miz rengz guhcawj; binghyiengh dungx miz gij daegdiemj ndojyouq

haemq laeg, ciengzseiz miz gij binghyiengh aendungx saejsiuvaq roxnaeuz
dungx mbouj cwxcaih, heiq dungx nyighwnj, mbouj siengj gwn caeuq siujvaq
doekdaemq, okhaex gaz daengj, gij binghlaeh haemq naek, miz dungxsaej
"cwkheiq" haemq mbaeu, boux bingh naek haenx, fatseng "seiq cungj
roxnyinh"; gij binghyiengh ga aeu naetin、mazmwnh roxnaeuz mbouj miz
rengz guhcawj.

(2) Cujyau daejcwng: Youq gwnz giekdaej ywbingh bingzciengz cazniemh
daengj mizgven genjcaz, guh gingnyinz cienhangh fwngz saujmyauz genjcaz.
Binghcauq nyinzgiet baenz lai mienh faenbouh, cujyau dwg youq giz baihlaj
neix.

① Hwet, gingnyinz cuzsauyangz—gij hezvei binghcauq gingnyinz
henzhwet cizsanhgih (hwetdagih、hwetsiujgih caeuq hwetfanghgih) daengj
gaenriengz; ② gingnyinz cuzdaiyangz—gij hezvei binghcauq gingnyinz hwet
baihlaeng sanhgih (hwet gyazleigih、hwet cuicangzgih caeuq cizgih)、lizcanggih
caekhaex daengj gaenriengz; ③ aendungx, gingnyinz cuzyangzmingz—
gij hezvei binghcauq gingnyinz "nyinzrungq aendungx"、miengndokdungx
(hwetdagih diemjgaenriengz) daengj gaenriengz; ④ diuzga, gingnyinz
cuzsauyangz—gij hezvei binghcauq gingnyinz nohgyonj mbiengjrog
gagoek daengj gaenriengz; ⑤ gingnyinz cuzdaiyangz—gij hezvei binghcauq
nohgyoengq rog gagoek daengj gaenriengz; ⑥ gij hezvei binghcauq gingnyinz
gingnyinz laeng gyaeujhoq、gingnyinz gahengh、gingnyinz baihnaj noh
gahengh、gingnyinz mbiengjhenz gahengh、gingnyinz dabaeu daengj
gaenriengz haenx.

【 Gingnyinz Cienhangh Fwngz Saujmyauz Genjcaz 】

Yungh aenfap fwngz caz binghcauq gingnyinz, caz daengz binghcauq
yangzsing biujyienh baenz nyinznoh lai gaenjcieng, engqlij giet ndongj baenz
naed、cocat、baenz diuzlienh giet ndaek, diuzsienq roxnaeuz baenz benq,
lumh naenx seiz bouxbingh miz gij ganjying naetnaiq、indot、mazmwnh
cienzdaz daengj.

327

【 Gingnyinz Siucauq Ywbingh 】

1. Ywbingh

Gvancez aen fazcwz ywbingh "aeu binghcauq guh hezvei", yungh aenfap gingnyinz seiq lienz gej nyinz daeuj ywbingh.

(1) Lienz daih'it, fwngz leixnyinz siucauq: Yungh aenfap angjfwngzgung、fwngz gunggimz lwgfwngz naenx roxnaeuz gencueg leixnyinz, youq caz binghcauq gingnyinz doengzseiz doenggvaq aeu fwngz leixnyinz doiq gij binghcauq gingnyinz hwet、caekhaex、nyinzrungq dungx、ga (gagoek、gahengh) daengj gaenriengz, cobouh soenggej doxnem, cuengqsoeng nyinznoh.

(2) Lienz daihngeih, cim camx gingnyinz siucauq: Doiq gizdieg binghcauq gingnyinz caz daengz haenx yiemzgek siudoeg, cim camx geijlai laeg caeuq geijlai deih aeu habngamj, cim camx ndaej gaengawq gizdieg mbouj doengz yungh diuzcim gveihgwz mbouj doengz haenx. ① Benq binghcauq gingnyinz hwet、caekhaex、gagoek daengj gaenriengz ndaej yungh cimsaeq gveihgwz (0.25~0.3) mm×40 mm, fwngz naenx dingh cauq、naenxat dinghcauq roxnaeuz nyoengxnaenx dingh cauq yungh cim; ② benq binghcauq gingnyinz nyinzrungq aendungx、gahengh daengj gaenriengz ndaej yungh cimsaeq gveihgwz dwg (0.25~0.3) mm×25 mm naenxat dingh cauq roxnaeuz mbaengq gaem daez nyaenj dingh cauq yungh cim, senj bae diemj camx roxnaeuz congh ndeu lai diuz cim, bingzciengz mbouj louz cim, ciuq binghcauq caeuq gij cingzgvang bouxbingh dingj ndaej haenx habdangq yungh yw.

(3) Lienz daihsam, gok gingnyinz: Cim camx siucauq le ndaej youq gizdieg ywbingh ndaej gok haenx yungh heiqgok roxnaeuz feizgok 5~10 faencung, hawj mbangjgiz bienq hoengz cung lwed, coicaenh doeng heiq lwed hoengh, ikleih binghcauq supsou siusanq caeuq cujciz coihfuk.

(4) Lienz daihseiq, ywhing oep gingnyinz: Lienz daihsam ywbingh dawz gok ok le yungh ywhing diuzboiq ndei haenx youq gizdieg ywbingh haenx nucat, goemq baujsenhmoz 10~15 faencung, hawj mbangjgiz naengnoh bienq raeuj、manh roxnaeuz humz daengj gikcoi ndei, daeuj demgya banhfap

ywbingh, sukdinj seizgan ywbingh, hawj bingh cienj ndei, doiq ndangdaej miz gij goengyauq doeng naengnoh diuzleix dungxndaw、siu sa raeuj meg、hoengh lwed doeng meg、soeng nyinz sanq giet、vaq cwk dingz in.

2. Liuzcwngz

Yw cungj bingh neix, wnggai gaengawq gij naengzlig dingjsouh bouxbingh caeuq ywbingh aeu guh haenx daeuj diuzcingj, bingzciengz moix ngoenz roxnaeuz gek 1~2 ngoenz ywbingh baez ndeu, 10 baez dwg aen liuzcwngz ndeu.

【 Aenfap Bangbouj Ywbingh Gizyawz 】

(1) Aenfap Ywcuengh nyupsa ywbingh (Canghywcuengh naeuz bingh dwg daj sa daeuj, ndaej gaengawq bouxbingh fatbingh cingzgvang daeuj cazyawj roensa caiq nyupsa roxnaeuz gvetsa).

(2) Aeu gij yw leixnyinz demgya yaugoj haenx youq rog swiq gizbingh.

(3) Go'ngaih cit gingnyinz.

(4) Gingnyinz canghyw daengq: Son bouxbingh roxnaeuz vunzranz de rox gag guh baujgen, youq benq gingnyinz hwet caekhaex、dungx daengj genjdanh aeu fwngz leixnyinz roxnaeuz guh hwet caekhaex yindung, daeuj diuzcingj dungdai goengnaengz ndangdaej doxdaengh, gyavaiq ndangdaej fukcangq.

【 Binghlaeh Genj Gawj 】

Ciz moux, mehmbwk, 36 bi, nungzminz, doenghbaez ndangcangq, mbouj deng gvaq rogsieng roxnaeuz hwet niujsieng. Guh gezcaz soujsuz gvaqlaeng dungx in gaenh 2 bi, mbouj ndaej cingqciengz guhhong, gaenq youq lai aen yihyen ywbingh, genjcaz gezgoj dwg daepbwt saedcaet yaemsingq, dingzlai yawj baenz sinzgingh sainyieg daeuj ywbingh, hoeng binghcingz lumj gaeuq, ginggvaq baengzyoux gaisau daeuj gingnyinz goh yawjbingh. Bouxbingh naeuz baihlaj mbiengjswix aendungx ndatfoeg, caemhcaiq coh baihswix cungqgyang aendungx daengz cungqgyang aendungx cienzsoengq, daengz dungx seiz, mizok heiqdungx nyig hwnj "dingjsim", buenx miz aekmoen、simvueng. Ngoenznaengz hwet naet ga unq, genga mbouj miz rengz, gyanghwnz loqfangzhwnz lai, ndangdaej ngoenz beij ngoenz byomnyieg, hoeng mbouj miz hanhheu, gwn hix ndaej. Yungh gingnyinz cienhangh fwngz saujmyauz caz cauq, fatyienh bouxbingh hwet baihswix daihsam hwngzduz dwg yangzsing; baihswix hwetdagih duenhgyang duenhlaj dwg lingzhingz, naenxat inget mingzyienj; yindai miengndokdungx baihswix caeuq vaisezgih gihsuz dungx baihswix duenhgyang baenz diuzlienh giethoh, naenxat inget mingzyienj; lizcanggih baihswix sangsuz baenz diuzlienh gietndaek, naenxat "gyaeujnyinz" inget mingzyienj; diuzga mbiengjswix dwg gij loihhingz daiyangzgingh caeuq sauyangzgingh "nyinzgiet". Yungh aenfap gingnyinz seiq lienz gejnyinz— baenzroix gejsuj ywbingh, ywbingh 3 ngoenz le, bouxbingh ndaej daj gaxgonq cijndaej guh di hongranz mbaeu daengz gaenq ndaej roengz reih bae guh hongnaz haemq mbaeu; ywbingh 2 aen liuzcwngz, gak cungj binghyiengh siucawz, bingh yw ndei. Cazyawj bi ndeu mbouj caiq fukfat, ywbingh yaugoj gyamaenh.

【 Roxyiuj Caeuq Yaenglwnh 】

Gij bingh hwet dungx ga nyinzsingq binghbienq, dox coicaenh hix dox hanhhaed, miz gij gvilwd yienjbienq gyauca dox baenz goekgaen.

Cauxbaenz bingh dungx, gij yienzaen youqgaenj de dwg aenndang "seiq veiz dingjlawh" baujhoh fanjying, gingnyinz hwet naetsieng daegbied dwg hwetdagih sousuk, sinzgingh hwetcungz itdingh deng apbik, cauxbaenz sinzgingh ndangdaej (hwetcungz) nangqdaengz naetsieng, okyienh diuzga caeuq sinzgingh ga de ceiboiq haenx daengj baenzroix bingh naetsieng, caiqlix fanjyingsing doiq sinzgingh gagguenj caeuq sinzgingh senhveiz ndawdungx miz yingjyangj, gij sinzgingh gagguenj saisiuvaq deng at, ndigah yinxhwnj oklaeng hwet ga sinzgingh gagguenj luenhlab, okyienh gij binghyiengh mbouj siengj gwn、wij、dungx raeng、dungxfan daengj goengnaengz dungxsaej luenhlab, mbangj binghlaeh lij ndaej okyienh gij binghyiengh yungzheih gaenjcieng、aekmoen heiq dinj、maij danqheiq、gyaeujngunh mbwqmbat daengj, hoeng guh mizgven genjcaz, gezgoj ciengzseiz cungj haemq cingqciengz, gwnz linzcangz ciengzseiz dwg dangbaenz bingh dungxsaej、bingh simdaeuz daengj aeu yw Cunghsih daeuj ywbingh, hoeng yaugoj mbouj mingzyienj, gij leixniemh "daj nyinz daeuj ywbingh" gingnyinz ywbingh, ndaej mizyauq gaijgez gij bingh nyinzsingq gwnz linzcangz haujlai yienzaen yinxhwnj bingh mbouj cingcuj haenx.

Cib. Bingh Ndokhwet Doedok

【 Gyoebgangj Binghyiengh Gingnyinz 】

Ndokhwet doedok dwg cungj hwet ga in binghbienq cehngviz bienqsingq, bongzok roxnaeuz senhveizvanz conghbyoengq doedok apbik sinzgingh yinxhwnj gingnyinz caeuq sinzgingh sonjhaih, lai fat youq bouxcoz hauxseng 30 bi daengz 50 bi, bouxsai mehmbwk cungj aiq fatbingh.

【 Cekgangj Gij Hamzeiq Gihci Gingnyinz 】

Hwet dwg aenndang dungdai hozdung aen bouhvih youqgaenj. Mboujlwnh dwg hwet gungj baenaj roxnaeuz ngiengx dauqlaeng、cienq gvaq henz caeuq baihswix baihgvaz, cungj aeu miz baihnaj hwet、baihlaeng hwet caeuq ndangnoh dungx hezdiuz, dingzlai nyinhnaeuz aenvih gij yinhsu ndokhwet houcizduz roxnaeuz hwngzcizduz gaijboujyoz caeuq swnghvuz lizyoz, souhdaengz wngqlig haemq hung, mwh cienqndang hozdung roxnaeuz riuj huqnaek daengj hwet yunghrengz haemq hung seiz, gingnyinz byai cizduz deng sonjsieng cauxbaenz. Nit、cumx gikcoi yinxhwnj gingnyinz sousuk hix yaek yaeuhfat cungj bingh neix. Cunghyih nyinhnaeuz sengcingz ndang mbouj ndei caemhcaiq deng nit roxnaeuz naetsieng cauxbaenz.

【 Gingnyinz Linzcangz Biujyienh 】

(1) Cujyau binghyiengh: Hwet caeuq caekhaex doxlien inget. Inget cingzdoh naekmbaeu mbouj doengz, boux mbaeu haenx hwet roxnaeuz caekhaex naet raeng dwg cujyau biujyienh; boux baenz binghgip naek haenx, inget haenqrem, bouxbingh naengh ninz caeuq byaijloh gunnanz, hwet mbouj

ndaej iet caeuq cienqdoengh, maeuq roengzbae le hwnq mbouj ndaej, ninz mbouj ndaej fanndang, dingzlai dwg ninz youq, song diuz ga iet bingz; boux baenz menhsingq haenx, naeuz hwet naetraeng caeuq in, ga raeng in, byaijloh、 hozdung mbouj fuengbiengh, gag genj yienghceij, okyienh gavej hingzsik mbouj doengz.

(2) Cujyau daejcwng: Youq gwnz giekdaej ywbingh bingzciengz cazniemh daengj mizgven genjcaz, giethab hwet CT caeuq hwzswzgungcin baenzsiengq genjcaz raen ndokhwet bongzok、cehngviz coh baihlaeng roxnaeuz baihlaeng mbiengjrog doedok、youzlizdij ndaw cuihgvanj、moznangzndongj caeuq goeksinzgingh deng at roxnaeuz senj dieg、cuihgvanj hwet gaeb daengj binghyiengh. Binghcauq nyinzgiet dingzlai dwg lai mienh faenbouh cujyau youq gizdieg lajneix.

① Nyinznoh hwet gaenjcieng, hwnjgeuq、naenx in, minjganj cingzdoh mingzyienj demsang, ndaej youq benq binghcauq gingnyinz muegnyinz henz hwet daengj gaenriengz haenx caz daengz diemj binghcauq; ② hwet daihsam hwngzcizduz satbyai miz binghcauq gingnyinz baenz naed, buenx raen gij doxgaiq baenz diuzlienh youq gij biujmienh de coh baihgwnz baihlaj iet bae; ③ gij gingnyinz hwet daihseiq、daihhaj goucizduz caeuq bangxhenz song mbiengj sucizgih caeuq caekhaex lumh daengz gij binghcauq gingnyinz lumj diuzlienh caeuq baenz naed hung iq mbouj doengz caeuq gij binghcauq gingnyinz baenz ndaek; ④ gizdieg sinzgingh sangbiz caekhaex faenbouh haenx, miz inget cingzdoh mbouj doengz, caemhcaiq at in coh henz dungx、 rog gagoek cienzbae, ciengzseiz miz gij doxgaiq lumj diuzlienh caeuq "gietiq in" nyinzsingq baenz naed; ⑤ mbangj bouxbingh youq gwnz ga, gij hezvei binghcauq gingnyinz gingnyinz cuzsauyangz—nohgyoengq rog gagoek daengj gaenriengz; ⑥ gij hezvei binghcauq gingnyinz gingnyinz cuzsauyangz— nohgyoengq rog gagoek daengj gaenriengz; ⑦ gij hezvei binghcauq gingnyinz gingnyinz laeng gyaeujhoq、gingnyinz gahengh、gingnyinz baihnaj gahengh、 gingnyinz henz gahengh、gingnyinz dabaeu daengj.

【 Gingnyinz Cienhangh Fwngz Saujmyauz Genjcaz 】

Yungh aenfap fwngz caz binghcauq gingnyinz, caz daengz binghcauq yangzsing biujyienh baenz nyinznoh lai gaenjcieng, engqlij giet ndongj baenz naed、cocat、baenz diuzlienh giet ndaek、diuzsienq roxnaeuz baenz benq, lumh naenx seiz bouxbingh miz gij ganjying naetnaiq、indot、mazmwnh cienzdaz daengj.

【 Gingnyinz Siucauq Ywbingh 】

1. Ywbingh

Gvancez aen fazcwz ywbingh "aeu binghcauq guh hezvei", yungh aenfap gingnyinz seiq lienz gaij nyinz daeuj ywbingh.

(1) Lienz daih'it, fwngz leixnyinz siucauq: Yungh aenfap angjfwngzgung、fwngz gunggimz、lwgfwngz naenx、gencueg leixnyinz, youq caz binghcauq gingnyinz doengzseiz doenggvaq aenfap fwngz leixnyinz doiq gij binghcauq gingnyinz muegnyinz henz hwet、sucizgih、giz faenbouh bizsinzgingh duenhgwnz caekhaex、ga (gagoek、gahengh) daengj gaenriengz haenx, cobouh soenggej doxnem, cuengqsoeng nyinznoh.

(2) Lienz daihngeih, cim camx gingnyinz siucauq: Doiq gizdieg binghcauq gingnyinz caz daengz haenx yiemzgek siudoeg, cim camx geijlai laeg caeuq geijlai deih aeu habngamj, cim camx ndaej gaengawq gizdieg mbouj doengz yungh diuzcim gveihgwz mbouj doengz haenx. ① Benq binghcauq gingnyinz sucizgih hwet、caekhaex、gagoek daengj gaenriengz haenx, ndaej yungh cimsaeq gveihgwz (0.25~0.3) mm×40 mm, fwngz naenx dinghcauq、naenxat dinghcauq roxnaeuz nyoengxnaenx dingh cauq yungh cim; ② benq binghcauq gingnyinz gahengh daengj gaenriengz haenx, ndaej yungh cimsaeq gveihgwz dwg (0.25~0.3) mm×25 mm naenxat dingh cauq roxnaeuz mbaengq gaem daez nyaenj dinghcauq yungh cim, senj bae diemj camx roxnaeuz congh ndeu lai diuz cim, bingzciengz mbouj louz cim, ciuq binghcauq caeuq gij cingzgvang bouxbingh dingj ndaej haenx habdangq yungh yw.

(3) Lienz daihsam, gok gingnyinz: Cim camx siucauq le ndaej youq

gizdieg ywbingh ndaej gok haenx yungh heiqgok roxnaeuz feizgok 5~10 faencung, hawj mbangjgiz bienq hoengz cung lwed, coicaenh doeng heiq lwed hoengh, ikleih binghcauq supsou siusanq caeuq cujciz coihfuk.

(4) Lienz daihseiq, ywhing oep gingnyinz: Lienz daihsam ywbingh dawz gok ok le yungh ywhing diuzboiq ndei haenx youq gizdieg ywbingh haenx nucat, goemq baujsenhmoz 10~15 faencung, hawj mbangjgiz naengnoh bienq raeuj、 manh roxnaeuz humz daengj gikcoi ndei, daeuj demgya banhfap ywbingh, sukdinj seizgan ywbingh, hawj bingh cienj ndei, doiq ndangdaej miz gij goengyauq doeng naengnoh diuzleix dungxndaw、 siu sa raeuj meg、 hoengh lwed doeng meg、 soeng nyinz sanq giet、 vaq cwk dingz in.

2. Liuzcwngz

Yw cungj bingh neix, wnggai gaengawq gij naengzlig dingjsouh bouxbingh caeuq ywbingh aeu guh haenx daeuj diuzcingj, bingzciengz moix ngoenz roxnaeuz gek 1~2 ngoenz ywbingh baez ndeu, 10 baez dwg aen liuzcwngz ndeu.

【 Aenfap Bangbouj Ywbingh Gizyawz 】

(1) Aenfap Ywcuengh nyupsa ywbingh (Canghywcuengh naeuz bingh dwg daj sa daeuj, ndaej gaengawq bouxbingh fatbingh cingzgvang daeuj cazyawj roensa caiq nyupsa roxnaeuz gvetsa).

(2) Aeu gij yw leixnyinz demgya yaugoj haenx youq rog swiq gizbingh.

(3) Go'ngaih cit gingnyinz.

(4) Gingnyinz canghyw daengq: Son bouxbingh roxnaeuz vunzranz de rox gag guh baujgen, youq benq gingnyinz hwet、 daejhwet dungx daengj genjdanh aeu fwngz leixnyinz roxnaeuz guh hwet yindung, daeuj diuzcingj dungdai goengnaengz ndangdaej doxdaengh, gyavaiq ndangdaej fukcangq.

【 Binghlaeh Genj Gawj 】

Lij moux, bouxsai, 41 bi. Lai bi guh gij hong gihgen, baenz hwet ga baihswix inget gipsingq 15 ngoenz, byaijloh mbouj ndaej, youz vunzranz soengq daeuj ywbingh. Gingnyinz cienhangh fwngz saujmyauz genjcaz fatyienh de gij nyinznoh hwet baihswix gaenjcieng, gvangqlangh lumh naenx inget, hwet baihswix daihsam hwngzduz miz binghcauq gingnyinz baenz naed bienq co bienq na, gingnyinz hwet seiq、haj houcizduz caeuq bangxhenz song mbiengj sucizgih caeuq caekhaex lumh daengz binghcauq gingnyinz lumj diuzlienh caeuq baenz naed hung iq mbouj doengz caeuq baenz gaiq. Duenhbingh dwg ndokhwet doedok buenx hwet daihsam hwngzduz binghcunghab. Ngoenzhaenx banringzgvaq yungh gingnyinz seiq lienz gej nyinz ywbingh, sikhaek roxnyinh cwxcaih, ndaej cienqndang、gungjhwet daengj, ngoenz daihngeih couh ndaej hwnq mbonq byaij. Lienzdaemh ywbingh 2 baez, bingh'in gemjmbaeu, laebdaeb diuzleix 3 aen singhgiz, bingh ndaej fukcangq.

【 Yaenglwnh Caeuq Roxyiuj 】

Gingnyinzyoz ciuhgeq guek raeuz, caeux couh doiq gij swnghvuz dungdai lizyoz hwet、daejhwet caeuq hwet daihsam hwngzcizduz miz gij nyinhrox laegdaeuq. Lumjbaenz gingnyinz cuzsauyangz, couh biugeiq miz sienqnga yinxlig gwnz hwet samgak coh henz dungx, miz diuzroen cig daengz miengndokdungx, gangjmingz vunz ciuhgonq gaenq cwkrom gij gingniemh fungfouq ciuq gingnyinz daeuj yw hwet binghbienq. Gingnyinz ywbingh youq gwnz giekdaej neix, giethab yihyoz ciuhneix mizgven cihsiz, daegbied camciuq gij gihyizsing cujciz gezgou gaijboujyoz ciengzsaeq lwnhgangj haenx, caemhcaiq daj ndawde laebguh aenfap gingnyinz cienhangh fwngz saujmyauz cazcauq yienghmoq, vih linzcangz ywbingh daezhawj baengzgawq.

Cib'it. Hwet Naetsieng

【 Gyoebgangj Binghyiengh Gingnyinz 】

Hwet naetsieng, dwg ceij gingnyinz hwet menhsingq、cwkrom naetsieng (vuzgin fatyienz nyinznoh hwet caeuq gij nyinzmueg de gaenriengz roxnaeuz muegndok menhsingq naetsieng), youh heuhguh goengnaengzsingq hwet in、ndangnoh nyinzmueg hwet caekhaex fatyienz daengj, cujyau binghyiengh dwg hwet roxnaeuz daejhwet naet raeng inget, fanfoek fatbingh, dienheiq bienqvaq roxnaeuz baegnaiq gvaqbouh seiz binghcingz gyanaek, yietnaiq roxnaeuz ninz mbonq aeu swiz iq demh youq gwnz hwet ndaej hoizsoeng binghyiengh, seiz mbaeu seiz naek, dwg gij bingh lai fat linzcangz ciengzseiz raen. Dingzlai aenvih naengh nanz、ndwn nanz, lienzdaemh riuj huqnaek nanz、ram huqnaek roxnaeuz deng nit cix yaeuhfat bingh, dingzlai dwg gyoengqvunz guhhong naek、yindungyenz daengj.

【Cekgangj Gij Hamzeiq Gihci Gingnyinz】

① Gaengawq gij yienzleix ndangvunz gaijboujyoz caeuq swnghvuzlizyoz faensik, ciengzgeiz sibgvenq yienghceij mbouj ndei roxnaeuz seizgan nanz cungj dwg aen ndangvih maenhdingh ndeu, hawj nyinznoh、muegnyinz caeuq cujciz seiqhenz laebdaeb deng bengrag, cauxbaenz gij atlig nyinznoh gyalai, lwed lae deng yingjyangj, gij nwngzyenz mwh senhveiz ndangnoh sousuk sied bae mbouj ndaej gibseiz boujcung, mizok daihliengh yujsonh cwkrom, baenzneix fanfoek, nanz le couh aiq cauxbaenz cujciz bienqsingq、bienq na caeuq sousuk, caemhcaiq gikcoi sinzgingh doxwngq haenx cix yinxhwnj menhsingq hwet in. ② Sengcingz ndok daejhwet dek cauxbaenz mbangj nyinznoh caeuq yindai mbouj miz diemj gaenriengz, yinxhwnj gvanhcez daejhwet onjdingh gemjnyieg, lumjbaenz mbiengj ndokhwet ndeu roengz daengz daej roxnaeuz ndokdaej baenz hwet, gvanhcez iq ndokhwet mbouj doiqcingq sawj song mbiengj ndangnoh daejhwet yindung mbouj hezdiuz, cauxbaenz mbangj gingnyinz hwet baihlaeng lawhvuenh naetsieng. ③ Cunghyih nyinhnaeuz dwgliengz deng cumx ciemqhaeuj, gingnyinz sousuk yinxhwnj megnyinz hwet baihlaeng dimzsaek, heiqnit laengz meg, mbouj doeng couh in.

【Gingnyinz Linzcangz Biujyienh】

(1) Cujyau binghyiengh: Hwet roxnaeuz daejhwet naet raeng inget, fanfoek fatbingh, mbangj binghlaeh miz hwet saekseiz coegin roxnaeuz insep, dienheiq bienqvaq roxnaeuz baegnaiq gvaqbouh seiz binghcingz gyanaek.

(2) Cujyau daejcwng: Youq gwnz giekdaej ywbingh bingzciengz cazniemh

336

daengj mizgven genjcaz, yungh aenfap gingnyinz cienhangh fwngz saujmyauz genjcaz. Youq gwnz giekdaej baizcawz ndok binghbienq, gingnyinz hwet aeu guh genjcaz caengzfeuz、caengzlaeg, daeuj cazmingz gidij diuz gingnyinz lawz naetsieng, vih ywbingh daezhawj baengzgawq, binghcauq nyinzgiet lai mienh faenbouh cujyau youq giz baihlaj neix.

① Gij hezvei binghcauq gingnyinz hwet sucizgih、muegnyinz henz hwet、muegnyinz aek hwet、gwnz hwet samgak caeuq laj hwet samgak daengj gaenriengz; ② gij hezvei binghcauq gingnyinz benqdieg daejhwet bazliu gaenriengz; ③ gij hezvei binghcauq gingnyinz beigozgih、dungx vaisezgih、houyagigih、dungxhwngzgih、hwetfanghgih caeuq hwetdagih daengj gaenriengz; ④ gij hezvei binghcauq gingnyinz hwetdagih baihlaeng dungx caengzlaeg; ⑤ genjcaz bizsinzgingh rog gagoek, ndaej faenbied youq gyazcenzsangciz laj yindai miengndokdungx、fungcienggih caeuq muegnyinz gozcanghgih gizgyawj, ra laj naeng naenx in roxnaeuz "indot gietiq" guhbaenz haenx; ⑥ doiq doxgyoeb hwet daihsam hwngzcizduz sonjsieng buenx miz sangbiz sinzgingh caekhaex inget haenx, youq gwnz giekdaej cazmingz hwngzduz yangzsing, youq gyazcenzsangciz caeuq ndokgagoek hung co doed gak aeu diemj ndeu, aeu song diemj lienzsienq giz cungqgyang, coh baihndaw vehsienq 3.0~3.5 lizmij gizhaenx, damqcaz sangbiz sinzgingh caekhaex inget diemj fanjying, okyienh giethoh、inget haenqrem roxnaeuz gietcag daengj.

【 Gingnyinz Cienhangh Fwngz Saujmyauz Genjcaz 】

Yungh aenfap fwngz caz binghcauq gingnyinz, caz daengz binghcauq gingnyinz yangzsing biujyienh baenz nyinznoh lai gaenjcieng, engqlij giet ndongj baenz naed、cocat、baenz diuzlienh giet ndaek、diuzsienq roxnaeuz baenz benq, lumh naenx seiz bouxbingh miz gij ganjying naetnaiq、indot、mazmwnh cienzdaz daengj.

【 Gingnyinz Siucauq Ywbingh 】

1. Ywbingh

Gvancez aen fazcwz ywbingh "aeu binghcauq guh hezvei", yungh aenfap gingnyinz seiq lienz gaij nyinz daeuj ywbingh.

(1) Lienz daih'it, fwngz leixnyinz siucauq: Yungh aenfap angjfwngzgung、 fwngz gunggimz、lwgfwngz naenx roxnaeuz gencueg leixnyinz, youq caz binghcauq gingnyinz, doengzseiz doenggvaq aenfap fwngz leixnyinz doiq gij hezvei binghcauq gingnyinz nyinzmueg henz hwet、muegnyinz aekhwet、 sucizgih、daejhwet gaenriengz haenx, cobouh soenggej doxnem, cuengqsoeng nyinznoh.

(2) Lienz daihngeih, cim camx gingnyinz siucauq: Doiq gizdieg binghcauq gingnyinz caz daengz haenx yiemzgek siudoeg, cim camx geijlai laeg caeuq geijlai deih aeu habngamj, cim camx ndaej gaengawq gizdieg mbouj doengz yungh diuzcim gveihgwz mbouj doengz haenx. ① Benq binghcauq gingnyinz sucizgih gwnz hwet、caekhaex、gagoek daengj gaenriengz haenx, ndaej yungh cimsaeq gveihgwz (0.25~0.3) mm×40 mm, lwgfwngz naenx dingh cauq、 naenxat dingh cauq roxnaeuz nyoengxnaenx dingh cauq yungh cim; ② Benq binghcauq gingnyinz muegnyinz henzhwet gwnz hwet、muegnyinz aek hwet、gahengh daengj gaenriengz haenx, ndaej yungh cimsaeq gveihgwz dwg (0.25~0.3) mm×25 mm naenxat dinghcauq roxnaeuz mbaengq gaem daez nyaenj dingh cauq yungh cim, senj bae diemj camx roxnaeuz congh ndeu lai diuz cim, bingzciengz mbouj louz cim, ciuq binghcauq caeuq gij cingzgvang bouxbingh dingj ndaej haenx habdangq yungh yw.

(3) Lienz daihsam, gok gingnyinz: Cim camx siucauq le ndaej youq gizdieg ywbingh ndaej gok haenx yungh heiqgok roxnaeuz feizgok 5~10 faencung, hawj mbangjgiz bienq hoengz cung lwed, coicaenh doeng heiq lwed hoengh, ikleih binghcauq supsou siusanq caeuq cujciz coihfuk.

(4) Lienz daihseiq, ywhing oep gingnyinz: Lienz daihsam ywbingh dawz gok ok le yungh ywhing diuzboiq ndei haenx youq gizdieg ywbingh haenx nucat, goemq baujsenhmoz 10~15 faencung, hawj mbangjgiz naengnoh bienq raeuj、manh roxnaeuz humz daengj gikcoi ndei, daeuj demgya banhfap ywbingh, sukdinj seizgan ywbingh, hawj bingh cienj ndei, doiq ndangdaej

miz gij goengyauq doeng naengnoh diuzleix dungxndaw、siu sa raeuj meg、hoengh lwed doeng meg、soeng nyinz sanq giet、vaq cwk dingz in.

2. Liuzcwngz

Yw cungj bingh neix, wnggai gaengawq gij naengzlig dingjsouh bouxbingh caeuq ywbingh aeu guh haenx daeuj diuzcingj, bingzciengz moix ngoenz roxnaeuz gek 1~2 ngoenz ywbingh baez ndeu, 10 baez dwg aen liuzcwngz ndeu.

【 Aenfap Bangbouj Ywbingh Gizyawz 】

(1) Aenfap Ywcuengh nyupsa ywbingh (Canghywcuengh naeuz bingh dwg daj sa daeuj, ndaej gaengawq bouxbingh fatbingh cingzgvang daeuj cazyawj roensa caiq nyupsa roxnaeuz gvetsa).

(2) Aeu gij yw leixnyinz demgya yaugoj haenx youq rog swiq gizbingh.

(3) Go'ngaih cit gingnyinz.

(4) Gingnyinz canghyw daengq: Son bouxbingh roxnaeuz vunzranz de rox gag guh baujgen, youq benq gingnyinz hwet、daejhwet daengj genjdanh aeu fwngz leixnyinz roxnaeuz guh hwet yindung, daeuj diuzcingj dungdai goengnaengz ndangdaej doxdaengh, gyavaiq ndangdaej fukcangq.

【 Binghlaeh Genj Gawj 】

Veiz moux, bouxsai, hwet ga in 2 bi caz mbouj rox yienzaen, gaenq bae lai aen yihyen yawjbingh ywbingh, yungh bae cienzyw fanh lai maenz, lij mbouj ndaej ninz onj, byaijloh gunnanz, youz vunzranz buenx daeuj gingnyinz goh youq yihyen ywbingh. Doenggvaq gingnyinz cienhangh fwngz saujmyauz genjcaz, fatyienh bouxbingh cawzliux ndangnoh hwet naetsieng caixvaih, baihswix gyazcenzsangciz diemj mbiengj ndaw caeuq rog gagoek bizsinzginghdiemj rog ga cazdaengz nyinzgiet "gietiq inget". Baez daih'it ywbingh le, bouxbingh lai bi daeuj caengz ndaej ninz ndei danghaemh couh ninz ndaej ndaek, hwet ga inget gemjmbaeu mingzyienj. Lienzdaemh ywbingh, binghcingz yied ngoenz yied ndei, gungh ywbingh 2 aen liuzcwngz, bingh'in cienzbouh gejcawz. Gyaepcaz 2 bi, mbouj raen fukfat.

【 Yaenglwnh Caeuq Roxyiuj 】

(1) Daj ndaw doz gingnyinz cuzyangzmingz, ndaej raen gingnyinz daj gwnz din coh baihgwnz hengzbae daengz baihnaj gahengh seiz, youz cawjgingsienq mizok sienqnga faenbied daengz miengndokdungx, cawjganqsienq heux gvaq yinhgi hwnj daengz aendungx gizlaeg cigdaengz gezbwnz; sienqnga daj rog gagoek ginggvaq henzdungx ngeng hwnjbae riengz giz ndoksej, gvihaeuj ndoksaen. Cungj hingzdai gezgou neix, fanjyingj le mwh gvanhcez ga gutgoz, couhdwg diuzga guh gij dungcoz gutgoz seiz, daezzhwnj bengrag yinxlig mizok gij diemjdaemx aendungx gizlaeg caeuq henz dungx oklaeng ndokhwet haenx, song diuz sienq faenlig guhbaenz dizgvanh lizsenyoz, baujciz dizgvanh doxdaengh.

(2) Daj gij cihsiz gaijbouj yihyoz ciuhneix gaenq rox daeuj yawj: ① Nohgyoengq baihlaeng hwet, miz gij goengnaengz iethwet; nohgyoengq baihnaj hwet, daegbied dwg hwetdagih, dwg cujyau doenghlig dizgvanh, caeuq aendungx faennga gingnyinz cuzyangzmingz doxlumj; dungx vaisezgih henz dungx, gaenriengz youq ndoksej baihlaeng ciepgaenh henzbien ndoksaen, coh baihlaj ngeng bae daengz miengndokdungx, gut ndokbuenz seiz miz rengz rapdawz, caeuq sienqyinxlig gingnyinz cuzyangzmingz sienqnga henz dungx doxdoengz. ② CT genjcaz cingqciengz ndangnoh hwet yienjok, hwetdagih duenh hainduj caeuq hwetcungz sinzgingh ca mbouj lai bingzyaenx, hwetcungz sinzgingh ronzgvaq hwetdagih, youq CT yingjsieng ndawde ndaej raen hwetdagih mienhgat ndawde miz gizdieg maeddoh daemq yienghceij mbouj doengz. ③ Hwetdagih naetsieng fatseng hwnjgeuq sousuk, gij hwetcungz sinzgingh ronzgvaq hwetdagih mienx mbouj ndaej deng diuz ndangnoh hwnjgeuq neix apbik; bizsinzgingh rog ga dwg hwetcungz sinzgingh diuz bizsinzgingh ndeu, daj congh gehluengq daihngeih ndokhwet hainduj, riengz gingnyinz henz dungx coh miengndokdungx caeuq rog gagoek ietraez, gaemguenj naengnoh rog gagoek. Ndigah ndangnoh hwet naetsieng buenx miz bizsinzgingh rog gagoek inget, hix dwg gij biujyienh cungj bingh neix ndawde

yiengh ndeu.

Cibngeih. Sinzgingh Ndokbuenz In

【 Gyoebgangj Binghyiengh Gingnyinz 】

　　Sinzgingh ndokbuenz in dwg cungj bingh ciengzseiz raen ndeu, lizcanggih naetsieng yaeuhfat gipsingq menhsingq hwet ga in roxnaeuz sinzgingh ndokbuenz deng apbik yinxhwnj inget. Bingzciengz nyinhnaeuz, sinzgingh feihcungj diegsang faennga, daj lizcanggih gihsuz ndawde ronzgvaq roxnaeuz sinzgingh ndokbuenz daj lizcanggih gihfu ndawde ronzgvaq, mwh lizcanggih deng sonjsieng, fatseng cunglwed、foegraemx、hwnjgeuq、doxnem caeuq sousuk, lizcanggih bonjndang roxnaeuz gehluengq laj congh lizcanggih bienq gaeb, caenxat gij sinzgingh, sailwed daj gehluengq ronz ok haenx, vihneix cix okyienh baenzroix bingh hwet ga in caeuq daejcwng haenx heuhguh sinzgingh ndokbuenz in.

【 Cekgangj Gij Hamzeiq Gihci Gingnyinz 】

　　Lizcanggih dwg gaiq cujciz nohnyinz youq baihlaeng caekhaex gizlaeg, daj baihnaj ndokdijguz hainduj, dingz youq gwnzdingj daconjswj ndokga. De hengzbae hamj gvaq ndokbuenz conghhung seiz, louz miz baihgwnz baihlaj song aen luengq, guhbaenz lizcanggih conghgwnz conghlaj. Doenghmeg gwnz caekhaex caeuq sinzgingh gwnz caekhaex doenggvaq conghgwnz, doenghmeg laj caekhaex、sinzgingh laj caekhaex、sinzgingh ndokbuenz、sinzgingh gizyaem、bizsinzgingh baihlaeng ga daj conghlaj de ginggvaq. Mwh lizcanggih sonjsieng, gij nohnyinz de sousuk, cauxbaenz gij sinzgingh conghgwnz conghlaj de, daegbied dwg sinzgingh ndokbuenz caeuq sailwed deng apbik, mizok baenzroix nyinzmeg hwetga binghleix bienqvaq caeuq binghyiengh biujyienh, dwg gij bingh hwet ga in ciengzseiz raen haenx, dwg gij yienzaen cauxbaenz sinzginghgan ndokbuenz deng at ciengzseiz raen haenx.

【 Gingnyinz Linzcangz Biujyienh 】

(1) Cujyau binghhyiengh: Cungj bingh neix miz gij binghhyiengh biujyienh lai cungj hingzsik. Boux baenz sinzgingh ndokbuenz in gipsingq, caekhaex inget haenqrem, engqlij inget hojsouh lumj cax heh nei, maeuq seiz gyanaek, hwnz ninz mbouj ndaej; inget riengz galaeng coh laeng gyaeujhoq, baihlaeng gahengh daengz dabaeu roxnaeuz daengz lajdaej din. Binghhyiengh denjhingz dwg bouxbingh byaijloh seiz, hwet coh mbiengj miz bingh haenx gutgoz、gut ndokbuenz、gut gyaeujhoq、byai din bungq gwnznamh、gyaeuj ngeng, baenz gij yienghceij daj gwnz daengz laj gutgoz ga'gvez; boux sinzgingh ndokbuenz in menhsingq haenx, yienzaen ciengzseiz mbouj cingcuj, denjhingz ndangdaej miz bingh, ciengzseiz okyienh hwet in caeuq gahengh bengrag hwnjgeuq roxnaeuz mbangjgiz inget.

(2) Cujyau daejcwng: Youq ywbingh bingzciengz genjcaz, ciengzseiz miz sawqniemh soh daiz ga、sawqniemh gahengh iet bae、sawqniemh ut gyaeujhoq ut ndokbuenz caeuq sawqniemh lizcanggih mbangjgiz naenx in daengj gij daegcwng yangzsing. Boux baenz nanz haenx, ndaej buenx raen caekhaex caeuq ndangnoh ga rozsuk. Guh gingnyinz cienhangh fwngz saujmyauz genjcaz, binghcauq nyinzgiet lai mienh faenbouh, cujyau youq giz baihlaj neix:

① Gij hezvei binghcauq gingnyinz muegnyinz henz hwet、gwnz hwet samgak、laj hwet samgak daengj gaenriengz; ② gij hezvei binghcauq gingnyinz hwet sanhhwngzduz、ndoksej siujdouz daengj gaenriengz; ③ gij hezvei binghcauq gingnyinz baihlaeng caekhaex sam diemj (lizcanggihdenj、dunzcunghgihdenj、dunzsiujgihdenj caeuq gyazgingsuzgwnh) gaenriengz; ④ gingnyinz cuzsauyangz—gij hezvei binghcauq gingnyinz nohgyoengq rog gagoek daengj gaenriengz; ⑤ gingnyinz cuzdaiyangz—gij hezvei binghcauq gingnyinz nohgyoengq baihlaeng gagoek daengj gaenriengz; ⑥ gingnyinz cuzyangzmingz—gij hezvei binghcauq gingnyinz "nyinzrungq" aendungx gaenriengz haenx; ⑦ gij hezvei binghcauq gingnyinz gingnyinz laeng gyaeujhoq、gingnyinz gahengh、gingnyinz noh baihnaj gahengh、gingnyinz henz gahengh、gingnyinz dabaeu daengj gaenriengz.

【 Gingnyinz Cienhangh Fwngz Saujmyauz Genjcaz 】

Yungh aenfap fwngz caz binghcauq gingnyinz, caz daengz binghcauq yangzsing biujyienh baenz nyinznoh lai gaenjcieng, engqlij giet ndongj baenz naed、cocat、baenz diuzlienh giet ndaek、diuzsienq roxnaeuz baenz benq, lumh naenx seiz bouxbingh miz gij ganjying naetnaiq、indot、mazmwnh cienzdaz daengj.

【 Gingnyinz Siucauq Ywbingh 】

1. Ywbingh

Gvancez aen fazcwz ywbingh "aeu binghcauq guh hezvei", yungh aenfap gingnyinz seiq lienz gaij nyinz daeuj ywbingh.

(1) Lienz daih'it, fwngz leixnyinz siucauq: Yungh aenfap angjfwngzgung、fwngz gunggimz、lwgfwngz naenx roxnaeuz gencueg leixnyinz, youq caz binghcauq gingnyinz doengzseiz doenggvaq aenfap fwngz leixnyinz doiq gij hezvei binghcauq gingnyinz hwet samgak gwnz hwet、laj hwet samgak caeuq caekhaex、nyinzrungq aendungx、gagoek、gahengh daengj gaenriengz haenx, cobouh soenggej doxnem, cuengqsoeng nyinznoh.

(2) Lienz daihngeih, cim camx gingnyinz siucauq: Doiq gizdieg binghcauq gingnyinz caz daengz haenx yiemzgek siudoeg, cim camx geijlai laeg caeuq geijlai deih aeu habngamj, cim camx ndaej gaengawq gizdieg mbouj doengz yungh diuzcim gveihgwz mbouj doengz haenx. ① Benq binghcauq gingnyinz hwet、caekhaex、gagoek daengj gaenriengz haenx, ndaej yungh cimsaeq gveihgwz (0.25~0.3) mm×40 mm, fwngz naenx dingh cauq、naenxat dingh cauq roxnaeuz nyoengxnaenx dingh cauq yungh cim; ② benq binghcauq gingnyinz nyinzrungq aendungx、gahengh daengj gaenriengz haenx, ndaej yungh cimsaeq gveihgwz dwg (0.25~0.3) mm×25 mm naenxat dingh cauq roxnaeuz mbaengq gaem daez nyaenj dinghcauq yungh cim, senj bae diemj camx roxnaeuz congh ndeu lai diuz cim, bingzciengz mbouj louz cim, ciuq binghcauq caeuq gij

cingzgvang bouxbingh dingj ndaej habdangq yungh yw.

(3) Lienz daihsam, gok gingnyinz: Cim camx siucauq le ndaej youq gizdieg ywbingh ndaej gok haenx yungh heiqgok roxnaeuz feizgok 5~10 faencung, hawj mbangjgiz bienq hoengz cung lwed, coicaenh doeng heiq lwed hoengh, ikleih binghcauq supsou siusanq caeuq cujciz coihfuk.

(4) Lienz daihseiq, ywhing oep gingnyinz: Lienz daihsam ywbingh dawz gok ok le yungh ywhing diuzboiq ndei haenx youq gizdieg ywbingh haenx nucat, goemq baujsenhmoz 10~15 faencung, hawj mbangjgiz naengnoh bienq raeuj、manh roxnaeuz humz daengj gikcoi ndei, daeuj demgya banhfap ywbingh, sukdinj seizgan ywbingh, hawj bingh cienj ndei, doiq ndangdaej miz gij goengyauq doeng naengnoh diuzleix dungxndaw、siu sa raeuj meg、hoengh lwed doeng meg、soeng nyinz sanq giet、vaq cwk dingz in.

2. Liuzcwngz

Yw cungj bingh neix, wnggai gaengawq gij naengzlig dingjsouh bouxbingh caeuq ywbingh aeu guh haenx daeuj diuzcingj, bingzciengz moix ngoenz roxnaeuz gek 1~2 ngoenz ywbingh baez ndeu, 10 baez dwg aen liuzcwngz ndeu.

【Aenfap Bangbouj Ywbingh Gizyawz】

(1) Aenfap Ywcuengh nyupsa ywbingh (Canghywcuengh naeuz bingh dwg daj sa daeuj, ndaej gaengawq bouxbingh fatbingh cingzgvang daeuj cazyawj roensa caiq nyupsa roxnaeuz gvetsa).

(2) Aeu gij yw leixnyinz demgya yaugoj haenx youq rog swiq gizbingh.

(3) Go'ngaih cit gingnyinz.

(4) Gingnyinz canghyw daengq: Son bouxbingh roxnaeuz vunzranz de rox gag guh baujgen, youq benq gingnyinz hwet caekhaex daengj genjdanh aeu fwngz leixnyinz roxnaeuz guh hwet caekhaex yindung, daeuj diuzcingj dungdai goengnaengz ndangdaej doxdaengh, gyavaiq ndangdaej fukcangq.

【Binghlaeh Genj Gawj】

Vangz moux, bouxsai, 50 bi. Baenz bingh hwet ga in menhsingq 2 bi, fatyienh inget fangse daengz baihlaeng gagoek gahengh 3 ndwen lai, gaenq youq dangdieg veiswnghyen gwn yw dajcim, binghyiengh loq hoizrungq, hoeng fangsesing inget lij caengz raen gemjmbaeu. Ginggvaq caencik gaisau daengz gingnyinz goh ywbingh, gingnyinz cienhangh fwngz saujmyauz fatyienh laj hwet samgak bouxbingh hwetdagih gingnyinz diemj gaenriengz、daejhwet、caekhaex (lizcanggihdenj、dunzcunghgihdenj caeuq dunzsiujgihdenj dem gyazgingsuzgwnh) miz diemj binghcauq gingnyinz baenz gaiq caeuq baenz naed hung iq mbouj doengz haenx, lumhnaenx inget dangqmaz, ciepsouh aenfap gingnyinz seiq lienz gej nyinz ngoenzhaenx couh roxnyinh daengz hwet ga beij gaxgonq linzvued soengswt, gungh ywbingh 13 baez, yaugoj ywbingh habhoz.

【 Roxyiuj Caeuq Yaenglwnh 】

Sinzgingh ndokbuenz inget binghcingz biujyienh, youq Cunghyih ginghdenj ndawde miz lwnhgangj doxgven, lumjbaenz《Lingzsuh · Goekgiet》ceijok: "Daiyangz dwg hai, yangzmingz dwg haep, sauyangz dwg suh, baenzneix hai haep⋯⋯ hai haep, heiq mbouj dingz couh miz bingh." Gizneix baudaengz sinzgingh ndokbuenz in gij daegcwng baegbied de, sinzgingh ndokbuenz deng apbik biujyienh caeuq ndangdaej rozsuk. Daj gij daegdiemj ginghsen cuz samyiengz dozsienq cibngeih gingnyinz biugeiq gaujcaz, mbouj nanz yawj ok vunz ciuhgonq doiq giz ndokgagoek binghbienq miz nyinhrox haeujlaeg, cungjgez le linzcangz gingniemh fungfouq. Lumjbaenz lizcanggih sonjsieng apbik sinzgingh ndokbuenz okyienh diuzga daj laj daengz gwnz gaenjcieng, yiennaeuz biujyienh youq gij roenloh ginghsen cuzdaiyangz hengzbae, hoeng saedsaeh yienzaen dwg diuz faennga cuzsauyangz gingh daj baihgwnz ndokgahengh faen ok, diuz faennga neix hwnj fuzdu le, daj ndokgagoek hwnjbae giet youq ndoknyidhangx caeuq lizcanggih lienzgiet doxhab. Gangjmingz vunz ciuhgonq doiq gij yienzaen caeuq binghyiengh lizcanggih sonjsieng apbik sinzgingh yinxhwnj sinzgingh ndokbuenz in, couhdwg gij gvanhaeh goek caeuq byai, gaenq miz nyinhrox cungfaen.

Daj sanhyangzgingh "sam ut", giethab gij gihci binghleix "gij gvanhaeh

345

hwet dungx ga samgak" ndangvunz damqcaz, aeundaej nyinhrox gij daegcwng binghcauq sinzgingh ndokbuenz in dwg lai mienh.

Aenvih ndoksaen duenh "hwet goz" coh baihnaj utgoz haemq hung, guhbaenz ndoksaen naj sanhgih (hwetdagih、hwetsiujgih caeuq hwetfanghgih)、 hwet baihlaeng sanhgih (hwetgyazleigih、hwet cuicangzgih caeuq hwetcizgih) caeuq lizcanggih caekhaex, sam yiengh doengzcaez gapbaenz gij gvanhaeh "hwet dungx ga" sanhgozhingz sam diuz bien raez mbouj doengz. Ndawde lizcanggih baenz diuz biendaej aen sanhgozhingz neix, sinzgingh ndokbuenz daj gwnzdingj sanhgozhingz daj gwnz daengz laj hamj gvaq "biendaej", caiq coh baihlaj ietraez. Cungj gezgou yienghceij neix, mwh lizcanggih sonjsieng, mwh lizcanggih hwnjgeuq sousuk, bietdingh doiq sinzgingh ndokbuenz daengj mizok apbik, okyienh cingqlumj 《Lingzsuh · Gingmeg》 sij, gingnyinz cuzdaiyangz "doengh cix bingh…… ndoksaen in, hwet lumj raek, ndokgagoek mbouj ndaej ut, laeng gyaeujhoq lumj giet, gahengh lumj dek, dabaeu roz" dwg gij binghyiengh biujyienh cuzdaiyangz danhgingh. Aenvih ndangndaej mizok fanjying "inget", cauxbaenz hwet dungx ga sanhgozhingz sam bien cungj deng nangqdaengz, mizok cuzsauyangz caeuq cuzyangzmingz ciepfat binghbienq, doeklaeng guhbaenz cuzsanhyangzgingh baenz binghgyonj, ciengzseiz baenz baenzroix binghbienq gingnyinz lai mienh.

Cibsam. Gencueg Vangjgiuz

【 Gyoebgangj Binghyiengh Gingnyinz 】

Gencueg vangjgiuz (vahsug heuhguh gwnz ndokgoekgen fatyienz), dwg cungj bingh gingnyinz naetsieng menhsingq gwnz ndokgoekgen, gen duenhnaj sinhgih gizhaijnduj nohgienq fatyienz inget, bouxbingh yunghrengz gaem roxnaeuz riuj doxgaiq seiz, seiqhenz gvanhcez gencueg roxnyinh inget engq haenq. Cungj bingh neix caeuq gencueg guh hong naek mizgven, baenzbingh numq, fatbingh fanfoek, dingzlai dwg boux ciennieb yijmauzgiuz、vangjgiuz yindungyenz, caeuq mehranz、canghcienngvax、canghdajdoq daengj ciengzgeiz fanfoek aeu gencueg yunghrengz guhhong haenx.

【 Cekgangj Gij Hamzeiq Gihci Gingnyinz 】

Gencueg vangjgiuz dwg cungj bingh aenvih menhsingq naetsieng cauxbaenz baihrog ndokgoekgen fatyienz gipsingq roxnaeuz menhsingq yinxhwnj inget roxnaeuz goengnaengz deng hanhhaed. Danghnaeuz gencueg roxnaeuz gvanhcez gencueg hozdung haemq deih, gen duenhnaj sinhgihginz ciengzgeiz fanfoek sousuk bengrag、gikcoi, cauxbaenz seiqhenz doenghgij nohgienq neix okyienh menhsingq cwkrom sonjsieng, yungzheih cauxbaenz gihsenhveiz sikdek, oklwed caeuq doxnem, cauxbaenz vuzginhsing fatyienz. Cunghyih nyinhnaeuz aenvih dwgliengz yinxhwnj megloh gencueg deng laengz, nit lwed giet mbouj doeng cauxbaenz "mbouj doeng cix in".

【 Gingnyinz Linzcangz Biujyienh 】

(1) Cujyau binghyiengh: Fatbingh geizcaeux, mbiengjrog gvanhcez gencueg naet in, caemhcaiq coh baihgwnz roxnaeuz baihlaj fangse, roxnyinh naet raeng mbouj cwxcaih, mbouj nyienh hozdung; fwngz yunghrengz gaem doxgaiq、gaem canj、riuj huz、vaenj sujbaq daengj dungcoz roxnaeuz bungz dienheiq bienqvaq, cungj ndaej sawj inget gyanaek; boux baenz naek haenx iet lwgfwngz, iet gencueg roxnaeuz gaem dawh cungj aiq yinxhwnj inget.

(2) Cujyau daejcwng: Youq gwnz giekdaej ywbingh bingzciengz cazniemh daengj mizgven genjcaz, guh gingnyinz cienhangh fwngz saujmyauz genjcaz. Binghcauq nyinzgiet yienh'ok lai mienh faenbouh, cujyau youq gizdieg lajneix.

① Gij hezvei binghcauq gingnyinz gwnz ndokgoekgen gaenriengz;
② gij hezvei binghcauq gingnyinz henz gengoenh cangzsinhgih gaenriengz;
③ gij hezvei binghcauq gingnyhinz ndangnoh gencueg、ndangnoh gengoek roxnaeuz baihndaw gwnz ndokgoekgen daengj gaenriengz.

【 Gingnyinz Cienhangh Fwngz Saujmyauz Genjcaz 】

Yungh aenfap fwngz caz binghcauq gingnyinz, caz daengz binghcauq yangzsing biujyienh baenz nyinznoh lai gaenjcieng, engqlij giet ndongj baenz naed、cocat、baenz diuzlienh giet ndaek、diuzsienq roxnaeuz baenz benq, lumh naenx seiz bouxbingh miz gij ganjying naetnaiq、indot、mazmwnh cienzdaz daengj.

【 Gingnyinz Siucauq Ywbingh 】

1. Ywbingh

Gvancez aen fazcwz ywbingh "aeu binghcauq guh hezvei", yungh aenfap gingnyinz seiq lienz gaij nyinz daeuj ywbingh.

(1) Lienz daih'it, fwngz leixnyinz siucauq: Yungh aenfap angjfwngzgung、fwngz gunggimz roxnaeuz lwgfwngz naenx, youq caz binghcauq gingnyinz doengzseiz doenggvaq aenfap fwngz leixnyinz doiq gij binghcauq gingnyinz baihndaw gwnz ndokgoekgen caeuq gengoenh cangzsinhgih daengj gaenriengz haenx, cobouh soenggej doxnem, cuengqsoeng nyinznoh.

(2) Lienz daihngeih, cim camx gingnyinz siucauq: Doiq gizdieg binghcauq gingnyinz caz daengz haenx yiemzgek siudoeg, cim camx geijlai laeg caeuq geijlai deih aeu habngamj, cim camx ndaej gaengawq gizdieg mbouj doengz yungh diuzcim gveihgwz mbouj doengz haenx. Benq binghcauq gingnyinz baihndaw gwnz ndokgoekgen caeuq gengoenh cangzsinhgih daengj gaenriengz haenx, ndaej yungh cimsaeq gveihgwz (0.25~0.3) mm×25 mm, naenxat dingh cauq roxnaeuz mbaengq gaem daez nyaenj dingh cauq yungh cim, senj bae diemj camx roxnaeuz congh ndeu lai diuz cim, bingzciengz mbouj louz cim, ciuq binghcauq caeuq gij cingzgvang bouxbingh dingj ndaej haenx habdangq yungh yw.

(3) Lienz daihsam, gok gingnyinz: Cim camx siucauq le ndaej youq gizdieg ywbingh ndaej gok haenx yungh heiqgok roxnaeuz feizgok 5~10 faencung, hawj mbangjgiz bienq hoengz cung lwed, coicaenh doeng heiq lwed hoengh, ikleih binghcauq supsou siusanq caeuq cujciz coihfuk.

(4) Lienz daihseiq, ywhing oep gingnyinz: Lienz daihsam ywbingh dawz gok ok le yungh ywhing diuzboiq ndei haenx youq gizdieg ywbingh haenx nucat, goemq baujsenhmoz 10~15 faencung, hawj mbangjgiz naengnoh

bienq raeuj、manh roxnaeuz humz daengj gikcoi ndei, daeuj demgya banhfap ywbingh, sukdinj seizgan ywbingh, hawj bingh cienj ndei, doiq ndangdaej miz gij goengyauq doeng naengnoh diuzleix dungxndaw、siu sa raeuj meg、hoengh lwed doeng meg、soeng nyinz sanq giet、vaq cwk dingz in.

2. Liuzcwngz

Yw cungj bingh neix, wnggai gaengawq gij naengzlig dingjsouh bouxbingh caeuq ywbingh aeu guh haenx daeuj diuzcingj, bingzciengz moix ngoenz roxnaeuz gek 1~2 ngoenz ywbingh baez ndeu, 10 baez dwg aen liuzcwngz ndeu.

【 Aenfap Bangbouj Ywbingh Gizyawz 】

(1) Aenfap Ywcuengh nyupsa ywbingh (Canghywcuengh naeuz bingh dwg daj sa daeuj, ndaej gaengawq bouxbingh fatbingh cingzgvang daeuj cazyawj roensa caiq nyupsa roxnaeuz gvetsa).

(2) Aeu gij yw leixnyinz demgya yaugoj haenx youq rog swiq gizbingh.

(3) Go'ngaih cit gingnyinz.

(4) Gingnyinz canghyw daengq: Son bouxbingh roxnaeuz vunzranz de rox gag guh baujgen, youq benq gingnyinz gencueg genjdanh aeu fwngz leixnyinz roxnaeuz guh gencueg yindung, daeuj diuzcingj dungdai goengnaengz ndangdaej doxdaengh, gyavaiq ndangdaej fukcangq.

【 Binghlaeh Genj Gawj 】

Ganh moux, mehmbwk, 42 bi, gencueg baihgvaz mbouj rox yienzaen inget ndwen lai, gaenq youq ndaw diemqyw cawx ywbyoq Yinznanz Bwzyoz daeuj yw, hoeng yaugoj mbouj mingzyienj, seizhaenx aenvih dohraeuj doekdaemq, caemhcaiq guhhong nyaengq ciengzseiz yungh dennauj gyaban, cauxbaenz inget gyanaek, gaenq daengz ranz diemqbaujgen ndeu guh soengndang cimcit diuzleix, hoeng maranz le roxnyinh engq in, song ngoenz le daeuj gingnyinz goh ywbingh. Yungh aenfap gingnyinz cienhangh fwngz saujmyauz caz binghcauq, fatyienh benq binghcauq gingnyinz rog ndokgoekgen caeuq henz gengoenh cangzsinhgih gaenriengz bouxbingh miz binghcauq baenz naed, yungh aenfap gingnyinz seiq lienz gej nyinz ywbingh baez ndeu, couh roxnyinh soengswt, gungh ywbingh 3 baez, yaugoj habhoz. Bi ndeu riengzcunz, mbouj raen fukfat.

【 Roxyiuj Caeuq Yaenglwnh 】

Gencueg vangjgiuz bingzciengz baenzbingh haemq numq, binghyiengh hainduj seiz, biujyienh baenz baegnaiq le saekseiz roxnyinh gvanhcez gencueg inget, yied ngoenz yied gyanaek, lumjbaenz riuj doxgaiq naek、vaenj sujbaq、vaenj saeg、engqlij baetranz cungj roxnyinh inget mbouj miz rengz, caemhcaiq roxnyinh naetnaiq, mizseiz aiq fangse daengz diuzgen duenhnaj、henz gengoenh、gengoenh、diuzgen duenhgwnz caeuq mbaq. Mizmbangj bouxbingh gyanghaemh roxnaeuz bungz dienheiq bienqvaq inget gyanaek haenqrem. Guh gingnyinz cienhangh fwngz saujmyauz caz binghcauq seiz, cawzliux haeujsim gij bingh gencueg vangjgiuz bouxbingh caixvaih, lij wnggai ciuq gij lijlun gingnyinz "daj nyinz daeuj ywbingh" daj diemj daengz sienq、daj sienq daengz mienh, caiq daj mienh daengz lai mienh bae cazbingh, doiq gij binghcauq gingnyinz ndumjyouq benq gingnyinz hoz、mbaq、gen daengj mizyouq haenx cazbingh, daddaengz gij muzdiz cienzmienh cingjdaej bencwng ywbingh.

Cibseiq. Gvanhcez Gyaeujhoq Fatyienz

【 Gyoebgangj Binghyiengh Gingnyinz 】

Gvanhcez gyaeujhoq fatyienz bingzciengz youz gij yinhsu gvanhcez gyaeujhoq doiqhengz binghbienq、rogsieng、baegnaiq gvaqbouh daengj yinxhwnj. Lai fat youq bouxcungnienz bouxlaux, roxnaeuz aenvih biz cauxbaenz ndangnaek naek gvaqbouh、ciengzseiz byaijloh yienghceij mbouj cingqdeng、maeuq nanz lai、gvanhcez gyaeujhoq dwgliengz daengj yaeuhfat gvanhcez gyaeujhoq fatyienz.

【 Cekgangj Gij Hamzeiq Gihci Gingnyinz 】

Gvanhcez ndangvunz, youz gvanhcezgyangh、gvanghceznangz、yindai daengj gezgou gapbaenz, gij goengnaengz ut iet gvanhcez, cujyau dwg baengh gingnyinz gvanhcez、ndangnoh ietsuk daeuj saedyienh. Ndangnoh ndaej ietsuk, baengh giz gaenriengz song gyaeuj de guh daemxcengj. Vihneix, seiqhenz gvanhcez bietdingh miz giz gaenriengz gyaeujnyinznoh.

Diemj wngqlig bengrag gingnyinz, ndangnoh sousuk mizok haenx, couhdwg giz gaenriengz song gyaeuj nyinznoh, vihneix, giz gaenriengz souhlig ceiq hung, gij gaiqlwd dengsieng ceiq hung. Vunz ciuhgonq guek raeuz doiq gij yinhsu cauxbaenz cungj bingh neix senq cix nyinhrox, lumjbaenz 《Lingzsuh · Guencim》naeuz: "Youq song gyaeuj gizbingh giz nohgienq gaenriengz cig camx." Gangjnaeuz gyaeujnyinz swix gvaz, couhdwg giz haidaeuz caeuq giz satbyai nyinz; binghhnyinz, couhdwg gizin gyaeujnyinz sonjsieng yinxfat haenx.

Gyaeujnyinz sonjsieng fatseng vuzginsing fatyienz, danghnaeuz ywbingh mbouj cigsoh dabdaengz gizbingh, ndaej mizok mbangjgiz heiqlwed cwk cix foeggawh, cauxbaenz binghcauq banhlah, sawj giz binghbienq mbe'gvangq, nangqdaengz muegnoh caeuq gihsenhveiz gingnyinz, fatseng nangqdaengz binghbienq, binghcingz gyanaek, caemhcaiq okyienh gij goengnaengz gvanhcez gyaeujhoq gazngaih.

Aenndang mizok indot fanjying caeuq "seiq veiz doxlawh" daeuj hab'wngq baenzbingh seiz gwndaenj aeuyungh, ceiq daemq hanhdoh gemjnoix inget fanjying. Hoeng doeksat aenvih binghgoek mbouj cawz, binghcingz mbouj gemj, "seiq veiz doxlawh" haeuj daengz duenhmbaek mbouj bingzyaenx, binghbienq nangqdaengz mienh deng sonjsieng gya'gvangq, binghcingz nangqdaengz aenndang baihndaw baihrog caeuq gwnz laj swix gvaz, bienqbaenz "sienqsingq binghcauq" caeuq "laimienhsingq binghcauq" gingnyinz ywbingh yozgoh soj gangj haenx. Neix couhdwg binghcauq gingnyinz daj diemj daengz sienq、daj sienq daengz mienh, caiq daj mienh coh lai mienh yienjbienq, ceiqsat cauxbaenz diemj、sienq、mienh caeuq lai mienh daengj baenzroix binghbienq.

【Gingnyinz Linzcangz Biujyienh】

(1) Cujyau binghyiengh: Gvanhcez gyaeujhoq naet in、foeggawh、mazmwnh、mbouj miz rengz; boux youqgaenj haenx, ndaej fatseng gij binghyiengh mbangjgiz cujciz loq foegraemx, ndaw gvanhcez hamz miz di raemx cwk, gvanhcez gyaeujhoq danzyiengj daengj. Gvanhcez gyaeujhoq gyaengjndongj, fatnit, maeuq roengzdaeuj ndwn hwnjdaeuj inget gyahaenq, aeu gaem gaiqbaengh cij ndaej ndwn hwnqdaeuj, dwgliengz roxnaeuz rogsieng binghcingz cix gyanaek.

(2) Cujyau daejcwng: Youq gwnz giekdaej ywbingh bingzciengz cazniemh daengj mizgven genjcaz, guh gingnyinz cienhangh fwngz saujmyauz genjcaz. Binghcauq nyinzgiet yienh'ok lai mienh faenbouh, cujyau youq gizdieg lajneix.

Binghcauq gingnyinz baihnaj gyaeujhoq caeuq baihndaw baihrog gyaeujhoq: ① Gij hezvei binghcauq gingnyinz ndangnoh ndaw gyaeujhoq、rog gyaeujhoq gizgyae nohdungx gyaeujnyinz gaenriengz; ② gij hezvei binghcauq gingnyinz buenqnohgienq、buenqmuegnoh、gujbozgih、fungcienggih gizgyae gyaeujnyinz daengj cungj gaenriengz youq duenhgwnz baihndaw gahengh; ③ gij hezvei binghcauq gingnyinz gujwdouzgih gyaeujraez gizgyae gaenriengz youq ndokgahengh; ④ gij hezvei binghcauq gingnyinz gyazginghsuz caeuq gozginhmoz canghgih gizgyae gyaeujnyinz gaenriengz youq ndokgahengh duenhgwnz baihndaw; ⑤ gij hezvei binghcauq gingnyinz ndokgahengh codoed binhyindai song mbiengj gyaeujnyinz gaenriengz; ⑥ gij hezvei binghcauq gingnyinz gwnz、laj fuyindai henz gahengh gaenriengz; ⑦ gij hezvei binghcauq gingnyinz gwnz、laj yindai henz gahengh gaenriengz.

Gij binghcauq gingnyinz gvanhcez baihlaeng gyaeujhoq: ① Gij hezvei binghcauq gingnyinz baihcangzgih mbiengjndaw gyaeujnyinz gaenriengz youq ndokga mbiengjndaw; ② gij hezvei binghcauq gingnyinz baihcangzgih mbiengjrog gyaeujnyinz gaenriengz youq ndokga mbiengjrog; ③ gij hezvei binghcauq gingnyinz bijmuzyizgih caeuq gozcwnzgih duenhgyawj gyaeujnyinz gaenriengz youq gwnz diemjsienqgoz ndokga .

【 Gingnyinz Cienhangh Fwngz Saujmyauz Genjcaz 】

Yungh aenfap fwngz caz binghcauq gingnyinz, caz daengz binghcauq yangzsing biujyienh baenz nyinznoh lai gaenjcieng, engqlij giet ndongj baenz naed、 cocat、 baenz diuzlienh giet ndaek、 diuzsienq roxnaeuz baenz benq, lumh naenx seiz bouxbingh miz gij ganjying naetnaiq、 indot、 mazmwnh cienzdaz daengj.

【 Gingnyinz Siucauq Ywbingh 】

1. Ywbingh

Gvancez aen fazcwz ywbingh "aeu binghcauq guh hezvei", yungh aenfap gingnyinz seiq lienz gaij nyinz daeuj ywbingh.

(1) Lienz daih'it, fwngz leixnyinz siucauq: Yungh aenfap angjfwngzgung、 fwngz gunggimz、 lwgfwngz naenx roxnaeuz gencueg leixnyinz, youq caz binghcauq gingnyinz, doengzseiz doenggvaq aenfap fwngz leixnyinz doiq gij binghcauq gingnyinz seiqhenz gvanhcez gyaeujhoq、 laeng gyaeujhoq、 gahengh bijmuzyizgih、 ndangnoh gahengh daengj gaenriengz haenx, cobouh soenggej doxnem, cuengqsoeng nyinznoh.

(2) Lienz daihngeih, cim camx gingnyinz siucauq: Doiq gizdieg binghcauq gingnyinz caz daengz haenx yiemzgek siudoeg, cim camx geijlai laeg caeuq geijlai deih aeu habngamj, cim camx ndaej gaengawq gizdieg mbouj doengz yungh diuzcim gveihgwz mbouj doengz haenx. Gij hezvei binghcauq gingnyinz seiqhenz gvanhcez gyaeujhoq gaenriengz roxnaeuz benq binghcauq gingnyinz gahengh bijmuzyizgih、 ndangnoh gahengh daengj gaenriengz, ndaej yungh cimsaeq gveihgwz (0.25~0.3) mm×25 mm, roxnaeuz (0.25~0.3) mm×40 mm, naenxat dingh cauq roxnaeuz mbaengq gaem daez nyaenj dingh cauq yungh cim, senj bae diemj camx roxnaeuz congh ndeu lai diuz cim, bingzciengz mbouj louz cim, ciuq binghcauq caeuq gij cingzgvang bouxbingh dingj ndaej haenx habdangq yungh yw.

(3) Lienz daihsam, gok gingnyinz: Cim camx siucauq le ndaej youq gizdieg ywbingh ndaej gok haenx lumjbaenz gvanhcez gyaeujhoq mbiengjndaw mbiengjrog caeuq gyaeujhoq baihlaeng、gahengh daengj yungh heiqgok roxnaeuz feizgok 5~10 faencung, hawj mbangjgiz bienq hoengz cung lwed, coicaenh doeng heiq lwed hoengh, ikleih binghcauq supsou siusanq caeuq cujciz coihfuk.

(4) Lienz daihseiq, ywhing oep gingnyinz: Lienz daihsam ywbingh dawz gok ok le yungh ywhing diuzboiq ndei haenx youq gizdieg ywbingh haenx nucat, goemq baujsenhmoz 10~15 faencung, hawj mbangjgiz naengnoh bienq raeuj、manh roxnaeuz humz daengj gikcoi ndei, daeuj demgya banhfap ywbingh, sukdinj seizgan ywbingh, hawj bingh cienj ndei, doiq ndangdaej miz gij goengyauq doeng naengnoh diuzleix dungxndaw、siu sa raeuj meg、hoengh lwed doeng meg、soeng nyinz sanq giet、vaq cwk dingz in.

2. Liuzcwngz

Yw cungj bingh neix, wnggai gaengawq gij naengzlig dingjsouh bouxbingh caeuq ywbingh aeu guh haenx daeuj diuzcingj, bingzciengz moix ngoenz roxnaeuz gek 1~2 ngoenz ywbingh baez ndeu, 10 baez dwg aen liuzcwngz ndeu.

【Aenfap Bangbouj Ywbingh Gizyawz】

(1) Aenfap Ywcuengh nyupsa ywbingh (Canghywcuengh naeuz bingh dwg daj sa daeuj, ndaej gaengawq bouxbingh fatbingh cingzgvang daeuj cazyawj roensa caiq nyupsa roxnaeuz gvetsa).

(2) Aeu gij yw leixnyinz demgya yaugoj haenx youq rog swiq gizbingh.

(3) Go'ngaih cit gingnyinz.

(4) Gingnyinz canghyw daengq: Son bouxbingh rox gag guh baujgen, youq benq gingnyinz seiqhenz gvanhcez gyaeujhoq genjdanh aeu fwngz leixnyinz roxnaeuz guh gvanhcez gyaeujhoq yindung, daeuj diuzcingj dungdai goengnaengz ndangdaej doxdaengh, gyavaiq ndangdaej fukcangq.

【 Binghlaeh Genj Gawj 】

Cinz moux, mehmbwk, 61 bi, gvanhcez song gyaeujhoq fanfoek inget 3 bi, mbouj miz gij binghsij gvanhcez rogsieng. Fatbingh seiz, gvanhcez gyaeujhoq baihswix mbiengjndaw inget haemq haenq, maeuq roengzbae le ndwn hwnqdaeuj haemq gunnanz, aeu fuz ciengz cijndaej ndwn hwnjdaeuj, gaenq daengz lai aen yihyen guh dingj fungcaep、cimcit caeuq ywdoj daengj ywbingh, hoeng inget mbouj cienj ndei mingzyienj. Bae gingnyinz goh gouz yw. Gingnyinz cienhangh fwngz saujmyauz caz binghcauq, fatyienh seiqhenz song mbiengj gyaeujhoq miz binghcauq ginhdouzyenz laifatsingq, gij binghcauq gingnyinz ndaw gyaeujhoq baihswix fungcienggih、buenqnohgienq caeuq buenqmuegnoh gyaeujnyinz gaenriengz youq baihgwnz ndokgahengh ceiq mingzyienj. Yungh aenfap gingnyinz seiq lienz gejnyinz cunghab siucauq ywbingh 3 baez, inget mingzyienj gemjmbaeu, ndaej cingqciengz guhhong, laebdaeb gyamaenh ywbingh aen liuzcwngz ndeu daihdaej cienj ndei. 2 bi le riengzcaz, bingh mbouj miz fukfat.

【 Roxyiuj Caeuq Yaenglwnh 】

Gij binghyiengh linzcangz gvanhcez gyaeujhoq, aiq aenvih binghcauq gingnyinz soqmoeg、hung iq, binghcingz naek mbaeu, ndangdaej hwng nyieg caeuq cizyez gunghcoz daengj mbouj doengz cix miz cengca haemq hung. Gwnz linzcangz aiq faen baenz yiengh ndumjyouq、yiengh fatbingh、yiengh binghlaeng.

Yiengh ndumjyouq: Bouxbingh dandan roxnyinh gvanhcez gyaeujhoq naet unq mbouj miz rengz, hoeng mbouj rox gizdieg binghbienq de, mbangjgiz daejcwng mbouj miz biujyienh mingzyienj, dingzlai deng dangbaenz fungcaep gvanhcezyenz menhsingq ywbingh, hoeng dajcim gwn yw yaugoj mbouj mingzyienj.

Yiengh fatbingh: Gij binghcingz ndumjyouq fatbingh, gvanhcez inget, bouxbingh ndaej haemq mingzyienj roxnyinh ok gizdieg binghbienq, aiq raen mbangjgiz foeggawh, hoeng saek naengnoh mbouj miz bienqvaq, mbangjgiz aiq caz daengz yienghceij binghcauq gingnyinz cocat、 bienq na、 giethoh daengj, naenxat daegbied inget, dieg maenhdingh, gvanhcez hozdung seiz, miz goengnaengz gazngaih cingzdoh mbouj doengz; gij yienghceij binghcauq gingnyinz siujsoq binghlaeh lumj maklaeq, mbangjgiz inget haenqrem, maeuq roengzdaeuj roxnaeuz byaijloh cungj haemq gunnanz.

Yiengh binghlaeng: Gangjnaeuz yiengh binghlaeng, dwg ceij bouxbingh gaenq baenz gvaq gij bingh hwet ga in haenqrem, gij bingh hwet in gaenq ndei, hoeng gvanhcez gyaeujhoq lij miz gij binghyiengh biujyienh lumj gvanhcezyenz. Neix couhdwg yiengh binghlaeng hwet in cauxbaenz gvanhcez gyaeujhoq inget, binghbienq dingzlai raen youq song henz laeng gyaeujhoq caeuq gwnz sienq ndokgahengh.

Ciet Daihseiq   Bingh Gingnyinz Fugoh

It. Saejgyaeq Mbouj Doeng

【 Gyoebgangj Binghyiengh Gingnyinz 】

Saejgyaeq mbouj doeng dwg cungj bingh mehmbwk ciengz raen ndeu, cujyau yienzaen dwg yenzcwng、 sengcingz miz、 guh soujsuz cauxbaenz, mbouj miz gij binghyiengh denjhingz. Gij loihhingz mbouj doeng baudaengz saejgyaeq cienzbouh doxnem、 mbangjgiz saejgyaeq doxnem、 saejgyaeq cwkraemx、 saejgyaeq utniuj、 saejgyaeq cienzbouh mbouj doeng daengj.

【 Cekgangj Gij Hamzeiq Gihci Gingnyinz 】

Haujlai mehmbwk ginglig yinzliuz roxnaeuz yozliuz mbouj habdangq le, roxnaeuz aenvih senglwg、 saejgyaeq gezcaz soujsuz daengj cauxbaenz mbouj doengz cingzdoh lahdawz, yenzcwng aiq buqvaih nemmueg saejgyaeq cauxbaenz rizsieng doxnem, yinxhwnj diuzguenj bienq gaeb roxnaeuz saeklaengz. Linghvaih, bingh neimoz rongzva yivei、saejgyaeq sengcingz binghbienq、saeqset bienq utniuj roxnaeuz goengnaengz saejgyaeq gazngaih daengj cungj ndaej yingjyangj saejgyaeq, ciengzgeiz menhsingq yenzcwng gikcoi bwnzgyangh cix yinxhwnj saejgyaeq saeklaengz. Daj gij yawjfap gingnyinzyoz daeuj yawj, cungj bingh neix dingzlai caeuq naetsieng mizgven, youq gwnz giekdaej naetsieng, aenvih soujsuz roxnaeuz bwnzgyanghyenz menhsingq gikcoi, yinxfat gingnyinz fanjying, cauxbaenz megnyinz sousuk haenqrem, heiqlwed cwk, gingmeg gingnyinz saeklaengz mbouj doeng, yingjyangj gij vanzging ndaw bwnzgyangh cix yinxhwnj saejgyaeq saeklaengz.

【Linzcangz Gingnyinz Biujyienh】

(1) Cujyau binghyiengh: Dawzsaeg mbouj hezdiuz, dungxin, gietvaen le mbouj miz lwg, aendungx ndumjin duengqraeng, hwet baihlaeng caeuq daejhwet naetin、raeng、duengqroengz, ciengzseiz aenvih baegnaiq cix gyahaenq, mizmbangj mehmbwk okyienh gij binghyiengh bwzdai demlai、saidungxsaej gazngaih、ndang mbouj miz rengz、simnyap daengj.

(2) Cujyau daejcwng: Youq gwnz giekdaej ywbingh bingzciengz cazniemh daengj mizgven genjcaz, yungh aenfap gingnyinz cienhangh fwngz saujmyauz genjcaz, binghcauq nyinzgiet laimienh faenbouh, cujyau youq gizdieg lajneix.

① Laj naeng dungx miz binghcauq gingnyinz "gietiq in" naed iq, sanqfat, haemq minjganj, cietbued seiz in dangqmaz; ② laj dungx "vujcoubiz" miz binghcauq nyinzgiet lumj diuzlienh, bungqnaenx danzbued seiz inget hojsouh; ③ gij gingnyinz caengzlaeg seiqhenz saejndw caeuq rog saejndw baihswix baihgvaz song mbiengj, giet baenz ndaek; ④ cungqgyang henz dungx dungxvaisezgih, dingzlai gij binghcauq gingnyinz yienghceij lumj diuzlienh, iet roengz baihlaj daengz miengndokdungx, coh baihgwnz daengz ndoksejgung, lumhnaenx seiz sousuk inget mingzyienj; ⑤ benq gingnyinz ndoknyidhangx lienzhab caeuq seiqhenz de miz binghcauq gingnyinz mbouj doengz cingzdoh; ⑥ gij binghcauq gingnyinz hwet caeuq benqdieg daejhwet bazliu; ⑦ binghcauq gingnyinz caekhaex, dungxnyinzrungq caeuq megcung; ⑧ benq gingnyinz

357

gyaeuj hoz、mbaq baihlaeg hwet ga gingnyinz miz naetsieng fanjying cingzdoh mbouj doengz.

【 Gingnyinz Cienhangh Fwngz Saujmyauz Genjcaz 】

Yungh aenfap fwngz caz binghcauq gingnyinz, caz daengz binghcauq yangzsing biujyienh baenz nyinznoh lai gaenjcieng, engqlij giet ndongj baenz naed、cocat、baenz diuzlienh giet ndaek、diuzsienq roxnaeuz baenz benq, lumh naenx seiz bouxbingh miz gij ganjying naetnaiq、indot、mazmwnh cienzdaz daengj.

【 Gingnyinz Siucauq Ywbingh 】

1. Ywbingh

Gvancez aen fazcwz ywbingh "aeu binghcauq guh hezvei", yungh aenfap gingnyinz seiq lienz gaij nyinz daeuj ywbingh.

(1) Lienz daih'it, fwngz leixnyinz siucauq: Yungh aenfap angjfwngzgung、fwngz gunggimz、lwgfwngz naenx roxnaeuz houbued leixnyinz, youq caz binghcauq gingnyinz, doengzseiz doenggvaq aenfap fwngz leixnyinz doiq gij binghcauq gingnyinz dungx、hwet、miengndokdungx、ndoknyidhangx lienzhab、giz megcung caeuq daejhwet bazliu daengj gaenriengz haenx, cobouh soenggej doxnem, cuengqsoeng nyinznoh.

(2) Lienz daihngeih, cim camx gingnyinz siucauq: Doiq gizdieg binghcauq gingnyinz caz daengz haenx yiemzgek siudoeg, cim camx geijlai laeg caeuq geijlai deih aeu habngamj, cim camx ndaej gaengawq gizdieg mbouj doengz yungh diuzcim gveihgwz mbouj doengz haenx. ① Benq binghcauq gingnyinz dungx、ndoknyidhangx lienzhab、miengndokdungx、megcung daengj gaenriengz, ndaej yungh cimsaeq gveihgwz (0.25~0.3) mm×25 mm cim camx gingnyinz. ② Hwet caeuq benqdieg daejhwet bazliu ndaej yungh cimsaeq (0.25~0.3) mm×40 mm, naenxat dingh cauq yungh cim, senj bae diemj camx roxnaeuz congh ndeu lai diuz cim, bingzciengz mbouj louz cim, ciuq binghcauq caeuq gij cingzgvang bouxbingh dingj ndaej haenx habdangq yungh yw.

(3) Lienz daihsam, gok gingnyinz: Cim camx siucauq le ndaej youq

gizdieg ywbingh ndaej gok haenx yungh heiqgok roxnaeuz feizgok 5~10 faencung, hawj mbangjgiz bienq hoengz cung lwed, coicaenh doeng heiq lwed hoengh, ikleih binghcauq supsou siusanq caeuq cujciz coihfuk.

(4) Lienz daihseiq, ywhing oep gingnyinz: Lienz daihsam ywbingh dawz gok ok le yungh ywhing diuzboiq ndei haenx youq gizdieg ywbingh haenx nucat, goemq baujsenhmoz 10~15 faencung, hawj mbangjgiz naengnoh bienq raeuj、manh roxnaeuz humz daengj gikcoi ndei, daeuj demgya banhfap ywbingh, sukdinj seizgan ywbingh, hawj bingh cienj ndei, doiq ndangdaej miz gij goengyauq doeng naengnoh diuzleix dungxndaw、siu sa raeuj meg、hoengh lwed doeng meg、soeng nyinz sanq giet、vaq cwk dingz in.

2. Liuzcwngz

Yw cungj bingh neix, wnggai gaengawq gij naengzlig dingjsouh bouxbingh caeuq ywbingh aeu guh haenx daeuj diuzcingj, bingzciengz moix ngoenz roxnaeuz gek 1~2 ngoenz ywbingh baez ndeu, 10 baez dwg aen liuzcwngz ndeu.

【Aenfap Bangbouj Ywbingh Gizyawz】

(1) Aenfap Ywcuengh nyupsa ywbingh (Canghywcuengh naeuz bingh dwg daj sa daeuj, ndaej gaengawq bouxbingh fatbingh cingzgvang daeuj cazyawj roensa caiq nyupsa roxnaeuz gvetsa).

(2) Aeu gij yw leixnyinz demgya yaugoj haenx youq rog swiq gizbingh.

(3) Go'ngaih cit gingnyinz.

(4) Gingnyinz canghyw daengq: Son bouxbingh rox gag guh baujgen, youq benq gingnyinz dungx caeuq seiqhenz de genjdanh aeu fwngz leixnyinz roxnaeuz guh hwet yindung, daeuj diuzcingj dungdai goengnaengz ndangdaej doxdaengh, gyavaiq ndangdaej fukcangq.

【Binghlaeh Genj Gawj】

Liengz moux, mehmbwk, 39 bi, guh soujsuz gezcaz saejgyaeq le dungx in 3 bi, roxnyinh dungxnoix nitgyoet inget, mizseiz ndumjin duengqraeng、hwet naet、baihlaeng lau nit、ndangdaej hawnyieg mbouj miz rengz daengj, mbouj ndaej guh hongnaek, gaenq gonqlaeng youq geij aen yihyen guh lai baez genjcaz ywbingh, hoeng dajcim gwn yw mbouj miz yaugoj. Ginggvaq ranznden caemh mbanj gaisau, daeuj gingnyinz goh ywbingh, yungh aenfap gingnyinz seiq lienz gejnyinz ywbingh 2 aen liuzcwngz, binghnyangq gejcawz, hoizfuk naengzlig guhhong. Gyaepcaz 2 bi, mbouj raen fukfat.

【 Roxyiuj Caeuq Yaenglwnh 】

Yw bingh saejgyaeq saekdimz aeu cingjdaej gihnwngz diuzcingj caeuq mbangjgiz soengnyinz gej giet dox giethab, daeuj diuzcingj gij goengnaengz ndangdaej bingzyaenx, demgiengz naengzlig dingjbingh. Daj gij gvanhaeh samgak hwet dungx ga bencwng ywbingh, couhdwg aeu gij binghcauq benq gingnyinz dungx、benq gingnyinz daejhwet、benq gingnyinz caekhaex sam giz lienzhab guh giz cungdenj ywbingh, youq caz cingcuj diemj binghcauq nyinzgiet gizdieg gwnzneix gangj haenx, yungh aen fazcwz "aeu cauq guh hezvei" daeuj ywbingh. Doiq gij binghlaeh ndangdaej hwng nyieg mbouj bingzyaenx haemq yiemzhaenq haenx, ndaej habdangq gwn ywdoj daeuj cunghab ywbingh. Gaengawq swhliu geiqsij, cimcit miz dingzin、siuyienz、daezsang menjyizliz sam daih cozyung, miz gij cozyung siuyienz dingzin haemq ak, caiqlix aenfap fwngz leixnyinz、gok naenx、ywhing oep yinx yakrwix daengz biujmiemh gij cozyung fukhab haenx, linzcangz goengyauq gig daegbied, doiq saejgyaeq saekdimz yinxhwnj gak cungj bingh miz yaugoj mingzyienj, doiq mbangj binghlaeh miz yaugoj daegbied.

Ngeih. Gwnghnenzgiz Bingh Cunghab

【 Gyoebgangj Binghyiengh Gingnyinz 】

Gwnghnenzgiz binghcunghab ceij cuj baenzgyoengq binghyiengh mehmbwk dawzsaeg raeg gonqlaeng aenvih gizsu fubfab yinxhwnj gij goengnaengz rongzva gemjdoiq roxnaeuz siusaet cauxbaenz neifwnhmiz mbouj hezdiuz caeuq baenzroix goengnaengz sinzgingh gagguenj luenhlab guhcawj, buenx gij binghyiengh sinzgingh simleix.

【 Cekgangj Gij Hamzeiq Gihci Gingnyinz 】

Bingh cunghab gwnghnenzgiz gvihaeuj Cunghyih "cwnghouz dawzsaeg raeg gonqlaeng", caemhcaiq nyinhnaeuz mehmbwk youq dawzsaeg raeg gonqlaeng, heiqmak menhmenh nyieg, denhgveiz yaek raeg, gingnyinz naetsieng, daengx ndang gihnwngz luenhlab cix yinxfat cungj bingh neix.

【 Gingnyinz Linzcangz Biujyienh 】

(1) Cujyau binghyiengh: Cumxhwngq、cumxhoengz、aekmoen、ok hanh、dawzsaeg bienqvaq、liengh dawzsaeg noix roxnaeuz ok lwed. Cumxhwngq oklaeng najaek, nyoenx coh gyaeuj hoz, yienzhaeuh sanq doh daengx ndang, siujsoq mehmbwk dan hanh youq gyaeuj、hoz caeuq cij. Youq gizdieg cumxhoengz bouxbingh roxnyinh daengz ndatfoeg, naengnoh hoengz, ciep dwk bauqfatsingq ok hanh. Gyanghwnz roxnaeuz yinggiz seiz yungzheih coifat. Aenvih swzsing gizsu doekdaemq yinxhwnj goengnaengz sinzgingh gagguenj luenhlab ndaej lienzdaemh bi ndeu, mizmbangj dabdaengz 3~5 bi roxnaeuz engq nanz.

(2) Cujyau daejcwng: Youq gwnz giekdaej ywbingh bingzciengz cazniemh daengj mizgven genjcaz, yungh aenfap gingnyinz cienhangh fwngz saujmyauz genjcaz, binghcauq nyinzgiet laimienh faenbouh, cujyau youq gizdieg lajneix.

① Gij binghcauq gingnyinz gyaeuj、hoz、mbaq gaenriengz; ② gij binghcauq gingnyinz baihlaeng hwet, daegbied dwg duenh sienqmegduk duenh mbaq caeuq duenh aek gaenriengz; ③ gij binghcauq gingnyinz daejhwet、duenh caekhaex gaenriengz; ④ gij binghcauq gingnyinz duenh najaek seiqhenz cij; ⑤ gij binghcauq nyinzrungq aendungx gaenriengz; ⑥ gij binghcauq gingnyinz seiqhenz ndoknyidhangx lienzhab gaenriengz; ⑦ gij binghcauq gingnyinz miengndokdungx megcung gaenriengz; ⑧ gij binghcauq gingnyinz cuzsauyangz caeuq gingnyinz cuzgezyinh.

【 Gingnyinz Cienhangh Fwngz Saujmyauz Genjcaz 】

Yungh aenfap fwngz caz binghcauq gingnyinz, caz daengz binghcauq

yangzsing biujyienh baenz nyinznoh lai gaenjcieng, engqlij giet ndongj baenz
naed、cocat、baenz diuzlienh giet ndaek、diuzsienq roxnaeuz baenz benq,
lumh naenx seiz bouxbingh miz gij ganjying naetnaiq、indot、mazmwnh
cienzdaz daengj.

【 Gingnyinz Siucauq Ywbingh 】

1. Ywbingh

Gvancez aen fazcwz ywbingh "aeu binghcauq guh hezvei", yungh aenfap
gingnyinz seiq lienz gaij nyinz daeuj ywbingh.

(1) Lienz daih'it, fwngz leixnyinz siucauq: Yungh aenfap angjfwngzgung、
fwngz gunggimz roxnaeuz lwgfwngz naenx, youq caz binghcauq gingnyinz,
doengzseiz doenggvaq aenfap fwngz leixnyinz doiq gij binghcauq gingnyinz
gyaeuj、hoz、mbaq、hwet dungx、miengndokdungx、ndoknyidhangx
lienzhab、giz megcung caeuq benqdieg daejhwet bazliu daengj gaenriengz
haenx, cobouh soenggej doxnem, cuengqsoeng nyinznoh.

(2) Lienz daihngeih, cim camx gingnyinz siucauq: Doiq gizdieg binghcauq
gingnyinz caz daengz haenx yiemzgek siudoeg, cim camx geijlai laeg
caeuq geijlai deih aeu habngamj, cim camx ndaej gaengawq gizdieg mbouj
doengz yungh diuzcim gveihgwz mbouj doengz haenx. ① Benq binghcauq
gingnyinz gyaeuj、hoz、najaek、aendungx、ndoknyidhangx lienzhab、
miengndokdungx、megcung daengj gaenriengz, ndaej yungh cimsaeq gveihgwz
(0.25~0.3) mm×25 mm cim camx gingnyinz. ② Benq binghcauq gingnyinz
hwet、daejhwet bazliu ndaej yungh cimsaeq (0.25~0.3) mm×40 mm, naenxat
dingh cauq yungh cim, senj bae diemj camx roxnaeuz congh ndeu lai diuz cim,
bingzciengz mbouj louz cim, ciuq binghcauq caeuq gij cingzgvang bouxbingh
dingj ndaej haenx habdangq yungh yw.

(3) Lienz daihsam, gok gingnyinz: Cim camx siucauq le ndaej youq
gizdieg ywbingh ndaej gok haenx yungh heiqgok roxnaeuz feizgok 5~10
faencung, hawj mbangjgiz bienq hoengz cung lwed, coicaenh doeng heiq lwed
hoengh, ikleih binghcauq supsou siusanq caeuq cujciz coihfuk.

(4) Lienz daihseiq, ywhing oep gingnyinz: Lienz daihsam ywbingh dawz gok ok le yungh ywhing diuzboiq ndei haenx youq gizdieg ywbingh haenx nucat, goemq baujsenhmoz 10~15 faencung, hawj mbangjgiz naengnoh bienq raeuj、manh roxnaeuz humz daengj gikcoi ndei, daeuj demgya banhfap ywbingh, sukdinj seizgan ywbingh, hawj bingh cienj ndei, doiq ndangdaej miz gij goengyauq doeng naengnoh diuzleix dungxndaw、siu sa raeuj meg、hoengh lwed doeng meg、soeng nyinz sanq giet、vaq cwk dingz in.

2. Liuzcwngz

Yw cungj bingh neix, wnggai gaengawq gij naengzlig dingjsouh bouxbingh caeuq ywbingh aeu guh haenx daeuj diuzcingj, bingzciengz moix ngoenz roxnaeuz gek 1~2 ngoenz ywbingh baez ndeu, 10 baez dwg aen liuzcwngz ndeu.

【 Aenfap Bangbouj Ywbingh Gizyawz 】

(1) Aenfap Ywcuengh nyupsa ywbingh (Canghywcuengh naeuz bingh dwg daj sa daeuj, ndaej gaengawq bouxbingh fatbingh cingzgvang daeuj cazyawj roensa caiq nyupsa roxnaeuz gvetsa).

(2) Aeu gij yw leixnyinz demgya yaugoj haenx youq rog swiq gizbingh.

(3) Go'ngaih cit gingnyinz.

(4) Gingnyinz canghyw daengq: Son bouxbingh roxnaeuz vunzranz de rox gag guh baujgen, youq benq gingnyinz hoz mbaq、hwet dungx genjdanh aeu fwngz leixnyinz roxnaeuz guh yindung mbe'gvangq aek、hwet, daeuj diuzcingj dungdai goengnaengz ndangdaej doxdaengh, gyavaiq ndangdaej fukcangq.

【 Binghlaeh Genj Gawj 】

Cwngh moux, mehmbwk, 47 bi, roxnyinh simnyap hwngq ok hanh、aekmoen simvueng、hwet naet buenq bi, gaenq youq dangdieg yihyen guh genjcaz, hoeng mbouj raen miz maz mbouj cingqciengz mingzyienj, Cunghsihyih ywbingh yaugoj mbouj mingzyienj. Daeuj Ywcuengh gingnyinz goh ywbingh, yungh aenfap gingnyinz cienhangh fwngz saujmyauz genjcaz, fatyienh youq laenghoz bouxbingh miz binghcauq daih'iek lumj naed duhhenj nei, gwnz mbaq duenhgyang miz binghcauq gingnyinz lumj diuzlienh, baihlaeng duenh aek daihhaj daengz daihcaet ndokaek houcizduz miz baenz naed binghcauq gingnyinz hung iq mbouj doengz, benq gingnyinz gizyawz cungj miz binghcauq gingnyinz naetsieng mbouj doengz cingzdoh. Yungh aenfap gingnyinz seiq lienz gejnyinz ywbingh 2 aen liuzcwngz, caiq yungh simleix dazyinx gemj atlig, yaugoj mingzyienj.

【 Roxyiuj Caeuq Yaenglwnh 】

Daih'iek miz mehmbwk gwnghnenzgiz 85% okyienh binghcunghab gwnghnenzgiz, ndawde dingzlai ndaej gag hoizsoeng, cij miz mehmbwk 15% binghyiengh haemq naek yingjyangj daengz gunghcoz caeuq gwndaenj, loih bouxbingh neix couh aeu ywbingh. Yw gij bingh cunghab gwnghnenzgiz, ndaej daj geij fuengmienh lajneix roengzfwngz: Daih'it, daj cingsaenz yinhsu ngeixnaemj, habdangq guh simleix dazyinx, aeundaej ndang sim cangqheiq; daihngeih, daj aendaep roengzfwngz, aenvih "mehmbwk aeu daep guh goek", yw gij bingh mehmbwk itdingh aeu haeujsim diuzleix daep、soeng daep leix heiq, cimdoiq bouxbingh mbouj doengz ciuq bencwnglun daeuj gwn ywdoj; daihsam, ciuq gij lijlun gingnyinz dazyinx, gingnyinz dwg caidij megloh, youq gingnyinz cuzgezyinh、gingnyinz cuzsauyangz caeuq gingnyinz cuzyangzmingz 3 diuz sienqgingnyinz yungh aenfap gingnyinz cienhangh fwngz saujmyauz daeuj ra binghcauq nyinzgiet, caiq guh siucauq gej giet、deusoeng megnyinz, yaugoj engq yienhda.

Sam. Bingh Yujsen Demmaj

【 Gyoebgangj Binghyiengh Gingnyinz 】

Bingh yujsen demmaj dwg gij binghcij mehmbwk ceiq ciengzseiz raen, gij beijlwd fatbingh de youq ndaw bingh yujsen dwg vih daih'it. Gaenh geij bi daeuj, cungj bingh neix fatbingh beijlwd yienh'ok gij seiqdaeuz swnghhwnj, nienzgeij hix yied daeuj yied daemq. Gaengawq diucaz, miz mehmbwk

70%~80% miz yujsen demmaj cingzdoh mbouj doengz, dingzlai dwg mehmbwk 25~45 bi. Cungj bingh neix gij yienzaen fatbingh cujyau dwg neifwnhmiz mbouj bingzyaenx yinxhwnj yujsen sangbiz caeuq senhveiz cujciz demmaj, daujguenj yujsen cujciz caeuq yujsiujyez youq gezgou fuengmienh doiqhengz binghbienq caeuq gezdi cujciz demmaj.

【 Cekgangj Gij Hamzeiq Gihci Gingnyinz 】

Cunghyih nyinhnaeuz cujyau yienzaen dwg daep mak yaemhaw、megloh cij saetciengx roxnaeuz daep giet heiq cwk, lwed cwk myaiz giet baenz ndaek cix cauxbaenz megloh cij mbouj doeng, mbouj doeng cix in. Ciuq gij lijlun gingnyinz "sim aek doxyinx", nyinhnaeuz dwg nyinznoh hoz mbaq naetsieng roxnaeuz nyinznoh baihlaeng duenh aek naetsieng cauxbaenz binghcauq nyinzgiet, apbik sailwed sinzgingh cauxbaenz cij in oklaeng nyinz roxnaeuz oklaeng ndoksaen.

【 Gingnyinz Linzcangz Biujyienh 】

(1) Cujyau binghyiengh: Dawzsaeg gaxgonq 3~7 ngoenz cij raeng in, lij mizmbangj dawzsaeg buenq ndwen gaxgonq baedauq couh roxnyinh cij raeng, daengz dawzsaeg daeuj 2~3 ngoenz gonq mingzyienj gyanaek, dawzsaeg daeuj roxnaeuz sat le cij raeng cugciemh siusaet, youq baezlaeng dawzsaeg daeuj gaxgonq dauqcungz fatbingh, baenz cougeiz roxnaeuz gvilwd fatbingh. Moix bungz hozndat、cingsaenz gaenjcieng roxnaeuz baegnaiq gyanaek (lumjbaenz cij raeng giem gyaeujcij miz raemx iemqok roxnaeuz iemqok lwed haenx, lij aeu baizcawz gicizsing binghbienq, haeujsim caeuq cij foeg、cij gietndongj、cij baenzngaiz dox faenbied).

(2) Cujyau daejcwng: Youq gwnz giekdaej ywbingh bingzciengz cazniemh daengj mizgven genjcaz, lumh cij cazbingh, youq mbiengj cij ndeu roxnaeuz song mbiengj aiq fatyienh gaiqfoeg, gaiq ndeu roxnaeuz lai gaiq, dingzlai youq sienghan gwnz, hix aiq raen youq sienghan wnq. Gij yienghceij gaiqfoeg miz baenz gaiq、giethoh、baenz diuz、baenz naed, ndawde baenz gaiq haemq lai raen, gaiqfoeg bien'gyaiq mbouj mingzyienj, hung iq mbouj doxdoengz, gaiq

rauh roxnaeuz loq ndongj, hozdungsing ndei, caeuq cujciz seiqhenz mbouj doxnem, ciengzseiz bungqdaengz couh in. Gaiqfoeg riengz dawzsaeg cougeiz bienqvaq cix bienqvaq, dawzsaeg daeuj gaxgonq gaiqfoeg bienq ndongj, dawzsaeg daeuj gvaqlaeng gaiqfoeg sukiq bienq unq. Binghcauq nyinzgiet laimienh faenbouh, cujyau youq gizdieg lajneix.

① Gij binghcauq gingnyinz hoz mbaq gaenriengz; ② gij binghcauq gingnyinz gwnz mbaq caeuq laj ndokleq gaenriengz; ③ gij binghcauq gingnyinz ndokleq baihlaeng sucizgih caeuq lingzhingzgih gaenriengz; ④ gij binghcauq gingnyinz yenzgih hung iq gaenriengz; ⑤ gij binghcauq gingnyinz ndangnoh laj ndokleq caeuq cenzgigih gaenriengz; ⑥ gij binghcauq gingnyinz ndangnoh ndaw ndoksej laj ndokgvaengzgiengz gaenriengz; ⑦ gij binghcauq gingnyinz aekdagih、aeksiujgih gaenriengz; ⑧ gij binghcauq gingnyinz gaenzndokaek caeuq ndoksej gyaugyaiq gaenriengz; ⑨ gij binghcauq gingnyinz laj gyaeujcij gehluengq ndoksej daihhaj、daihroek gaenriengz.

【 Gingnyinz Cienhangh Fwngz Saujmyauz Genjcaz 】

Yungh aenfap fwngz caz binghcauq gingnyinz, caz daengz binghcauq yangzsing biujyienh baenz nyinznoh lai gaenjcieng, engqlij giet ndongj baenz naed、cocat、baenz diuzlienh giet ndaek、diuzsienq roxnaeuz baenz benq, lumh naenx seiz bouxbingh miz gij ganjying naetnaiq、indot、mazmwnh cienzdaz daengj.

【 Gingnyinz Siucauq Ywbingh 】

1. Ywbingh

Gvancez aen fazcwz ywbingh "aeu binghcauq guh hezvei", yungh aenfap gingnyinz seiq lienz gaij nyinz daeuj ywbingh.

(1) Lienz daih'it, fwngz leixnyinz siucauq: Yungh aenfap angjfwngzgung、fwngz gunggimz roxnaeuz lwgfwngz naenx, youq caz binghcauq gingnyinz, doengzseiz doenggvaq aenfap fwngz leixnyinz doiq gij binghcauq gingnyinz hoz、mbaq、benq ndokleq baihlaeng、dasiuj yenzgih、aekdagih、aeksiujgih、laj ndokgvaengzgiengz daengj gaenriengz haenx, cobouh soenggej doxnem,

cuengqsoeng nyinznoh.

(2) Lienz daihngeih, cim camx gingnyinz siucauq: Doiq gizdieg binghcauq gingnyinz caz daengz haenx yiemzgek siudoeg, cim camx geijlai laeg caeuq geijlai deih aeu habngamj, cim camx ndaej gaengawq gizdieg mbouj doengz yungh diuzcim gveihgwz mbouj doengz haenx. ① Benq binghcauq gingnyinz hoz、najaek daengj gaenriengz, ndaej yungh cimsaeq gveihgwz (0.25~0.3) mm× 25 mm cim camx gingnyinz. ②Benq binghcauq gingnyinz baihlaeng ndaej yungh cimsaeq (0.25~0.3) mm×40 mm, naenxat dingh cauq yungh cim, senj bae diemj camx roxnaeuz congh ndeu lai diuz cim, bingzciengz mbouj louz cim, ciuq binghcauq caeuq gij cingzgvang bouxbingh dingj ndaej haenx habdangq yungh yw.

(3) Lienz daihsam, gok gingnyinz: Cim camx siucauq le ndaej youq gizdieg ywbingh ndaej gok haenx yungh heiqgok roxnaeuz feizgok 5~10 faencung, hawj mbangjgiz bienq hoengz cung lwed, coicaenh doeng heiq lwed hoengh, ikleih binghcauq supsou siusanq caeuq cujciz coihfuk.

(4) Lienz daihseiq, ywhing oep gingnyinz: Lienz daihsam ywbingh dawz gok ok le yungh ywhing diuzboiq ndei haenx youq gizdieg ywbingh haenx nucat, goemq baujsenhmoz 10~15 faencung, hawj mbangjgiz naengnoh bienq raeuj、manh roxnaeuz humz daengj gikcoi ndei, daeuj demgya banhfap ywbingh, sukdinj seizgan ywbingh, hawj bingh cienj ndei, doiq ndangdaej miz gij goengyauq doeng naengnoh diuzleix dungxndaw、siu sa raeuj meg、hoengh lwed doeng meg、soeng nyinz sanq giet、vaq cwk dingz in.

2. Liuzcwngz

Yw cungj bingh neix, wnggai gaengawq gij naengzlig dingjsouh bouxbingh caeuq ywbingh aeu guh haenx daeuj diuzcingj, bingzciengz moix ngoenz roxnaeuz gek 1~2 ngoenz ywbingh baez ndeu, 10 baez dwg aen liuzcwngz ndeu.

【Aenfap Bangbouj Ywbingh Gizyawz】

(1) Aenfap Ywcuengh nyupsa ywbingh (Canghywcuengh naeuz bingh dwg

daj sa daeuj, ndaej gaengawq bouxbingh fatbingh cingzgvang daeuj cazyawj roensa caiq nyupsa roxnaeuz gvetsa).

(2) Aeu gij yw leixnyinz demgya yaugoj haenx youq rog swiq gizbingh.

(3) Go'ngaih cit gingnyinz.

(4) Gingnyinz canghyw daengq: Son bouxbingh rox gag guh baujgen, youq benq gingnyinz hoz mbaq、hwet dungx genjdanh aeu fwngz leixnyinz roxnaeuz guh yindung mbe'gvangq aek, daeuj diuzcingj dungdai goengnaengz ndangdaej doxdaengh, gyavaiq ndangdaej fukcangq.

【Binghlaeh Genj Gawj】

Leiz moux, mehmbwk, 32 bi. Dawzsaeg daeuj gaxgonq 10 ngoenz, song aen cij raeng in, caemhcaiq miz gaiqndongj, dawzsaeg daeuj seiz raeng gemjnoix, gaiqndongj lij mbouj siu, dawzsaeg daeuj cingqciengz, saek cingqciengz, baenzbingh 2 bi, bingzseiz mbwqmbatmbat, dawzsaeg daeuj gaxgonq simnyap yungzheih fatheiq, ninz mbouj ndei. Daeuj gingnyinz goh ywbingh, guh gingnyinz cienhangh fwngz saujmyauz caz binghcauq, fatyienh baihlaeng de lingzhingzgih、dasiuj yenzgih miz binghcauq nyinzgiet hung lumj naed haeuxyangz, linghvaih gij binghcauq gingnyinz najaek laj ndokgvaengzgiengz、aekdagih、gaenzndokaek youq ndoksej gyaugyaiq gaenriengz haenx, lumhnaenx inget dangqmaz. Yungh aenfap gingnyinz seiq lienz gejnyinz ywbingh daengz baez daihsam, bouxbingh roxnyinh soengswt, ginggvaq diuzleix 2 aen liuzcwngz, yaugoj gyamaenh.

【Roxyiuj Caeuq Yaenglwnh】

Bingh yujsen demmaj nienzgeij mbouj doengz miz gij daegdiemj mbouj doengz: ① Mehmbwk caengz gietvaen、mehmbwk gaenq gietvaen、mehmbwk caengz cij lwg, cujyau binghyiengh dwg yujsen raeng in, ndaej doengzseiz nangqdaengz song mbiengj, hoeng dingzlai dwg bien coh mbiengj ndeu, dawzsaeg daeuj gaxgonq yujsen raeng in gemjmbaeu, caemhcaiq cugciemh dingzdaengx, baezlaeng dawzsaeg daeuj gaxgonq caiq baez okyienh, daengx aen cij cungj dwg giethoh, caemhcaiq lumh daengz couh in. ②Gij cujyau binghyiengh mehmbwk 35 bi doxbae, dwg yujsen baenz gaiqfoeg, cij in roxnaeuz lumh daengz in haemq mbaeu, caemhcaiq caeuq dawzsaeg cougeiz mbouj miz gvanhaeh. Ndaw cij miz giethoh hung iq mbouj doengz、yienghceij luenz bej roxnaeuz mbouj gveihcwz、unqnyangq, bien'gyaiq mbouj cingcuj, caeuq naengnoh dem cujciz caengzlaeg mbouj doxnem, ndaej nyoengx bae.

③ 45 bi le biujyienh baenz aen ndeu roxnaeuz lai aen foeggawh sanq youq, bien'gyaiq cingcuj, dingzlai buenx miz maz in、raeng in roxnaeuz ndathwngq.

④ Dawzsaeg raeg le yujsenjdij mehmbwk sukroz, nangzsing binghbenq engq doedok, haujlai bingh yujsen ndei, yakrwix ndaej okyienh cij in caeuq yujsen giethoh, gamqbied duenhbingh gig youqgaenj. Yw gwnz cij bouxbingh in haenx, ndaej diuzcez simleix, hoizsoeng atlig, inget haenq haenx wnggai cikgig dinghgeiz fukcaz, ywbingh.